循環器	1
呼吸器	2
消化器	3
感染症	4
神経	5
腎尿路生殖器	6
産婦人科	7
皮膚科	8
内分泌・代謝	9
環境に起因するもの	10
血液・腫瘍	11
筋骨格系・リウマチ	12
耳鼻咽喉科・歯科・眼科	13
小児	14
精神疾患	15
中毒	16
気道管理	17
外傷	18
付録・略語一覧	A
索引	I

救急
ポケットレファランス

監訳 北野 夕佳
聖マリアンナ医科大学 横浜市西部病院 救命救急センター

Pocket Emergency Medicine

Third Edition

John D. Anderson, MD
Nir Harish, MD, MBA
Denver Health Residency in Emergency Medicine

Nicholas G. Maldonado, MD
Alexander Y. Sheng, MD
The Harvard Affiliated Emergency Medicine Residency Program

Edited by Richard D. Zane, MD, FAAEM
Professor and Chair
Department of Emergency Medicine
University of Colorado School of Medicine
Aurora, Colorado

Joshua M. Kosowsky, MD
Assistant Professor, Harvard Medical School
Vice Chair for Clinical Affairs,
Department of Emergency Medicine
Brigham and Women's Hospital
Boston, Massachusetts

メディカル・サイエンス・インターナショナル

Authorized translation of the original English edition,
"Pocket Emergency Medicine", Third Edition
edited by Richard D. Zane and Joshua M. Kosowsky

Copyright © 2015 by Wolters Kluwer
All rights reserved.

This translation is CoPublished by arrangement with
Wolters Kluwer Health Inc., USA

© First Japanese Edition 2016 by Medical Sciences International, Ltd., Tokyo

Printed and Bound in Japan

監訳者序

　本書の邦訳を刊行する目的は，ひとことで「患者利益」だと思う．救急医がカバーすべき領域は膨大である．また，1年365日24時間の救急診療をまかなうのに，救急を本業とする医師だけではなく他科医師の応援・協働が不可欠なのは，日本全国どこでもみられる情況であろう．

　本書の姉妹編である"Pocket Medicine"は，私の米国内科レジデンシー時代の，文字どおりバイブルであり，余白に必要な追加情報を書き込み，擦り切れるまで使用した戦友である．これほど簡潔に，かつ（すべて覚え込むのは不可能な）必要不可欠な情報をここまで網羅的に詰め込んだマニュアル本にはなかなか巡り逢えない．本書"Pocket Emergency Medicine"もその特徴を共有し，内因性疾患のみならず，外傷／産婦人科／小児／眼・鼻・耳／中毒など，いっそう広い領域をカバーしており，救急外来・当直の現場で，速やかに（speedily），抜けなく安全に（being thorough），初療／診断／治療／方針決定を行うために必要な「簡潔な医学知識」＝「一般論（general rules）」＝「型」が凝縮されている．

　さらに，今回の邦訳では，読者の救急外来での3分間を節約することを目的に，日本の診療状況に合わせた監訳を施すよう努力した．原書記載の治療薬の剤形について，日本には内服薬のみで静注薬がないものなどを，訳注でその旨追記したのはその一例である．また，救急外来で重症対応中に読者が思い悩むことのないよう，多義的に取られかねない原書の記述には，意を取って適宜言葉を補い，迷うことなく一義的に読み取れるようにした．

　邦訳作業にあたっては，これまで一緒に働いてきた多くの医師に，訳者・校閲者としてご協力いただいた．こんなにも多くの素晴らしい後輩，同僚，上司に巡り逢えたことを，改めて感謝している．今岡聡氏はじめメディカル・サイエンス・インターナショナル編集部の皆さんには膨大な作業を支えていただいた．出版社という，私たちが普段直接は顔を合わせることのない場所に，医療の同志がいることを知った．

　訳文は訳者・校閲者・編集部で入念なチェックを行い，私自身も文字どおり1行も飛ばさずにすべてを2回校閲した．それでも，解釈に悩んだり，不正確と思われる記載を，読者が見つけられることもあるだろう．いったん上梓してしまえば完成・終わりではない．お気付きの点があれば，版元のホームページ（www.medsi.co.jp/inquiry/）からご連絡いただきたい．最終目標は患者利益である．版を重ねるごとに，より良い，より安全な医療につながる『救急ポケットレファランス』にしてゆけるよう，読者の協力を切に期待している．

…

　孤独な救急当直を戦うお会いしたことのない日本全国の同志に，また救命しうる可能性のある患者の明暗に，本書が何らかの助けになれば，この上ない喜びである．

2016年7月25日　午前2時

聖マリアンナ医科大学　横浜市西部病院　救命救急センターにて
北野　夕佳

■**お勧めしたい検査データの記載方法**

　下記は米国の臨床でほぼ共通言語として使われている記載方法であり，読者の皆さんも，ぜひ自分のものにしておかれることをお勧めする．私自身は臨床がきわめてスピードアップすると実感しており，今でも使用している．

全血算（CBC）

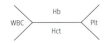

Chem-7（生化学7項目）

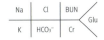

動脈血ガス分析（ABG）

pH/$Paco_2$/Pao_2/HCO_3^-/Sao_2/Base Excess
（私の場合は，pH/$Paco_2$/Pao_2/HCO_3^-/Sao_2/Anion Gap/Lactic Acidにしている）

執筆者

John D. Anderson, MD
Denver Health Residency in Emergency Medicine
Denver Health Medical Center
Department of Emergency Medicine
University of Colorado School of Medicine
Denver, Colorado

Nir Harish, MD, MBA
Denver Health Residency in Emergency Medicine
Denver Health Medical Center
Department of Emergency Medicine
University of Colorado School of Medicine
Denver, Colorado

Nicholas G. Maldonado, MD
The Harvard Affiliated Emergency Medicine Residency Program
Department of Emergency Medicine
Brigham and Women's Hospital
Massachusetts General Hospital
Boston, Massachusetts

Alexander Y. Sheng, MD
The Harvard Affiliated Emergency Medicine Residency Program
Department of Emergency Medicine
Brigham and Women's Hospital
Boston, Massachusetts

謝辞

われわれに対して，常にそばにいてくれて，いつ何をなすべきかがわかっていると信頼を寄せてくれ，彼らの生涯のなかで最も弱っている状態のときに，われわれに治療をゆだねてくれる患者の皆様に捧ぐ。Siobhan，Jake，Gaby，Finnへ，あなたたちの支えのおかげであらゆることが可能となった。

Richard D. Zane, MD

私が知恵を習得し続けられる源泉であるすべての人——恩師，同僚，私の教え子たち，そしてなにより私の患者たち——に捧げる。Devorah，Harry，Jake，Judahへ，あなたたちの支えは，私にとってかけがえのないものである。

Joshua M. Kosowsky, MD

原著序

　かつてWilliam Osler卿はこのように述べた。「書物なしに医学を学ぶ者は海図のない海を航海するようなものだ。しかし，患者なしで医学を学ぶ者は，そもそも海に漕ぎ出さないのに等しい」。救急医療はスリルに富んだ特殊な領域である。そこに携わる者には，卓越した能力と広範な知識の蓄え，つまり疾患や外傷の型，様々な診断法と治療法の全体像を理解していることが求められ，そのうえ，生命の危機に瀕した患者を前に，それをベッドサイドでリアルタイムに発揮しなければならない。だから私たちは本書を，忙しい医師や研修医，フィジシャンアシスタントやナースプラクティショナー，学生にとっての救命ボートとなるように設計した。

　従来の多くの教科書とは違って，私たちは，診断名別ではなく，病態のおかれた状況を中心に据えて章立てを行った。したがって，本書は救急外来を受診する患者像を忠実に表すことになり，そこから適切な診断と治療的介入へといたる思考プロセスが得られるようになっている。各章は，特定の病態への一般的なアプローチから始まり，続いて，重要な診断カテゴリーに関して簡潔に解説し，診断に欠かせない重要な病歴や身体所見，検査，特異的治療について明快に述べてある。また，随所に箇条書きの「クリニカル・パール」を挿入し，重要な臨床所見を強調したり，起こりがちな臨床上のミスを警告しておいた。

　本書の執筆は，Denver Health and Harvard Affiliated Emergency Medicine Residency Programに在籍している，優秀な救急医療のレジデント・チームが担当した。彼らは，忙しい救急医療従事者に直ちに必要となる知識は何か，ということを指標にして，各トピックについて労を惜しまず調べ上げた。各章は，コロラド大学救急医学講座，ブリガム アンド ウィメンズ病院およびハーバード大学医学部の経験豊富な救急医学指導医チームが編集にあたった。本書の編者らは，臨床・医学教育それぞれの現場で25年に及ぶ救急医療の経験を積んでおり，本書が正確で完備された内容をもつことは保証する。救急医療の現場で働く人々にとって最高に役立つクイック・レファランスになっていることに，きっとうなずいていただけることと思う。

Richard D. Zane, MD
Joshua M. Kosowsky, MD

翻訳者一覧

【監訳者】

北野 夕佳　　聖マリアンナ医科大学 横浜市西部病院 救命救急センター

【校閲者】（五十音順）

神谷 亨	洛和会音羽病院 総合内科 / 感染症科
北薗 英隆	Hospitalist, Apogee Physicians at Springfield Regional Medical Center
木村 道子 Bruno	John A. Burns Shool of Medicine, University of Hawaii, Department of Medicine
阪下 和美	国立成育医療研究センター 総合診療部
鈴木 龍児	市立福知山市民病院 地域救命救急センター
田川 美穂	奈良県立医科大学附属病院 循環器・腎臓・代謝内科
玉井 杏奈	台東区立台東病院 総合診療科
堤(瀧澤)美代子	聖路加国際病院 一般内科
則末 泰博	東京ベイ・浦安市川医療センター 集中治療科
森 雅紀	聖隷三方原病院 放射線治療科
若竹 春明	聖マリアンナ医科大学 横浜市西部病院 救命救急センター

【訳者】（五十音順）

池田 麻理	横浜市立大学附属病院 麻酔科
入江 康仁	聖隷横浜病院 救急科 / キズ・やけど外来
楳川 紗理	University of Hawaii, Internal Medicine
大髙 俊一	熊本赤十字病院 救急科
岡本 賢太郎	東京ベイ・浦安市川医療センター 集中治療科
奥村 賢治	東京ベイ・浦安市川医療センター 外科
尾崎 将之	聖マリアンナ医科大学病院 救命救急センター
小山 基弘	聖マリアンナ医科大学病院 病理診断科
北村 浩一	練馬光が丘病院 総合診療科
坂井 正弘	東京ベイ・浦安市川医療センター 総合内科
境野 高資	国士舘大学大学院 救急システム研究科
左近 郁絵	奈良県立医科大学附属病院 総合診療科
佐々木 昭典	東京ベイ・浦安市川医療センター 総合内科
清水 剛治	東京ベイ・浦安市川医療センター 救急集中治療科
田北 無門	聖マリアンナ医科大学 横浜市西部病院 救命救急センター
髙松 由佳	聖マリアンナ医科大学病院 救命救急センター
堤 健	聖マリアンナ医科大学 横浜市西部病院 救命救急センター
内藤 貴基	東京ベイ・浦安市川医療センター 集中治療科
野村 悠	川崎市立多摩病院 救急災害医療センター
福田 俊輔	聖マリアンナ医科大学 横浜市西部病院 救命救急センター
藤田 陽子	聖マリアンナ医科大学 横浜市西部病院 救命救急センター
丸山 泰貴	箕面市立病院 放射線科
桝井 志保	田中小児科医院
桝井 良裕	聖マリアンナ医科大学 横浜市西部病院 救命救急センター
桝田 志保	聖マリアンナ医科大学 横浜市西部病院 救命救急センター
三上 翔平	聖マリアンナ医科大学 横浜市西部病院 救命救急センター
三高 隼人	練馬光が丘病院 総合診療科
吉田 徹	聖マリアンナ医科大学 横浜市西部病院 救命救急センター
吉田 英樹	聖マリアンナ医科大学 横浜市西部病院 救命救急センター

【校閲協力】（五十音順）

井出 尚史	聖マリアンナ医科大学 横浜市西部病院 眼科 / 井出眼科医院
岡田 智幸	聖マリアンナ医科大学 横浜市西部病院 耳鼻咽喉科
笹 益雄	聖マリアンナ医科大学 横浜市西部病院 整形外科
山田 徹	東京ベイ・浦安市川医療センター 総合内科

目次

1 循環器

心電図 1-1
胸痛 1-4
急性冠症候群（ACS）（全体像） 1-4
ST上昇型心筋梗塞（STEMI） 1-7
不安定狭心症（UA）と非ST上昇型心筋梗塞
　（NSTEMI） 1-10
Prinzmetal型（異型）狭心症 1-12
コカイン誘発狭心症 1-12
負荷試験 1-13
心臓カテーテル検査・治療 1-14
PCI後合併症 1-14
心筋梗塞後症候群 1-15
肺塞栓症（PE）と深部静脈血栓症（DVT） 1-16
うっ血性心不全（CHF）と急性肺水腫 1-21
大動脈解離 1-23
胸部大動脈瘤（TAA） 1-25
心膜炎と心嚢液貯留 1-26
心タンポナーデ 1-28
心筋炎 1-28
失神 1-28
高血圧と高血圧緊急症 1-33
低血圧とショック 1-34
循環血液量減少性ショック 1-36
心原性ショック 1-36
敗血症性ショック 1-37
神経原性ショック 1-38
不整脈 1-39
徐脈 1-39
房室ブロック 1-40
頻脈・動悸 1-41
ペースメーカ（PM）と植込み型除細動器
　（AICD）の機能不全 1-48

2 呼吸器

咳嗽 2-1
呼吸困難（息切れ） 2-3
血痰・喀血 2-6

3　消化器
- 腹痛 ······ 3-1
- 悪心・嘔吐 ······ 3-7
- 消化管出血（GIB） ······ 3-8
- 嚥下困難 ······ 3-10
- 下痢 ······ 3-11
- 便秘 ······ 3-13
- 黄疸 ······ 3-14
- 直腸痛 ······ 3-15

4　感染症
- 発熱 ······ 4-1
- 膿瘍 ······ 4-2
- 軟部組織感染症 ······ 4-5
- ウイルス感染 ······ 4-9
- 狂犬病 ······ 4-11
- 破傷風 ······ 4-13
- 寄生虫感染 ······ 4-14
- 生物媒介感染 ······ 4-14
- 生物兵器 ······ 4-19

5　神経
- 意識障害 ······ 5-1
- 回転性めまい ······ 5-2
- 顔面下垂 ······ 5-3
- 頭痛 ······ 5-4
- 痙攣 ······ 5-9
- 脳卒中 ······ 5-10
- 脱力・疲労 ······ 5-14

6　腎尿路生殖器
- 排尿困難 ······ 6-1
- 尿路感染症（UTI） ······ 6-1
- 側腹部痛 ······ 6-7
- 血尿 ······ 6-8
- 急性腎不全（ARF） ······ 6-9
- 精巣捻転・精巣垂捻転 ······ 6-11
- 包茎・嵌頓包茎 ······ 6-12
- 持続勃起症 ······ 6-12
- 透析患者の救急疾患 ······ 6-13

7　産婦人科
不正性器出血 ·· 7-1
妊娠高血圧腎症と子癇 ··· 7-3
妊娠悪阻（つわり） ·· 7-3
緊急分娩 ·· 7-3
女性の骨盤痛 ··· 7-4
帯下（性感染症） ··· 7-5
骨盤内炎症性疾患（PID）と卵管卵巣膿瘍（TOA） ············· 7-5

8　皮膚科
発疹 ··· 8-1
ウイルス性発疹 ·· 8-2
細菌性発疹 ··· 8-7
真菌性発疹 ··· 8-7
アレルギー性・炎症性発疹 ······································· 8-9
腫瘍・その他の発疹 ·· 8-13
皮膚科救急 ·· 8-15

9　内分泌・代謝
酸塩基平衡の異常 ·· 9-1
電解質異常 ··· 9-2
高血糖性緊急症（DKA と HHS） ································ 9-10
緊急甲状腺疾患 ··· 9-11
副腎不全 ··· 9-14

10　環境に起因するもの
脱水 ·· 10-1
咬傷・刺傷 ··· 10-2
医療従事者の職業曝露 ·· 10-5
熱傷 ·· 10-6
一酸化炭素（CO）中毒 ··· 10-8
減圧症（潜水病） ·· 10-8
電撃損傷 ·· 10-10
高山病 ··· 10-11
低体温 ··· 10-12
高体温 ··· 10-13
雷撃傷 ··· 10-17
溺水 ··· 10-17
ボツリヌス中毒 ··· 10-18

11 血液・腫瘍

アレルギー反応，アナフィラキシー，血管性浮腫 ········ 11-1
オンコロジック・エマージェンシー ······················· 11-2
鎌状赤血球症 ·· 11-3
異常出血（血小板疾患と凝固障害） ························ 11-4
輸血 ··· 11-7
移植患者へのアプローチ ··· 11-9

12 筋骨格系・リウマチ

下肢痛と浮腫 ·· 12-1
腰背部痛 ·· 12-2
関節痛 ·· 12-5

13 耳鼻咽喉科・歯科・眼科

耳痛 ·· 13-1
難聴 ·· 13-2
咽頭痛 ·· 13-2
副鼻腔炎 ·· 13-4
鼻出血 ·· 13-5
眼痛・眼充血 ·· 13-5
視力低下・失明 ·· 13-7
歯痛 ·· 13-9

14 小児

蘇生 ·· 14-1
腹痛 ·· 14-1
チアノーゼ ··· 14-4
小児の発熱 ··· 14-4
黄疸 ·· 14-6
跛行 ·· 14-8
小児の痙攣 ··· 14-10
悪心・嘔吐 ··· 14-13
小児の髄膜炎 ·· 14-15
新生児の主訴 ·· 14-15
先天性心疾患 ·· 14-17
呼吸器系の主訴 ·· 14-18
糖尿病性ケトアシドーシス（DKA） ························ 14-22
低血糖 ·· 14-23
体液・電解質異常 ·· 14-23
小児の発疹 ··· 14-25
尿路感染症（UTI） ·· 14-26

15 精神疾患
精神疾患の患者 ……………………………………………………………… 15-1

16 中毒
中毒患者への一般的アプローチ ………………………………………… 16-1
抗コリン薬中毒 …………………………………………………………… 16-2
向精神薬中毒 ……………………………………………………………… 16-3
アルコール類 ……………………………………………………………… 16-5
薬物乱用 …………………………………………………………………… 16-7
鎮痛薬過量内服 …………………………………………………………… 16-10
循環作動薬過量内服 ……………………………………………………… 16-12
腐食性物質の摂取 ………………………………………………………… 16-14
細胞呼吸阻害 ……………………………………………………………… 16-14

17 気道管理
気道管理 …………………………………………………………………… 17-1
迅速導入気管挿管（RSI）………………………………………………… 17-1
輪状甲状間膜切開 ………………………………………………………… 17-2

18 外傷
プライマリー・サーベイ ………………………………………………… 18-1
頭部外傷 …………………………………………………………………… 18-1
顎顔面外傷 ………………………………………………………………… 18-5
眼外傷 ……………………………………………………………………… 18-7
頸部外傷 …………………………………………………………………… 18-9
頸椎外傷 …………………………………………………………………… 18-10
胸椎・腰椎・仙椎の外傷 ………………………………………………… 18-12
胸部外傷 …………………………………………………………………… 18-15
腹部外傷 …………………………………………………………………… 18-18
腎尿路生殖器の外傷 ……………………………………………………… 18-21
股関節・骨盤の外傷 ……………………………………………………… 18-24
四肢の外傷 ………………………………………………………………… 18-26
創傷処置 …………………………………………………………………… 18-29
虐待 ………………………………………………………………………… 18-31

付録・略語一覧
小児二次救命処置（PALS）……………………………………………… A-1
人工呼吸器 ………………………………………………………………… A-1
鎮痛と意識下鎮静 ………………………………………………………… A-2
ICUで使用する薬物 ……………………………………………………… A-3

計算式	A-4
手技	A-5
略語一覧	A-10

■ 索引 ... I-1

救急
ポケットレファランス

Pocket Emergency Medicine

Third Edition

◎注意

本書の準備に携わった全員が，ここに示された情報が正確であり，確実に実臨床を反映したものとなるよう極力努力した。しかしながら，監訳者，訳者ならびに出版社は，本書の情報を用いた結果生じたいかなる不都合に対しても責任を負うものではない。本書の内容の特定な状況への適用に関しての責任は，医師各自のうちにある。

監訳者，訳者ならびに出版社は，本書に記載した薬物の選択，用量については，出版時の最新の推奨，および臨床状況に基づいていることを確認するよう努力を払っている。しかし，医学は日進月歩で進んでおり，政府の規制は変わり，薬物療法や薬物反応に関する情報は常に変化している。読者は，薬物の使用にあたっては個々の薬物の添付文書を参照し，適応，用量，付加された注意・警告に関する変化を常に確認することを怠ってはならない。これは，推奨された薬物が新しいものであったり，汎用されるものではない場合に，特に重要である。

薬物の表記は，わが国で発売されているものは一般名・商品名ともにカタカナに，発売されていないものは英語で記すよう努力した。なお，prednisone（米国商品名Predonine®）とプレドニゾロン（日本）は，力価・投与量・薬効としてほぼ同一であり，原書のprednisoneは，本書ではプレドニゾロンに置き換えた。

心電図

■ アプローチ
- 患者の取り違えはないか，日付は正しいか，電極の位置に問題はないか，評価可能な校正となっているか（電位あたりの振幅，紙送り速度）
- 心拍数（HR/rate），調律（rhythm），電気軸（axis）
- 各波（P波，Q波，R波，T波，U波）＆各部分・間隔（PR間隔，QRS幅，QT間隔，ST部分）
- 伝導障害や脚ブロック（BBB）
- 心房負荷（atrial enlargement），心室肥大（ventricular hypertrophy）
- 虚血／梗塞の有無
- その他（電解質異常や失神，毒物，ペースメーカ調律，PEなどの徴候）

心電図の校正と標準化	
電位	・標準的な心電図の校正波は，大きい正方形の升目（5mm）で垂直方向に2つ分（高さ10mm）であり，1mVに等しい（10mm分） ・小さな升目（1mm）＝0.1mV
記録紙速度	・標準的な心電図の記録紙速度は通常25mm/secである ・大きな正方形の升目の横方向（5mm幅）＝200msec（0.2秒） ・小さな正方形の升目の横方向（1mm幅）＝40msec（0.04秒）

HR（rate）の決め方*	
簡易法	・隣接した2つのR波にそれぞれ重なった or いちばん近い太い罫線を特定し，その間に含まれる大きい正方形の升目の数に対応して水平方向に「300，150，75，60，50」という順に数えていく．該当した数が大まかなHRである
計算法	・心電図上の10秒間に記録されるQRS群の数を6倍する（25mm/secの記録速度の場合） ・3秒間〔水平方向に大きな正方形の升目（5mm）×15個〕に記録されるQRS群の数を20倍することでも可能

- （1-39「不整脈」の項も参照）

＊：HRの正常値：60〜100bpm

調律（rhythm）の決め方	

- 心調律の決定は，心電図の様々な要素（HR，軸，間隔，波形全体，波形の一部など）を総合的に判断する複雑な過程である
- 不整脈の鑑別の範囲を狭めるための鍵は，以下を考慮することである
  1. HR（rate）は速いのか遅いのか？（徐脈性 or 頻脈性不整脈）
  2. QRS幅は狭いのか広いのか？（上室性 or 心室性，心室内変行伝導を伴う上室性）
  3. 調律は規則的か不規則か？（不規則なものは心房細動（AF）や頻度変動性のブロックを伴う心房粗動（AFL），多源性心房頻拍（MAT），多形性心室頻拍などを示唆）
  4. P波はあるか？
  5. P波に必ずQRS群がつき，QRS群には必ずP波が先行しているか？
  6. 頻脈性調律異常では，迷走神経刺激やアデノシンに対する反応はどうか？
- （「不整脈」の項も参照）

電気軸の決め方*		
分類	定義	原因
左軸偏位	QRS群の電気軸が−30°から−90° （QRS群はⅠ誘導で陽性，aVF誘導で陰性）	LVH，LBBB，下壁MI，LAFB，後中隔に側副伝導路をもつ早期興奮症候群（WPW症候群）
右軸偏位	QRS群の電気軸が＋90°から＋180° （QRS群はⅠ誘導で陰性，aVF誘導で陽性）	RVH，側壁MI，LPFB，自由壁に副伝導路をもつ早期興奮症候群（WPW症候群），COPD，右胸心
不定軸（極端な軸偏位）	QRS群の電気軸が＋180°から−90° （QRS群はⅠ誘導で陰性，aVF誘導で陰性）	心室頻拍（VT），高K血症，心尖部MI，RVH

＊：正常QRS電気軸＝−30°〜＋90°

心電図の各波と各部分	
項目	定義
P波	・心房の脱分極を表す（前半部分は右房，後半部分は左房の脱分極） ・Ⅱ誘導とV₁誘導でいちばんよく見える ・正常幅は＜0.12秒 ・振幅は肢誘導で≦0.2mV，胸部誘導で≦0.1mV ・正常P波軸は0°から75°の範囲であり，Ⅰ，Ⅱ，aVF，V₂〜V₄誘導では上向き，aVR誘導では下向き ＊注記：Ⅰ，Ⅱ誘導での上向きのP波は洞調律であることを示唆
PR間隔	・P波のはじまりからQRS群のはじまりまでの時間 ・心房脱分極のはじまりから心室脱分極のはじまりまでの時間を示す ・基線に戻っている部分は，房室結節，His束，脚枝，Purkinje線維での遅延伝導を示す ・正常では0.12〜0.20秒（120〜200msec）

Q波	・QRS群の最初の下向きの振れと定義される。心室脱分極のはじまり、特に心室中隔の左室側から右室側方向の脱分極を示す ・V_1、V_2、V_3を除くどの誘導でも正常に認めうる ・Ⅲ誘導とaVR誘導ではどのような大きさでも正常とされる ・異常Q波:V_1~V_3で出現したQ波すべて、Ⅰ、Ⅱ、aVF、V_4~V_6で出現した幅>0.03秒かつ深さ≧0.1mV or QSパターンを示すQ波すべて
R波	・QRS群の中の基線から上向きのすべての振れと定義される ・正常なR波高のprogression(波高の漸増)をV_1~V_5に認める ・poor R progressionを示す病態:LVH、LBBB、LAFB、前壁MI、WPW症候群、COPD、浸潤性心筋疾患など ・正常移行帯はV_3~V_4。移行帯の早期出現はR/S比>1がV_1かV_2に出現する場合と定義され、これは異常である(原因:RVH、RBBB、後壁MI、WPW症候群、HOCMなど) ・aVRでの高いR波の出現は異常(TCAのようなNaチャネル遮断薬の存在を示唆) ・V_1、V_2での高いR波の出現は異常(原因:若年者、電極のつけ間違い、RVH、RBBB、後壁MI、WPW症候群、HOCM、右胸心、筋ジストロフィーなど)
QRS群	・心室の脱分極を示す(前半部は心室中隔と右室の脱分極が中心で、後半部は左室の脱分極が中心である) ・QRS群の持続時間は正常では0.06~0.11秒(60~110msec)であり、QRS幅がいちばん広い誘導で計測する(次表参照) ・QRS群の低電位は、R波高とS波の深さの和が肢誘導で<0.5mV or 胸部誘導で<1.0mVと定義される(原因:心嚢液貯留、肥満、COPD、胸水貯留、収縮性心膜炎、浸潤性心筋疾患、粘液水腫)
ST部分	・脱分極終了から再分極の開始まで続く平坦な部分。QRS群の終わりとST部分のはじまりがつながる点はJ点と呼ばれる ・ST上昇・ST低下を評価する場合、PR部分&TP部分と比較すべきである ・ST部分は上昇と低下もありうる。そして、それぞれ上行型・水平型・下向型がある ・ST上昇は胸部誘導で≧0.2mV、肢誘導で≧0.1mV、右胸部誘導と背部誘導では≧0.5mVと定義される(表「ST上昇の原因」を参照) ・ST低下:2つ以上の連続した誘導で、水平型or下向型の、≧0.05mVのST低下を認める場合とされる
T波	・心室の再分極を反映する ・P波と相似した形態を示す。なめらかな曲線の波形で、aVR誘導を除き上向きとなる。V_1・V_2では二相性となることも ・一般的にR波の2/3程度の高さである ・陰性T波(TWI):Ⅰ、Ⅱ、aVL、V_2~V_6誘導で反転したT波[原因:BBB、ストレインパターンを伴うLVH、Wellens症候群、心筋虚血、心膜心筋炎、心筋挫傷、MVP、SAH、高K血症、ジギタリス効果(ジゴキシン)] ・高尖性T波:高K血症、心筋虚血早期
U波	・T波の後に続く小さな波で、心筋中層細胞「M細胞」の再分極延長を反映する ・正常では高さ<1.5mm or T波高の10%程度 ・U波の増大は異常(原因:低K血症/低Ca血症、洞性徐脈、LVH、MVP、甲状腺機能亢進など)
QT間隔	・QRS群のはじまりからT波の終わりまでの時間 ・心室の電気的興奮の開始から再度興奮可能になるまでの時間 ・正常は男性で390~450msec、女性で390~460msec(次表参照)

心電図の正常間隔および異常間隔の原因			
分類	正常	短縮	延長
PR間隔	120~200msec	異所性心房調律、交感神経緊張、早期興奮症候群(WPW症候群)、Lown-Ganong-Levine症候群	1度房室ブロック、薬物(ジゴキシン、ベラパミル、ジルチアゼム、β遮断薬、アミオダロン)
QRS幅	60~110msec	交感神経緊張、上室性頻拍(SVT)、低K血症/低Ca血症	BBB、心室調律・ペースメーカ調律、心筋症、薬物(Ⅰa/Ⅰc群抗不整脈薬、TCA)、高K血症・高Ca血症、チャネル病(特にNaチャネル)、低体温
QTc間隔	男性:390~450msec 女性:390~460msec Bazettの公式: QTc=QT/√RR Fridericaの公式: QTc=QT/RR$^{1/3}$ Framinghamの公式: QTc=QT+0.154(1-RR)	交感神経緊張、ジゴキシン中毒、高K血症/高Ca血症、先天性QT短縮症候群	低K・低Ca・低Mg血症、薬物(Ⅰa・Ⅰc・Ⅲ群抗不整脈薬、TCA、抗ヒスタミン薬、抗精神病薬、キノロン、マクロライド、メサドンなど)、AMI、LVH、心筋炎、MVP、房室ブロック、Romano-Ward症候群、Jervell and Lange-Nielsen症候群、甲状腺機能低下症、低体温、ICP↑

伝導障害

分類	定義
右脚ブロック（RBBB）	1. QRS幅が≧120msec（100msec以上120msec未満は不完全RBBB） 2. V₁〜V₂でQRSの立ち上がり時間が長く（起始からR波の頂点まで＞0.05秒），M字型のQRS群（rsr'，rSr'，rsR'）がV₁〜V₂に存在する 3. V₅〜V₆でQRSの立ち上がり時間が短く，QRS終末に広くゆったりとしたS波が存在する ・原因：AMI，心筋炎，心筋症，Lenègre病，リウマチ性心疾患，心内膜心筋線維症，Chagas病，先天性心疾患（ASD，VSD，Fallot四徴症）
左脚ブロック（LBBB）	1. QRS幅≧120msec（100msec以上120msec未満は不完全LBBB） 2. I，aVL，V₅〜V₆でQ波を伴わない幅の広い，ノッチのあるR波を認める 3. V₅〜V₆でQRSの立ち上がり時間が長い（R波の頂点まで＞0.06秒） 4. V₁で幅の広いS波を認め，rSパターン or QSパターンを伴う ・原因：前壁AMI，LVH，心筋症，Lenègre病，高K血症，ジゴキシン中毒
左脚前枝ブロック（LAFB）	1. QRS幅が≦120msec 2. 左軸偏位（通常≧−60°） 3. IとaVLでQRパターンを認める 4. II，III，aVFでrSパターンを認める 5. aVLでQRSの立ち上がり時間が長い（R波の頂点まで＞0.045秒） 6. 肢誘導でQRS群の振れ幅が大きくなる ・原因：急性 or 陳旧性MI，大動脈弁狭窄（AS），閉塞性睡眠時無呼吸，Lenègre病，心筋症，心内膜心筋線維症，Chagas病，先天性心疾患
左脚後枝ブロック（LPFB）	1. QRS幅は≦120msec 2. RVHを示唆する徴候がないにもかかわらず右軸偏位の存在（通常≧＋120°） 3. I，aVLでrSパターンを認める 4. II，III，aVFでQRパターンを認める 5. aVFでQRSの立ち上がり時間が長い（R波の頂点まで＞0.045秒） ・原因：急性肺性心，CAD，Lenègre病，心筋症，心内膜心筋線維症，Chagas病，高K血症
2枝ブロック	・RBBB，LAFB，LPFBの3つのうちどれか2つが存在する。完全でも不完全でもよい
3枝ブロック	・RBBB，LAFB，LPFBの3つがすべて存在する。完全でも不完全でもよい （例えば，2つの脚枝に固定したブロックが存在し，残りの1つの脚枝に1度 or 2度房室ブロックでみられるような遅延伝導が存在するような場合が不完全3枝ブロックに該当する）
心室内伝導障害	1. QRS幅が＞110msec 2. RBBBやLBBBに特徴的な波形が存在しない

心房の異常と心室肥大

分類	定義
右房拡大（RAE, 肺性P波）	1. V₁・V₂のP波高≧0.15mV 2. II or aVFのP波高≧0.25mV 3. P波の幅が＜0.12秒 4. P波の電気軸が＞＋75°〜＋90° ・原因：COPD，PE，肺高血圧症，ASD，VSD，僧帽弁狭窄（MS），三尖弁逆流，肺動脈弁狭窄
左房拡大（LAE）	1. V₁でP波終末の陰性部分が幅＞0.04秒かつ高さ＞0.01mV 2. （II誘導で）分裂した2つのP波の頂点の間隔が＞0.04秒 3. P波の幅が＞0.12秒 ・原因：高血圧，HOCM，MS，僧帽弁逆流（MR），大動脈弁狭窄（AS）
右室肥大（RVH）	1. 右房の異常がある（上記参照） 2. 右軸偏位がある 3. I誘導でS波があり，かつIII誘導でQ波がある 4. V₁のR波高＞0.7mV or V₅かV₆のS波の深さ＞0.7mV 5. V₁でQRパターン or rsR'パターンを示し，かつR'の高さ＞1mV（QRS群の幅＜120msec） Sokolow-Lyonの基準： 6. V₁のR波高と，V₅かV₆のS波の深さの和が≧1.10mV ・原因：COPD，PE，肺高血圧症，ASD，VSD，MS，三尖弁逆流，肺動脈弁狭窄
左室肥大（LVH）	Sokolow-Lyonの基準： ・V₁のS波の深さと，V₅ or V₆のR波の高さの和が≧3.50mV（感度22％，特異度100％） ・aVLのR波の高さが女性で＞0.9mV，男性で＞1.1mV（感度11％，特異度100％） Cornellの電位基準： ・aVLのR波の高さとV₃のS波の深さの和が，女性で＞2mV，男性で＞2.8mV（感度42％，特異度96％） Romhilt-EstesによるLVHスコアリングは，救急外来での使用は実際的ではない ・原因：高血圧，HOCM，MS，MR，AS

ST上昇の原因	
鑑別診断	解説
ST上昇型心筋梗塞（STEMI）	通常は原因冠動脈の分布に対応した誘導で出現，上向きに凸の形状を示す．Q波MIへ進行する
冠攣縮（Prinzmetal型狭心症）	上記と同様，ただし一過性
心膜炎/心筋炎	通常は広範囲の誘導で出現，上向きに凹，局所の誘導にとどまることもあり，PR部分が低下する
PE	ST上昇．特に下壁と前壁中隔に対応する誘導にST上昇を認める場合，広範囲/亜広範型PEの心電図所見として矛盾しない
左室瘤	以前のMI，±異常Q波
LBBB	凹型で，QRSと逆向きに振れる
LVH	凹型で，そのほかのLVHの所見を伴う
高K血症	そのほかの高K血症の所見を伴う
Brugada心電図	通常はV$_1$，V$_2$で不完全RBBBおよび右軸偏位，rSR'パターンで下向型のST上昇を示す
正常亜型（特に若年男性）	凹型で，健康若年男性にみられ，V$_2$で典型的である
早期再分極	V$_4$で典型的であり，J点にノッチがあり，上向きに高尖性のTがある
電気的除細動後	直流通電の後1〜2分の間みられ，著明な上昇となりうる

(Wang K, Asinger RW, Marriott H. ST-segment elevation in conditions other than acute myocardial infarction. *N Eng J Med.* 2003;349:2128-2135を改変)

胸痛

■アプローチ
患者来院から10分以内に12誘導心電図で波形をチェックし，以前の心電図があれば必ず比較する．胸痛が持続するのであれば，15〜20分後に再検する．最初の心電図が正常範囲に見えるが，虚血性心疾患の可能性が高ければ，右胸部誘導や後方誘導も考慮する
- 輸液やO$_2$，心電図モニターによる早期介入
- ある程度以上の胸痛はすべてCXRを撮影
- 心原性の胸痛が考えられ，かつ大動脈解離が疑われない場合，アスピリン325 mgを投与する
- 痛みに対してニトログリセリンを投与
- 胸痛の詳細（PQRST）を聴取．胸痛に対する薬物投与後に胸痛を再評価する
- CADの病歴を聴取：以前のMI，CABG，カテーテル検査・治療歴，負荷試験，狭心症の有無
- リスク層別化：＞50歳，高血圧，DM，脂質異常症，家族歴あり，喫煙，コカイン使用．TIMIやGRACE，PURSUITのようなリスク評価モデルの使用は，ACSの疑われる患者の治療方針の決定に有用
- 急速に致命的となる胸痛の原因疾患を常に念頭におく

胸痛の鑑別	
病態生理	原因
心原性	ACS（不安定狭心症/NSTEMI，STEMI），Prinzmetal型/コカイン誘発狭心症，心膜炎/心嚢液貯留，心タンポナーデ，収縮性心膜炎，心筋炎，大動脈解離，胸部大動脈瘤，CHF/急性肺水腫，MI後合併症
呼吸器系	肺炎，胸膜炎，気胸，緊張性気胸，PE，肺高血圧症
消化器系	GERD，食道痙攣，Mallory-Weiss裂傷，特発性食道破裂（Boerhaave症候群），PUD，胆道疾患，膵炎
筋骨格系	胸壁痛/肋軟骨炎，OA/神経根障害
その他	帯状疱疹，不安，鎌状赤血球症の急性胸部症候群

急性冠症候群（ACS）（全体像）

■アプローチ
- 上記のアプローチを参照

心筋虚血の鑑別	
原因	例
動脈硬化性プラークの破綻	一次性ACSの最も多い原因

冠動脈解離	一次性(特発性,しばしば妊娠中)と,二次性(大動脈解離が逆行性に冠動脈に及んだもので,通常は右冠動脈から下壁MIを起こす)がある
冠動脈攣縮	Prinzmetal型(異型)狭心症,コカイン誘発狭心症
冠動脈塞栓	血栓,心内膜炎,粘液水腫
安定・固定した動脈硬化性プラークに酸素需要増大が伴う場合	HR↑,貧血,大動脈弁狭窄(AS)などの「酸素需要増大性心筋虚血」,高血圧,低血圧,ADHF
その他の心筋傷害	心筋炎,心筋挫傷,心筋浸潤性疾患

■定義

- ACS:不安定狭心症からNSTEMI & STEMIまでの臨床病態を連続的に包括する。ACSは,脆弱or高リスク群の冠動脈プラークの線維性被膜が破綻して血栓形成を誘発し,最終的に心筋の酸素需給のバランスを崩すことで発生する
- 不安定狭心症(亜閉塞性冠動脈血栓による,新規発症,増悪型or安静時の狭心症で,通常は持続時間＜30分。ST低下&/orT波の陰転化を認めることも)
  - 安静時狭心症:安静時に発症し,症状持続時間が長い(通常＞20分)
  - 新規発症狭心症:少なくともCCS分類class Ⅲ以上の狭心症症状が新規発症
  - 増悪型狭心症:以前から診断されている狭心症で,明らかに頻度↑or持続時間↑or症状出現の閾値が低下しているもの(例:CCS分類で1ランク以上の増悪)

カナダ心臓血管学会(CCS)の狭心症グレード分類
(*Circulation* 1976;54:522)

グレード	症状
グレードⅠ	歩行や階段をのぼるなど日常の身体活動では狭心症状を生じない。仕事やレクリエーションで活動が過度or急激or長時間であったりした場合にのみ狭心症状が生じる
グレードⅡ	日常の身体活動がわずかに制限されるもの。早足で歩いたり争いで階段をのぼる,のぼり坂をのぼる,食後・寒冷時・風の中・感情的ストレス下・起床後2～3時間以内で歩いたり階段をのぼる,といったことで狭心症状を生じる。通常の状況と速度で,2ブロック分の距離の平地歩行や1階分の階段をのぼること以上の労作で狭心症状が生じる
グレードⅢ	日常の身体活動に著明な活動制限が生じる狭心症。通常の状況と速度で,1～2ブロックの平地歩行や1階分の階段をのぼることで狭心症状が生じる
グレードⅣ	不快感なしに身体活動を行うことができない。安静時にも狭心症状が生じうる

- NSTEMI:不安定狭心症と同じ症状だが,心筋トロポニンが陽性
- STEMI:完全閉塞型冠動脈血栓。狭心症状が安静にしていて＞30分持続する。ST上昇を認め,心筋トロポニンが陽性
- 注記:救急外来では心筋トロポニンの上昇のほとんどは,ACSが一次的な原因ではなく,酸素需要増大性心筋虚血による

MIの定義と一般的分類
(*JACC* 2012;60(16):1581)

AMI判定基準の要約

心筋バイオマーカーのうち少なくとも1項目(なるべく心筋トロポニン)で基準値上限の99パーセンタイル値以上への上昇&/orそこからの低下を検出し,少なくとも以下の項目のうち1つに該当する
- 心筋虚血の症状(下記参照)
- 新規or新規と推定される有意なST-T変化or新規出現のLBBB
- 心電図上の異常Q波の出現
- 画像上の生存心筋の減少or新規に出現した局所壁運動異常
- 血管造影or剖検での冠動脈内血栓の同定

陳旧性MIの基準

- 症状の有無にかかわらず心筋虚血以外の原因のない異常Q波の存在
- 画像上の生存心筋の減少・壁の菲薄化と収縮性の消失を伴い,心筋虚血以外に原因を認めない
- 病理学的に認められる陳旧性MIの所見

一般的なMIの分類

タイプ1	冠動脈1枝or複数枝の内腔での血栓形成につながるような,動脈硬化性プラークの破綻や潰瘍形成,糜爛,解離と関連した自然発生のMI
タイプ2	心筋の酸素需給のアンバランスによる虚血から二次的に生じたMI(例:冠動脈攣縮,塞栓,調律異常,低血圧など)
タイプ3	バイオマーカーの値が判明しないまま死亡に至ったMI
タイプ4a	PCIに関連したMI
タイプ4b	ステント血栓症に関連したMI
タイプ5	CABGに関連したMI

- **病歴** (*NEJM* 2005;294:2623)
- **典型的な症状**
  - 狭心症症状(胸骨裏面の圧迫感/痛み/絞扼感、頸部/顎/上肢への放散、労作での誘発/安静やニトログリセリンの使用での寛解)。新規発症であったり、増悪傾向があったり、安静時発症であったりする
  - 随伴症状:呼吸困難、発汗、悪心・嘔吐、動悸、ふらつき。MIの約23%は典型的な症状を欠くとされる (*AJC* 1973;32:1)

AMIを診断するうえでの胸痛の特徴の有用度	
(*JAMA* 2005;294:2623)	
痛みの表現	LR (95% CI)
AMIの可能性を増大させる表現	
右上肢や右肩への放散	4.7 (1.9~12)
両側上肢や両肩への放散	4.1 (2.5~6.5)
労作との関連	2.4 (1.5~3.8)
左上肢への放散	2.3 (1.7~3.1)
発汗を伴う	2 (1.9~2.2)
悪心・嘔吐を伴う	1.9 (1.7~2.3)
以前からある狭心症症状の増悪or以前のMIの症状との類似	1.8 (1.6~2)
圧迫感として表現される痛み	1.3 (1.2~1.5)
AMIの可能性を減少させる表現	
胸膜痛の性質あり	0.2 (0.1~0.3)
体位によって痛みが変化する	0.3 (0.2~0.5)
鋭い痛みと表現される	0.3 (0.2~0.5)
圧迫により再現性がある	0.3 (0.2~0.4)
炎症の部位に認められる	0.8 (0.7~0.9)
労作と関連しない	0.8 (0.6~0.9)

■ 身体所見
- 特記すべき身体所見を認めないことが多い

■ 評価
- **12誘導心電図**:新規発症の、ST変化(上昇or低下)、T波陰転化、LBBB。Q波とR波増高不良は陳旧性MIを示唆する→CADの可能性が上がる。**必ず** 12誘導心電図を、(1) 10分以内に、(2) 症状変化があるたびに、(3) 6~12時間後に施行し、ベースラインと比較する。痛みが持続するときは、12誘導心電図を15~30分ごとに繰り返す
- 最初の心電図が診断に結びつかないときは、左回旋枝の閉塞によるMIを除外する目的で補足的にV_7~V_9の誘導で心電図をとるのは合理的である
- **Sgarbossaの基準**:以前からのLBBBがある状態では、STEMIの診断には、QRSと同じ向きのST上昇≧1mm(感度73%、特異度92%)or誘導を限定しない場合は逆の向きのST上昇≧5mm(感度31%、特異度92%)が必要 (*NEJM* 1996;334:481)

MIの解剖学的位置		
解剖学的位置	ST上昇のある誘導	責任冠動脈
中隔	V_1~V_2、V_2~V_5の対称性T波陰転	前下行枝近位部:Wellenの診断基準を満たす場合は前下行枝近位部の病変を示唆 (*AHJ Heart J* 1982;103:730)
前壁	V_3~V_4	前下行枝
心尖部	V_5~V_6	前下行枝遠位部、左回旋枝、右冠動脈
側壁	Ⅰ、aVL、V_5~V_6	左回旋枝
前側壁	aVR	左冠動脈主幹部
下壁*	Ⅱ、Ⅲ、aVF*	右冠動脈(約85%)、左回旋枝(約15%)
右室自由壁	V_1~V_2とV_4R(最も感度高)	右冠動脈近位部
後壁	V_1~V_2でのST低下	右冠動脈or左回旋枝(後方枝をとる)

*:右室梗塞を評価するには右胸部誘導をとる

■ 心筋バイオマーカー(心筋逸脱酵素)
- 症状の出現時点から6時間後と12時間後に経時的にチェックする必要がある。陽性となったバイオマーカーについては梗塞範囲の大きさやその変化の指標として、6~8時間ごとに2~3回or値がピークをつけるまで繰り返し測定するのが合理的である
- **トロポニン(IorT)**は感度・特異度が最も高く、心筋炎や心筋症、重症CHF、心筋挫傷、心臓の電気的除細動後、敗血症、ICH、腎不全でも上昇する
- **CPK-MB/CPK×100**が<3であると筋骨格系由来、3~5は中間、>5は心筋由来と考えられる

図1-1

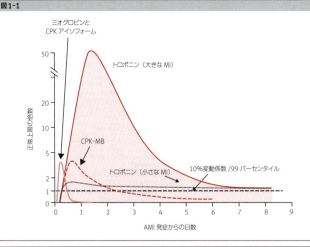

心筋逸脱酵素の特徴*				
心筋逸脱酵素	上昇開始	ピーク	元のレベルへの低下	8時間時点での感度	12時間時点での感度
CPK-MB	4〜6時間	18時間	2〜3日	91%	93〜95%
トロポニンI	3〜12時間	24時間	1〜2週	90%	95〜100%

*：1時点での心筋逸脱酵素ではMIを除外できない（複数時点で測定しても意味のない心筋虚血は除外できない）

- 他の検査：Chem-7，血算，凝固，血液型＆不規則抗体試験（インターベンション予定の場合），薬物中毒スクリーニング（コカインが疑われたら）
- CXR：心拡大，肺水腫の有無
- エコー：心電図が解釈不能（以前からあるLBBBやペースメーカ心電図など）であったりACSの可能性が高い場合に，局所壁運動異常の有無を評価する
- 冠動脈CT：CADの検査前確率が中等度・低度の患者，繰り返し行った心電図や心筋逸脱酵素が正常な患者では有用かもしれない（*Circulation* 2006;114:1761; *JACC* 2006;48:1475; *NEJM* 2012;366(15):393; *NEJM* 2012;367(4):299）

■**治療**
- 詳細は「ST上昇型心筋梗塞」と「不安定狭心症と非ST上昇型心筋梗塞」の項を参照

■**方針**
- 病歴と最初の心電図／バイオマーカーで診断に至らない場合：心電図／バイオマーカーを3時間後と6時間後に再検する．ACSの可能性が低ければ自覚症状の監視を行い，ACSの可能性がなければ負荷試験で心筋虚血の誘発を試みる
- 負荷試験は低リスク（＜70歳，CADや脳血管疾患・PVDの既往なし，安静時狭心症なし）の場合に来院72時間の時点で行う〔この場合，これによる死亡率0%，MI発症率＜0.5%（*Ann Emerg Med* 2006; 47:427）〕
- STEMI or 不安定狭心症／NSTEMIは入院（下記参照）

■**パール**
- ACSを疑った場合，禁忌がなければアスピリンを投与する．アスピリンは救急外来でのACSの治療で，合併症率・死亡率を下げることが示されている〔不安定狭心症・NSTEMIが死亡・MIとなるリスクを50〜70%下げる（*NEJM* 1988;319:1105），STEMIでの死亡リスクを23%下げる（ISIS-2, *Lancet* 1988;ii:349）〕
- 女性，DM患者，高齢患者ではしばしば胸痛の訴えがない．胸痛ではなく，呼吸困難感，疲労感，脱力感を訴えることがある

ST上昇型心筋梗塞（STEMI）

■**定義**
- 血栓による冠動脈の完全閉塞であり，狭心症症状は安静で＞30分持続し，ST上昇とトロポニン陽性を認める

■評価
- 前胸部誘導で≧0.2 mV,肢誘導で≧0.1 mV,右胸部誘導と後壁誘導で≧0.5 mVの,連続した少なくとも2誘導でのST上昇

■治療
- 患者ごとに血栓溶解療法かPCIのどちらにするか,できるだけ早く決定する

血栓溶解療法 vs. primary PCI*

時間とリスクの評価

1. 来院までに要した時間(発症から時間が経過するほど血栓溶解療法の効果は低下する)
2. STEMIによるリスク(リスクの高い患者ほど機械的再灌流(PCI)のほうがよい)
3. 血栓溶解療法によるリスク(ICHのリスクが高ければ,PCIはより安全な選択肢となる)
4. PCI可能施設への移送に要する時間(PCIが血栓溶解療法より優れるかどうかも時間に依存する)。発症後<3時間で,侵襲的方法をとるための遅れがなければ,2つの戦略のどちらでも変わりない

血栓溶解療法がよい場合	primary PCI がよい場合
発症早期(<3時間)で侵襲的手段だと遅れる場合(時間的目標は右項参照) 侵襲的手段がとれない場合(熟練したカテーテルチームが対応できないor血管アクセスが困難な場合)	熟練したPCIカテーテルチームが遅滞なく対応でき,door-to-balloon timeが<90分 (door-to-balloon time)−(door-to-needle time)が≦1時間 高リスクのSTEMI(ショック・Killip分類≧3) 血栓溶解療法の禁忌がある(ICHのリスク<4%) 発症から来院まで遅れがある(症状出現から>3時間経過) STEMIの診断に疑いがある

door-to-balloon time:来院からPCIによる冠動脈再灌流までの時間,door-to-needle time:来院から血栓溶解療法開始までの時間
*:Sabatine M. Pocket Medicine. 3rd ed. 2008; ACC/AHA 2007 STEMI Focused Update *JACC*;2008:210より

- PCIを行う場合は,循環器科医・心臓カテーテル検査室(心カテ室)にできるだけ早く連絡する(救急隊によるSTEMIの事前連絡が信頼できるならば,患者が救急外来に到着する前に連絡してもよい)
- 患者を心カテ室に移送するor心カテ室のある医療機関へ搬送するときは,来院から冠動脈再灌流までの時間(door-to-baloon time)を<90分とするよう速やかに移送する
- 抗凝固療法や補助的治療によって心カテ室への移送が遅れないようにする

■ルーチンで行うべき薬物療法 "MONAB"
- **M**orphine(モルヒネ):STEMI患者の痛みの緩和に用いる。通常投与量0.05〜0.1 mg/kg IV
- **O**₂(酸素):Spo₂<90%の低酸素血症の場合のみ使用する。ルーチンの使用はAMIと確認された患者の死亡リスクを高めるかもしれない
- **N**itrates(硝酸薬):死亡率を下げる効果はないが,症状を改善できる。通常は0.4 mg舌下を5分ごとに3回まで投与。禁忌:低血圧,右室梗塞,24〜48時間以内のPDE阻害薬投与
- **A**spirin(アスピリン):死亡率を23%下げる(ISIS-2, *Lancet* 1988;2:349)。通常用量は162〜325 mg PO
- **B**eta-blockers(β遮断薬):STEMIでは,禁忌がなければ24時間以内に経口β遮断薬を投与すべきである。静注のβ遮断薬はルーチンでは使用すべきではないが,禁忌がないor心筋虚血が進行中の患者では推奨される。>70歳,SBP<120 mmHg,HR>110/min.といった患者でのβ遮断薬使用は心原性ショックのリスクを増大させる(COMMIT/CCS-2, *Lancet* 2005;366:1622)。通常用量はメトプロロール5 mg IV(訳注:日本に静注製剤はない)
- その他:通常は入院後に,経口β遮断薬,スタチン,ACE阻害薬/ARBを開始する

■血栓溶解療法
- 血栓溶解療法は,(1)STEMIであり,(2)発症後<12時間であり,(3)primary PCIが医療従事者の接触から120分以内に施行できないと予測される場合に,施行すべきである
- 適応:(1)発症後<12時間で,(2)≧1 mmのST上昇が連続した2誘導以上にあるか,以前から存在するとわかっているわけではないLBBBが認められる場合。発症後>12時間の施行に臨床的利益があるかは明らかではない。ST上昇があり,症状が持続するときは発症24時間までの施行も妥当である
- 来院から血栓溶解療法までの時間(door-to-needle time)は≦30分にすべきである
- 前壁MIや新規発症LBBBのMIのときは,血栓溶解療法によって死亡率が約20%↓。下壁MIでは死亡率が約10%↓とされる
- 約1%のICHのリスクがある。高齢者(>75歳で約2%),女性,低体重患者で高リスクとされる
- フィブリンに特異的な血栓溶解療法(front-loaded法によるtPA投与)はストレプトキナーゼの使用に比べて死亡率14%↓を認めた〔死亡率変化の絶対値(ARR)は1%(GUSTO, *NEJM* 1993;329:673)〕だが,ICHは増加した(0.7% vs. 0.5%)。ボーラス投与の第3世代血栓溶解薬は投与が容易だが,安全性と効果が優れるわけではない
- 血栓溶解療法の薬物
  - tenecteplase(TNK-tPA):体重に応じた量を単回IV投与
    - <60 kgでは30 mg
    - 60〜69 kgでは35 mg
    - 70〜79 kgでは40 mg
    - 80〜89 kgでは45 mg
    - ≧90 kgでは50 mg
  - reteplase(rPA):10 Uボーラス点滴静注後,30分おいて10 Uボーラス点滴静注

- アルテプラーゼ（tPA）：15 mgをボーラス静注後，0.75 mg/kg（最大50 mg）を30分で持続投与，その後0.5 mg/kg（最大35 mg）を60分かけて持続投与。総投与量は100 mgを超えない

血栓溶解療法の禁忌	
絶対禁忌	相対的禁忌
ICHの既往	高度の高血圧の既往or来院時点でSBP＞180 mmHgまたはDBP＞110 mmHg（低リスクのMIでは絶対禁忌になるかもしれない）
頭蓋内の新生物，動脈瘤・AVM	
過去3ヵ月以内の非出血性脳卒中or非開放性の頭部外傷	3ヵ月以上前の虚血性脳卒中の既往
活動性出血or出血傾向	認知症
大動脈解離の疑い	絶対禁忌リスト以外の既知の頭蓋内病変
過去2ヵ月以内の頭蓋内・脊髄内手術	外傷を伴うor遷延した（＞10分の）CPR
高度のコントロールされていない高血圧（緊急治療に反応しないもの）	過去3週間以内の外傷or大侵襲手術
（ストレプトキナーゼの使用予定なら）過去6ヵ月以内のストレプトキナーゼの使用	最近（2〜4週間以内）の内出血，活動性PUD
	圧迫止血不能部位の血管穿刺
	妊娠
	抗凝固療法を使用中

■ 血栓溶解療法後の補助的な抗血栓療法
- 血栓溶解療法を受けたSTEMI患者では，アスピリン（162〜325 mg PO）とクロピドグレル（≦75歳の患者では初回ローディング投与量として300 mg，＞75歳の患者では75 mg）を投与する（ISIS-2, Lancet 1988;2:349; CLARITY-TIMI 28, NEJM 2005;352:1179; COMMIT, Lancet 2005;366:1607）
- 血栓溶解薬による再灌流療法を受けたSTEMI患者では，最低48時間の抗凝固療法を行うべきであり，以下の方法が推奨される
  - 未分画ヘパリン（UFH）：60 U/kg（最大4,000 U）をボーラス点滴静注後に，12 U/kg/hr（最大1,000 U）をaPTT 50〜75秒程度を目標として48時間or血行再建が行われるまで投与
  - エノキサパリン：＜75歳では30 mgをボーラス点滴静注し，その15分後から1 mg/kg SCを12時間ごと。＞75歳では単回ボーラス静注は行わず，0.75 mg SCを12時間ごと。CrClが＜30 mL/minのときは，1 mg/kgを24時間ごと
  - フォンダパリヌクス：最初に2.5 mgをIV（訳注：日本の添付文書ではSC用法のみ），その後2.5 mg SCを翌日投与。ただしCrCl＜30 mL/minでは禁忌

■ 血栓溶解療法後に血管造影可能な医療機関に転院搬送（転送）を行う適応
- MI発症からの時間にかかわらず，心原性ショックや重症の急性心不全は即座に転送の適応
- 再灌流不能or再閉塞の場合も緊急の転送の適応
- 血栓溶解療法が奏功して安定している症例に，3〜24時間の間にPCIを追加で行うという「侵襲的治療戦略」の一部として転送となることも

primary PCI（初回PCI）（NEJM 2007;356:47）
- 多数のPCIを行っている施設（high-volume center）で熟練した術者により来院後90分以内に行うべきである
- 血栓溶解療法よりも死亡率27%↓，再梗塞65%↓，脳卒中95%↓，ICH 95%↓（Lancet 2003;361:13）
- 妥当なdoor-to-baloon timeに間に合うように転送できるなら，primary PCIが可能な医療機関への転送は，血栓溶解療法より優れる（DANAMI-2, NEJM 2003;349:733）

primary PCI後の補助的な抗血栓療法
- アスピリン162〜325 mg PO（粉砕して投与or噛み砕く）をprimary PCIの前に投与すべきである（Circulation 1987;76:125; Eur Heart J. 2009;30:900; NEJM 2010;363:930）
- STEMIに対するprimary PCIでは，P2Y₁₂受容体拮抗薬のローディング投与量を**可能な限り早くor primary PCI時**に投与する
  - **クロピドグレル600 mg PO**（NEJM 2010;363:930; ARMYDA-6 MI, J Am Coll Cardiol 2011;58:1592; CURRENT-OASIS 7, Lancet 2010;376:1233）
  - **プラスグレル60 mg PO**（NEJM 2007;357:2001; TRITON-TIMI, Lancet 2009;373:732）。ただし，脳卒中やTIAの既往のある患者では使用すべきでない
  - **ticagrelor 180 mg PO**（PLATO, Circulation 2010;122:2131）
* (P2Y₁₂受容体拮抗薬の投与タイミングは，CABG施行の可能性も念頭に，循環器科医の判断にゆだねることも）
- primary PCIが予定されているSTEMI症例では，心カテ室へ行く前にGP Ⅱb/Ⅲa阻害薬の点滴静注をはじめるのも妥当である（JAMA 2004;292:362; RELAx-AMI, J Am Coll Cardiol 2007;49:1517）
  - **abciximab**：0.25 mg/kgボーラス静注し，その後0.125 μg/kg/min（最大10 μg/min）
  - **tirofiban（高用量ボーラス）**：25 μg/kgボーラス点滴静注し，その後0.15 μg/kg/min。CKD患者では50%減量する
  - **eptifibatide（2回ボーラス投与）**：180 μg/kgボーラス点滴静注し，その後2 μg/kg/minで持続投与。その後2回目の180 μg/kgボーラス静注を最初のボーラスの10分後に投与。CKD患者では50%減量し，透析患者では使用すべきでない
- primary PCIを行う患者では，以下の抗凝固療法を行うことが推奨される
  - **未分画ヘパリン（UFH）をGP Ⅱb/Ⅲa阻害薬とともに使用する場合**：ACTの治療域を目標にUFH 50〜70 U/kgボーラス投与
  - **UFHをGP Ⅱb/Ⅲa阻害薬なしで使用する場合**：ACTの治療域を目標に，UFH 70〜100 U/kgボーラス

投与
- **bivalirudin**：UFHの併用の有無にかかわらず0.75 mg/kgボーラス点滴静注，その後1.75 mg/kg/hrで持続静注。出血リスクの高い患者ではUFH・GPⅡb/Ⅲa阻害薬併用よりも好んで使用される

■primary PCI以外のPCI
- facilitated PCI（計画的な血栓溶解療法先行PCI）：PCI施行前に血栓溶解療法を行うことは有害とされ（*Lancet* 2006;367:569； *Lancet* 2006;367:579），部分的投与でも血栓溶解療法なしより有用とはいえない（FINESSE, *NEJM* 2008;358:2205）。GP阻害薬の事前投与も死亡率を上昇させる
- rescue PCI（十分量の血栓溶解薬投与後にST上昇が持続or合併症が出現した場合に行うPCI）：90分以内にST上昇の50%以上の改善を認めない場合の施行は有用（*NEJM* 2005;353:2758）
- 血栓溶解療法成功後24時間以内にルーチンに冠動脈造影を行い必要に応じPCIを行う。死亡/MI/再血行再建率が減少する（*Lancet* 2004;364:1045）
- late PCI：閉塞したままの責任血管への後期PCI施行（中央値8日後）。有益性なし（*NEJM* 2006;355:2395）

■方針
- 循環器科で入院→心カテ室→CCU

■パール
- 再灌流療法（PCI or 血栓溶解療法）施行時の死亡率は6%，未施行では約20%
- 死亡の予測因子：年齢，治療までの時間，前壁MI，LBBBの存在，心不全の存在（*Circulation* 2000;102:2031）

ガイドライン：O'Gara PT, Kushner FG, Ascheim DD, et al. 2013 ACCF/AHA guideline for the management of STEMI: A report of the American College of Cardiology Foundation/American Heart Association Task Force on Practice Guidelines. *J Am Coll Cardiol*. 2013;61(4):e78-e140.

不安定狭心症（UA）と非ST上昇型心筋梗塞（NSTEMI）

■定義
- **UA**：亜閉塞性冠動脈血栓による，新規発症，増悪型or安静時の狭心症で，通常は持続時間＜30分。ST低下&/or T波の陰転化を認めることも。CCS分類については上記参照
  - **安静時狭心症**：安静時に発症し，症状持続時間が長い（通常＞20分）
  - **新規発症狭心症**：少なくともCCS分類class Ⅲ以上の狭心症症状が新規発症
  - **増悪型狭心症**：以前から診断されている狭心症で，明らかに頻度↑or 持続時間↑or 症状出現の閾値が低下しているもの（例：CCS分類で1ランク以上の増悪）
- **NSTEMI**：UAと同じ症状だが，心筋トロポニンが陽性
- トロポニン陽性，胸痛持続の際は循環器科医コールを考慮

UA/NSTEMIでのTIMIリスクスコア (*JAMA* 2000;284:825)			
リスクスコアの計算		リスクスコアの適用・評価	
項目	ポイント	スコア	14日以内の死亡/MI/緊急血行再建
病歴		0~1	5%
≧65歳	1	2	8%
CADの危険因子が≧3つ	1	3	13%
すでにCADが確認されている（≧50%の狭窄あり）	1	4	20%
過去7日以内にアスピリンを使用	1	5	26%
症候		6~7	41%
重症狭心症（24時間以内に≧2回の狭心痛エピソード）	1	高リスク患者（TIMIリスクスコア≧3）では，低分子ヘパリン，GPⅡb/Ⅲa阻害薬，早期の血管造影の有益性↑（*JACC* 2003;41:895）	
ST変化≧0.5mm	1		
心筋逸脱酵素が上昇（トロポニン，CPK-MB）	1		
リスクスコア＝ポイントの合計	(0~7)		

■ルーチンで行うべき薬物療法 "MONAB"
- **M**orphine（モルヒネ）：ニトログリセリンを使用してもコントロールできない虚血性の胸痛があるときに使うのは合理的。通常投与量0.05~0.1 mg/kg IV
- **O**₂（酸素）：SpO₂＜90%，呼吸困難，その他の低酸素血症によるリスクの高い徴候を伴うUA/NSTEMI患者に投与
- **N**itrates（硝酸薬）：心筋虚血が起きている患者にはニトログリセリン0.4 mg舌下を5分ごとに3回まで投与し，その後に静注ニトログリセリンの必要性について評価。ただし，硝酸薬の禁忌（低血圧，右室梗塞，24~48時間以内のPDE阻害薬投与）がない場合に限る
- **A**spirin（アスピリン）：死亡率を23%下げる（ISIS-2, *Lancet* 1988;2:349）。通常用量は162~325 mg PO
- **B**eta-blockers（β遮断薬）：NSTEMIでは，禁忌がなければ24時間以内に経口β遮断薬を投与すべきである。静注のβ遮断薬はルーチンには使用しない。ただし，以下の条件をいずれも認めないUA/NSTEMI

患者では静注のβ遮断薬を投与することも妥当。(1)心不全の徴候, (2)低心拍出量状態の所見, (3)心原性ショックに陥る可能性が高い, (4)他のβ遮断薬に対する禁忌 (右軸偏位, 心伝導障害など) がある
- その他:通常は入院後に, 経口β遮断薬, スタチン, ACE阻害薬/ARBを開始する

■ 保存的治療戦略か, 早期侵襲的治療戦略か (JACC 2002;40:1366)
- **保存的治療戦略**=選択的血管造影
  - 薬物治療を行い, 退院前負荷試験を行う
  - 心筋虚血再発orトレッドミル運動負荷試験強陽性の症例にのみ選択的に血管造影を行う
- **早期侵襲的治療戦略**:24〜48時間以内に必ず血管造影を行う
  - MI発症が25%↓, ACSによる再入院が34%↓, 統計学的に有意ではないが保存的治療戦略と比べて死亡が8%↓ (JAMA 2005;353:1095), ただし侵襲的治療戦略の退院後についての有益性を以前のデータと比較したところ, その結果はPCI周術期のMIの発生の有無に影響される
  - 72時間以内のPCIと比べたところ, 24時間以内のPCIに臨床的有益性はなかった (NEJM 2009; 360:2165)
- **一般的な治療アプローチ**
  - **低リスク患者** (心筋トロポニン陰性でST低下がなく, TIMIリスクスコアが0〜2点)
    - 左室駆出率が低く, 最近のPCI施行歴orCABG施行の既往がある➡**早期侵襲的治療戦略**
    - そうでないなら➡**保存的治療戦略** (負荷試験は, 安定化してから退院前に行う)
  - **高リスク患者** (心筋トロポニン陽性で, >0.5mmのST低下orTIMIリスクスコア≧3点) ➡**早期侵襲的治療戦略**
- 最初に保存的治療戦略を選択した場合でも, 症状/心筋虚血の再発や心不全or重篤な不整脈が出現した場合は, 診断目的に冠動脈造影を行う

■ 抗血小板療法
- **アスピリン162〜325mg PO** (粉砕して投与or噛み砕く) を, UA/NSTEMI患者には可能な限り早く投与する (VA Cooperative Study, NEJM 1983;309:396; NEJM 1988;319(17):1105)
- アスピリンアレルギーの場合:クロピドグレル (**ローディング投与量として300〜600mg**, その後, 維持量) を投与
- 早期侵襲的治療戦略の場合
  - PCI施行前
    - クロピドグレル (NEJM 2001;345:494; PCI-CURE, Lancet 2001;358:527) or
    - ticagrelor (PLATO, NEJM 2009;391:1045) or
    - 静注GPⅡb/Ⅲa阻害薬, eptifibatideとtirofibanが好んで使用される
  - PCI施行時
    - クロピドグレル (PCI前に開始されていない場合) or
    - プラスグレル (TRITON-TIMI, NEJM 2007;357:2001) or
    - ticagrelor (PLATO, NEJM 2009;391:1045) or
    - 静注GPⅡb/Ⅲa阻害薬, eptifibatideとtirofibanが好んで使用される
- 最初に保存的治療戦略を選択する場合, アスピリンと抗凝固療法に加えてクロピドグレル (**ローディング投与量300〜600mg**) orticagrelor (**ローディング投与量180mg**) を入院後できるだけ早く投与
- PCIが予定されているUA/NSTEMI患者では, P2Y₁₂受容体阻害薬のローディング投与量を投与することが推奨され, 以下のうち1つを選択する
  - a. **クロピドグレル600mg PO** (J Am Coll Cardiol 2006;48:1339; CURRENT-OASIS 7, Lancet 2010;376:1233)
  - b. **プラスグレル60mg PO** (TIMI, Lancet 2009;373:732). ただし, 脳卒中やTIAの既往のある患者では避ける
  - c. **ticagrelor 180mg PO** (PLATO, Circulation 2010;122:2131)
- 最初に保存的治療戦略を選択していた場合, 抗凝固療法と経口抗血小板療法に加えてeptifibatide ortirofibanを追加するのは合理的である
  - **tirofiban**:0.4μg/kgを30分かけてボーラス点滴静注後, 0.15μg/kg/minで持続静注。CKD患者では50%減量する (PRISM-PLUS, NEJM 1998;338:1488)
  - **eptifibatide**:180μg/kgをボーラス点滴静注後, 2μg/kg/minで持続静注。CKD患者では50%減量し, 透析患者では使用しない (PURSUIT, NEJM 1998;339(7):436)

■ 抗凝固療法
- UA/NSTEMI患者では, 可能な限り早く抗血小板療法に加えて抗凝固療法を開始する
- 早期侵襲的治療戦略の患者では, 以下のような抗凝固薬の投与を行う
  - **未分画ヘパリン (UFH) をGPⅡb/Ⅲa阻害薬とともに使用する場合**:ACTの治療域を目標にUFH 50〜70U/kgボーラス投与
  - **UFHをGPⅡb/Ⅲa阻害薬なしで使用する場合**:ACTの治療域を目標にUFH 70〜100U/kgボーラス投与
  - **bivalirudin**:UFHの併用の有無にかかわらず0.75mg/kgをボーラス点滴静注し, その後1.75mg/kg/hrで持続静注。出血リスクの高い患者ではUFH・GPⅡb/Ⅲa阻害薬併用よりも好んで使用される
- 保存的治療戦略を選択した患者では, エノキサパリン, UFH, フォンダパリヌクスの使用が推奨される
  - **UFH**:60U/kg (最大4,000U) をボーラス点滴静注に, 12U/kg/hr (最大1,000U) をaPTT 50〜75秒程度を目標として48時間orm血行再建が行われるまで投与
  - **エノキサパリン**:<75歳では30mgをボーラス点滴静注し, その15分後から1mg/kg SCを12時間ごと。>75歳では単回ボーラス静注は行わず, 0.75mg SCを12時間ごと。CrClが<30mL/minのときは, 1mg SCを24時間ごと

- **フォンダパリヌクス**：最初に2.5mgをⅣ（訳注：日本の添付文書ではSC用法のみ），その後2.5mg SCを翌日投与。ただしCrCl＜30mL/minでは禁忌

■**方針**
- CCU or 準CCU or 一般病棟に入院：保存的治療戦略か，早期侵襲的治療戦略か，患者リスクに応じて決定する
- 患者の状況が低リスクと予想され，心筋トロポニンが陰性，かつ心電図が非特異的変化にとどまる場合は，胸痛ユニット/救急外来観察ベッドでの経過観察を考慮。胸痛再発や心電図変化，心筋トロポニン陽性となるようであれば，再評価して入院を考慮

ガイドライン
- Anderson JL, Adams CD, Antman EM, et al. ACC/AHA 2007 guidelines for the management of patients with UA/NSTEMI: A report of the American College of Cardiology/American Heart Association Task Force on Practice Guidelines. *J Am Coll Cardiol.* 2007;50(7):e1-e157.
- Anderson JL, Adams CD, Antman EM, et al. 2012 ACCF/AHA focused update incorporated into the ACCF/AHA 2007 guidelines for the management of patients with UA/NSTEMI: A report of the American College of Cardiology Foundation/American Heart Association Task Force on Practice Guidelines. *J Am Coll Cardiol.* 2013;61(23):e179-e347.

Prinzmetal型（異型）狭心症

■**定義**
- 冠動脈攣縮が原因となって，虚血性胸痛（古典的には安静時）＆それと関連した一過性のST上昇を認める症候群
- 異型狭心症は局所的な冠動脈攣縮の結果だが，その正確な病因は明らかではない

■**病歴**
- 通常は若い（35～50歳），喫煙者，女性＞男性。午前中に起こることが多い。過換気や寒冷刺激で誘発されるが，労作では誘発されない
- 心疾患の病歴がなく，冠動脈造影でも所見を認めないことが多い
- 関連因子：アルコール摂取，片頭痛の家族歴，Raynaud症候群，心膜炎，原発性MVP症候群
- 症状：胸骨裏の圧迫感。下顎や腕に放散し，通常は起床時の朝の時間帯に起こる。通常はニトログリセリンに反応する

■**評価**
- 心電図では攣縮冠動脈の分布に応じた一過性のST上昇と相反性（鏡像性）ST変化を示す。様々な伝導障害や不整脈を伴うことも
- 負荷試験ではST上昇や低下などの変化は誘発されないことが多い。負荷試験の回復期にST上昇がみられることがある
- 冠動脈造影➡冠動脈の閉塞は認めない。アセチルコリン冠注（感度90%）
- エルゴノビンや過換気による誘発試験（救急外来では行わない）

■**治療**
- 高用量Ca拮抗薬（ニフェジピン，ベラパミル，ジルチアゼム），硝酸薬（舌下屯用），禁煙

■**方針**
- 入院：急性期にはMIや不整脈のリスクがあるため

コカイン誘発狭心症

■**定義**
- コカイン誘発狭心症は，コカインの多様な心血管作用によって引き起こされる：HR↑，血圧↑，心収縮性↑，心室収縮末期応力↑（交感神経刺激作用）➡いずれも心筋酸素需要↑。冠血管収縮作用による心筋酸素供給↓
- コカイン使用後に急性冠動脈血栓を起こしうることと，コカイン使用は若年性冠動脈硬化と関連することの両方が関与
- 全体としてコカインに関連したMIの発生率は，摂取して胸痛を発症した患者の0.7～6%とされる（*Acad Emerg Med* 2000;36:469; COCHPA, *Acad Emerg Med* 1994;1:330）

■**病歴**
- 胸痛（圧迫するような）。呼吸困難，不安感，動悸，冷汗，めまい，悪心を伴うことも
- 通常はコカイン摂取の3時間以内に症状が出現する。しかし，コカインの代謝産物は24時間まで体内に残存し，遅延性or再発性の血管収縮を起こしうる
- コカイン誘発MIの危険因子：男性，今現在の喫煙者，非白人

■**評価**
- ACSと同様（上記参照）
- 尿の薬物中毒スクリーニング：通常はコカインの代謝産物で尿中半減期が6～8時間のベンゾイルエクゴニンを同定する。これは使用後24～48時間まで検出しうる

- 慢性的なコカイン使用者では，最後の摂取から数週間後でも尿からコカインを検出しうる

■ **治療**
- ACSの可能性があるものと同様に治療する（1-10の「ルーチンで行うべき薬物療法」の項参照）
- ベンゾジアゼピンの静注
- 降圧薬：硝酸薬静注，ニトロプルシド，フェントラミン。β遮断薬は使用しない：拮抗されないカテコラミンα受容体作用により冠血管収縮と高血圧が悪化しうる
- STEMI：早期PCI施行
- 薬物乱用についてのカウンセリング

■ **方針**
- 救急外来観察ベッドで経過観察：症状がコントロールされ，心筋逸脱酵素が陰性の場合
- CCUに収容：心筋逸脱酵素が陽性or胸痛が続く場合

■ **パール**
- 合併症：不整脈と心不全（約90%が来院から12時間以内に起こる）
- コカイン摂取直後の心室頻拍（VT）は，心臓への局所麻酔作用（Naチャネル作用）により引き起こされ，リドカインのような標準的治療に加えNaHCO₃に反応しうる
- コカインに関連した胸痛は心筋虚血だけでなく大動脈解離によることもあり，そういったことがないか疑い続ける必要がある

ガイドライン：McCord J, Jneid H, Hollander JE. Management of cocaine-associated chest pain and myocardial infarction: A scientific statement from the American Heart Association Acute Cardiac Care Committee of the Council on Cardiology. *Circulation*. 2008;117:1897-1907.

負荷試験

■ **アプローチ**
- 救急外来でのCADの非侵襲的検査は，MIが除外された後に行う
- 高リスクのACS患者や胸痛が持続している患者には行うべきではない

■ **適応**
- CADの診断。既知のCADがある患者の臨床状態変化の評価。虚血の局在診断

■ **禁忌**
- 絶対禁忌：急性重症疾患：発症48時間以内のAMI，高リスク不安定狭心症，PE/大動脈解離/心膜炎/CHF，不整脈，重症の大動脈弁狭窄（AS）
- 相対的禁忌：運動不能状態，高度房室ブロック，重症高血圧，左冠動脈主幹部のCAD，中等度の弁狭窄，肥大型心筋症，高度電解質異常

評価			
検査の種類（*NEJM* 2001;344:1840）			
検査	適応	感度/特異度	備考
トレッドミル運動負荷試験（Bruceのプロトコル）	運動能力があり正常心電図の患者すべて	約60%/約75% 1枝病変では感度＜50%。3枝病変or左冠動脈主幹部病変では＞85%	CAD評価の際には抗狭心症薬は中止して検査するが，投薬下でも虚血所見があるなら投与したまま行う
薬物負荷試験（ジピリダモール，アデノシン，ドブタミン）。画像検査とともに用いることが多い	運動ができないor困難な患者	トレッドミル運動負荷試験と同様の感度・特異度だが，LBBBがある場合にはより適している	ジピリダモール/アデノシン（冠拡張作用による）：CADの存在は示すが，心筋虚血を示すわけではない（気管支喘息やCOPDがある場合は投与しない。その場合はドブタミンが望ましい）。ドブタミン（変時/変力作用による）
画像検査：SPECT（タリウム201 or 99mテクネチウム-sestamibi）	ベースラインの心電図or以前の負荷試験の結果がどちらともとれる場合。心筋虚血の範囲の特定	約85%/約75%	一般的なベースライン心電図の問題があるとき：LBBB，ST上昇or低下，ジギタリス（ジゴキシン）使用，LVH，WPW症候群
画像検査：PET	SPECTと同様	約85%/約75%	左室収縮能を評価できる。コストがかかる
画像検査：エコー	SPECTと同様	約85%/約75%	一般的にドブタミン負荷で行われるが，術者によって評価にばらつきがある。可逆性の構造異常の検出に用いられる

■ **所見**
- HR：「診断的」な運動負荷試験には，予測最大HR（220－年齢）の85%までのHR増加が必要
- METs（最大運動能力）：運動持続時間（min）でも表示される
- 心電図変化：下向型or水平型ST低下はCADの存在を示唆するが，病変の局在は特定できない。ST上昇

- を認めればCADをより強く示唆する
- Dukeトレッドミルスコア（NEJM 1991;325:848）＝運動継続時間（min）−［5×最大ST変位（mm）］−［4×胸痛指標*］
- *：胸痛指標：胸痛なし＝0点，胸痛はあるが運動中止理由ではない＝1点，胸痛が運動中止理由＝2点
   スコア：≧5点→4年生存率98%，年平均死亡率0.25%
   スコア：4点〜−10点→4年生存率94%，年平均死亡率2〜3%
   スコア：＜−10点→4年生存率81%，年平均死亡率5%
- 画像診断：放射性核種画像上の欠損部位の存在orエコー上の壁運動異常の存在。可逆性の欠損→心筋虚血。固定した欠損→梗塞部位
- 心筋バイアビリティ：インターベンションにより「救済可能」な心臓筋をみつけること。様々な手段で評価可能：MRI（感度＞95%，特異度約70%），PET（感度約90%，特異度約75%），ドブタミン負荷エコー（感度約70%，特異度約85%），安静時タリウム再分布（感度約90%，特異度約55%）
- CT/MRI冠動脈造影
  - 冠動脈石灰化スコア：冠動脈石灰化の定量をもとに，CADの評価＆動脈硬化プラークの量を推測する
  - 64スライスのCTでは感度・特異度とも＞85%で冠動脈有意狭窄を検出できるが，評価できない冠動脈部分がかなり（30%近く）ある。検査には比較的徐脈にする必要がある（しばしばβ遮断薬投与）。NPVが高い→このため以下の使用が有用。(1) 狭心症症状のある患者での閉塞性CADの除外，(2) 連続した心電図/心筋逸脱酵素が正常で検査前確率が低いor中等度の患者でのCADの除外（NEJM 2001;345:1863; JAMA 2006;296:403; JACC 2006;48:1475; Circulation 2006;114:1761）

■ 方針
- 適切な負荷試験（目標HRやMETsに到達）であり，心電図変化や症状or画像上の異常がないことを確認のうえ，かかりつけ医or循環器科医のフォローを設定したうえで退院としてよい。検査前確率が低く，負荷試験が診断に至るものでなければ，慎重なフォロー方針とし，別の手段での負荷試験を外来で行ってもよい
- 適切な負荷試験の結果として高リスクと診断されたなら，冠動脈造影の施行を検討し，臨床症状により入院とする

高リスクとされる負荷試験結果（左冠動脈主幹部病変or 3枝病変診断でのPPVは約50%）		
心電図	生理学的評価	核医学的評価
(1) ST低下：≧2mmの低下or（stage 1で出現するか，≧5つの誘導で出現するor負荷終了後≧5分持続する）≧1mmの低下。(2) ST上昇，(3) 心室頻拍（VT）の出現	血圧↓，運動耐容能＜4METs，運動中の狭心症症状出現，Dukeトレッドミルスコアが≦−11点。左室駆出率＜35%	≧1つの大きな可逆性欠損or ≧2つの中程度の可逆性欠損，一過性の内腔拡大，肺への集積増強

■ パール
- 胸痛で救急外来へきた患者が負荷試験で陽性となっても必ずしもその胸痛がCADに起因するわけではないことを念頭におく。逆に，これらの負荷試験のほとんどは感度/特異度が高くない。言い換えると，高リスク&/or検査前確率が高い患者は特に，負荷試験陰性という結果によって安心できるわけではない

心臓カテーテル検査・治療

■ 適応
- ACS。負荷試験で結果が高リスク。負荷試験結果は非診断的だがCADの高リスクor検査前確率が高い患者。心停止蘇生後の患者〔突然の心停止，心室頻拍（VT）〕。心筋虚血の原因が非動脈硬化性（すなわち冠攣縮）と考えられる場合。原因が明らかではない心室収縮能↓。治療にもかかわらず持続する狭心症や，心室収縮能↓を伴う狭心症

■ 心臓カテーテル治療の種類
- バルーン血管形成術：効果的だが特有の合併症（冠動脈解離と血管リモデリングによる再狭窄）がある
- ベアメタルステント（BMS）：バルーン血管形成術に比べて再狭窄率↓・再血行再建率↓（12カ月で約10%）。一生涯のアスピリン投与と，少なくとも4週間のクロピドグレル投与が必要
- 薬物溶出性ステント（DES）（NEJM 2006;354:483）：再狭窄率↓（約75%低下）・再血行再建率↓（約50%低下）。施行後12カ月までの再施行率は＜5%となった。施行後1年以上では死亡/MIの発生はBMSと変わらない。一生涯のアスピリン投与と，施行後少なくとも1年間のクロピドグレル投与が必要（Circulation 2007;115:813）

PCI後合併症

■ アプローチ
- 背部痛の既往がないか，抗血小板薬の怠薬や服薬中断がないかを確認し，穿刺部位（鼠径），末梢動脈拍動，心電図，血算，血液Cr，CPK-MBをチェックする

■治療
- 出血（大腿部の穿刺部位，後腹膜血腫）
  - 鼠径部に血腫／活動性出血がある場合や，そこを圧迫し，抗凝固療法を中止／リバースする
  - 後腹腔出血では背部痛を訴える場合や，Hct↓，血圧↓，HR↑を認める場合があるが，造影なしで腹部／骨盤CTを撮影し，抗凝固療法の中止／リバースを行い，放射線科（IVR）／外科医にコンサルト
- 血管損傷
  - 偽性動脈瘤：痛みと拡張してくる腫瘤を認め，収縮期血管雑音を聴取する。エコーで確認する。治療は用手圧迫だが，トロンビン注入や手術を行うことも
- 動静脈瘻
  - 連続性の血管雑音を聴取し，エコーで確認される。下肢低灌流（塞栓，解離，血栓）による末梢動脈拍触知不良を示す場合は手術による治療を行う。血管造影を行い，血管内治療or外科的治療について循環器科&/or外科にコンサルト
- 腎不全
  - 造影剤による二次的なものの場合，通常24時間以内に出現し，障害のピークは3〜5日後
- ステント血栓症
  - 急性の胸痛とST上昇で発症する。緊急カテーテル検査を要し，循環器科医と心臓カテーテル検査室に連絡する。よくある原因はステント留置の際の拡張不良や冠動脈解離，抗血小板療法の中断である（JAMA 2005;293:2126）
  - 後期ステント血栓症は，ベアメタルステント（BMS）より薬物溶出性ステント（DES）に多い（JACC 2006;48:2584）
- ステント内再狭窄
  - カテーテル治療前からあった狭心症が徐々に再発する形で発症し，PCIの数カ月後に発症する（10%はACSとして発症）。血管治療後の血管リモデリングにより発生するもので，動脈硬化によるものではない。頻度：バルーン血管形成術のみ＞BMS留置＞DES留置

心筋梗塞後症候群

■左室機能不全
- 症状は肺水腫から明らかな心原性ショックまで示すことがある
- 治療
  - ショックの徴候のない肺水腫には利尿薬を使用
  - 後負荷を下げる：ニトログリセリンorニトロプルシドの点滴静注
  - 陽性変力薬：上記の治療で改善しなければ，ドパミンorドブタミンを使用
  - その他：心原性ショックの場合は循環器科にコンサルト。利尿薬の使用は避け，陽性変力薬で治療を開始し，後負荷軽減を図る。IABPが必要な場合も。できるだけ早期の血行再建が必要だろう（NEJM 1999;341:625）

■下壁MIの合併症（Circulation 1990;81:401; Annals 1995;123:509）
- 心伝導障害
  - 右冠動脈（房室結節の灌流枝をだす）の二次病変として高度房室ブロックが発生しうる
  - ブロックは突然に発症しうる。治療：アトロピン，必要なら経皮的ペーシングのパッドを患者に貼っておき，経静脈的ペーシングの準備をする
- 前胸部でのST低下
  - 鑑別診断として，(1) 前壁心筋虚血，(2) 後壁STEMI，(3) 相反性（鏡像性）ST低下，が挙げられる。後壁STEMIを除外するには，後方誘導の心電図をとる
- 右室梗塞
  - 右心不全の症状で発症する：低血圧，JVD。右冠動脈近位部の閉塞の結果として起こる
  - 右胸部誘導での心電図を確認→V₄Rでの1mmのST上昇，前負荷依存性の病態なので硝酸薬は避ける。低血圧が続くときはドブタミンを使用（心筋収縮性↑）。緊急再灌流療法について循環器科にコンサルト（NEJM 1998;338:933）

■機械的合併症
- 通常はMI発症数日後に出現する
- 自由壁破裂
  - 心筋壁の裂け目は正常心筋と梗塞心筋の境界に発生し，特に高齢者の大梗塞で起こりやすい。PEA，血圧↓，心タンポナーデで発症する。治療としては輸液（前負荷依存性）であり，ベッドサイド簡易心エコー（心嚢液貯留の検索）を行う。外科／循環器科にコンサルト。心嚢液貯留を認め＆状態不安定→ベッドサイドで心嚢穿刺。状態が安定している場合→外科手術による修復
- 乳頭筋断裂
  - 小梗塞で起こり，下壁MI＞前壁MI，新たに出現した心雑音として発症する。治療：利尿薬，血管拡張薬，IABP。手術による修復について心臓血管外科にコンサルト
- 不整脈
  - 心房細動が最も多い。心室頻拍（VT）／心室細動（VF）ではMIを除外し，電解質異常をチェックする。MI発症48時間以内の単形性心室頻拍は良性である。促進心室固有調律（AIVR）：slow VT（HR＜100/min）はしばしば再灌流療法後に出現し，自然消失し良性の徴候である。新規出現の2度・3度房

室ブロック➡経皮的ペーシング±経静脈的ペーシングで対応する（BBBと関連する場合は特に）。新規出現の3度房室ブロックや，「新規出現BBB＋タイプⅡ・2度房室ブロック」や，交代性のLBBB/RBBBなどでは経静脈的ペーシング。循環器科にコンサルト

その他
- 左室内血栓：抗凝固療法
- 左室瘤：MI後にST上昇が持続する場合に疑う。診断にはエコー。入院とし，心臓血管外科にコンサルト
- 心膜炎：MI後1～4日で出現する心膜摩擦音で気づかれる。アスピリン，NSAID投与。抗凝固薬は必要最小限に
- Dressler症候群：MI後2～10週に認める炎症症候群。発熱，心膜炎，胸膜炎。アスピリン，NSAID

肺塞栓症（PE）と深部静脈血栓症（DVT）

■定義
- PE：肺動脈系に塞栓を起こした，静脈から発生した血栓
- DVT：下肢静脈〔膝窩静脈，大腿静脈（浅大腿静脈を含む），腸骨静脈〕or上肢静脈（尺側皮静脈，橈側皮頸静脈）の血栓

■アプローチ
- (1) 検査前確率を評価，(2) 基礎的検査（採血，CXR，心電図），(3) Dダイマー，(4) 必要な画像検査を行う，(5) 検査後確率を評価
- 血行動態が安定➡診断的検査。血行動態が不安定➡経験的治療を開始し，血栓溶解療法により得られる利益が出血リスクを上回ると考えられればそれも行う（*Chest* 2004;126(suppl):401S）

■病歴 （*Chest* 1991;100:598; *Am J Cardiol* 1991;68:1723）
- 危険因子：DVT/PEの既往，過凝固状態，妊娠/OCP使用，悪性腫瘍，長期間の不動化，最近の手術，DVT/PEの家族歴
- PE：呼吸困難（73%），胸膜性胸痛（66%），咳嗽（37%），失神，血圧↓，PEA
- 検査前確率の評価：PERC基準（さらなる検査が必要かを決定）or Wells基準（Dダイマーが十分な評価となるかを決定）を使用してよい
- PERC基準：(1) 全体像として可能性が低く，かつ(2) PERC基準の全項目を満たす，という場合➡PEを見逃す確率1.8%

PERC基準 （*Thromb Haemost* 2008;6:772）
・＜50歳
・HR＜100/min
・SpO$_2$≧95%
・血痰・喀血はない，エストロゲンは使っていない，最近4週間以内に入院を要する手術/外傷はない
・DVTの既往はない
・片側性の下肢腫脹はない

PE診断のためのWells基準 （*Thromb Haemost* 2000;83:416）	
基準	点数
PEが診断として最も可能性が高い or DVTが疑われる	それぞれ3点
HR＞100/min or DVT/PEの既往	それぞれ1.5点
最近4週間以内の不動化/手術	1.5点
血痰・喀血 or 活動性悪性腫瘍	それぞれ1点
≦4点：PEの可能性は低い（PEの可能性7.8%） ＞4点：PEの可能性は高い（PEの可能性40.7%）	
PEの臨床的可能性	点数	疾患の可能性
低い	＜2点	3.6%
中等度	2～6点	20.5%
高い	＞6点	66.7%

簡易版修正Genovaスコア （*Arch Int Med* 2008;168(19)3132）		
基準	オリジナル版	簡易版
＞65歳	1	1
DVT or PEの既往	3	1
1カ月以内の手術（全身麻酔下）or 骨折（下肢）	2	1
活動性悪性腫瘍（固形癌or血液系悪性疾患。現在活動性or治療後1年以内を含む）	2	1
片側性の下肢痛	3	1

血痰・喀血	2	1
HR (/min) 75〜94 ≧94	3 2	1 1
下肢深部静脈触診での痛み＆片側性の浮腫	4	1

≦2点：PEの可能性は低い（PEの可能性12.9%）
＞2点：PEの可能性は高い（PEの可能性41.6%）

PEの臨床的可能性	点数（オリジナル版）	疾患の可能性（オリジナル版）
低い	≦1点（0〜3点）	7.7%（7.9%）
中等度	2〜4点（4〜10点）	29.4%（28.5%）
高い	5〜7点（≧11点）	64.3%（73.7%）

■所見
- PE：説明のつかないHR↑，RR↑，SpO₂↓，発熱，JVD
- DVT：下肢浮腫／下肢痛。DVTの臨床的徴候は約50%の症例に認める

■評価（PE）
- 心電図（洞性頻脈（ST），S1Q3T3（感度／特異度は高くないとされる），下壁と前側壁で同時に陰性T波の出現），Hct，PT/aPTT，Crを評価する
- CXR：他の原因を除外する。CXRの「古典的」なPE所見（Hampton's hump & Westermark徴候）は感度／特異度は高くない
- Dダイマー〔感度95〜98%，特異度40〜55%。ELISA法 or 迅速定量ELISA法が望ましい（*Ann Intern Med* 2004;140:589）。検査前確率が低い場合にはNPV＞99%（*JAMA* 2006;295:172）〕。感度／特異度は分析法やカットオフの設定により変化する
  - 偽陽性：妊娠，外傷，感染，悪性腫瘍，炎症，手術，高齢，鎌状赤血球症，心房細動，ACS，CVA，急性UGIB，DIC

DダイマーによるPEの検査後確率			
Wells基準（*Thromb Haemost* 2000;83:416）			
臨床的可能性	点数	Dダイマー陰性の場合のPEの可能性	Dダイマー陽性の場合のPEの可能性
低い	＜2点	1.5%	8.6%
中等度	2〜6点	7.6%	36.1%
高い	＞6点	20%	79.6%

簡易版修正Genovaスコア（*Arch Intern Med* 2008;168(19)3132）		
臨床的可能性	点数	Dダイマー陰性の場合のPEの可能性
低い	≦1点	1%
中等度	2〜4点	3%
高い	5〜7点	12%

- PEの検査前確率が低い患者では，定量的Dダイマー陰性の結果をPEの除外に使用しうる
- PEの検査前確率が中等度の患者では，定量的Dダイマー陰性の結果をPEの除外に使用してもよい
- Dダイマー陽性の場合は，さらに検査を続ける（下記参照）

Dダイマー陽性の場合の追加検査
- CTA（CTAの感度83%，CTA＋静脈造影CTの感度90%，特異度は約95%）（PIOPED II, *NEJM* 2006;354:2317）
  - 小さな亜区域レベルのPEを見逃すことがある。CTAではPE陰性だが臨床上の疑いが強い場合，検査追加を考慮する（Dダイマー，エコー，肺動脈造影）。造影剤負荷が必要〔CrCl＜50のときは相対的禁忌（*NEJM* 2006;354:379）〕
- 肺換気血流シンチ（V̇/Q̇スキャン）（CTAが禁忌の場合）：ベースラインのCXRが正常であることが必要
  - 正常➡PEは除外される
  - 低／中等度の可能性➡PEは中等度疑われる。肺換気血流シンチの約2/3がこの結果
  - 高い可能性➡PEの治療
- 肺血管造影：PE診断のゴールドスタンダードだが，めったに行われない
- エコー（感度は低い）：右心系血栓（PEで一時的に出現），右室不全の徴候を探す。リスク層別化に使用する
- MR血管造影：現在研究途上である

- PEの可能性が低い or 検査前確率でPEの可能性が低いにもかかわらず診断のために追加検査が必要な患者（Dダイマー陽性であったりDダイマー測定ができない場合）は，マルチスライスCTによる肺動脈造影CT（CTPA）で陰性であることだけでPEを除外としてよい
- PEの可能性が中等度 or 高い患者でCTPAが陰性であったが，PEの懸念が臨床的にまだ疑われる状況で，CT静脈造影がまだ行われていない場合は，静脈血栓塞栓症を除外するための追加検査を考慮（Dダイマー，下肢画像検査，肺換気血流シンチ，従来法の肺動脈造影）
- リスク層別化：HR↑，血圧↓，SpO₂↓，CTAでの右室／左室径比＞0.9，トロポニン↑ or BNP↑，エコー上の右室機能不全の徴候，Dダイマー＞4,000は，いずれも予後不良を示唆する

■評価（DVT）
- Wellsスコアを使用して臨床的可能性を特定する

DVT診断のためのWells基準 (Lancet 1997;350:1795, JAMA 2006;295:199)	
基準	点数
活動性悪性腫瘍（治療中or 6カ月以内に治療が行われていたor緩和的治療の段階）	1
麻痺, 不全麻痺, 最近の下肢ギプス固定	1
最近の>3日のベッド上安静or 4週間以内の大手術	1
深部静脈系に沿った局所的な圧痛	1
下肢全体の浮腫	1
健側と比べて>3cmのふくらはぎの浮腫（脛骨粗面の下10cmの部位で測定）	1
圧痕性浮腫（症状のある下肢で浮腫が強い）	1
表在静脈による側副血行の存在（静脈瘤ではない）	1
DVT以外の診断が同程度にorより強く疑われる	−2
臨床的可能性	点数	疾患の可能性 (95% CI)
低い	−2〜0点	5% (4〜8%)
中等度	1〜2点	17% (13〜23%)
高い	≥3点	53% (44〜61%)

- Dダイマー：測定法としては, ELISA法 & 免疫比濁法による測定（高感度）, 全血定量ラテックス凝集法（中等度感度）などがある。分析法によって感度, 正常範囲, カットオフ値が大きく異なる

Dダイマー測定後のDVTの臨床的可能性 (JAMA 2006;295:199)			
	予測される臨床的可能性		
	低い (%)	中等度 (%)	高い (%)
DVTの可能性を見積もった点数	5	17	53
高感度検査でDダイマー陽性の場合	11	25	63
高感度検査でDダイマー陰性の場合	0.5	1	8.6
中等度感度検査でDダイマー陽性の場合	17	34	67
中等度感度検査でDダイマー陰性の場合	0.9	4.4	19

- 近位静脈の圧迫エコー法
- 下肢全体のDopplerエコー法（"LENI"）
- CT静脈造影
- DVT評価のための診断アルゴリズムは下記参照 (Chest 2012;141(2)(suppl):e351S)

図1-2 DVTの検査前確率が低い場合

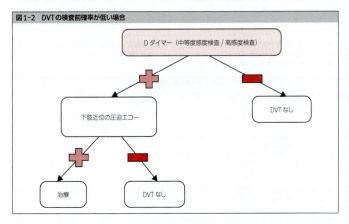

図1-3 DVTの検査前確率が中等度の場合。A：Dダイマー測定からはじめる場合。B：エコー検査からはじめる場合

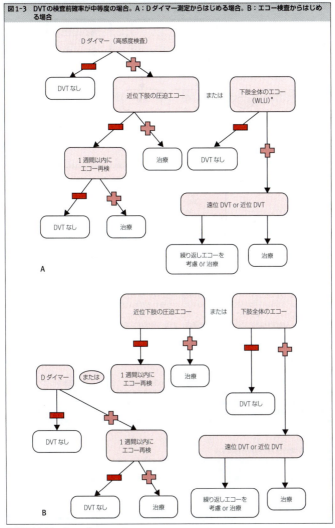

*：WLU（whole leg ultrasound）

図1-4 DVTの検査前確率が高い場合

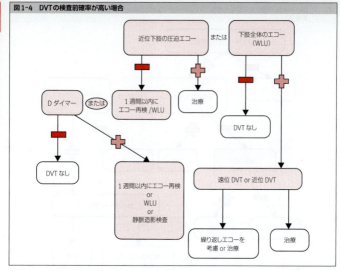

■治療
- O_2, 血圧と心電図のモニター, 血圧↓（前負荷依存性）に対し輸液
- 抗凝固療法（PE or DVT）：ヘパリン（80U/kg, 18U/kg/hr IV）。エノキサパリン（1mg/kg SC）。低分子ヘパリン（LMWH）はDVTに関してヘパリンよりも優れるかもしれない。LMWHはPEによる死亡や大出血に関してヘパリンよりおそらく優れるであろう（Chest 2004;126(suppl):401S; Ann Intern Med 2007; 146:369）。LMWHの相対的禁忌➡腎機能障害, 肥満（吸収が予測できない）
- 血栓溶解療法：tPA（100mgを2時間かけて）。広範型DVT/PE or 臨床的にそれが強く疑われる場合でかつ血行動態が不安定な場合に使用。右室機能不全（エコーによる診断）のみの場合は生存率の改善を認めない（NEJM 2002;347:1143）ため, その使用は賛否両論
  - PEが確認され血行動態が不安定な患者で, 治療による利益が生命を脅かす出血合併症の危険を上回ると判断されれば血栓溶解療法を行う
  - 手術的/機械的血栓除去術ができる医療機関では, 代替療法としてそれらの処置を選択してもよい
- カテーテル的/手術的血栓除去術（PE）：血行動態が不安定で広範なPEのある患者で, (1) 血栓溶解療法の禁忌があるか, (2) tPAによる血栓溶解が不成功であった, (3) 熟練した医療機関であり右室機能不全がある場合。心臓外科にコンサルト
- 下大静脈（IVC）フィルター：薬物療法が不成功or禁忌の場合。長期生存率の改善効果はなし（NEJM 1998;338:409）

■方針
- PEでない場合➡他の原因を検索する
- DVTが認められるがPEは疑われない場合➡(1) Lovenox®（エノキサパリン）を投与して経過観察後, Lovenox®自己皮下注を指導して帰宅させるか, (2) 入院
- PE患者の大半は入院させ心電図モニタリング。血行動態が不安定or血栓溶解療法を行ったときはICU入院

■パール
- 非典型的な症状で来院することが非常に多い
- 説明のつかないPEAによる心停止では広範型PE（と血栓溶解療法施行の可能性）を考慮する
- CTAを行う患者でCrClの低下が疑われたら, 腎保護のために前処置を開始する
- 自施設の採用しているDダイマー測定法を把握しておく➡感度/特異度の異なるたくさんの測定法がある

ガイドライン：Fesmire FM, Brown MD, Espinosa JA. Critical issues in the evaluation and management of adult patients presenting to the emergency department with suspected pulmonary embolism. *Ann Emerg Med.* 2011;57(6):628-652.

うっ血性心不全（CHF）と急性肺水腫

■定義
- CHF：心臓のポンプ機能が全身の代謝要求度を維持するのに不十分な状態。左心不全 vs. 右心不全，および，収縮不全 vs. 拡張不全（＝正常左室駆出率が保たれた心不全）
- 急性肺水腫：左心不全／圧上昇による肺間質と肺胞への水分貯留

■アプローチ
- 根底にある原因を同定し治療する
- 呼吸不全には直ちに気管挿管。ただし可能なら NPPV（CPAP/BiPAP）を考慮

急性心不全の原因（以下の項も参照）	
薬物療法の変更／怠薬（特にラシックス®）	腎不全
ナトリウム摂取↑（特に飲食の不摂生）	高血圧緊急症
MI／心筋虚血	薬物（β遮断薬，Ca拮抗薬），毒物（エタノール）
頻脈性不整脈（例：心房細動）	心筋炎，心内膜炎
COPD/PE（右室機能不全）	敗血症
心筋症	弁膜症
収縮性心膜炎	

■病歴
- 息切れ，労作性呼吸困難，胸痛，咳嗽，起座呼吸，発作性夜間呼吸困難。重症では，ピンク／白色の痰を伴う重篤な呼吸不全を呈し，意識障害も認める

急性非代償性心不全（ADHF）を診断するうえでの病歴の特徴の有用度 (JAMA 2005;294:1944)	
病歴要素	LR（95% CI）
ADHFのLR増加因子	
心不全の病歴	5.8（4.1〜8）
MIの病歴	3.1（2〜4.9）
発作性夜間呼吸困難	2.6（1.5〜4.5）
起座呼吸	2.2（1.2〜3.9）
ADHFのLR減少因子	
心不全の病歴がないこと	0.45（0.38〜0.53）
労作性呼吸困難がないこと	0.48（0.35〜0.67）
診断的有用性がほとんどない病歴要素	
病歴：CAD，脂質異常症，DM，高血圧，COPD，喫煙。症状：浮腫，咳嗽，全身倦怠感，体重増加	

■所見
- 血圧↑，HR↑，RR↑，不整脈
- 聴診でS3（収縮不全），S4（拡張不全）を聴取
- 左心不全：ラ音の聴取。右心不全：下肢浮腫，JVD，肝腫大，肝頸静脈逆流の出現

急性非代償性心不全（ADHF）を診断するうえでの身体所見の特徴の有用度 (JAMA 2005;294:1944)	
身体所見	LR（95% CI）
ADHFのLR増加因子	
S3の聴取	11（4.9〜25）
JVD	5.1（3.2〜7.9）
ラ音	2.8（1.9〜4.1）
何らかの心雑音	2.6（1.7〜4.1）
下肢浮腫	2.3（1.5〜3.7）
ADHFのLR減少因子	
ラ音なし	0.51（0.37〜0.7）
診断的有用性がほとんどない身体所見	
肝頸静脈逆流，SBP＜100 mmHg or ＞150 mmHg，喘鳴，腹水	

■評価
- 最初の診断は臨床的に行う
- ベッドサイド簡易胸部／心エコー：B-line（"lung rocket"），左室駆出率の低下
- 心電図：LVH，頻脈性不整脈，左心負荷所見，心筋虚血，陳旧性MIの所見

- **CXR**（状態不安定ならポータブルで撮影）：肺水腫，胸水，心拡大
- 採血所見：血算，電解質，Cr，心筋逸脱酵素，BNP or NT-proBNP
- **BNP**：呼吸困難があり，かつBNP＞100→CHF（感度90％，特異度76％，*NEJM* 2002;347:161)
  - 偽陽性：大きなPE，肺性心，末期腎疾患。慢性CHFでは，問題ないときのBNP（"dry weight BNP"）と必ず比較する
- **NT-proBNP**：呼吸困難があり，かつNT-proBNP＞300→CHF（感度99％，特異度60％）。カットオフ値は年齢とともに上昇する。偽陽性はBNPと同様

急性非代償性心不全（ADHF）を診断するうえでの各検査所見の有用度 (*JAMA* 2005;294:1944)	
診断的検査所見	LR (95% CI)
ADHFのLR増加因子	
CXR：肺静脈うっ血像	12 (6.8〜21)
CXR：肺間質性浮腫	12 (5.2〜27)
CXR：肺胞浮腫	6 (2.2〜16)
CXR：心拡大	3.3 (2.4〜4.7)
CXR：胸水貯留	3.2 (2.4〜4.3)
心電図：心房細動	3.8 (1.7〜8.8)
心電図：新規T波変化出現	3 (1.7〜5.3)
ADHFのLR減少因子	
CXR：心拡大なし	0.33 (0.23〜0.48)

■治療 ("LMNOP")
- **L**asix®（ラシックス®）：患者が普段内服している量の2倍をIV or 80 mg IV
  - フロセミドPO：IV換算＝2：1（つまり40 mg POは20 mg IVと同等）
  - フロセミド40 mg＝トラセミド10 mg＝ブメタニド1 mg
  - トラセミドとブメタニドのPO：IV換算はフロセミドと同様
  - フロセミド/トラセミド/ブメタニドにアレルギーがある場合はエタクリン酸（訳注：日本では製造販売中止）を用いる
- **M**orphine（モルヒネ）：静脈拡張薬。呼吸困難↓，後負荷↓の作用。高齢者では用量に注意
  *注記：人工呼吸の可能性↑，入院期間の延長，ICU入院と死亡率↑と関連しているかもしれない（*Emerg Med J* 2008;25(4)205)
- **N**itrates（硝酸薬）（0.4 mg舌下 or 10〜100 μg/minで持続静注）：大動脈弁狭窄（AS）患者では注意 → ASは前負荷依存性のため血圧↓。ニトログリセリンが無効のときはニトロプルシドを使用。nesiritideは非陽性変力療法と比べてCrと死亡率を上昇させる可能性（*JAMA* 2005;293:1900)
- **O**₂（酸素）：100％リザーバー付マスク
- **P**PV（陽圧換気）：NPPV（CPAP or BiPAP）を，SpO₂↓に対してorリザーバー付マスクの代わりに使用する → これにより死亡率・気管挿管の必要性↓（*JAMA* 2005;294:3124; *Lancet* 2006;367:1155)。BiPAPと比べてCPAPのほうが効果が大きいかもしれない。意識がない，重度の呼吸困難 or LMNOP施行後も明らかに消耗状態→気管挿管
- **陽性変力薬**：心原性ショックの場合にのみ使用。ルーチン使用は死亡率↑と関連する。ドパミン，ドブタミン，ミルリノン
- **その他**：患者を座位にする，尿道カテーテルを留置する（In/Outを評価する），IABP/LVAD（重度の心原性ショックの場合）

■方針
- 帰宅：慢性CHFの軽度増悪で，良性の原因（飲食の不摂生など）であり，患者が密なフォローを受けられる場合
- 救急外来観察ベッド：特定の心不全患者は観察ベッドでの迅速治療プロトコルで治療することで，入院日数も少なくでき，入院治療を受けた患者と比べても再入院率は変わらない（*Acad Emerg Med* 2013; 20(6)554)
- 入院して心電図モニタリング：患者のほとんどは入院管理と退院までの投薬調整が必要
- ICU：すべての気管挿管患者と重篤な呼吸困難症例

■パール
- 容量過負荷（溢水）の指標として，溢水でないときの体重（dry weight）からの体重増加を本人に聞く or 体重測定する
- 心不全の誘因を検索する。飲食の不摂生の有無や薬物療法の変更歴を確認する

心不全の構造的原因			
	拡張型心筋症	肥大型心筋症	拘束性心筋症	収縮性心膜炎
定義	心室の拡張，収縮性↓	LVH &/or RVH	コンプライアンス↓→左室充満不良	心膜硬化→拡張期充満↓

原因	特発性、虚血性、弁膜症、感染、アルコール性、コカイン、自己免疫性	約50%が遺伝性	アミロイドーシス、サルコイドーシス、ヘモクロマトーシス、放射線治療、悪性腫瘍	ウイルス感染後、結核、放射線治療後、尿毒症、心臓手術後、特発性
病歴	左心不全 or 右心不全、塞栓性イベント、不整脈、動悸	息切れ、狭心症、突然死を含む不整脈	右心不全＞左心不全、塞栓性イベント、利尿薬への反応不良	右心不全＞左心不全
評価	S3の聴取、CXR：心拡大 心電図：R波増高不良、Q波、BBB、心房細動 心エコー：左室拡張、左室駆出率↓、±右室収縮能↓	収縮期漸増性/漸減性心雑音 CXR：心拡大 心電図：LVH、中隔性Q波 エコー：中隔肥厚↑	JVD、S3・S4の聴取、CXR：心拡大を伴わない肺水腫 心電図：低電位 エコー：対称性壁肥厚、左房拡大/右房拡大	JVD、心膜ノック音 エコー：心室中隔の"bounce"（拡張期の速い動き）、心膜肥厚
治療	標準的心不全治療	β遮断薬、Ca拮抗薬（ベラパミル）、利尿薬やジゴキシンおよび激しい運動は避ける	根本の原因の治療、穏やかな利尿薬の使用	利尿薬、心膜切除術

弁膜症			
	大動脈弁狭窄（AS）	大動脈弁閉鎖不全（AI）	僧帽弁狭窄（MS）	僧帽弁逆流（MR）
原因	石灰化（＞70歳）、二尖弁、リウマチ性心疾患	リウマチ性心疾患、二尖弁、心内膜炎、高血圧	リウマチ性心疾患	MVP、心内膜炎、リウマチ性心疾患、腱索断裂、乳頭筋機能不全
病歴	狭心症、失神、CHF	急性or慢性CHF	肺水腫、心房細動、塞栓症	肺水腫
心音	胸骨右縁上部での収縮中期漸増/漸減性雑音	拡張期漸減性雑音、脈圧増大	拡張期開放音	汎収縮期吹鳴音
評価	心エコー：弁形態、圧較差、AVA（＜1cm²で自覚症状）	心エコー：AIの重症度→逆流ジェットの幅	心電図：左房拡大、心エコー：圧較差、心臓カテーテル検査	心エコー：逆流ジェットの幅、心臓カテーテル検査
急性期の治療	AVR。注意深く利尿薬を使用する、血管拡張薬や陰性変力作用薬は避ける	AVR。血管拡張薬±ドブタミン	注意深く利尿薬を使用する、β遮断薬、経皮的僧帽弁形成術	僧帽弁形成術、利尿薬、硝酸薬

AVA：大動脈弁口面積、AVR：大動脈弁置換術

大動脈解離

■定義
- 大動脈内膜に亀裂 → 血液が流入し大動脈中膜沿いに広がる
- 管理と予後に大きな影響を与えるので、分類は重要である

大動脈解離の分類

Stanford分類

タイプA	上行大動脈を含む（約62%の症例）
タイプB	上行大動脈を含まず、下行大動脈を含む（約38%の症例）

DeBakey分類

タイプI	解離が上行大動脈からはじまり弓部大動脈に及び、しばしば下行大動脈まで解離が進展する
タイプII	解離は上行大動脈からはじまるが上行大動脈にとどまる
タイプIII	解離は下行大動脈からはじまり、下行大動脈のみにとどまる タイプIIIa：解離は胸部下行大動脈のみにとどまる タイプIIIb：解離が横隔膜より下方まで及ぶ

- 壁内血腫、穿通性大動脈潰瘍、胸部偽性大動脈瘤、胸部大動脈瘤外傷性破裂も起こりうる

■アプローチ
- 早期に画像撮影して心臓血管外科にコンサルト：臨床的にタイプA大動脈解離が疑われる場合は特に

■病歴
- 突然発症の胸痛（上行大動脈）、肩甲骨間の背部痛（下行大動脈）、頸部痛。発症時に疼痛が最も強い。激しい、引き裂かれるような/剥ぎとられるような疼痛（約半分の患者）。失神、神経局所症状

大動脈解離を診断するうえでの病歴と身体所見の特徴の有用度 (JAMA 2002;287(17):2262)	
病歴と身体所見	LR (95% CI)
大動脈解離のLR増加因子	
神経局所症状	6.6 (1.6〜28) 33 (2〜549)
「剝ぎとられるような」or「引き裂かれるような」疼痛	1.2 (0.2〜8.1) 10.8 (5.2〜22)
移動性の疼痛	1.1 (0.5〜2.4) 7.6 (3.6〜16)
脈拍欠損	5.7 (1.4〜23)
心電図上LVH	3.2 (1.5〜6.8)
大動脈の拡張or縦隔の拡大	2 (1.4〜3.1)
突然発症の胸痛	1.6 (1〜2.4)
高血圧の病歴	1.6 (1.2〜2)
拡張期心雑音	1.4 (1〜2)
*上記以外のものとして、SBP肢間差>20mmHgも高リスク因子として挙げられる	
大動脈解離のLR減少因子	
突然発症の胸痛がない	0.3 (0.2〜0.5)
大動脈の拡張or縦隔の拡大がない	0.3 (0.2〜0.4)

大動脈解離の危険因子 (Circulation 2010;121:e266)	
発症機序	関連する病態
大動脈壁張力↑	高血圧、コカイン/刺激性薬物使用、重量挙げ/その他Valsalva手技、減速外傷、鈍的外傷、大動脈縮窄症、褐色細胞腫
大動脈壁の病的状態	遺伝性疾患：Ehlers-Danlos症候群、Marfan症候群、Turner症候群、Loeys-Dietz症候群、Noonan症候群、先天性二尖弁、家族性大動脈解離 炎症性血管炎：SLE、巨細胞動脈炎、Behçet病、梅毒、結核
医原性大動脈壁損傷	心臓/弁膜症手術、IABP使用、大動脈カニュレーション、カテーテル手技など
一般的医学条件	男性、>50歳、妊娠、PKD、慢性的ステロイド使用、免疫不全状態

■所見
- 血圧は上昇する。しかし、血圧↓/HR↑は悪い徴候である。患者はきわめて苦悶状態。それ以外の所見は解離の部位による

所見	
解離の部位	所見
大動脈近位部	大動脈弁逆流（偽腔が弁葉を偏位させるため）、心囊液貯留/心タンポナーデ、冠動脈解離との関連（通常は右冠動脈→下壁MI）
頸動脈	Horner症候群、頸動脈血管雑音、脳卒中
椎骨動脈	対麻痺
左鎖骨下動脈	左右上肢でのSBP差>15mmHg、上肢虚血
肋間動脈/腰動脈	脊髄虚血、対麻痺
腹部大動脈	腹痛/側腹部痛/下肢痛、下肢脱力、対麻痺
腹腔動脈/腸間膜動脈	腸管虚血
腎動脈	ARF

■評価 (Circulation 2005;112:3802)
- 採血所見：血液型＆交差試験、Hct、Cr（↑は腎動脈解離の合併を示唆）、PT/aPTT。他の致命的な胸痛をきたす疾患の除外目的で心筋逸脱酵素とDダイマーの測定を考慮
- 心電図：LVH、MI（右冠動脈解離→下壁MI）。胸部大動脈解離の約4〜8%でSTEMIの所見を示す
- ベッドサイド簡易心エコー：傍胸骨長軸像と胸骨切痕上入射で解離のフラップや心囊液貯留が描出できることがある
- CXR：20%の患者では正常範囲。縦隔拡大、異常大動脈隆起、左肺尖のapical cap、右への気管偏位、左気管支の圧迫、左胸水貯留
- さらに高度な画像診断としてTEE、CTA、MRI、血管造影がある

高度画像診断の大動脈解離に対する診断特性 (Arch Intern Med 2006;166:1350)				
画像診断	感度	特異度	陽性LR	陰性LR
TEE	98% (95〜99%)	95% (92〜97%)	14.1 (6〜33)	0.04 (0.02〜0.08)
CTA	100% (96〜100%)	98% (87〜99%)	14 (4.2〜46)	0.02 (0.01〜0.11)

| MRI | 98%（95〜99%） | 98%（95〜100%） | 24（11〜57） | 0.05（0.03〜0.10） |

- 血管造影：「ゴールドスタンダード」だがめったに用いられない

■**治療**（*Circulation* 2010;121:e266）
- StanfordタイプAには外科的治療，StanfordタイプBには内科的治療
- 少なくとも2本の末梢静脈路を確保（太い留置針で）
- 頻回の血圧モニタリング/動脈ラインの確保
- 胸部大動脈解離の初期管理は血圧とHRを低下させて大動脈壁張力を低下させることを目標とする
  - 禁忌がなければHR＜60を目標として持続点滴β遮断薬を開始する
  - β遮断薬が禁忌であれば，非ジヒドロピリジン系のCa拮抗薬（ジルチアゼム，ベラパミル）を使用する
  - HRが＜60になってもSBP＞120mmHgの場合，SBP＜120mmHgを目標としてACE阻害薬や他の血管拡張薬を使用する
- 標準薬物
  - β遮断薬
    - ラベタロール（訳注：日本に静注製剤はない）：20 mgを5〜10分ごとに投与し総量300 mgまでor持続点滴で1〜2 mg/min
    - エスモロール：0.25〜0.5 mg/kgを1〜2分かけてボーラス投与し，その後10〜200μg/kg/minで持続点滴
  - 血管拡張薬
    - ニトロプルシド：0.5〜3μg/kg/min
- モルヒネorフェンタニルの持続点滴：疼痛に対して
- 胸部大動脈解離の診断がつき次第すぐに，解離の部位がどこであろうと，緊急手術についてコンサルトする（タイプAについては心臓外科，タイプBについては血管外科）
- 上行大動脈の急性胸部大動脈解離は緊急手術を前提として迅速に評価する
- 下行大動脈の急性胸部大動脈解離は致命的な合併症（臓器灌流障害，瘤拡大，血圧or症状のコントロール不能）がなければ内科的に管理する
- 血管外科or胸部外科に開胸手術かステント留置かをコンサルト

■**方針**
- ICU

■**パール**

大動脈解離の予後（IRAD, *JAMA* 2000;283:897）		
総死亡率＝27.4%	内科的治療（%）	外科的治療（%）
タイプAの死亡率	58	26
タイプBの死亡率	10.7	31

- ときに非典型的症状の患者もいる：痛みが軽度であったり，神経局所症状のみorMIのみのことも
- 全身状態良好に見える患者が突然急変しうる
- 神経局所症状は来院時の訴えとして20%の症例に認め，経過を通して40%の症例で出現する
- 痛みのパターンは解離の移動によりしばしば変化する

ガイドライン：Hiratzka LF, Bakris GL, Beckan JA, et al. 2010 ACCF/AHA/AATS/ACR/ASA/SCA/SCAI/SIR/STS/SVM Guidelines for the diagnosis and management of patients with thoracic aortic disease. *Circulation*. 2010;121:e266-e369.

胸部大動脈瘤（TAA）

■**定義**
- 動脈の嚢状突出で動脈壁の3層すべてを含んでいるもの。瘤とは血管径が正常の1.5倍以上に拡大したものである。胸部大動脈では約4.5 cm以上になる。正常径の1.1〜1.5倍のものは，拡張とされる
- 偽性瘤：上記と同じだが動脈壁の3層すべては含んでいないもの
- 大動脈基部（大動脈弁輪拡張）や上行大動脈（50%），下行大動脈（40%），大動脈弓（10%），胸腹部大動脈（10%）に発生する。症例の約25%は腹部大動脈瘤（AAA）を伴う
- 大半のTAAは動脈壁の変性病変により大動脈の拡張に至ったものである
- 危険因子：大動脈解離と同様（上記参照）
- 平均拡張速度は0.10〜0.42cm/年である。胸部大動脈瘤の径＞6 cmは合併症がある可能性が高い

■**アプローチ**
- CTやエコーでたまたまみつかることが多い。通常は無症状だが，胸痛や背部痛を訴えることも
- 血行動態が不安定なら破裂と考えて外科コール

■**病歴**
- 病歴と危険因子については「大動脈解離」の項を参照
- 圧迫症状が起こることがある：嗄声（反回神経の圧迫），stridor（気管/気管支の圧迫），呼吸困難（肺の圧迫），嚥下困難（食道の圧迫），顔面の浮腫・潮紅（上大静脈の圧迫）

- 大動脈基部拡張による二次的な大動脈弁逆流によって心不全症状が起こりうる
- 動脈硬化性細片による塞栓症で臓器症状を呈しうる
- 解離や破裂（症状は上記参照）をきたしうる

■**評価**
- CTA：感度良好で，すぐに施行でき，非侵襲的
- MRI：大動脈基部の画像評価としては最適
- TTE：大動脈基部の評価には限界がある
- TEE：大動脈基部の評価にはTTEより優れる

■**治療**
- 血圧管理：β遮断薬，ACE阻害薬を使用。激しい運動やValsalva手技（重量挙げなど）を避ける
- 脂質異常症の治療
- 禁煙
- 外科的or血管内治療（緊急心臓手術についてのコンサルトの適応は下記参照）

■**方針**
- 偶然みつかったTAA患者は帰宅として外来で管理可能だが，血圧・脂質異常の治療と大動脈瘤の経時的フォローに関して，かかりつけ医や循環器科医の早期フォローが必要

緊急心臓手術コンサルトの適応 (*Circulation* 2010;121:e266)
- 無症状で上行大動脈径or大動脈洞径≧5.5cmの，変性によるTAA，慢性大動脈解離，壁内血腫，穿通性動脈硬化性潰瘍，感染性動脈瘤，偽性動脈瘤
- Marfan症候群やその他の遺伝性疾患（上記参照）で上行大動脈径or大動脈洞径が4〜5cmの場合
- 瘤径＜5.5cmでも瘤拡張速度が0.5cm/年を超える場合
- 胸部大動脈瘤の拡張によると思われる症状がある場合

■**パール**
- TAAの合併症発生率は瘤径により変化する

大動脈径による1年あたりの合併症発生率 (*Ann Thorac Surg* 2002;74:S1877)				
大動脈径	**>3.5cm**	**>4cm**	**>5cm**	**>6cm**
破裂	0%	0.3%	1.7%	3.6%
解離	2.2%	1.5%	2.5%	3.7%
死亡	5.9%	4.6%	4.8%	10.8%
上記のすべて	7.2%	5.3%	6.5%	14.1%

心膜炎と心嚢液貯留

■**定義** (*Mayo Clin Proc* 2010;85(6):572)
- 急性心膜炎は心外膜の炎症性疾患。心膜炎単独でor全身性基礎疾患の1徴候として発生する
- 原因：特発性（85〜90%），ウイルス性（コクサッキーウイルス，エコーウイルス），細菌性（ブドウ球菌，レンサ球菌），結核，真菌性，癌性，放射線治療，膠原病，粘液水腫，尿毒症，Dressler症候群，最近の心臓手術 or MI，胸壁外傷，その他
- 定まった診断基準はないが，急性心膜炎の診断は，致命的となりうる胸痛疾患（ACS，PEなど）の除外&以下のうち2つ以上が該当することで行うのが一般的
  1. 胸痛の性状：突然発症，胸骨後部痛，胸膜性痛，体位による変化（前傾姿勢や直立姿勢で改善）。ACSと同様に頸部/上肢/肩へ痛みが放散しうる
  2. 心膜摩擦音（胸骨左縁に強い，高調でひっかくような心音）
  3. 心膜炎を示唆するような心電図変化（下記参照）
  4. 新規出現 or 増悪傾向の心嚢液貯留
- 再発がありうる（持続型：治療の中断や終了を試みると＜6週間で再発をきたす。間欠型：＞6週間の症状のない期間はあるが再発するタイプ）
- 心嚢液貯留に心タンポナーデを伴う場合と伴わない場合がある。収縮性心膜炎となる場合もある

■**アプローチ** (*NEJM* 2004;351:2195; *Mayo Clin Proc* 2010;85(6):572)
- 可能な限り早く心電図をとる
- ACSや大動脈解離のような他のより重大な疾患を除外する

■**病歴**
心膜炎
- 胸痛の性状：突然発症，胸骨後部痛，胸膜性痛，体位による変化（前傾姿勢や直立姿勢で改善）。ACSと同様に頸部/上肢/肩へ痛みが放散しうる
- ±発熱，息切れ，嚥下障害

心嚢液貯留
- 無症状の場合から心タンポナーデ（低血圧，失神，息切れなど）を呈する場合まで

■所見
心膜炎
- 心膜摩擦音(高調でひっかくような心音で,胸骨左縁下部と心尖部に強い),HR↑やRR↑があるが,血圧は正常範囲

心嚢液貯留
- 心音減弱
- 心タンポナーデ:Beckの三徴(低血圧,JVD,心音減弱),奇脈

> **奇脈試験の施行法:Bernheim効果の評価**
>
> - 血圧計を使用し,SBPより20 mmHg上回る圧でカフを膨らませ,そしてKorotkoffの第1音が聞こえるところまで圧を抜き,呼気時にのみ音が聞こえるように調整してそのときの圧を記録する。次にKorotkoff音が吸気時にも呼気時と同様に聞こえるところまで圧を下げ,そのときの圧を記録し,最初の圧から引き算する
> - 2つの圧の差が>10 mmHgであれば,その患者にはその差と同じだけの奇脈がある
> - 鑑別診断:心タンポナーデ,重症気管支喘息/COPD,PE,収縮性心膜炎

■評価
- **心電図**(心膜炎では所見は4つのstageに分けられる。下表参照)

心膜炎における心電図stage変化		
stage 1	急性期	Ⅰ,V₅,V₆でのST上昇。aVRとV₁での相反性(鏡像性)ST低下。Ⅱ,aVF,V₄~V₆でのPR低下。aVRでのPR上昇
stage 2	回復期早期	ST部分とPR部分の正常化
stage 3	回復期後期	陰性T波(TWI):Ⅰ,V₅,V₆かもっと広範に出現しうる
stage 4	完全回復期	心電図の正常化

- 低電位(肢誘導でのQRS電位低<0.5 mVかつ電気的交互脈の出現は心嚢液貯留を示唆)
- 採血所見:血算,BUN・Cr(尿毒症の除外)。血清学的検査を考慮する(レンサ球菌,ウイルス,抗DNA抗体),TSH,ESR/CRP,CPK/心筋逸脱酵素(心筋心膜炎の30%の症例で陽性となる,*JACC* 2003; 42:2144)
- CXR:心嚢液>250 mLで心膜周囲の不明瞭を伴う心拡大を認める。他の原因を除外する
- ベッドサイド簡易心エコー:(1)心嚢液貯留,(2)タンポナーデ所見(右房の拡張後期虚脱,心周期の>1/3の右房虚脱持続,右室の拡張早期虚脱,左房の虚脱,呼吸性径変動<50%を伴うIVCの拡張)の有無を評価する
- ACS除外診断の必要があれば局所壁運動評価を含めた詳細な心エコー検査を行う
- 胸部CT:心嚢液が認められる。他疾患(PE,胸水)の検査中に心嚢液貯留がみつかることも多い

■治療(心膜炎)
- NSAID:ウイルス性/特発性ではイブプロフェン600~800 mgを1日3回で1~2週間投与し,状況によりコルヒチン0.5 mg 1日2回の4~6週間投与を加える(COPE, *Circulation* 2005;112:2012)。症状は通常1~3日以内に軽快する(*JAMA* 2003;289:1150)。コルヒチンは腎機能障害や肝胆道疾患,血液疾患,消化管運動障害では注意して使用する
- ステロイド:自己免疫疾患・尿毒症が原因の場合や,NSAIDやコルヒチンで効果のない場合に使用する。再発のリスクを高めるかもしれない(COPE, *Circulation* 2005;112:2012)。使用する場合は,高用量のプレドニゾロン(1 mg/kg/日)を使用し,2~4週間後にゆっくり漸減する
- 化膿性や結核性,癌性心膜炎では心嚢穿刺の適応
- 抗菌薬とドレナージ:化膿性心膜炎(術後)に対して行う
- 原因となっている疾患を治療する(例:尿毒症なら透析)
- 痛みに対してモルヒネを使用する
- 循環器科にコンサルト:心タンポナーデがあるor 詳細な心エコーが必要な場合
- 胸部外科にコンサルト:最近の心臓手術歴があるor(心嚢液貯留に対して)心膜開窓術が必要な場合

治療(心嚢液貯留)
- 精査:感染の除外,BUN・Cr・抗核抗体・リウマチ因子の検査,悪性腫瘍スクリーニングを考慮
- 治療:心嚢穿刺/生検は診断的かつ治療的だが,安定している患者では入院後施行でよい
- 血行動態が不安定な急性の心タンポナーデでは緊急で心嚢穿刺が必要

■方針
心膜炎
- 帰宅:状態が安定し,ウイルス性と考えられる場合
- 入院:血行動態の異常,心筋炎,尿毒症,CXRで心陰影の拡大のいずれかがあれば入院

心嚢液貯留
- 新規出現or症状がある場合は入院

■パール
- 最近MIに罹患した症例の胸痛では必ずこの診断を念頭におく
- 心筋炎と合併しうるので,CPK/CPK-MB/トロポニンをチェックする
- 必ず心エコーで心嚢液の量とタンポナーデの有無を評価する
- Dressler症候群では,NSAID(治癒を遷延させる)や抗凝固療法(出血性心タンポナーデのリスク)は避ける
- 患者の状態が不安定で,ベッドサイド簡易エコーが使用可能ならば,心嚢液貯留の診断には剣状突起下/

傍胸骨入射を使用する

心タンポナーデ

(NEJM 2003;349:684)

■ **アプローチ**
- 輸液ボーラス：血行動態は前負荷依存性である
- 血行動態が不安定であれば、ベッドサイドで心嚢穿刺を行う

■ **定義**
- 心嚢への液体貯留 ➡ 心嚢内圧が右室充満圧を超える ➡ 心内腔それぞれの圧がすべて等しくなる ➡ 充満圧が低下し、心拍出量が低下する

■ **病歴**
- 穿通性外傷、鈍的外傷。それ以外の原因については上記「心嚢液貯留」の項を参照

■ **所見**
- HR↑, RR↑, **Beckの三徴**（低血圧、JVD、心音減弱）、脈圧の狭小化、奇脈（奇脈測定法については上記参照）

■ **評価**
- 心電図：低電位、電気的交互脈、±心膜炎の徴候
- CXR：球状心陰影。ただし、急速な心嚢液貯留では正常な場合もある（例：外傷）
- エコー：診断確定に用いる。心嚢液貯留、中隔偏位、右房の拡張後期虚脱、心周期の＞1/3の右房虚脱持続、右室の拡張早期虚脱、左房の虚脱、呼吸性径変動＜50％を伴うIVCの拡張

■ **治療**
- 輸液：積極的にボーラス輸液を行う（血行動態は前負荷依存性）。ただし、輸液過剰はタンポナーデを増悪させることがある
- 状態が不安定であればベッドサイドで心嚢穿刺を行う。そうでなければ手術室で行うべきである

■ **方針**
- 手術室 or ICUに直接搬入する

■ **パール**
- 急速な心嚢液貯留は重症となりやすい（心膜のコンプライアンスが悪いため）
- 穿通性外傷によるときは、心嚢液が凝血塊となっているかもしれない（その場合は開胸術が必要）

心筋炎

(NEJM 2001;344:857)

■ **定義**
- 心筋の炎症病態：原因は、ウイルス（コクサッキーウイルス、エンテロウイルス、アデノウイルス）、Chagas病、薬物（コカイン、リチウム、ドキソルビシン）、アレルギー反応、SLE、強皮症など

■ **病歴**
- 発熱、関節痛、倦怠感、労作性呼吸困難

■ **所見**
- 様々、無症状、心不全徴候、心原性ショック

■ **評価**
- 心電図：心室性不整脈、心伝導障害、心膜炎と同様な変化（上記参照）
- CXR：心拡大
- 採血所見：CPK・心筋逸脱酵素↑、好酸球↑、ESR↑

■ **治療**
- 主に支持療法：CHFと心原性ショックへの治療・対応

■ **パール**
- 診断は臨床的印象に依存する。新規発症のCHFで、他に原因を認めない場合は特に積極的に疑う。心筋炎の診断にゴールドスタンダードはない

失神

■ **定義**
- 脳血流の急激な低下による意識消失および体位保持のための緊張の消失で、自然に改善する
- 前失神：上記と同じだが、意識消失する前に症状が改善する
- 救急外来受診の1～1.5％、入院理由の最大6％をも占める

失神の鑑別

病態生理	鑑別診断* (NEJM 2002;347:878; JACC 2006;47:473)
心原性	不整脈，弁膜症，心筋梗塞後収縮能不全，特発性肥大型大動脈弁下狭窄症（IHSS）／閉塞性肥大型心筋症（HOCM），心タンポナーデ，PE，肺高血圧症，大動脈解離，鎖骨下動脈盗血症候群，頸動脈狭窄，椎骨脳底動脈循環不全
神経調節性（血管迷走神経反射）	咳嗽，嚥下，排便，排尿，頸動脈洞過敏
神経性	痙攣，TIA／脳卒中，ICH，片頭痛
起立性低血圧	循環血液量減少症，GIB，子宮外妊娠，自律神経ニューロパチー，薬物，熱中症，何らかの体調不良
その他	低血糖，低酸素血症，貧血，心因性

*：小児の失神の原因は「乳幼児突発性危急事態（ALTE）」の項参照

■病歴
- 問診項目：失神の前にしていた動作・姿勢，誘因，前駆症状（脱力，立ちくらみ，発汗，視野狭窄，霧視），失神の長さ（＜5秒は心原性，＞5秒は血管迷走神経反射を示唆）
- ROS，既往歴（心疾患），内服，家族歴（心臓突然死）が重要
- 痙攣との違い：失神は，突然発作，短時間，回復が早い（数秒～数分）のが典型的。咬舌・失禁なし。失神で短いミオクローヌス反射が起こりうる（通常6～8秒）
- **心不全**の病歴・身体所見の有無を情報収集し，予後不良・高リスク症例を同定する
- **高齢，器質的心疾患，虚血性心疾患の既往**は予後不良の危険因子
- 若年患者の失神で，非労作時，心疾患の徴候なし，心臓突然死の家族歴なし，併存疾患なしであれば低リスク

■評価
- 失神患者には12誘導心電図
- 心電図モニターで，重篤な不整脈の高リスクとなる疾患徴候がないかを観察（HOCM，ARVD，Brugada症候群，QTc延長，早期興奮症候群，CAD）

心電図所見

心疾患	心電図所見
Brugada症候群 (Circulation 2005;111:659)	・1型：Coved型ST上昇≥2mm＋陰性T波が，前胸部誘導の右半分（V_1～V_3）に1つ以上 ・2型：saddle-back型ST上昇＋Jポイントが高いST上昇≥2mm，真ん中が凹のST上昇≥1mm，上向きor二相性T波 ・3型：saddle-back型 or coved型で，ST上昇＜1mm ・その他：QT，P波，PR間隔，QRSの延長
HOCM (Am J Emerg Med 2007;25:72)	・LVH所見（「心電図」の項参照） ・中隔肥大がある患者で，下壁誘導（Ⅱ，Ⅲ，aVF）と側壁誘導（Ⅰ，aVL，V_5，V_6）に深く狭いQ波 ・孤立性心尖部肥大の患者では，前胸部誘導の中央～左半分に深い陰性T波
不整脈原性右室異形成（ARVD） (Am J Med 2004;117:685)	・前胸部誘導の右半分でのEpsilon波（QRSとST部分移行部の低振幅の結節状の波） ・RBBBを認めないにもかかわらず，V_1～V_3でQRS幅の拡大＞110msec ・RBBBを認めないにもかかわらず，V_1～V_3の陰性T波 ・R波の振幅低下
QT延長症候群 (Circulation 1995;92:2929; Circulation 2000;102:2849)	・QT間隔の延長，多くは＞500msec ・LQT1は幅広のT波。LQT2は小さい＆/orノッチ型T波。LQT3は多くはT波の開始が遅い
早期興奮症候群（WPW症候群） (Am Heart J 1930;6:685)	・PR間隔短縮 ・QRS波のはじまり部分の緩やかな立ち上がりカーブ（デルタ波） ・QRS時間の延長

- 病歴や身体所見から特定の疾患が疑われない限り，採血やさらなる検査（心エコーや頭部CTなど）をルーチンで行う必要はない
- 一般的に，血算，電解質，心電図モニタリングを検討。女性にはhCGを追加
- 高齢者には，心筋逸脱酵素，尿検査，便潜血，頭部CTを検討

■方針 (Ann Emerg Med 1997;29:4)
- 帰宅➡心疾患リスクが低い：(1)＜45歳，(2)心電図正常，(3)身体所見正常。外来フォローを検討
- 入院➡心疾患リスクが高ければ入院：(1)年齢（年齢のカットオフは不明だが，連続変数として年齢が上がるにつれリスク↑），(2)心疾患の既往（特に既知の心不全や器質的心疾患），(3)San Francisco失神ルールの基準1つ以上
- その他の高リスク症例：致死的疾患が診断されたor疑われた場合（例：MI，大動脈解離，GIB），急性の神経学的異常（例：脳卒中，痙攣），±先天性心疾患，突然死の家族歴，明らかな原因のない労作時の失神

■パール
- AICDが挿入されている患者の失神は，適切な専門家によるAICDチェックが必要。こうした患者では，悪

性の不整脈が起こっている可能性が高く、もともとそのような不整脈を予防することがAICD挿入の適応になっていたはずである

■失神評価における方針決定ルール

OESILスコア (*Eur Heart J* 2003:24(9):811)
(Osservatorio Epidemiologico sulla Sincope nel Lazio)

臨床的特徴（それぞれ1ポイント）

- >65歳
- 心血管疾患の既往（器質的心疾患、CHF、末梢動脈疾患、CVA/TIAの既往）
- 前駆症状のない失神
- 心電図異常
  - リズム異常（心房細動（AF）・心房粗動（AFL）、上室性頻拍（SVT）、多源性心房頻拍（MAT）、頻発・反復性の心房期外収縮／心室期外収縮、持続性or非持続性心室頻拍、ペースメーカ調律）
  - 房室伝導or心室内伝導障害（完全房室ブロック、MobitzⅠ型orⅡ型房室ブロック、BBB、心室内伝導遅延）
  - LVH/RVH
  - 陳旧性MI所見、虚血の可能性のあるST異常/T波異常

ポイント	救急外来受診から12カ月以内の全死亡率（%）
0	0
1	0.8
2	19.6
3	34.7
4	57.1

- このスコアは外的な検証が厳密にはなされておらず、短期のアウトカムを予測できないことを念頭におく
- 感度95%（CI 88〜98%）、特異度31%（CI 29〜31%）(*Ann Emerg Med* 2010;56(4):362)

San Francisco失神ルール (*Ann Emerg Med* 2004;4:224; *Ann Emerg Med* 2006;47:448; *Ann Emerg Med* 2007;49:420; *Ann Emerg Med* 2008;427:e1; *CMAJ* 2011;183(15)E1116)

臨床像	アルゴリズム
CHESS： ・CHF（既往or現在） ・Hct<30% ・ECG（心電図）異常（新しい変化or非洞調律） ・SBPの初期値が<90 mmHg ・SOB (shortness of breath：呼吸困難)	・左の特徴が1つでもあれば入院が必要。1つもなければ帰宅 ・7日以内の重大な転帰（死亡率、MI、不整脈、PE、CVA、SAH、重症出血、救急外来再受診）のリスクを予測する ・感度86%（CI 83〜89%）、特異度49%（CI 48〜51）(*Ann Emerg Med* 2010;56(4):362)

有害事象と侵襲的な介入を予測するBoston失神基準
(*J Emerg Med* 2007;33:233)

臨床像

Ⅰ．ACSの徴候と症状
  - 心原性の可能性のある胸痛
  - 虚血性の心電図変化（ST上昇or>0.1 mVのST低下）
  - その他の心電図変化：心室頻拍（VT）、心室細動（VF）、上室性頻拍（SVT）、rapid AF、新規ST-T変化
  - 呼吸困難

Ⅱ．気がかりな心原性の病歴
  - 深いQ波を含む、CADの既往、肥大型心筋症・拡張型心筋症の既往
  - うっ血性心不全or左室機能不全の既往
  - VT or VFの既往
  - ペースメーカ or AICD留置の既往

Ⅲ．心臓突然死の家族歴
  - 突然死、HOCM、Brugada症候群、QT延長症候群の家族歴が1度近親者（両親・兄弟姉妹・子ども）にある

Ⅳ．心臓弁膜症
  - 診察歴に記載されている心雑音

Ⅴ．伝導障害の徴候
  - 6カ月以内の複数回の失神エピソード
  - 病歴でのHR↑
  - 労作中の失神
  - QT間隔>500 msec
  - 2度・3度房室ブロックor心室内ブロック

Ⅵ．循環血液量減少
  - GIBの病歴or便潜血
  - Hct<30%
  - 救急医の裁量による救急外来での治療でも補正されない循環血液量減少

Ⅶ．救急外来での即ండの介入は必要ないが、持続的な（>15分）バイタルサインの異常
  - RR>24回/min
  - SpO_2<90%
  - HR<50 or>100/min
  - SBP<90 mmHg

Ⅷ．CNS
  - 中枢神経原性の急性期病態（SAH、脳卒中）

- 30日以内の侵襲的な介入（ペースメーカ/AICD留置，PCI，手術，輸血，CPR，抗不整脈薬の変更，内視鏡的治療介入，頸動脈狭窄の治療）や，有害事象（死亡，PE，CVA，重症感染症/敗血症，心室性/心房性不整脈，ICH，出血，AMI，心停止やその他の致死的後遺症）を予測する
- 著者らはいずれか1つでも陽性の場合には，入院を推奨
- いずれかが陽性の場合の診断的有用性：感度97％（CI 93～100％），特異度62％（CI 56～69％）
- 妥当性に関する外的評価は行われていない

ガイドライン：Huff JS, Decker WW, Quinn JV. Clinical policy: Critical issues in the evaluation and management of adult patients presenting to the emergency department with syncope. *Ann Emerg Med.* 2007;49(4):431-444.

心原性失神

■ 閉塞性肥大型心筋症（HOCM）/特発性肥大型大動脈弁下狭窄症（IHSS）
病歴
- 運動で誘発される。前兆なし，持続時間＜5秒。心疾患の既往。失神or心臓突然死の家族歴

所見
- 心不全徴候（JVP↑，S3），心雑音，LVH（S4，左室拡大）

評価
- 心電図（LVHが最多。上記参照），CXR（心拡大），エコー（最重要検査。LVH，左室流出路狭窄あり），±心臓カテーテル検査

治療
- β遮断薬orCa拮抗薬，アミオダロン。重症なら手術&/orペースメーカ

方針
- 入院。循環器科コンサルト。なぜなら失神は心臓突然死の独立予測因子

パール
- 弁の異常，肺高血圧症などとエコーで鑑別。胸痛患者に硝酸薬は使用しない（流出路を狭小化するため）。心臓突然死・感染性心内膜炎のリスク↑

■ 肺高血圧症
病歴
- 労作で誘発。既往歴：特発性肺動脈性肺高血圧症（IPAH），膠原病，左心不全，僧帽弁狭窄/僧帽弁逆流，COPD

所見
- 右心不全徴候の有無：JVP↑，末梢浮腫，右上腹部膨満感，腹部膨満感，右室拡大（傍胸骨拍動），PR/TR

評価
- 心電図（右房拡大，RBBB，RVH），CXR（肺血管影の増強，右房・右室の拡張），循環器科コンサルト，エコー（右室収縮期圧↑，PR/TR），BNP，±心臓カテーテル検査

治療
- O₂，心不全があれば利尿薬。それ以上の治療は循環器科コンサルト；非代償性肺高血圧症に対してジゴキシン，Ca拮抗薬，ドブタミンやNO吸入。プロスタサイクリン，PDE-5阻害薬

パール
- 鑑別ではPE，左室機能不全，間質性肺疾患を考慮

■ 鎖骨下動脈盗血症候群
病歴
- 腕の運動に随伴する。同側の椎骨動脈の血流の逆流が原因。動脈硬化の既往。回転性・浮動性めまいや，同側の腕の使用で疼痛を起こす

所見
- 上肢のSBP左右差（＞45mmHg）。上肢脈拍の左右差

評価
- 両上肢で血圧チェック，CXR（頸肋がないかを確認），頸動脈・鎖骨下動脈・椎骨動脈のDopplerエコー，大動脈弓部のCTA，血管外科コンサルト

治療
- 手術を検討

方針
- 入院

■ 椎骨脳底動脈循環不全（VBI）
病歴
- 高齢者の新規発症の回転性めまいで，他の原因が特定されていない場合には必ず念頭に。数秒～数分持続。随伴症状：頭痛が多く，構音障害，運動失調，脱力，しびれ，複視も

所見
- 構音障害，歩行異常，Romberg徴候陽性，視野欠損，眼振

評価
- 頭部CT（出血を除外），MRI/MRA，神経内科コンサルト

治療
- 症状緩和にメクリジン。適応があれば抗凝固療法

方針
- 入院

パール
- めまい患者では，必ず歩行を確認する

神経調整性失神

■ 血管迷走神経性／頸動脈洞過敏（CSH）

病歴
- ストレスで誘発：血を見る，精神的苦痛，疲労，長時間の起立，温暖な環境，悪心・嘔吐，咳嗽，排尿，排便，嚥下
- CSHは，顔を向ける，髭剃りなどで誘発。前兆あり。持続＞5秒

所見
- 通常は異常なし

評価
- 心電図

方針
- 低リスクなら帰宅，高リスクなら入院（上記参照）

パール
- 死亡，MI，脳卒中のリスクが一般の人より高いわけではない（*Ann Emerg Med* 1997;29:459; *NEJM* 2002;347:878）

起立性低血圧

■ 循環血液量減少症

病歴
- 体位変換で誘発，前兆あり，通常は＞5秒

所見
- 起立性低血圧（陽性所見：臥位から立位でSBPが＞20mmHg↓，DBPが＞10mmHg↓，またはHRが＞10〜20bpm↑），低血圧（重症低血圧か血液喪失による）

評価
- 便潜血評価

治療
- 補液（可能なら経口補液，無理なら輸液）

方針
- 低リスクで症状および低血圧がなければ帰宅。高リスクなら入院：脱水補正によっても持続する低血圧 or原因不明の循環血液量減少の場合

パール
- 低血圧の原因を評価（経口摂取量低下vs.不顕性出血）

■ 薬物性

病歴
- 血管拡張薬（α遮断薬，硝酸薬，ACE阻害薬／ARB，Ca拮抗薬，ヒドララジン，フェノチアジン類，抗うつ薬），利尿薬，陰性変時作用薬（β遮断薬，Ca拮抗薬），抗不整脈薬（Ⅰa群，Ⅰc群，Ⅲ群），向精神薬（抗精神病薬，TCA，バルビツレート，ベンゾジアゼピン，エタノール）

治療
- 被疑薬の中止。低血圧が重症なら補液±それぞれの過量内服の治療を → グルカゴン（β遮断薬），カルシウム点滴静注（Ca拮抗薬），$NaHCO_3$（TCA）

方針
- 内服薬の調整のために入院が必要なことも

■ 自律神経不安定

病歴
- 体位変換で誘発，DMの既往，先行するエピソード

所見
- 起立性低血圧（陽性所見：臥位から立位でSBPが＞20mmHg↓，DBPが＞10mmHg↓，またはHRが＞10〜20bpm↑）

治療
- 突然の姿勢変化を避ける，原疾患の治療

パール
- この疾患は（高齢者では特に）除外診断である。心原性・神経原性を最初に除外

高血圧と高血圧緊急症

■アプローチ
- 必ず血圧↑が慢性か急性かを区別する
- 必ず（不安や疼痛による）一過性の上昇と他の原因とを区別する
- 臓器障害の有無を含めた，致死的血圧↑の原因を検索する（「高血圧緊急症」の項を参照）

高血圧の鑑別	
病態生理	鑑別診断
その他	不安，疼痛，薬物（コカイン，ステロイド，NSAID），薬物離脱による高血圧（クロニジン，β遮断薬），アルコール離脱，妊娠高血圧腎症・子癇，ICH，CVA
心血管系	本態性高血圧症，ADHF，大動脈解離，大動脈縮窄症，真性多血症
腎	慢性腎不全，腎動脈狭窄，糸球体腎炎，線維筋痛症
内分泌	Cushing病・Cushing症候群，褐色細胞腫

■定義（JAMA 2003;289:2560）
- 高血圧：SBP≧140 or DBP≧90
- 高血圧切迫症：SBP≧180 or DBP≧110で，急性の臓器障害を伴わない。「高血圧クリーゼ」と同義だが，こちらは使われなくなってきている
- 高血圧緊急症：急性の臓器障害を伴った血圧↑（心，CNS，腎）

■病歴
- CAD，CHF，TIA，脳卒中，末梢動脈疾患，腎機能障害，薬物（交感神経作用薬，コカイン，アンフェタミン），服薬コンプライアンス不良

■評価
- 両上肢で血圧測定。カフとカフのサイズを確認
- 救急外来で無症候性の著明な高血圧を認めた場合，急性臓器障害をルーチンでスクリーニング（血清Cr，エコー，心電図）する必要はない
- 特定の患者群（フォロー不良の患者）では，Cr↑のスクリーニングによって腎障害が見つかれば，方針が変わるかもしれない

■治療
- 目標血圧＜140/90mmHg。DMか腎疾患あるなら，目標＜130/80mmHg
- 高血圧治療によって，合併症の発症頻度はCHFが50%↓，脳卒中が40%↓，MIが20〜25%↓（Lancet 2000;356:1955）
- 救急外来で無症候性の著明な高血圧（≧180/≧110）を認めた場合，ルーチンでの薬物投与は不要
- 特定の患者群（フォロー不良の患者）の場合，著明な高血圧に対して救急医が救急外来で治療を開始して，長期管理の導入を行ってもよい
  - 長期管理の導入では，多くの患者はサイアザイド系利尿薬が妥当だが，ACE阻害薬，ARB，β遮断薬，Ca拮抗薬や，その組み合わせも考慮（Hypertension 2003;42:1206）
  - この状況では，ヒドロクロロチアジド12.5〜50mg連日 or chlorthalidone 12.5〜25mg連日が妥当。chlorthalidoneは，ヒドロクロロチアジドより優れるかもしれない（MRFIT, Circulation 1990;82(5):1616; SHEP, JAMA 1991;265;265(24):3255; ALLHAT, JAMA 2002;288(23):2981）

疾病特異的な降圧治療		
疾患	薬物選択	投与量
心筋虚血	メトプロロール（訳注：日本に静注製剤はない）	2.5〜10mg IV
	ニトログリセリン	10〜200μg/min IV
CHF	ニトログリセリン	10〜200μg/min IV
ICH，高血圧性脳症	ニトロプルシド	0.3〜10μg/kg/min IV
	ラベタロール（訳注：日本に静注製剤はない）	10mg IV，最大300mgまで
大動脈解離	エスモロール＋ニトロプルシド or ラベタロール単独	エスモロール：0.25〜0.5mg/kg 1〜2分かけてボーラス，その後10〜200μg/kg/minで持続点滴。ニトロプルシドとラベタロールに関しては上記参照
腎動脈狭窄症	ACE阻害薬 or ARB	カプトプリル25mg PO 1日2回，ロサルタン50mg PO 1日1回
褐色細胞腫	phenoxybenzamine フェントラミン	10mg PO 1日2回 高血圧クリーゼを起こしたときに5mg IV
妊娠高血圧腎症・子癇	マグネシウム ヒドララジン	1〜4g IV 2〜4分かけて 10mg IV

■方針
- 無症候性の患者は帰宅させ，かかりつけ医フォロー

■パール
- 救急外来での高血圧の多くは不安や疼痛による。必ず疼痛を取り除いてから、安静下で血圧を再検する
- 救急外来での無症候性高血圧患者の治療は、外来フォローが可能な状況であれば、必ずしも必要ない
- 新生児では、腎血管疾患、大動脈縮窄症、腎奇形を疑う

■高血圧緊急症
アプローチ
- 急性臓器障害を検索
- 神経学的:脳症、出血性or虚血性脳卒中、視神経乳頭浮腫
- 心原性:ACS、CHF、大動脈解離
- 腎性:ARF
- その他:妊娠高血圧腎症・子癇

病歴
- 原因検索:本態性高血圧症の進行、服薬コンプライアンス不良、薬物離脱による高血圧(クロニジン)、腎疾患の悪化、褐色細胞腫、Cushing病・Cushing症候群、薬物(コカイン、アンフェタミン、MAO阻害薬+チラミン)、脳損傷
- 胸痛、呼吸困難、頭痛、霧視、錯乱、乏尿、血尿

所見
- 意識状態評価、視神経乳頭浮腫・視力を評価

評価
- BUN・Cr、電解質、血算、尿検査、心電図(LVHの有無)、CXR、心筋逸脱酵素(虚血が疑われるなら)、頭部CT(ICHが疑われるなら)

治療
- 静注薬で1～2時間以内にMAP 25%↓、その後、内服へ切り替え
- 急性期脳梗塞では、血栓溶解療法を行う場合でなければ、高血圧の治療は避ける。ただし以下の場合は降圧:極度の高血圧(>220/110 mmHg)、大動脈解離、活動性の心筋虚血、CHFの徴候(Stroke 2003;34:1056)
- 上記の原因ごとに治療する

方針
- 真の高血圧緊急症は、血圧モニタリングのためにICU入院が必要

ガイドライン:Wolf SJ, Lo B, Shi RD, et al. Clinical policy: Critical issues in the evaluation and management of adult patients in the emergency department with asymptomatic elevated blood pressure. *Ann Emerg Med*. 2013;62:59-68.

低血圧とショック

■アプローチ
- ABC:常に循環の前に、気道/呼吸の対応から
- 低血圧とショックを区別する

■定義
- 低血圧:患者のベースライン以下で、SBP<90 mmHgとすることが多い
- ショック:臓器の代謝要求を満たすのに必要な灌流圧が不十分な状態

低血圧の鑑別			
病態生理		**鑑別診断**	
ショック	血管内容量↓	循環血液量減少性ショック	
	心拍出量↓	心原性ショック	
		閉塞性ショック	PE
			心タンポナーデ
			緊張性気胸
	毛細血管拡張(すなわち分布異常性)	敗血症性ショック、アナフィラキシーショック、神経原性ショック	
低血圧*	副腎不全、薬物(例:硝酸薬、麻薬、降圧薬)、起立性低血圧、神経調節性失神、妊娠、低血糖、偽性低血圧(例:不正確な測定、血圧カフの欠陥)		

*:低血圧の原因のうちいくつかは、ショックへ至りうる

■病歴
- 意識障害、胸痛、呼吸困難

■所見
- 血圧↓、HR↑、低酸素血症、RR↑、尿量<1 mL/kg/hr

■評価
- 血算、Chem-7、PT/aPTT、心筋逸脱酵素、肝機能、血液ガス分析、乳酸値、血液型&不規則抗体試験、便潜血、心筋虚血評価の心電図

- ベッドサイド簡易エコー：RUSH（Rapid Ultrasound in Shock, *Emerg Med Clin N Am* 2010;28:29）。プロトコルには，3パートのベッドサイドでの生理学アセスメントが単純化して組み込まれている
- **ポンプ**（ベッドサイド簡易心エコーで，心嚢液，左室収縮能，右室と比較した相対的な左室サイズ）
- **タンク**（ベッドサイド簡易IVCエコーで，IVCの呼吸性変動と体液量の評価に，肺を評価し，胸腹部エコーで血管内ボリュームに影響を与える病災を評価。例：気胸，胸水，腹水）
- **パイプ**（ベッドサイド簡易胸腹部大動脈エコーで大動脈解離/AAAを評価し，下肢圧迫エコーでDVTの評価を行う）

RUSHプロトコル：古典的ショック状態のエコー所見
(*Emerg Med Clin N Am* 2010;28:29)

RUSH評価	循環血液量減少性ショック	心原性ショック	閉塞性ショック	分布異常性ショック
ポンプ	過収縮心 小さい心腔	低収縮心 拡張した心	過収縮心 心嚢液 心タンポナーデ 右室負荷所見 心内血栓	過収縮心（早期） 低収縮心（晩期）
タンク	IVC虚脱 頸静脈虚脱 腹水 胸水	IVC拡張 頸静脈拡張 lung rocket 胸水 腹水	IVC拡張 頸静脈拡張 肺スライディング消失（気胸）	IVC正常or虚脱 腹水 胸水
パイプ	AAA AD	正常	DVT	正常

■治療
- 適切な静脈路の確保が最優先。太い末梢静脈路を速やかに確保できなければ，経骨髄路（上腕骨/脛骨/胸骨）or直ちに中心静脈路を太いカテーテルで確保する（例：シース）
- 時間のかかる診断的検査の前に，血行動態の回復が優先
  - 1～2Lの等張晶質液の輸液を可能な限り早く行う（例：適応があれば加圧バッグを使用）
  - 致死的出血の場合には，即座にクロスマッチなしの輸血を検討。急速輸液装置の使用を検討。出血性ショックの場合は，低血圧の許容（permissive hypotension）を考慮
  - 大量輸液後も持続する低血圧に対しては，中心静脈路確保までの橋渡しとして，末梢静脈路から投与できる血管作動薬を検討する

血管作動薬と用量 (*Emerg Med Clin N Am* 2008;26:759)

血管作動薬	主な受容体活性	相対的効果	典型的IV量	副作用
フェニレフリン	α_1 +++	体血管抵抗↑ HR↓	20～200μg/min	反射性徐脈
ノルアドレナリン	α_1 ++++ α_2 +++ β_1 +++ β_2 0(+)	HR↓ 1回拍出量↑ 体血管抵抗↑	1～40μg/min	頻脈性不整脈
アドレナリン	α_1 ++++ α_2 +++(+) β_1 +++ β_2 0(+)	HR↑↑↑ 1回拍出量↑↑ 体血管抵抗↑↑↑ 気管支拡張	1～20μg/min	頻脈性不整脈 内臓虚血 AMI
ドパミン	α_2 +, β_1 +, β_2 +, D++ $\alpha_{1/2}$ +, β_1 ++, β_2 +, D++ α_1 +(++), α_2 +, β_1 ++, β_2 +, D++	ナトリウム利尿 HR↑ 1回拍出量↑↑ 体血管抵抗↑↑	用量依存的： 1～5μg/kg/min 5～10μg/kg/min 10～20μg/kg/min	頻脈性不整脈
バソプレシン	V_1受容体	体血管抵抗↑ HR↓	0.01～0.03U/min	四肢虚血 AMI 徐脈
ドブタミン	α_1 0(+) α_2 0(+) β_1 ++++ β_2 +++	HR↑↑ 1回拍出量↑↑↑ 体血管抵抗↓	2～20μg/kg/min	頻脈性不整脈 低血圧 AMI
ミルリノン	PDE阻害	HR↑ 1回拍出量↑↑↑ 体血管抵抗↓	0.25～0.75μg/kg/min	頻脈性不整脈 低血圧 AMI

- 適切な臓器灌流の指標として，意識状態，尿量，MAPを使用

■パール
- 低血圧がすべて必ずしも臨床的に重要なわけではない。臨床像，患者のベースラインの血圧と合わせて判断。血圧計のカフを確認
- 脈拍触知による血圧評価はベースラインのSBPの指標になるが，絶対値を過大評価するかもしれない（*BMJ*

2000;321:673)

脈拍触知場所とSBPの関連（あまりエビデンスなし）	
脈拍触知	最低限のSBP（mmHg）
橈骨動脈	80
大腿動脈	70
頸動脈	60

循環血液量減少性ショック

■ アプローチ
- 脱水は除外診断。他の原因を考えよ（出血，子宮外妊娠など）

■ 定義
- 血管内ボリューム減少 → 灌流↓，多くは出血が原因

循環血液量減少性ショックの鑑別	
病態生理	鑑別診断
出血	外傷（内出血，外出血），GIB，AAA破裂
その他	脱水，子宮外妊娠，前置胎盤，常位胎盤早期剝離

■ 病歴
- 外傷，下血，血便，吐血，経口摂取↓

■ 所見
- 外傷の有無，便潜血，骨盤診察（内診）

■ 評価
- 上記＋尿中hCG，FAST（腹腔・胸腔の出血）。胸部／腹部／骨盤CT，骨盤エコー，血液型＆不規則抗体試験を考慮

■ 治療
- **原因検索と治療**，大量補液。PRBC輸血を考慮。根治治療が必要な致死的疾患は直ちに**コンサルト**（外科，消化器内科，産婦人科）

■ 方針
- 入院or手術

心原性ショック

■ アプローチ
- 早期の気管挿管を考慮。**原疾患の検索・治療**

■ 定義
- 心拍出量（CO）↓＋血管内ボリューム正常 → 収縮能↓＋拡張期充満↑

鑑別診断
ACS，心筋炎，不整脈，弁不全，重症心筋症，心挫傷，肺高血圧症

■ 所見
- HR↑，血圧↓，RR↑，低酸素血症，肺ラ音，S3，S4

■ 評価
- 血算，Chem-7＋電解質（Ca，Mg，P），心電図，CXR，直ちに心エコー（収縮／拡張障害，乳頭筋断裂，心室壁破裂，VSD，心囊液，右室負荷所見）

■ 治療
- 原疾患の治療，輸液（血管内ボリューム↓なら）
- ドパミン：心筋収縮能↑・血圧↑，しかし酸素需要も↑
- ドブタミン：HR↑・陽性変力作用。酸素需要はそれほど増やさず血管拡張を起こす（頻脈や重度の低血圧でなければ第1選択）
- 中心静脈カテーテル：CVPモニタリング，昇圧薬投与のために考慮
- 循環器科コンサルト
- 血行再建：早期血行再建 → 死亡率↓（NEJM 1999;341:625; JAMA 2001;285:190）
- その他：血栓溶解療法，IABP，心室補助装置

■ 方針
- ICU入院

敗血症性ショック

(*NEJM* 2006;355:1699)

■アプローチ
- 早期発見し治療開始→6時間以内に治療開始すると最善の結果が得られる
- 感染源を探す

■定義
- 敗血症＝SIRS＋感染源
- SIRS：下記のうち2項目以上が該当：体温≧38℃ or ≦36℃，HR≧90，RR≧20，WBC〔≧12,000/μL，≦4,000/μL，or 桿状好中球（左方移動）＞10%〕
- 重症敗血症：敗血症＋敗血症性低灌流（初期輸液負荷後も持続する低血圧 or 乳酸値＞4 mmol/L）or 臓器障害（下表の「臓器障害」の項目を参照）
- 敗血症性ショック：重症敗血症＋適切な輸液蘇生を行っても血圧↓

敗血症の一般的な原因	
病態生理	鑑別診断
呼吸器	肺炎，膿胸
腹部	腹膜炎，膿瘍，胆管炎
皮膚	蜂窩織炎，筋膜炎
腎	腎盂腎炎
CNS	髄膜炎，脳膿瘍

■評価
- 血算＋WBC分画，Chem-7＋電解質（Ca・Mg・P），肝機能，乳酸値，血液培養（2セット）/尿培養/痰培養，PT/aPTT，心筋逸脱酵素，VBG，CXR．頭部CT/LP，胸部±腹部CT，右上腹部エコーを個々の患者に合わせて考慮
- 侵襲性カンジダ症が感染源の鑑別に上がるときには，可能なら(1→3)-β-Dグルカンとガラクトマンナンを考慮

敗血症の診断基準
炎症の項目： 　白血球増加症（WBC＞12,000/μL） 　白血球減少症（WBC＜4,000/μL） 　正常白血球のうち，＞10%が桿状白血球 　血漿CRPが正常＋＞2SD 　血漿プロカルシトニンが正常＋＞2SD
臓器障害の項目： 　低酸素血症（Pao$_2$/Fio$_2$＜300） 　急性の乏尿（補液にもかかわらず，尿量＜0.5 mL/kg/hrが2時間以上継続） 　Cr上昇＞0.5 mg/dL 　凝固障害（INR＞1.5 or aPTT＞60秒） 　腸閉塞 　TTP（Plt＜10万/μL） 　高ビリルビン血症（血清T-bil＞4 mg/dL）
組織灌流の指標： 　高乳酸血症（＞1 mmol/L） 　CRT遅延/網状皮斑

■治療
- EGDT（*NEJM* 2001;345:1368）：1つの研究で，死亡率↓/入院期間↓だが，前向き評価研究はなし
- 敗血症性低灌流の患者に対する，目標とする数値がプロトコルとして設定された蘇生．以下が最初の6時間での目標
  - **CVP 8～12 mmHg**→晶質液（生理食塩液 or 乳酸リンゲル液）を初期輸液として選択．初期負荷は30 mL/kg．相当量の輸液が必要なときにはアルブミンを考慮
    - 中心静脈路を可及的速やかに確保
  - **MAP≧65 mmHg**→昇圧薬を使用
    - ノルアドレナリン（NA）は第1選択
    - アドレナリン（NAの代わり or 追加）は，さらに必要なときに
    - バソプレシン0.03 U/minは，MAPを上昇させるか，NA量を減らすためにNAに追加してよい
    - ドパミンをNAの代わりに使用するのは，ごく一部の患者（不整脈のリスクが低い）に限定
    - フェニレフリンは，特殊な状況以外での使用は推奨されない
    - 動脈ラインを可及的速やかに確保
  - **尿量≧0.5 mL/kg/hr**
    - In/Out管理のため，尿道カテーテルを可及的速やかに留置

- **中心静脈血酸素飽和度（ScvO$_2$）70% or 混合静脈血酸素飽和度（SvO$_2$）65%**
  - 心筋障害（充満圧上昇 / 低心拍出量）があったり，CVPやMAPが目標に達しているのに低灌流進行の徴候（ScvO$_2$＜70%）があれば，血管作動薬に追加or単独でドブタミンを最大20μg/kg/minまで使用してみる
- **抗菌薬**：広域抗菌薬を培養を採取後に投与（グラム陽性，グラム陰性，嫌気性菌をカバー。緑膿菌のダブルカバーを考慮）
  - フォーカスがわかってもわからなくても，敗血症と診断してから1時間以内に抗菌薬を投与する
  - 感染源のコントロール
- **ヒドロコルチゾン**：輸液と昇圧薬に抵抗性の重症敗血症患者では使用を検討。副腎皮質刺激ホルモン検査＋ルーチンでのステロイド使用➡利益はなく害になりうる（*NEJM* 2008;358:111）。使用するときは持続投与
- **血液製剤**：PRBC輸血は，Hb 7〜9g/dLを目標に。血小板輸血は，Plt＜1万μ/L（出血なし），＜2万μ/L（出血リスクあり），＜5万μ/L（活動性出血・手術・手技の場合）
- **酸素化／換気**：O$_2$投与。早期に気管挿管する必要性を考慮。挿管した場合は，1回換気量は予測体重の6mL/kgとする（*NEJM* 2000;342:1301）。鎮静と筋弛緩を使用➡O$_2$消費↓
- **血糖コントロール**：1〜2時間ごとに測定。2回連続で＞180 mg/dLを記録した際に，＜180 mg/dLを目標に，プロトコル化された血糖管理を開始
- **腎代替療法**：血行動態不安定な患者の体液量管理を容易にするために，持続的療法を使用〔例：持続的静脈血液透析（CVVH）〕
- **活性化プロテインC**：使用は賛否両論。第1相の3つのトライアルによると，重症敗血症では死亡率↓（*NEJM* 2001;344:699; *Crit Care Med* 2003;31:12）だが，出血↑，費用↑で，そこまで重症でない集団（APACHE Ⅱ＜25）には利益なし（*NEJM* 2005;353:1332）。最近市場から撤退している

■**方針**
- 入院

ガイドライン：Dellinger RP, Levy MM, Rhodes A, et al. Surviving sepsis campaign: International guidelines for management of severe sepsis and septic shock: 2012. *Crit Care Med*. 2013;41(2):580-637.

神経原性ショック

■**アプローチ**
- 頸椎損傷➡無呼吸のリスクあり，挿管が必要な可能性あり。ATLSガイドラインに準じて評価を

■**定義**
- 脊髄離断➡交感神経路の遮断➡血管の交感神経作用消失➡血管拡張（通常は頸椎or高位胸椎領域）

■**病歴**
- 脊髄への重度の損傷を伴った外傷

■**所見**
- HR↓，血圧↓，感覚消失，特定のデルマトーム以下の麻痺。サドル型感覚消失，肛門括約筋トーヌス↓，反射消失，Horner症候群，球海綿体反射消失，持続勃起症（拮抗されない副交感神経刺激）

■**評価**
- 脊椎CT（特に頸椎，胸椎）。外傷の病歴があれば，頭部・胸部・腹部 / 骨盤のCTを考慮

■**治療**
- 頸椎固定：長期固定のためにアスペンorフィラデルフィアのカラー
- 厳密にログロールを維持する
- 輸液：昇圧薬の開始より優先
- 昇圧薬：ドパミン，ノルアドレナリン，フェニレフリン
- 脳神経外科に直ちにコンサルト

■**方針**
- 入院

■**パール**
- 外傷患者の低血圧をみたら，そうでないとわかるまで出血性ショックを疑う。すなわち神経原性ショックは疑ったら直ちに治療すべきだが，外傷患者の低血圧の最初の鑑別とすべきではない

不整脈

■ **アプローチ**
- 不安定or有症状（胸痛，呼吸困難，意識障害，バイタルサインの異常）の場合はACLSプロトコルに従う

不整脈の鑑別			
タイプ			鑑別診断
徐脈			洞性徐脈，洞房ブロック/補充調律，洞機能不全症候群，房室ブロック（2度・3度房室ブロック）
頻脈	整	QRS幅が狭い	洞性頻拍（ST），上室性頻拍（AVNRT, AVRT），心房頻拍（AT），心房粗動（AFL）
		QRS幅が広い	心室頻拍（VT），変行伝導を伴う上室性頻拍，早期興奮（例：WPW症候群）を伴う上室性頻拍，ペースメーカ挿入後の頻拍
	不整	QRS幅が狭い	心房細動（AF），房室伝導に変動のあるAFL，多源性心房頻拍（MAT）
		QRS幅が広い	変行伝導を伴うAF，多形性心室頻拍

徐脈

■ **アプローチ**
- 不安定or重篤な症状（胸痛，呼吸困難，意識障害）を伴う場合はACLSプロトコルに従う
- 早期の循環器科コンサルトと経皮的ペーシング/経静脈的ペーシングを考慮
- 12誘導心電図&心電図モニターは必ず確認
- 内服歴は必須
- 小児の場合は中毒を強く疑う
- 新生児では先天性心疾患を念頭に

■ **定義**
- 成人：HR＜60，＜15歳：HR＜80，＜1歳の乳児：HR＜100。洞結節or伝導路のブロックや遅滞によって引き起こされる

■ **洞性徐脈**　(NEJM 2000;342:703)

病歴
- 倦怠感，失神/前失神，労作性呼吸困難，内服歴（特にβ遮断薬）

鑑別診断
- 生理的（アスリートや青少年），内服薬（洞結節抑制作用の薬），甲状腺機能低下症，迷走神経↑（下壁のMI含む），低体温，ICP↑

評価
- 12誘導心電図〔HR＜60（成人），PR間隔正常，各QRSに先行するP波あり〕，心電図モニター

治療
- 無症状の徐脈は治療不要。有症状or重篤な原因が疑われるときはアトロピン&/orペーシング

方針
- 有症状の場合は入院

■ **洞房ブロック/補充調律**

病歴
- 洞性徐脈と同様

鑑別診断
- 洞性徐脈と同様。そのほかにK↑，迷走神経↑によって起こる

評価
- 12誘導心電図（心房の脱分極の消失&P波消失），心電図モニター，電解質。TSHと心筋逸脱酵素も考慮

治療
- 無症状の徐脈は治療不要。有症状or重篤な原因が疑われる場合のみ治療適応

方針
- 有症状の場合は入院

■ **洞機能不全症候群（洞不全症候群（SSS）/徐脈頻脈症候群）**

定義
- SSS：洞結節から適切な心内電位を作り出せないことによる一連の心電図異常
- SSSでは，頻回で持続時間の長い洞結節のポーズ（洞停止）が起こり，通常の心臓伝導が再開するまでの間，心房の脱分極が低下or消失する
- 徐脈頻脈症候群では，洞性徐脈or洞停止が上室性頻拍（心房細動が多い）のエピソードと混在して出現する

病歴
- 失神，前失神，倦怠感，筋力低下，労作性呼吸困難，動悸

- 70〜80歳にみられるのが典型的で，加齢性変化が示唆される

鑑別診断
- 他の致死性不整脈を考慮

評価
- 12誘導心電図（頻回な洞停止，徐脈 / 頻脈）。電解質，心筋逸脱酵素，血算を考慮。Holter心電図orイベント記録心電図

治療
- 緊急治療は有症状or致死的不整脈の場合のみ。最終的には頻脈へのレートコントロールと徐脈への永久型ペースメーカの両方が必要となることが多い

方針
- 入院：有症状で永久型ペースメーカ植込みの適応がある患者
- 帰宅：症状がないか軽微であるとき。密に外来フォローを行う

房室ブロック

■定義
- 心房から房室結節・His束への伝導が障害されることで起こる
- ブロックは解剖学的にはどの部位にも起こりうる：His束の上，His束内，His束以下いずれもあり
- 心電図のパターンから，1度，2度 Mobitz Ⅰ型（Wenckeback型），2度 Mobitz Ⅱ型，3度ブロックに分けられる

房室ブロックの鑑別

分類	心電図所見	鑑別診断
1度房室ブロック	・PR間隔の延長＞0.2秒，正常QRS	迷走神経↑，MI，加齢性変化，薬物（β遮断薬，Ca拮抗薬，ジゴキシン），感染症，心内膜炎
2度房室ブロック Mobitz Ⅰ型（＝Wenckeback型）	・PR間隔徐々に↑，QRSが脱落するまでのRR間隔↓ ・何拍かでまとまったリズムを繰り返す ・ブロックは房室（AV）結節のレベル	迷走神経↑，下壁MI，加齢性変化，薬物（β遮断薬，Ca拮抗薬，ジゴキシン），感染症，心内膜炎，リウマチ熱
2度房室ブロック Mobitz Ⅱ型	・PR＆RR間隔一定でQRSが間欠的に脱落 ・規則的（2：1）にも不規則的にもなる ・ブロックはHis-Purkinje（H-P）レベル	加齢性変化，前壁中隔MI
3度房室ブロック	・完全な洞房解離 ・P波は伝導されずQRSを伴うことはない ・補充調律はQRS幅が狭い房室リズムかQRS幅が広い心室リズム	MI（房室結節の虚血を伴う下壁MI or His-Purkinje虚血を伴う前壁中隔MI），加齢性変化，薬物（β遮断薬，Ca拮抗薬，ジゴキシン），感染症，心内膜炎，心筋炎，リウマチ熱，先天性

■アプローチ
- 1度，2度 Mobitz Ⅰ型（Wenckeback型），2度 Mobitz Ⅱ型，3度ブロックに分類
- 2度 Mobitz Ⅱ型＆3度ブロックは必ず異常➡原因となる心疾患を検索
- 小児では中毒を強く疑う
- 新生児では先天性心疾患を考慮
- 以下を確認：（1）HR，（2）QRS幅が狭いか広いか，（3）リズムは整か不整か，（4）P波はあるか，（5）すべてのP波はQRS波が続くか＆すべてのQRS波にP波が先行しているか

■病歴
- 1度：無症状，偶然心電図で指摘されることが多い
- 2度 Mobitz Ⅰ型（Wenckeback）型：多くの場合無症状。心音不整，倦怠感
- 2度 Mobitz Ⅱ型：有症状のことあり。前失神 / 失神，倦怠感，労作性呼吸困難
- 3度：通常は有症状。前失神 / 失神，倦怠感，脱力，労作性呼吸困難

■所見
- 上記参照

■評価
- 12誘導心電図＆心電図モニター
- 2度 Mobitz Ⅱ型＆3度：永久型ペースメーカ植込み術にそなえた採血

■治療
- 1度＆2度 Mobitz Ⅰ型：基本的に治療は不要
- 2度 Mobitz Ⅱ型＆3度
  - 持続的心電図モニタリング
  - 有症状の場合は経皮的ペーシング＆/or経静脈的ペーシング。血行動態が不安定であればペーシングまでの橋渡しとしてβ作動薬（ドパミン，アドレナリン，イソプロテレノール）を考慮。ドパミンは経皮

的ペーシングと同等の生存率と副作用（PrePACE, *Resuscitation* 2008;76(3):341）
- 活動性の心筋虚血に対する治療
- 循環器科コンサルト

■ **方針**
- 1度 & 2度 Mobitz Ⅰ型：帰宅，外来でのフォロー
- 2度 Mobitz Ⅱ型 & 3度：心電図モニタリングできる病棟へ入院させ，循環器科コンサルトと永久型ペースメーカ考慮

■ **パール**
- アトロピンは逆に房室伝導を悪くする可能性があるので避ける
- 高リスクの患者には経皮的ペーシング用のパッドを装着してすぐ使えるようにしておく
- Mobitz Ⅱ型は3度に進行するリスクがあり，要注意

頻脈・動悸

■ **アプローチ**
- 不安定or重篤な症状（胸痛，呼吸困難，意識障害）を伴う場合は ACLS プロトコルに従う
- 早期に気管挿管と除細動の必要性について考慮
- 12誘導心電図 & 心電図モニターを必ず確認
- (1) HR，(2) QRS 幅が狭いか広いか，(3) リズムは整か不整かを確認

QRS幅の広い頻脈（WCT）の原因	
	治療
心室頻拍（VT）	アミオダロン，リドカイン，電気的除細動（DCCV）
変更伝導*を伴う上室性頻拍（BBB）	アデノシン，迷走神経刺激，DCCV
早期興奮を伴う上室性頻拍	プロカインアミド，DCCV
ペースメーカ留置状態の頻拍	頻拍の原因治療．ペースメーカが原因の頻拍であれば磁石をおく（訳注：現在では磁石は基本的に使用しない）

*：変行伝導の原因：BBB（常にBBBの症例と，脈拍依存性にBBBを認める症例とがある．Ashman現象），副伝導路（例：WPW症候群），薬物（例：Ⅰa／Ⅰc群抗不整脈薬，TCA），pseudo-STEMI，ペースメーカ留置，高K血症，低体温，心筋症，チャネル病

■ **上室性頻拍（SVT）**
アプローチ
- 心電図，モニター波形，アデノシン／迷走神経刺激（下記参照）への反応で鑑別する

定義
- 心室より上からの刺激（心房 or 房室接合部）による幅の狭いQRS波の頻脈．ただし早期興奮や変行伝導があれば幅の広いQRS波となりうる

病歴
- 心・肺疾患の既往 → 心房頻拍（AT），多源性心房頻拍（MAT），心房粗動（AFL），心房細動（AF），NPJT．健常者 → AVNRT，AVRT
- 緩徐な発症 → 洞性頻脈（ST），AT．急な発症 → AVNRT，AVRT

評価
- 血算，TSH，薬物中毒スクリーニングを考慮．ただし多くの場合は12誘導心電図／心電図モニターで十分

上室性頻拍（SVT）の病態生理		
	SVTの種類	病態生理
心房性	洞性頻脈（ST）	疼痛，発熱，不安，脱水，PE，薬物，貧血，甲状腺機能亢進症
	心房頻拍（AT）	心房由来だが洞結節由来ではない．COPD，CAD，アルコール，ジゴキシンと関連
	多源性心房頻拍（MAT）	心房内の3カ所以上の別個の部位から起こる
	心房粗動（AFL）	心房内のマクロリエントリー，通常は右房内
	心房細動（AF）	多発する不整な心房由来の興奮，通常は肺静脈由来
房室接合部	房室結節リエントリー性頻拍（AVNRT）	房室結節（AVN）内のリエントリー回路
	房室回帰性頻拍（AVRT）	房室結節と房室-心室間の副伝導路を介したリエントリー回路
	非発作性接合部頻拍（NPJT）	房室接合部由来．心筋炎／心内膜炎，心臓手術，下壁MI，ジゴキシンと関連

（*NEJM* 1995;332:162; *NEJM* 2006;354:1039）

心電図，迷走神経刺激，アデノシンによる診断 (*NEJM* 2006;354:1039)	
HR	洞性頻脈 (ST)：通常＜150bpm 心房粗動 (AFL)：通常150bpm（2：1房室ブロック） AVNRT/AVRT：通常＞150bpm
リズム	不整あり→心房細動 (AF)，多源性心房頻拍 (MAT)
P波	上向きでQRSの前にP波あり：ST，心房頻拍 (AT)，MAT 下向きでQRSの後にP波あり：AVNRT (QRS内)，AVRT (QRS後) 細動波orP波なし→AF 鋸歯状波→AFL
迷走神経刺激/アデノシン	房室ブロック作用によりHR↓すればST，AT，MAT
反応性	不整脈の停止or反応なし：AVNRT，AVRT 房室ブロック作用により鋸歯状波の顕在化→AFL

治療
- 不安定なら同期除細動
- 洞性頻脈 (ST)：原疾患の治療
- 心房頻拍 (AT) /多源性心房頻拍 (MAT)：原疾患の治療。房室伝導抑制薬を考慮
- AF/AFL：Ca拮抗薬，β遮断薬，ジゴキシン，抗不整脈薬（アミオダロン，リドカイン）
- AVNRT/AVRT：迷走神経刺激，アデノシン，Ca拮抗薬のほうがβ遮断薬より好ましい→早期興奮のエピソードがあればアデノシン/洞機能抑制薬は避ける（下記「WPW症候群」の項参照）
- NPJT：Ca拮抗薬，β遮断薬，アミオダロン

方針
- 無症状かつ原因となる急性疾患がないST，AVNRT，AVRTの場合は，不整脈が落ち着けば帰宅可。その他の不整脈の場合は状況に応じて入院とするが，多くの場合は原因となる疾患により入院が必要
- 不安定なSVT＆通常の治療でコントロール不良の場合は循環器科コンサルト

パール
- MATはよくAFと間違えられる。P波の多形性に注意

■**心房細動（AF）と心房粗動（AFL）**
定義 (*JACC* 2006;48:e149)
- AFとは，上室頻脈性不整脈であり，心室収縮と同調しない心房の電気活動を起こす。そのため心臓のポンプ機能の悪化を生じる
- 以下のように分けられる。初回発作or再発（≧2回）。発作性（自然治癒），持続性（＞7日），永続性（＞1年）&/or除細動失敗例
- 弁膜症性→リウマチ性心疾患or弁膜症手術後
- 孤立性AF→＜60歳＆心疾患・高血圧の既往なし

鑑別	
病態生理	鑑別診断
その他	特発性（50%）
心原性	CHF，心膜炎/心筋炎/心内膜炎，MI/虚血，心臓手術後，高血圧
肺性	COPD，肺炎，PE
内分泌性	甲状腺機能亢進症，ストレス，感染症，術後
薬物	アルコール（holiday heart syndrome），コカイン，アンフェタミン，交感神経作用薬，カフェイン

病歴
- 急性vs.緩徐発症（動悸，労作性呼吸困難，倦怠感，前失神/失神，胸痛）。最近の既往，薬物＆アルコール使用

所見
- 絶対的不整脈（irregularly irregular pulse）。AFLは整のことあり

評価
- 心電図，血算，電解質（Ca，Mg，P）。CXR
- 心筋逸脱酵素を考慮（活動性CADが疑われるなら）。TSH，必要ならジゴキシン血中濃度。心エコー（左房の径，血栓の有無，弁膜症，左室収縮能）
- 来院時同調律だが病歴から疑わしければ外来でのHolter心電図を考慮
- AFの心電図：明確なP波を認めず，代わりに速い振動or細動波が様々な振幅・形・タイミングで出現し不整な心室収縮を伴う。心室のレートは速いことが多い
- AFLの心電図：心房レート250～350bpmの鋸歯状（"F"）波で心室レートは通常150bpm。**典型波**（V₁で鋭波，Ⅱ，Ⅲ，aVF，V₅～V₆で陰性）or**非典型波**（通常以外の所見）。F波はアデノシンや迷走神経刺激で顕在化することがある。多くは2：1 or 4：1伝導

治療
- 治療のゴールの中心：レートコントロール，血栓塞栓症の予防，リズムの正常化
- 救急外来で治療方針を決定する際は以下のことに注意
  a. 状態は安定しているか，不安定か
  b. 初回発作か再発か。発作性，持続性，永続性のどの時期にあるのか

c. 初回or発作性なら，症状はどのくらい続いているのか（つまり<48時間か）
d. 脳梗塞のリスクはどのくらいか
e. 治療方針決定やフォローに協力してくれるかかりつけの循環器科医orかかりつけ医はいるのかorフォロー不良が予測されるか

- **レートコントロール vs. リズムコントロール**：この臨床上の疑問に答えようと多くの研究がなされた。結論は，この2つの治療方針は症状，CHF，血栓塞栓症，重篤な出血，死亡率に差がない（PIAF, *Lancet* 2000;356:1789; AFFIRM, *NEJM* 2002;347:1825; STAF, *J Am Coll Cardiol* 2003;41:1690; HOT CAFÉ, *CHEST* 2004;126:476）。しかしリズムコントロールは入院回数増加と薬物副作用増加との関与が示唆される（PIAF, *Lancet* 2000;356:1789; AFFIRM, *NEJM* 2002;347:1825）
  *注記：多くの研究では持続性AFの患者が対象である。∴救急外来に来る初回AFや発作性AF症例にまで一般化するのは注意が必要
- 推奨される初期治療アルゴリズム（*Can J Cardiol* 2011;27(1):27; *Can J Cardiol* 2011;27(1):38; *Can J Cardiol* 2011;27(1):47; *Can J Cardiol* 2011;27:74; *Circulation* 2011;123(10):e269のガイドラインを改変）

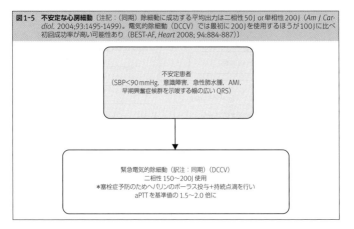

図1-5 **不安定な心房細動**〔注記：（同期）除細動に成功する平均出力は二相性50J or単相性200J（*Am J Cardiol.* 2004;93:1495-1499）。電気的除細動（DCCV）では最初に200Jを使用するほうが100Jに比べ初回成功率が高い可能性あり（BEST-AF, *Heart* 2008; 94:884-887）〕

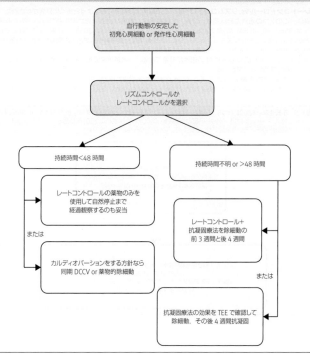

図1-6 安定した初回心房細動 or 発作性心房細動。〔注意：これらの患者には抗凝固なしに除細動可能かもしれないが、脳梗塞の高リスク患者（例：機械弁、リウマチ性心疾患、最近のCVA/TIA）には電気的除細動（DCCV）を遅らせ3週間の抗凝固を行うことを考慮〕

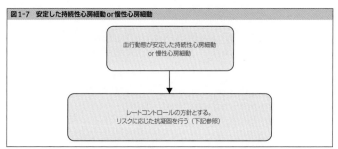

図1-7 安定した持続性心房細動 or 慢性心房細動

- **レート（HR）コントロール**：β遮断薬 or 非ジヒドロピリジン系 Ca 拮抗薬が第1選択として推奨される。ただし Ca 拮抗薬は ADHF のある AF には使用しない
- β遮断薬 or Ca 拮抗薬で HR がコントロール不良の場合はジゴキシンを追加投与可能
- 上記治療で HR がコントロール不良の場合は dronedarone を追加してもよい
- ジゴキシン or アミオダロンの静注は心不全を合併した AF の HR コントロールに推奨される
- アミオダロンをレートコントロールに使用するのは、他の方法が妥当でない or 効果が不十分な例外的な症例のみ
- プロカインアミド、ジソピラミド、ibutilide、アミオダロンの点滴静注は血行動態の安定した副伝導路を介した AF 患者に考慮してもよい。この病態では Ca 拮抗薬 or ジゴキシンの静注は心室への伝導を逆に亢

進してしまうので避ける

心房細動・心房粗動のレートコントロール薬				
薬物		初期投与量	維持量
β遮断	メトプロロール（訳注：日本に静注製剤はない）	2.5〜5mg ボーラス点滴静注5分ごとと×3回	25〜100mg PO 1日2回で開始
	エスモロール	500μg/kg IV 4分ごと×3回	60〜200μg/kg/min IV持続点滴
	プロプラノロール	0.15mg/kg IV 5分ごと×5回	40mg PO 1日2回で開始
Ca拮抗薬	ジルチアゼム	0.25mg/kg IV 1回．15分後に0.25〜0.35mg/kg IVを繰り返してもよい	30mg PO 1日4回で開始or 5〜15mg/hr IV持続点滴
	ベラパミル	0.075〜0.15mg/kg IV．15〜30分後に同量を繰り返してもよい	40〜80mg PO 1日3回で開始
ジゴキシン（作用発現は数時間）		0.25mg IV 2時間ごと，最大1.5mgまで	
アミオダロン		150mgを10分かけてIV	0.5〜1mg/min IV

- **電気的除細動（DCCV）**：二相性150〜200Jが推奨される
  - 除細動に成功する平均出力は二相性50J or 単相性200J（*Am J Cardiol* 2004;93:1495）。DCCVでは最初に200Jを使用するほうが100Jに比べ初回成功率が高い可能性あり（BEST-AF, *Heart* 2008;94:884）
  - アミオダロン，フレカイニド，ibutilide，プロパフェノン，ソタロールの事前投与はDCCVの成功率を上げ，AFの再発を防ぐために使用可能
- **薬物的除細動**：フレカイニド，dofetilide，プロパフェノン，ibutilideが推奨される
  - プロカインアミドは救急外来を受診する患者の58.3%の除細動に有用であり，プロカインアミドに不応だった場合はDCCVを併用することで91.7%の成功率（*CMEJ* 2010;12(3):181）
  - アミオダロンは有効な選択肢だが，ジゴキシンとソタロールは除細動には有害であり推奨されない
  - Ⅰ群の抗不整脈薬の投与前にはβ遮断薬or非ジヒドロピリジン系Ca拮抗薬を投与する

心房細動・心房粗動のリズムコントロール薬			
薬物		初期投与量	特記事項
Ⅰa群	プロカインアミド	15〜17mg/kgを60分かけてIV	• WPW症候群に望ましい • 低血圧を起こすことあり
Ⅰc群	プロパフェノン	450mg PO（<70kg） 600mg PO（>70kg） 2mg/kg IV	• 低血圧や徐脈を起こすことあり • 禁忌：虚血性心疾患，左室機能不全，器質的心疾患
	フレカイニド	200mg PO（<70kg） 300mg PO（>70kg） 2mg/kg IV	• 低血圧や徐脈を起こすことあり • 腎障害のあるときは減量 • 禁忌：虚血性心疾患，左室機能不全，器質的心疾患
Ⅲ群	dofetilide	0.5mg PO（eGFR>60） 0.25mg PO（eGFR 40〜60） 0.125mg PO（GFR 20〜40） eGFR<20は禁忌	• 2〜3%のtorsades de pointesのリスク．QT延長，徐脈では禁忌 • QTcが延長するので開始時は入院が必要
	ibutilide	1mgを10分かけて（>60kg） 0.01mg/kgを10分かけて（<60kg） 不整脈が停止しない場合は同量を1回追加してもよい	• 禁忌：低K血症，QTc延長，torsades de pointes
	アミオダロン	5〜7mg/kgを30分かけてIV，その後1.2〜1.8g/日の持続投与	• 副作用：肝障害，甲状腺機能低下症，甲状腺中毒症，肺臓炎，肺線維症，角膜色素沈着

- **抗凝固療法**：すべてのAF or AFL（発作性，持続性，永続性）では脳梗塞のリスク層別化（CHADS₂ or CHA₂DS₂-VASc）と出血リスク層別化（HAS-BLED）が必要。ほとんどの患者で抗凝固療法が必要
  - CVAが非常に低リスク（CHADS₂=0）ならアスピリン81〜325mg/日
  - CVAの低リスク（CHADS₂=1）では経口抗凝固薬であるワルファリンorダビガトラン。一部の患者にはアスピリンも妥当
  - CVAの中等度リスク以上（CHADS₂≧2）では経口抗凝固薬であるワルファリンorダビガトラン
  - 抗凝固療法が適応の場合は，多くの患者でダビガトラン150mg PO 1日2回のほうがワルファリンより好ましい
  - 新しい経口抗凝固薬としてリバーロキサバン20mg 1日1回（ROCKET-AF, *NEJM* 2011;365:883），アピキサバン5mg PO 1日2回（ARISTOTLE, *NEJM* 2011;365:981）がある
  - 孤立性AFには抗凝固療法は推奨されない

心房細動患者の脳梗塞リスクを評価するためのCHADS₂スコア (*JAMA* 2001;285:2864)	
CHADS₂危険因子	スコア
CHF	1
高血圧	1
>75歳	1
DM	1
脳梗塞 or TIAの既往	2
CHADS₂スコア	脳梗塞発症率 (%／年 (95% CI))
0	1.9% (1.2～3)
1	2.8% (2～3.8)
2	4% (3.1～5.1)
3	5.9% (4.6～7.3)
4	8.5% (6.3～11.1)
5	12.5% (8.2～17.5)
6	18.2% (10.5～27.4)

心房細動患者の重篤な出血合併症のリスクを評価するためのHAS-BLEDスコア (*Chest* 2010;138:1093)	
臨床所見	スコア
高血圧 (SBP>160mmHg)	1
腎障害 or 肝障害 (それぞれ1点) [*1]	1 or 2
脳梗塞	1
出血	1
安定しないINR	1
>65歳	1
薬物 or アルコール使用 (それぞれ1点) [*2]	1 or 2
HAS-BLEDスコア	重篤な出血率 (%／年) [*3]
0	1.13%
1	1.02%
2	1.88%
3	3.74%
4	8.70%
5	12.50%
6～9	報告なし

*1：腎機能障害の定義は「慢性透析,腎移植,Cr>200μmol/L (2.3mg/dL)」。肝障害の定義は「慢性肝臓病 (肝硬変など),Tbilが正常上限の>2倍,AST・ALT上昇 or ALPが正常上限の>3倍」

*2：薬物には抗血小板薬 & NSAIDが含まれる

*3：重篤な出血の定義は「入院治療 &/or Hbの>2g/Lの低下 &/or輸血が必要」な出血で,出血性梗塞は含まれない

方針

- 帰宅：洞調律に復帰 or レートコントロール可能 &（適応があり）抗凝固されていれば帰宅してOK
- すべての患者でかかりつけ医 or 循環器科医のフォローが必要
- 救急外来観察ベッド：各施設の方針に従う
- 入院：急性疾患が背景にある,持続する症状,レートコントロール不良

パール

- 脳梗塞のリスクはAF・AFLのどのタイプ（発作性,持続性,永続性）でも大きくは変わらない
- 急性AFの50～67%は24時間以内に自然停止し洞調律に戻る
- 高齢者の5～8%は再発性AFがある

ガイドライン

- Gillis AM, Skanes AC, CCS Atrial Fibrillation Guidelines Committee. Canadian Cardiovascular Society atrial fibrillation guidelines 2010: Implementing GRADE and achieving consensus. *Can J Cardiol*. 2011;27(1):27-30.
- Steill IG, Macle L, CCS Atrial Fibrillation Guidelines Committee. Canadian Cardiovascular Society atrial fibrillation guidelines 2010: Management of recentonset atrial fibrillation and flutter in the emergency department. *Can J Cardiol*. 2011;27(1):38-46.
- Gillis AM, Verma A, Talajic M, et al. Canadian Cardiovascular Society atrial fibrillation guidelines 2010: Rate and rhythm management. *Can J Cardiol*. 2011;27(1):47-59.
- Cairns JA, Connolly S, McMurtry S, et al. Canadian Cardiovascular Society atrial fibrillation guidelines 2010: Prevention of stroke and systemic thromboembolism in atrial fibrillation and flutter. *Can J Cardiol*. 2011;27:74-90.

- Fuster V, Ryden LE, Cannom DS, et al. 2011 ACCF/AHA/HRS focused updates incorporated into the ACC/AHA ESC 2006 guidelines for the management of patients with atrial fibrillation: A report of the American College of Cardiology Foundation/American Heart Association Task Force on Practice Guidelines. *Circulation.* 2011;123(10):e269-e367.

■ 早期興奮

定義
- **副伝導路**：心房内の興奮をバイパスして伝える経路
- **WPW症候群**：副伝導路の存在が安静時心電図で認められる
- **順方向性AVRT**：電気的興奮は，房室結節を下向きに伝導された後（速い），逆行性に副伝導路を上行する（遅い）→∴QRS幅は狭い
- **逆行性AVRT**：電気的興奮は，副伝導路を下向きに伝導された後（遅い），逆行性に房室結節を上行する（速い）→∴QRS幅は広い

評価
- 12誘導心電図＆心電図モニター
- 順方向性AVRT：QRS幅は狭い
- 逆行性AVRT：QRS幅は広い

治療
- AVRT：迷走神経刺激，β遮断薬，Ca拮抗薬
- 早期再分極を伴う心房細動（AF）・心房粗動（AFL）→循環器科コンサルト，電気的除細動orプロカインアミド投与。β遮断薬＆Ca拮抗薬は無効＆心室細動（VF）誘発のリスク

■ 心室頻拍 (VT)

アプローチ
- 安定しているか不安定かを判断→不安定なVTならACLSプロトコルに従う
- 非持続性心室頻拍（NSVT）と他のQRS幅の広い頻脈（WCT，上記参照）の有無を判断する
- 単形性心室頻拍と多形性心室頻拍を区別する

定義
- NSVT：＜30秒のVT
- 変行伝導を伴う上室性頻拍（SVT with aberrancy）：伝導障害によりVT様の波形→WCT。原因として固定したBBB，HRに依存性に出現するBBB，副伝導路
- torsades de pointes：多形性心室頻拍＋QT延長

原因
- **単形性，器質的心疾患**：MIの既往，心筋症，不整脈原性右室異形成（ARVD）
- **単形性，非器質的心疾患**：特発性VT
- **多形性**：虚血，心筋症，torsades de pointes，Brugada症候群（下記参照）

病歴
- 動悸，ふらつき，胸痛，呼吸困難，悪心，失神，意識障害。既往歴：CAD，複数のCAD危険因子，心筋症＆突然死の家族歴はいずれもVTのリスク↑

評価
- 12誘導心電図＆心電図モニター，電解質（Ca，Mg，P），心筋逸脱酵素。CXR。必要ならジゴキシン血中濃度

治療
- **不安定VT**：ACLSプロトコル
- **安定VT**：以下から選択
  - リドカイン：100mg IVローディング，その後1〜4mg/minで持続
  - アミオダロン：150mg IVローディング，その後1mg/minで持続
- **多形性心室頻拍**：マグネシウム2〜4gボーラス点滴静注
- **その他**：電解質補正（Ca，Mg，P）。合併していれば虚血の治療

方針
- HCU or CCUに入院

パール
- すべてのQRS幅の広い頻脈（WCT）は，心室性以外と診断されるまでは心室性という前提で対応
- WCTがVTであると強く疑わせる予測因子→MIの既往，CHF，左室機能不全（*Am J Med* 1998;84:53）

持続する心室頻拍様のWCTを診断するためのBrugada基準 (*Circulation* 1991;83:1649)	
基準	心電図所見
房室解離	独立したP波，捕捉／融合波形
幅の広いQRS	RBBB type：＞140msec LBBB type：＞160msec
極端な軸偏位	—
BBBに非典型的なQRS波形	QRS軸が+180°から-90°の間（I誘導でQRS下向き，aVFでQRS下向き） RBBB type：V₁で高いR'の消失，V₆でr/R比＜1 LBBB type：V₁でonset to nadir（＝RS間隔）＞60〜100msec，V₆でQ波
同方向性（concordance）	前胸部誘導のQRSが同じ向きとパターンを示す

■ Brugada症候群
定義
- V_1〜V_3のST上昇を伴う不完全RBBB。心筋のNaチャネルの異常による。心室頻拍（VT）＆心臓突然死に関連する

病歴
- 通常は特に既往のない若年男性。突然死の家族歴。症状：前失神，失神，心停止

評価
- 心電図，電解質（Ca，Mg，P）

治療
- 心電図モニタリング。不整脈専門医コンサルト

方針
- 偶発的に発見された場合は循環器科コンサルト。それ以外はAICD植込みを考慮して，心電図モニタリングできる病棟へ入院させ，電気生理学検査，植込み型除細動器（AICD留置）

ペースメーカ（PM）と植込み型除細動器（AICD）の機能不全

■ 定義
- PM：重度の房室ブロック＆/or洞機能不全のための心臓内デバイス
- AICD：心室細動（VF）/心室頻拍（VT）の停止，心臓突然死予防のための心臓内デバイス。適応：VF・不安定VTによる心停止蘇生後，持続する左室駆出率≦30〜35％，Brugada症候群，QT延長症候群（Circulation 2007;115:1170; NEJM 1997;337:1576）
- 両室ペーシング（心臓再同期療法（CRT））：右房・右室＆冠静脈洞にリード→右室＆左室の機能を同期→CHF症状↓＆入院↓，生命予後↑（NEJM 2004;350:2140; NEJM 2005;352:1539）

■ アプローチ
- 12誘導心電図＆心電図モニターを直ちに確認
- デバイスのメーカー＆型番を直ちに調べる（多くの患者は手帳を持っている。持っていなければCXR→デバイスを拡大して型番を確認→インターネットでデバイスの種類を検索）
- 頻用されるPMコード：DDD（心房/心室両方を刺激/センシング。心房or心室のどちらかが収縮しなければ，収縮しなかったほうを刺激する）＆ DDI（心房/心室両方を刺激/センシング。心房or心室のどちらかが収縮すれば刺激をしない）

■ 評価
- 磁石をデバイスの上に置く（訳注：現在は行わない）
- PM：センシング停止，自脈に関係なく一定のHRで刺激
- AICD：さらなる放電停止，徐脈に対する刺激は中止されない

ペースメーカ機能不全

定義	
病態生理	鑑別
出力不全→必要な状況でペーシングスパイクが出ない	バッテリー不足
センシング不全→脱分極とペーシングスパイクが合っていない	リードの断裂or位置のずれ，閾値↑，電解質異常，局所的な虚血や瘢痕化
オーバーセンシング→刺激が不要なところでペーシングスパイクが入る	リードの断裂or位置のずれ，センシング閾値が低すぎる
アンダーセンシング→必要な状況でペーシングスパイクが入らない	リードの断裂or位置のずれ，センシング閾値が高すぎる
ペースメーカ関連頻脈	心房・心室ペーシング患者のリエントリー性頻脈，リード間の伝導（副伝導路のように働く→順向性伝導）＆房室結節（逆行性伝導）

■ 病歴
- ふらつき，動悸，失神

■ 所見
- HR↑，↓＆/or不整，血圧↓

■ 評価
- 心電図，CXR（デバイスとリードの確認）

■ 治療
- 経皮的ペーシング：不安定な患者
- **磁石**（訳注：現在では磁石は基本的に使用しない）：**ペースメーカ関連頻脈**orオーバーセンシング：PMに磁石を乗せる→80 bpmでペーシング

■ 方針
- 不整脈専門医orメーカー/業者にコンサルトし解析＆プログラム変更。リード/バッテリー交換は心臓カテーテル検査室

AICDの発動 (*JAMA* 2006;296:2839; *NEJM* 2003;349:1836; *JACC* 2006;48:1064)	
患者の症状	AICD解析
患者が発動を感知*	発動なし
	適切でない発動
	適切な発動

*：AICDはPMのような多様な機能をもつ（ペースメーカの項を参照）

■病歴
- **AICD発動**：衝撃的な疼痛
- **前駆症状**：動悸，ふらつき，呼吸困難，胸痛
- **誘因**：運動，病気，抗不整脈薬の怠薬，新規薬物

評価
- 心電図（虚血，QT延長），血算，Chem-7，心筋逸脱酵素，CXR

■治療
- 原疾患の治療，不整脈のACLSプロトコルに従う

■方針
- 不整脈専門医orメーカー/業者にコンサルトし解析＆プログラム変更
- 発動なし（症状に合致する作動なし）：そのほかに症状の原因がないか検索 ➡ 帰宅
- 不適切な発動（AICD解析により判断）：原疾患の治療．必要ならプログラム変更
- 適切な発動（AICD解析により判断）：心電図モニタリングできる病棟orCCUへ入院
  - 誘因の検索：VT，電解質異常，QT延長，虚血，薬物の怠薬や過量摂取

■パール
- デバイスのメーカーと型番がわからないときは，CXRのPA像を拡大するとデバイス特有のコードを記した細かい文字が判定できる

咳嗽

■肺炎
病歴
- 定型肺炎（例：肺炎球菌，*Klebsiella*，インフルエンザ菌）：急性発症の発熱，悪寒，息切れ，胸痛，痰がらみ
- 非定型（例：*Mycoplasma*）：微熱，軽度～中等度の息切れ，乾性咳嗽，消化器症状
  - インフルエンザ：発熱，悪寒，筋肉痛，悪心，不快感，頭痛，咽頭痛，乾性咳嗽
  - *Legionella*：高齢者の重症肺炎の原因，低Na血症・消化器症状を伴う
- 医療関連肺炎（HCAP）
  - 定義：90日以内に2日以上の入院を要する肺炎歴，介護施設or長期療養施設入所中，30日以内の点滴静注抗菌薬，化学療法中，創傷治療中，血液透析中or外来通院中，多剤耐性菌接触などのいずれかを満たす肺炎
  - 薬物耐性の肺炎球菌，MRSA，緑膿菌のリスクがある
- 結核・HIVの危険因子を必ず確認する
  - 結核：ホームレス，HIV陽性，IVDU，囚人，流行地への旅行歴，血性痰，寝汗，発熱，体重減少
  - PCP：典型的にはCD4＜200/μL or 総リンパ球数＜1,000/μLのHIV患者の亜急性の呼吸困難

身体所見
- 発熱，頻脈，頻呼吸，ラ音，呼吸音減弱
- 高齢者，幼児，免疫抑制患者以外では，バイタルサイン正常かつ呼吸音正常の肺炎は少ない

評価
- 咳嗽の患者すべてにCXRが必要なわけではない。バイタルサイン異常，高齢者・乳幼児，関連する併存疾患，入院を要する患者で撮影
- CXR：局在した浸潤影（定型肺炎），びまん性間質浸潤影（非定型肺炎），bat-wingパターン（PCP），肺門部リンパ節腫脹，肺尖部の石灰化or空洞病変（結核）
- 血算，Chem-7。敗血症を疑えば乳酸値を確認。血液培養は必須ではないが，24時間以内にICU入院が必要な状態なら採取する。高齢者・低Na血症では尿中*Legionella*抗原も考慮。流行時期はインフルエンザも考慮。PCPを疑えばLDHとABGを確認

治療	
病歴/起因菌	経験的治療ガイドライン
外来症例	最近の抗菌薬使用なし：マクロライドorドキシサイクリン 併存疾患or最近の抗菌薬使用あり：(マクロライド＋(アモキシシリンorアモキシシリン-クラブラン酸or第2世代セファロスポリン))orフルオロキノロン
市中肺炎，入院症例	(第3世代セファロスポリン＋マクロライド)orフルオロキノロン。重症・ICU入院が必要な場合には緑膿菌＆MRSAのカバーを考慮。*Legionella*はマクロライドorフルオロキノロンでカバー
HCAP，免疫抑制患者	バンコマイシン＋(抗緑膿菌活性ペニシリンor第3世代セファロスポリンorフルオロキノロンorカルバペネム)
PCP疑い	Pao$_2$＞70：ST合剤DS錠2錠PO 8時間ごとor (トリメトプリム5 mg/kg PO 1日3回＋ジアフェニルスルホン100 mg PO毎日) or (クリンダマイシン＋primaquine) orアトバコン
	Pao$_2$＜70：プレドニゾロン40 mg PO (抗菌薬投与前) 1日2回3週間で漸減 (*NEJM* 1990;323:1444,1451)＋(ST合剤 (トリメトプリム用量15 mg/kg) PO/点滴静注8時間ごとor (クリンダマイシン＋primaquine) orペンタミジンor trimetrexate)
誤嚥性肺炎	第3世代セファロスポリンorフルオロキノロン±(クリンダマイシンorメトロニダゾール)
インフルエンザA&B	オセルタミビル，ザナミビル 高齢者・乳幼児・肺疾患 (気管支喘息を含む)，病的肥満・免疫不全患者・妊娠者の場合には治療を行う 治療が最も効果的なのは症状出現48～72時間以内の開始
結核疑い	イソニアジド5 mg/kg PO毎日＋ビタミンB$_6$ 25～50 mg PO毎日 (神経障害予防)＋リファンピシン10 mg/kg (最大600 mg) PO毎日＋ピラジナミド15～30 mg/kg (最大2 g) PO毎日＋エタンブトール15～25 mg/kg (最大2.5 g) PO毎日 空気感染予防，陰圧室

方針
- 市中肺炎：Pneumonia Severity Index & CURB-65 Scoreを参照（下記）
- HCAP：点滴静注抗菌薬治療のために入院が必要なことが多い
- PCP：Spo$_2$＞95％かつ労作による酸素化低下がない場合を除き，基本的に入院
- 結核：入院として保健所に届け出る

Pneumonia Severity Index (PSI) (NEJM 1997;336(4):243)	
項目	ポイント割り当て
患者層	男性：＋年齢，女性：＋年齢－10．介護施設入所：＋10
併存疾患	腫瘍性疾患：＋30，肝疾患：＋20，CHF：＋10，脳血管疾患：＋10，腎疾患：＋10
身体所見	意識障害：＋20，HR≧125：＋20，RR＞30：＋20，SBP＜90：＋15．体温＜35℃ or ≧40℃：＋10
血液検査＆画像所見	pH＜7.35：＋30，BUN≧30mg/dL（9mmol/L）：＋20，Na＜130：＋20，Glu≧250mg/dL（14mmol/L）：＋10，Hct＜30：＋10，PaO$_2$＜60：＋10，胸水：＋10

PORT Score (Recommended Triage and Prognosis) PSIから算出			
クラス	スコア	死亡率（%）	方針
I	＜50	＜1	外来
II	≦70	＜1	外来
III	71～90	2.8	外来／入院（臨床判断）
IV	91～130	8.2	外来
V	＞130	29.2	ICU

CURB-65 Score (Thorax 2003;58(5):377)	
それぞれ1点	Confusion（意識混濁），BUN＞20mg/dL，RR＞30，SBP＜90，DBP＜60，＞**65**歳
スコア＜2	低リスク，外来治療を考慮
スコア＝2	短期入院or慎重な外来管理
スコア＞2	入院．ICUを考慮

パール

- 現時点ではJCAHO & CMSは肺炎診断から6時間以内の抗菌薬投与を強く推奨している．救急外来で血液培養採取するなら，抗菌薬投与前に採取を．24時間以内にICU入院するかもしれない患者，重症患者，空洞病変のある患者，明らかな併存疾患がある患者はすべて培養を採取する（Ann Emerg Med 2009; 54:704）
- 肺炎患者を帰宅させる際は，社会的状況（例：服薬コンプライアンス）を考慮

■急性気管支炎

起因菌

- 最も多いのはウイルス性：パラインフルエンザウイルス，アデノウイルス，ライノウイルス，インフルエンザウイルス
- 約5%の症例は非典型肺炎の起因菌によるとされる．百日咳は流行性に起こることが多い

病歴

- 咳嗽（乾性or湿性），自然に解熱する発熱，上気道炎症状，筋肉痛，喘鳴
- 咳嗽後嘔吐，whoop（百日咳特有の犬吠様咳），＞1週間の症状継続は百日咳合併を示唆（JAMA 2010; 304(8):890）
- 急性気管支炎全体での咳の持続期間の中央値は18日．百日咳の名はかつて "100-day cough" と呼ばれたことによる

身体所見

- 発熱は認めないことが多い（発熱があればインフルエンザor肺炎を考慮）．(咳が原因の)筋肉痛による胸壁の圧痛を認めることも．肺音は正常なことが多いが，40%程度は気管支攣縮・喘鳴を伴う

評価

- CXR正常or気管支壁肥厚，中等度のWBC↑
- ルーチンのCXRは必要ない．バイタルサイン異常，高齢者・乳幼児，併存疾患がある場合に撮影

治療

- 支持療法，解熱薬．抗菌薬はルーチンでは必要ない
- 気管支拡張薬（サルブタモールMDI 2吸入1日4回），喘鳴聴取or気管支喘息の既往がある場合
- 鎮咳薬（コデイン30mg 4時間ごと，hydrocodone 5mg 6時間ごと，Tessalon Perles® (benzonatate) 100mg 1日3回）
- 市販の去痰薬，鼻炎薬，抗ヒスタミン薬には良質のエビデンスはない（Cochrane Database Syst Rev 2012;8:CD001831）
- ルーチンの抗菌薬は必要ない（Cochrane Database Syst Rev 2012;CD000245）
  - 高齢者，明らかな併存疾患，百日咳が強く疑われる場合には使用する
  - 百日咳カバーなら，アジスロマイシン250mg×5日間orドキシサイクリン100mg 1日2回×7日間
  - インフルエンザの治療ガイドラインは前項「肺炎」を参照

方針

- 帰宅．必要があれば，かかりつけ医フォロー．2～3週間以内に回復することが多い

呼吸困難（息切れ）

■定義
- 呼吸器疾患によることが多いが，虚血性心疾患or心機能低下，代謝性アシドーシス，中毒，CNS障害の初期症状の可能性もある
- 呼吸促迫の有無を必ず評価：RR＞24 or＜8，起座・前傾呼吸，呼吸補助筋使用，一文を続けてしゃべれない，意識障害，異常な胸部運動

アプローチ		
原因	特徴	評価
心臓		
心筋虚血	病歴：労作時．ただし不安定狭心症では安静時に症状を発症してくることも多い	心電図，トロポニン
気道		
気道閉塞 ・異物誤嚥 ・喉頭蓋炎 ・血管性浮腫	病歴：しばしば突然発症，stridorのあるすべての小児で考慮する 身体所見：stridor，呼吸促迫．血管性浮腫所見がないか	CXR &/or 頸部X線 喉頭鏡／気管支鏡 喉頭蓋炎が疑われる場合には診察時に注意が必要
呼吸器		
肺水腫（CHF，弁膜症，心筋炎，心タンポナーデ）	病歴：労作時，起座呼吸，発作性夜間呼吸困難 身体所見：心雑音，ラ音，浮腫，JVD	CXR（浮腫，KerleyのB線，肺血管影の再分布（cephalization），胸水） 肺エコー：コメットテイル所見 心エコー，BNP
気胸 ・特発性（長身，やせ型） ・肺気腫（特に陽圧換気時） ・圧外傷（スキューバダイビング，吸入薬） ・外傷	病歴：急性発症の胸痛・呼吸困難 身体所見：呼吸音左右差＆胸郭の動きの左右差，気管偏位．緊張性気胸であればJVD	CXR：所見は軽微なことも 肺Tコー：肺スライディングがなくなる
PE	病歴：しばしば急性，息切れ，胸膜痛，DVTの症状・危険因子の有無 身体所見：大きなPEなら低血圧，JVDを認める	検査前確率が低ければDダイマー Hampton's hump（楔状の肺梗塞） 心電図：右心負荷所見 ベッドサイド心エコー：右心負荷所見 肺動脈造影CT（CTPA）or $\dot{V}/\dot{Q}$スキャン
閉塞性肺疾患 ・気管支喘息 ・COPD ・気管支攣縮（気管支炎，アナフィラキシー） ・気管軟化症（未熟児）	病歴：気道疾患，アトピー，喫煙歴，誘因の有無（アレルゲン，上気道炎，タバコ） 身体所見：喘鳴，呼気の延長，呼吸補助筋の使用，肺へのエア入りが良好か	ピークフローの減少は閉塞性肺疾患を示唆する 肺炎合併を除外する必要があればCXR
胸水	病歴：肺炎・悪性腫瘍・CHF・肝硬変に合併することも 身体所見：呼吸音減弱，声音振盪音	CXR：肋骨横隔膜角（CP angle）が鈍化 肺エコー：肝翻転部の消失 診断的胸水穿刺
肺炎	病歴：発熱，咳嗽，胸痛 身体所見：ラ音orいびき様音，頻呼吸，頻脈	CXR：浸潤影を認めることも
肺臓炎	病歴：発熱，咳嗽，職業曝露，環境曝露 身体所見：ラ音	CXR：網状影or結節影を認めることも
悪性腫瘍	病歴：慢性咳嗽，体重減少，喫煙者 身体所見：全身状態不良，ばち指	CXR：腫瘤影を認めることも 低線量胸部CT

その他の原因	
病態生理	鑑別診断
代謝性疾患	代謝亢進状態（発熱，甲状腺中毒症），呼吸代償を伴う代謝性アシドーシス（Kussmaul呼吸がないか），電解質異常（Ca，Mg，P），貧血
中毒	サリチル酸（呼吸中枢を直接刺激→呼吸性アルカローシス），有機リン，吸入ガス
物理的圧迫	腹部膨満（妊娠，大量腹水），病的肥満
精神疾患	不安障害・パニック障害，身体表現性障害
神経筋疾患	重症筋無力症，Guillain-Barré症候群，ALS，脳卒中，ボツリヌス中毒，西ナイルウイルス

■ 気管支喘息

定義
- 気道過敏性，気管支攣縮，可逆性気道閉塞を起こす慢性再発性炎症の病態

臨床症状
- 喘鳴，呼吸困難，胸部絞扼感，咳嗽（特に夜間）。少なくとも6時間以上〜数日間症状が続くor症状が進行する
- 把握すべき情報：症状の頻度，重症度，持続期間，現在の治療，過去の治療歴，ピークフローのベースライン，救急外来の受診回数，入院歴，気管挿管歴
- 増悪因子の評価：寒冷，運動，上気道炎，ストレス，アレルゲン，薬物（NSAID，β遮断薬），呼吸刺激物質（香水，喫煙，洗濯洗剤，フケ，ハウスダスト）

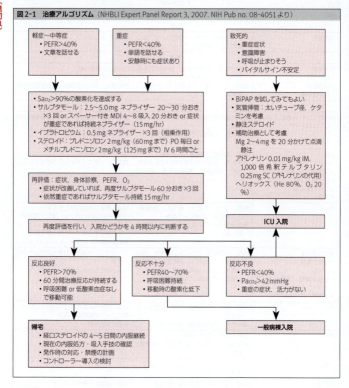

図2-1 治療アルゴリズム (NHBLI Expert Panel Report 3, 2007. NIH Pub no. 08-4051より)

身体所見
- 呼吸困難，頻脈，吸気/呼気の喘鳴，呼気延長，呼吸音の減弱or消失，呼吸補助筋の使用，起座・前傾呼吸，チアノーゼ

評価
- CXR：発作時にルーチンで撮影する必要はない。肺炎・気胸の疑いがあれば撮影
- PEFR：患者のベースラインがわかれば比較する。年齢，性別，身長によって正常予測値は異なる。成人女性平均：300〜470L/min，成人男性平均：400〜660L/min
- ABG：ルーチンでは必要なし。ただし重症気管支喘息発作にもかかわらず正常範囲の$Paco_2$を認めた場合は，呼吸筋疲労の徴候・呼吸不全の予兆の可能性あり

■ 慢性閉塞性肺疾患（COPD，肺気腫）

定義
- ガス交換能低下を伴う不可逆的で進行性の気道閉塞。ほとんどが喫煙歴がある。たいていは慢性気管支炎と肺気腫が合併している

病歴
- 通常は咳嗽，喀痰増加，呼吸困難

- 増悪因子：寒冷（冬場に発症率↑），感染（ウイルス性＞細菌性），心房疾患，薬物変更

身体所見
- 慢性気管支炎（"blue bloater"）：著明な喀痰産生を伴う咳嗽，チアノーゼ，多血症，それほど苦しくない呼吸促迫はない，散在性のいびき様音とラ音
- 肺気腫（"pink puffer"）：やせ型，不安症，呼吸困難，頻呼吸，非チアノーゼ，呼吸補助筋の使用（起座・前傾姿勢），口すぼめ呼吸（auto-PEEP），呼吸音減弱を伴った樽状胸

評価
- パルスオキシメトリー
- 心電図：関連する不整脈（心房細動or多源性心房頻拍），肺性心（肺性P波：Ⅱ誘導の大きなP波）
- CXR：感染症，気胸，浮腫，胸水，悪性疾患が背景にないか評価
- 流行時期はインフルエンザ検査を考慮
- ABG：ルーチンには必要ないが，重症の急性増悪では有用
- 血算，Chem-7は救急外来管理では有用ではないが，入院患者では有用なことも

治療
- $SpO_2 > 90\%$ を維持するためのO_2投与（死亡率を下げる唯一の長期治療法だが，CO_2貯留/無呼吸（呼吸中枢の抑制）を起こすので注意）
- サルブタモール（短時間作用型β作動薬）：2.5〜5 mgネブライザー30分間隔×3回，その後4時間ごとor重症発作時は持続吸入or安定していればスペーサー付きMDIを自己吸入
- イプラトロピウム（抗コリン薬）：0.5 mgネブライザー30分間隔×3回，その後4時間ごと（サルブタモールと同時投与で相乗効果があるため両方投与する）
- ステロイド：プレドニゾロン30〜40 mg PO毎日10〜14日間orメチルプレドニゾロン60〜125 mg IV 6〜8時間ごと（重症患者）
- 抗菌薬：GOLDガイドラインは，喀痰の膿性度増加＋（喀痰量増加or呼吸困難増悪）の場合と，すべての重症例に抗菌薬投与を推奨している（*Am J Respir Crit Care Med* 2013;187(4):347）
  - 抗菌薬の選択はベースの危険因子による（＞65歳，$FEV_1 < 50\%$，最近の抗菌薬投与，心疾患）。期間は5〜10日間
  - 外来患者で危険因子なし：マクロライド，セファロスポリン，ドキシサイクリン，ST合剤
  - 外来患者で危険因子あり：フルオロキノロンorアモキシシリン-クラブラン酸
  - 入院患者：フルオロキノロンor第3世代セファロスポリン。高リスクなら緑膿菌カバーの抗菌薬追加を考慮
- 人工呼吸管理
  - 非侵襲的（BiPAP）：呼吸性アシドーシス，重症呼吸困難，呼吸筋疲労に対して使用。早期の使用は挿管を予防しうる。陽圧換気に伴う気胸に注意
  - 侵襲的：挿管管理の適応は，BiPAPの忍容性がない，切迫した呼吸不全，血行動態不安定&/or意識障害など

方針
- 帰宅：症状が軽度，$SpO_2 > 90\%$，歩行可能，気管支拡張薬が必要になる間隔＞4時間，自宅での十分な支援がある，外来フォローできる
- 入院：ベースラインの持続的な増悪がみられる，重症の基礎疾患，治療への反応が不十分，深刻な併存疾患，頻回の急性増悪，高齢，自宅で対応できない場合（*Am J Respir Crit Care Med* 2013;187(4):347）

■急性呼吸促迫症候群（ARDS）

定義
- 炎症性サイトカインによる急性の非心原性肺水腫。毛細管漏出，肺胞・肺間質の炎症を起こす。$PaO_2 : FiO_2 < 200$

病態生理
- ガス交換能の障害，肺コンプライアンスの低下，肺内シャント

原因
- 直接肺障害：肺炎，誤嚥，溺水，炭化水素，ガス吸入による肺障害，塞栓症（肺栓，脂肪，空気，羊水）
- 全身性：敗血症，ショック，DIC，外傷，熱傷，輸血，膵炎，薬物

臨床症状
- 6〜72時間の経過で急激に悪化する呼吸困難，チアノーゼ，ラ音。最終的には呼吸不全

評価
- 診断にはABG（$PaO_2 : FiO_2$を計算するため）& CXR（両側性肺水腫所見）が必要
- TTE（CHF評価のため），気管支鏡（びまん性肺胞出血除外のため）が必要なことが多い

治療
- 支持療法。原疾患の治療を主眼に
- 人工呼吸管理：肺コンプライアンスが低下しているので，圧損傷（barotrauma）を防ぐために，1回換気量は少なく維持する（1回換気量＜6 mL/kg，プラトー圧＜30）。ただし肺胞を開くために高いPEEPが必要となる。高濃度O_2は投与しない（$FiO_2 < 60\%$）（ARDS Net protocol, *NEJM* 2000, *Ann Intern Med* 2009;151(8):566）。「人工呼吸器」の項を参照
- 輸液：過剰な静水圧&肺水腫増悪を避けるために，CVP目標は4〜6 cmH$_2$O
- ステロイドの効果はコンセンサスなし。ほとんどのメタ分析では死亡率改善効果なし

■上気道閉塞/異物

病歴
- 急性の異物誤嚥：目撃がある場合もあるが，成人では病歴不透明なことも多い

- 危険因子：＞75歳，神経疾患，失神，痙攣，アルコールor鎮静薬乱用
- 鑑別疾患として血管性浮腫，感染性の原因（例：喉頭蓋炎）も考慮
- 亜急性（例：悪性腫瘍，甲状腺腫大）では診断が遅れることが多い（例：気管支拡張薬に反応しない喘鳴とみなされていたなど）

身体所見
- 全体的印象：完全閉塞の場合はチアノーゼ＆呼吸停止で搬送されることも
- 呼吸している患者であれば，聴診所見は閉塞の度合い＆閉塞部位による。肺へのエア入り，stridor，喘鳴。患者の呼吸促迫を過小評価しない

評価
- CXR，頸部X線で異物を同定できることは稀。気管支鏡検査が基本

治療
- 呼吸できている場合：輪状甲状間膜切開キットを含めた気道装備をベッドサイドに準備。整備された環境で異物を取り除くために，手術室への移動を準備する（気管支鏡or直達喉頭鏡）。
- 呼吸できていない場合：直達喉頭鏡によって視認し，鉗子による異物除去を試みる。除去不成功なら，外科的気道確保を行う
- 異物が声帯の下に移動したがまだ気道を閉塞している場合：アンビューバッグ or ETTからの圧力をかけて片方の肺に異物を押し込むことを試みる。挿管後なら，異物が詰まっていないほうの肺を換気できるようにETTの位置を調整

方針
- 異物が安全に除去できて，患者が安定していれば帰宅可能

血痰・喀血

■定義
- 声帯よりも下部からの血液or血性痰の喀出
- 大量喀血とは＞100 mL/日（コップ1杯）or 呼吸を障害。窒息により致死率は高い
- 気管支動脈は高圧系（訳注：左心系），肺動脈は低圧系（訳注：右心系）であることを念頭におく

鑑別	
病態生理	鑑別診断
肺	COPD，嚢胞性線維症，気管支拡張症，肺高血圧症，AVM，PE
心臓	肺水腫（CHF，僧帽弁狭窄症）
感染	急性気管支炎（原因で最多），肺炎，結核
腫瘍/自己免疫	原発性肺癌，転移癌，カルチノイド，Wegener肉芽腫，Goodpasture症候群，遺伝性出血性毛細血管拡張症
その他	最近の手技・処置，鈍的外傷，異物誤嚥，コカイン，特発性（凝固障害）

■アプローチ
病歴
- 発症様式（突然vs.進行性）。出血の量。GIB or 鼻出血との鑑別
- ROS：発熱，息切れ，胸痛，体重減少，鼻出血（Wegener肉芽腫，出血性素因），下血
- 以下の病歴or危険因子がないか：COPD，PE，結核，CHF，癌，自己免疫疾患，凝固障害

身体所見
- まず気道の評価を。危険ならまず気道確保を
- 肺診察：COPD，肺炎，肺水腫の徴候の有無。心臓診察：CHFの徴候の有無

診断
- 検査：血算，PT，aPTT，血液型＆不規則抗体試験。抗酸菌，Dダイマーも考慮
- 画像検査：CXR。安定していれば胸部CTのほうが有用。±気管支鏡

治療
- 気道確保：頭部挙上＞45°，出血している側（わかっていれば）を下にする。気管挿管が必要なら，太いETTを使用し，健側肺への挿管を考慮。術者が熟練していればダブルルーメンETTを使用
- 根本治療：少量喀血は通常は保存的加療が可能。大量喀血は気管支鏡or放射線科（IVR）による塞栓術を要する。両者で止血できなければ，外科的切除が必要

方針
- 健康で少量喀血の場合：CXR→陰性であれば帰宅，外来フォロー
- 高リスク患者で少量喀血の場合：CT撮影，経過観察，気管支鏡検査のための入院を考慮
- 大量喀血の場合：ICU入院，呼吸器内科，放射線科（IVR），胸部外科コンサルト

腹痛

■ アプローチ
- 腹痛の性状の評価：部位，急性or慢性，持続or間欠，食事との関連，随伴症状（発熱，悪心・嘔吐，排尿痛，排便習慣の変化）
- 腹部手術歴を必ず確認
- 症状に応じた検査：血算，Chem-7，尿検査，肝機能，リパーゼ，hCG，乳酸値
- 高齢者にはベッドサイド簡易エコーでAAAの評価，心電図でACSの評価を閾値を低く施行

腹痛の鑑別	
部位	鑑別診断
右上腹部（RUQ）	胆石症，急性胆嚢炎，胆管炎，急性肝炎，十二指腸潰瘍穿孔，右下葉肺炎
左上腹部（LUQ）	胃炎/PUD，脾腫/脾破裂/脾梗塞，左下葉肺炎
心窩部	胃炎/PUD，膵炎，MI（「循環器」の項参照），GERD
右下腹部（RLQ）	虫垂炎，Meckel憩室，子宮外妊娠破裂，卵巣捻転，卵巣嚢腫，PID/TOA，腎結石，腸腰筋膿瘍
左下腹部（LLQ）	憩室炎，子宮外妊娠破裂，卵巣捻転，卵巣嚢腫，PID/TOA，腎結石
びまん性	早期虫垂炎，腸間膜虚血，胃腸炎，腹膜炎，AAA，小腸閉塞，大腸閉塞/腸軸捻，特発性細菌性腹膜炎，IBD，大腸炎，DKA，鎌状赤血球クリーゼ，IBS，食物アレルギー

右上腹部痛

胆道系の病因	
鑑別診断	定義
胆石症（胆石疝痛）	胆嚢内に結石が存在．疝痛は間欠的な閉塞による
総胆管結石症	結石による総胆管の完全閉塞．胆管炎になりうる
胆嚢炎	胆嚢の急性炎症．胆管の中の結石による場合が多い．原因菌は大腸菌や嫌気性菌が多い
胆管炎	総胆管の感染．原因の80%は結石

■ 胆石症（胆石疝痛）
症状
- 急性で激しい間欠的な右上腹部（RUQ）痛，悪心・嘔吐，脂肪の多い食事に関連
- 胆石疝痛の痛みは，発作と発作の間に完全に消失する時間があることが多い
- 軽度のRUQ圧痛はあるが，発熱やMurphy徴候はない
- 総胆管結石症や胆嚢炎の場合は，症状が持続するようになる

評価
- 胆石疝痛では検査結果は正常
- 胆石疝痛は臨床診断である．∴ 救急外来では，他の鑑別疾患の除外や難治性のRUQ痛でない限りエコーは必要ない．胆石のRUQエコーの感度・特異度は90〜95%

治療
- NSAID，麻薬性鎮痛薬，制吐薬．待機的手術

方針
- 痛みがコントロールできれば帰宅可．胆嚢摘出術を念頭に外科フォロー

パール
- 胆石の80%は組成が混合性：コレステロールが最も多く含まれている
- 危険因子：女性，加齢，経産，肥満

■ 総胆管結石症
症状
- 胆石疝痛が，痛みが軽快しなくなり，黄疸も伴うようになったもの
- 軽度のRUQ圧痛はあるが，発熱やMurphy徴候はなし

評価
- 閉塞性肝胆道系酵素異常，エコーで総胆管の拡張＞6mm

治療
- ERCPで結石除去or胆嚢摘出術

方針
- 内科一般病棟入院

■ 胆嚢炎
症状
- 急性で激しいRUQ痛が持続．発熱，悪心・嘔吐
- RUQ圧痛．Murphy徴候（RUQを触診すると痛みで吸気時に呼吸を止めてしまう）or エコー Murphy徴候（エコーで胆嚢を描出し，エコープローベで圧迫すると痛みを生じる）

評価
- 血算(WBC↑±左方移動),肝機能(上昇することもあるが,ほとんどは正常)。RUQエコー:結石の存在,胆嚢壁肥厚(>3mm)&胆嚢周囲の液体貯留はPPV>90%
- HIDAスキャン(胆道シンチ)。エコー所見が曖昧なときに行う。感度・特異度が最も高い

治療
- 第2 or 第3世代のセファロスポリン(大腸菌,腸球菌,Klebsiella),敗血症なら広域にカバー
- 胆嚢摘出術について外科コンサルト。手術が適さない患者なら経皮的ドレナージになることも

方針
- 入院。外科的管理へ

■胆管炎

症状
- Charcotの三徴:RUQ痛,黄疸,発熱(患者の70%に認める)
- Reynoldの五徴:Charcotの三徴+ショック,意識障害(患者の15%に認める)

評価
- 血液検査:WBC↑,肝機能↑,血液培養陽性
- エコー・CT:感度は高くない。参考にはなる
- ERCPは診断的であり,結石による閉塞を認めれば治療も可

治療
- グラム陰性腸内細菌群(例:大腸菌,エンテロバクター,緑膿菌)に対する広域抗菌薬:ピペラシリン-タゾバクタム orアンピシリン-スルバクタム or ticarcillin-クラブラン酸 or ertapenem or (メトロニダゾール+セフトリアキソン) or (メトロニダゾール+シプロフロキサシン)

方針
- 内科一般病棟入院。点滴静注抗菌薬±ERCP,外科コンサルト

パール
- 80%の患者は保存的治療と抗菌薬,待機的胆道ドレナージで改善する
- 20%の患者では,準緊急ERCPでの胆管閉塞解除 or 経皮的ドレナージ or 手術が必要
- 5%の死亡率

上腹部痛

■膵炎

定義
- 膵臓の炎症

病因
- アルコール(30%),胆石(35%),特発性(20%),高トリグリセリド血症(TG>1,000),高Ca血症,薬物性(サイアザイド,フロセミド,サルファ薬,ACE阻害薬,プロテアーゼ阻害薬,エストロゲン),腫瘍による閉塞,感染(EBV,CMV,HIV,HAV,HBV,コクサッキーウイルス,ムンプス,風疹,エコーウイルス),外傷,ERCP後,虚血

症状
- 急性発症の上腹部痛で背部へ放散,悪心・嘔吐
- 膵炎歴,アルコール乱用,胆石の既往があることが多い
- 見た目が重篤,頻脈,上腹部圧痛,筋性防御,蠕動音減弱(麻痺性イレウス)

評価
- アミラーゼ↑:正常の>3倍(膵炎を示唆するが,膵炎に特異的でない)
- リパーゼ↑:正常の>2.5倍
- 重症膵炎では,WBC↑,BUN↑,Glu↑,Hct↓,Ca↓(Ranson基準を参照)
- CT:特異度100%だが感度は低い。必須ではない。合併症(急性液体貯留,仮性嚢胞,膵壊死,膿瘍)の除外目的に行う
- 腹部エコー:胆石,総胆管拡張 or 仮性嚢胞を評価しうる

治療
- 積極的な輸液:最初はNPOだが,耐えうるなら早期から経腸栄養
- 鎮痛薬IV(モルヒネによるOddi括約筋痙攣のリスクは否定的),制吐薬
- 予防的抗菌薬投与の有益性は不明;重症壊死性膵炎には投与することも
- 手術が必要となるのは,壊死部感染のデブリドマン or 胆嚢摘出術(胆石膵炎の場合)のみ

方針
- 重症 or 経口摂取できないときは,支持療法のために入院
- 一般病棟かICUか決定するためのスコアリングシステムが複数あり,Ranson基準(下記)が広く使われているが有用性のエビデンスは限られている(*Crit Care Med* 1999;27(10):2272)

Ranson基準	
入院時	48時間経過後
>55歳	Hct低下>10%
WBC>16,000/μL	BUN上昇>5mg/dL

Glu＞300mg/dL	塩基欠乏＞4mEq/L
AST＞250U/L	Ca＜8mg/dL
LDH＞350U/L	Pao$_2$＜60mmHg
	サードスペース液体貯留量（訳注：≒必要とした補液量のトータル）＞6L

予後	
上記を満たした項目数	死亡率
≦2	＜5%
3～4	15～20%
4～6	40%
≧7	＞99%

(Ranson JH. Etiological and prognostic factors in human acute pancreatitis: A review. *Am J Gastroenterol*. 1982;77(9):633-638)

下腹部痛/骨盤痛

■ 虫垂炎
定義
- 虫垂の炎症

病型
- 典型例：局在のはっきりしない臍周囲の鈍痛 ➡ 右下腹部（RLQ）へ痛みが移動し，限局した鋭痛になる
- 食欲不振，悪心・嘔吐，発熱
- 10～30歳に最も多いが，どの年齢でも起こりうる

身体所見
- RLQ（McBurney点）の圧痛，局在した反跳痛＆筋性防御
- 腸腰筋徴候：抵抗を加えつつ患者に右股関節を屈曲させたときor他動的に右股関節を伸展したときに痛みがでる
- obturator（閉鎖孔）徴候：右股関節を屈曲した状態で内旋したときに痛みがでる
- Rovsing徴候：左下腹部（LLQ）を圧迫するとRLQに痛みがでる

評価
- 血液検査：WBC↑（感度・特異度は高くない）。WBC数正常でも除外できない。hCGを確認
- エコー：CTより感度は低いが特異度は高い。子どもで特に考慮する
- 造影腹部CT：点滴造影剤±経口or注腸造影剤（感度94%，特異度95%）
- MRIは妊婦に有用な検査手段
- 虫垂炎を積極的に示唆する臨床所見があり，かつ他の病態の可能性が低い場合には，画像評価なしで腹腔鏡に進むのも妥当

管理
- 抗菌薬：〔(cefoxitin，cefotetan，フルオロキノロンのいずれか）＋メトロニダゾール〕or ピペラシリン-タゾバクタム
- 虫垂切除術のため外科入院

パール
- 高齢者・乳幼児では虫垂炎でも非典型的な症状で，穿孔を伴う可能性がより高い。非常にやせた若い患者は虫垂炎があってもCTは正常なことも

■ ヘルニア
定義
- 腹壁の欠損により腹腔内臓器が脱出した状態
- 還納性ヘルニア：還納できる
- 嵌頓ヘルニア：還納できない
- 絞扼性ヘルニア：血流障害（虚血）をきたした嵌頓ヘルニア

病歴
- 鼠径部，大腿部，陰嚢部（男性）の膨隆した腫瘤

身体所見
- 腹壁or鼠径部の痛みを伴う腫瘤
- 嵌頓：圧痛，発熱±蜂窩織炎，青色に変色or腹膜炎合併

評価
- 嵌頓ヘルニアを疑うなら，血算，乳酸値測定。CT評価が必要

管理
- 十分な鎮痛/鎮痛薬投与のうえ，Trendelenburg体位で還納を試みる
- 容易に還納できたら，鎮痛薬・緩下薬処方，外科フォローを調整のうえ帰宅
- 還納できないor絞扼性なら，抗菌薬を開始して手術目的で外科入院

パール
- 12時間以上患者が自分で還納できないヘルニアを還納するときや，救急外来での還納が困難である場合は要注意。腸管がすでに障害されているおそれがある。これらの症例では外科コンサルト（要経過観察）

■憩室炎
定義
- 憩室の炎症（腸管壁の袋状の突出）
- 複雑性憩室炎：穿孔，閉塞，膿瘍，瘻孔を合併したもの

症状
- LLQの痛み（訳注：LLQ以外にも起こりうる），発熱，悪心，便秘
- 軽度のLLQの痛み，患者の50%は便潜血陽性
- 複雑性憩室炎では腹膜炎や敗血症性ショックを呈することも

評価
- 症状が軽度で典型的な所見であれば臨床診断のみでOK
- 血液検査：WBC↑（患者の31〜64%で増加）
- 複雑性憩室炎が懸念される場合のみCTが必要。大腸周囲の炎症・脂肪織濃度上昇，膿瘍，（穿孔があれば）フリーエアなどを認めうる

治療
- 軽症：PO〔メトロニダゾール＋（キノロンor ST合剤）〕or アモキシシリン-クラブラン酸
- 重症：NPO，輸液，IVアンピシリン-スルバクタム orピペラシリン-タゾバクタム or（セフトリアキソン＋メトロニダゾール）or（キノロン＋メトロニダゾール）or カルバペネム
- 手術が必要な場合：内科的治療が無効，フリーエアの存在，経皮的にドレナージできない大きな膿瘍，再発（2回以上）

方針
- 軽症：抗菌薬・下剤・鎮痛薬を処方して帰宅，消化器内科フォロー。重症：入院

■骨盤内炎症性疾患（PID）/卵管卵巣膿瘍（TOA）
定義
- 女性の上部生殖器の複数菌感染症：性交渉で伝染する病原菌（淋菌，クラミジア）によることが多いが，STDではないこともある
- 合併症：膿瘍形成（TOA），肝周囲炎（Fitz-Hugh-Curtis症候群），敗血症，慢性疼痛，子宮外妊娠のリスク↑，不妊

病歴
- 女性の下腹部痛，膣帯下，排尿困難，性交時痛，悪心，±発熱
- 危険因子：＜25歳，複数の性交パートナー，コンドームなしの性交，PIDの既往，1カ月以内のIUD挿入，最近の子宮頸部の処置，膣洗浄，喫煙

身体所見
- 下腹部圧痛，子宮頸部帯下，子宮頸部の可動時痛，付属器圧痛/膨満
- 臨床診察の感度50〜75%。症状は非典型的であることも多い

評価
- 検査：妊娠反応を必ず行う。子宮頸部培養，尿検査，血算（感度は高くない）
- 腹部CT or 経膣エコー：TOAを疑うとき（片側性圧痛，触知可能な腫瘤，全身状態不良）のみ必要

治療（CDC. *MMWR* 2012;61:581）
- 閾値を低く経験的治療を：治療適応となる最低限の基準＝性交渉のある若い女性orそれ以外だが高リスク症例で，骨盤痛に加えて，子宮頸部・子宮・付属器の圧痛があること
- 外来：セフトリアキソン250 mg IM 1回＋ドキシサイクリン14日間
- メトロニダゾール（嫌気性菌カバー）を加えることを考慮：特に婦人科処置を最近受けた症例
- アジスロマイシンはPIDの治療には不十分とみなされている：単独の子宮頸管炎に用いることもあるor第2選択として
- 重症ペニシリンアレルギーなら入院orアジスロマイシン2 g＋レボフロキサシン
- 入院：〔（cefotetan or cefoxitin）＋ドキシサイクリン〕or（クリンダマイシン＋ゲンタマイシン）

方針
- 見た目が重篤，重度の嘔吐，外来治療無効例，妊娠中，免疫不全状態，若年，72時間以内のフォロー困難などであれば入院
- 帰宅させた患者も症状の改善を確認するため3日以内のフォローが必要。性交渉のパートナーも受診・治療が必要

パール
- 抗菌薬への耐性率↑のため，CDCは頻繁に推奨を改訂している
- 妊婦のPIDは稀だが起こりうる：そのほかの鑑別診断も考慮する

びまん性の腹痛

■腹部大動脈瘤（AAA）
定義
- 腹部大動脈の拡張（真性動脈瘤＝血管壁のすべての層が拡張する）

病歴
- 高齢者の腰背部痛，腹痛or側腹部痛（腎疝痛と間違われることも）。失神

身体所見
- 拍動性の腫瘤（認めないことが多いが）
- AAA破裂：低血圧，腹部圧痛，大腿動脈拍動の減弱，網状皮斑，尿路通過障害による尿量減少

- 上腸間膜動脈 / 下腸間膜動脈 / 腹腔動脈への進展 ➡ 腸管虚血
- 腎動脈への進展 ➡ 腎不全, 腎疝痛, 尿路通過障害
- 脊髄動脈への進展 ➡ 神経局所症状, 特にT10〜T12の脊髄虚血
- 腸骨血管への進展 ➡ 四肢虚血

評価
- 血行動態安定の場合のみ腹部CT or 検査室でのエコー
- ベッドサイド簡易エコーで拡張した大動脈・腹腔内液体貯留を描出しうる

治療
- 安定・未破裂：＞5.5 cm or 急激に拡大していく場合は手術 or 血管内治療。治療計画の調整は外来で行うことが多い。＞5 cmで年に1％の破裂のリスク
- 不安定 or すでに破裂：直ちに外科的修復, 低血圧許容（SBP 90台）

方針
- 破裂したAAA or 臓器血流障害があれば外科入院

パール
- 危険因子：喫煙, 高血圧, 脂質異常症, ≧65歳, 男性（女性の5倍）, 家族歴
- 受診時にAAAが破裂していたら, 死亡率50％

■ 小腸閉塞
定義
- 正常な腸管通過が機械的に閉塞されて, 腸管拡張をきたした状態

病歴
- びまん性, 疝痛性腹痛, 悪心・嘔吐, 腹部膨満, 腹部手術歴 / 腸閉塞歴 / ヘルニア歴, しつこい便秘

身体所見
- びまん性腹部圧痛, 膨満, 高調性の腸管蠕動音

評価
- 仰臥位＆立位の腹部X線（感度47〜76％）：複数の鏡面形成（ニボー）, ＞3 cmの小腸拡張, 3 mm以上の小腸壁肥厚
- 腹部CT（感度64〜100％）で診断, 閉塞の評価をしうる（閉塞レベル, 重症度, 原因）

治療
- NPO, 腸管安静, NGTを用いて胃減圧
- 輸液, 鎮痛薬, 制吐薬
- 外科コンサルト

方針
- 外科入院

■ 大腸閉塞 / 腸軸捻
定義
- 大腸の機械的閉塞
- 腸軸捻：大腸自体の捻転で起こる大腸閉塞（原因の10％）

病歴
- 緩徐発症のびまん性・疝痛性腹痛, 便秘, 悪心・嘔吐

身体所見
- びまん性腹部圧痛, 腹部膨満, 早期には腸管蠕動音を認める

評価
- 仰臥位＆立位の腹部X線：拡張した大腸。腸軸捻では単独の拡張した大腸のループ（S状結腸軸捻転では感度80％, 盲腸軸捻転では感度50％）
- 注腸造影腹部CT：経口造影は避ける

治療
- 輸液＆電解質異常補正
- 直腸チューブ＆NGTで症状緩和
- 手術的整復が必要な可能性が高く, 外科コンサルト（特に盲腸軸捻転）

方針
- 外科入院

パール
- S状結腸軸捻転は, 衰弱した高齢者 or 精神・神経疾患のある患者に最もよくみられる
- 盲腸軸捻転は若年成人, 典型的にはマラソンランナーでよくみられる

■ 消化管穿孔
定義
- 消化管管腔臓器の穿孔：腹腔内フリーエア, 腸管内容物の漏れをきたす

病歴
- 急性発症, 重度腹痛, 体動で増悪, 食欲不振, 嘔吐

身体所見
- 急性腹膜炎：筋性防御, 打診による圧痛, 反跳痛, 低血圧, 敗血症

評価
- 仰臥位＆立位の腹部X線：フリーエアを認める（感度70〜94％）
- 腹部CT：最も確実な検査だが, 手術に進むにあたって必ずしも必要でない

治療
- 直ちに外科コンサルト
- 抗菌薬：アンピシリン-スルバクタム or cefotetan or (アンピシリン＋メトロニダゾール＋ゲンタマイシン)

方針
- 外科入院

パール
- 慢性的なステロイド使用で症状がマスクされることがある

■ 腸間膜虚血

定義
- 腸間膜＆腸管の不十分な血流
- 病因：上腸間膜動脈（SMA）塞栓症（50％），一過性低灌流（25％），SMA血栓症（訳注：SMAの動脈硬化性病変を指す）（10％），静脈血栓症（10％），小腸の巣状分節状虚血（5％）

病歴
- 危険因子：年齢，心房細動，血管疾患（CAD，PVD），CHF（心拍出量↓）
- 以前に腹部アンギーナの既往があることも：食後痛，食物忌避
- 急性の典型的な症状は，持続する腹痛，食欲不振，嘔吐，血便

身体所見
- 重症感があり，診察所見に不釣り合いな強い腹痛，頻脈，発熱，便潜血陽性．腹膜炎，ショックは後期の徴候

評価
- 速やかに外科コンサルト
- 血液検査：正常なことも．WBC↑/アミラーゼ↑/LDH↑/乳酸値↑（後期），代謝性アシドーシス
- 腹部X線：梗塞前は正常，進行すると腸粘膜の浮腫所見「母指圧痕像」
- 腹部CT：結腸拡張，腸管壁肥厚，腸管気腫像
- CT血管造影：CTのみよりも感度が高い
- 血管造影：ゴールドスタンダード

治療
- 輸液．昇圧薬はなるべく使用しない
- 抗菌薬：（アンピシリン＋ゲンタマイシン＋メトロニダゾール） or ピペラシリン-タゾバクタム or（レボフロキサシン＋メトロニダゾール）
- 動脈塞栓症に対して動脈内血栓溶解療法or塞栓除去術
- 塞栓症，動脈血栓症or静脈血栓症に対して抗凝固療法

方針
- 外科入院

パール
- 死亡率20～70％：腸管が梗塞を起こす前に診断できれば予後は改善

腸間膜虚血に関連する徴候/症状/異常検査所見	
徴候/症状/異常診断検査所見	頻度（％）
腹痛	75～85
食後痛（「腹部アンギーナ」）	20～50
悪心・嘔吐	25
下痢	25
下血/鮮血便	25
便潜血陽性	50
腹部膨満	25
WBC＞15,000/μL	75
代謝性アシドーシス	50

■ 特発性細菌性腹膜炎（SBP）

定義
- 重症慢性肝疾患症例の腹水に起こる感染

病歴
- 発熱，腹痛，新規or増悪する腹水，肝性脳症

身体所見
- 肝不全の所見，びまん性の腹痛，腹水

評価
- 血液検査：腹水穿刺前にPT-INR，aPTT，血小板を確認
- 腹水穿刺：多形核白血球＞250/μL，血清と腹水のpH差＞0.1，培養

治療
- 抗菌薬：セフォタキシム2g IV orレボフロキサシン750mg IV．以前にキノロンを予防投与していた場合，バンコマイシンを加える
- 特発性細菌性腹膜炎と診断された時点でアルブミン1.5g/kg投与し，1g/kgを3日間投与➡生存率改善効果が示されている

方針
- 内科一般病棟入院

パール
- 70%がグラム陰性桿菌（大腸菌，*Klebsiella*），30%がグラム陽性球菌（肺炎球菌，腸球菌）
- 臨床徴候はあてにならないこともある．閾値を低くして腹水穿刺を行う
- 肝硬変患者の20%で起こる

炎症性腸疾患（IBD）

（潰瘍性大腸炎とCrohn病）

■定義
- 潰瘍性大腸炎（UC）：特発性の結腸粘膜の炎症
- Crohn病（CD）：特発性貫壁性の消化管炎症

炎症性腸疾患（潰瘍性大腸炎とCrohn病）		
	潰瘍性大腸炎	Crohn病
臨床症状	発熱，血性下痢，テネスムス（しぶり腹），切迫感・疼痛を伴う排便	発熱，腹痛，下痢（血便の頻度は低い）
消化管病変	結腸のみ（直腸がほとんど），粘膜下層までに限局した連続性病変，脆弱な粘膜，不整形な浅い潰瘍，偽ポリポーシス，陰窩膿瘍，結腸ハウストラの消失	結腸・空腸中心だが食道まで病変がおよぶことも，貫璧性病変，敷石状粘膜，肉芽腫，非連続性or区域性病変（飛び石病変 skip lesion）
消化管合併症	中毒性巨大結腸症（＞8cm，横行結腸に起こることが多い），大腸癌	狭窄，瘻孔，肛門周囲病変

■病歴
- 20～30歳，体重減少，嘔吐，腹痛／下痢（UCでは肉眼的血便）．情緒的ストレス，感染，急性疾患，妊娠，抗菌薬，ステロイド離脱などで増悪する

■身体所見
- びまん性腹部圧痛（CDでは右下腹部に限局），便潜血陽性，患者の20%は腸管外症状を合併．肛門周囲病変（CDでみられる）．亀裂，瘻孔，膿瘍，直腸脱

共通した腸管外症状	
関節	強直性脊椎炎
肝臓	胆管周囲炎，硬化性胆管炎，胆石
皮膚	壊疽性膿皮症，結節性紅斑
眼	ぶどう膜炎，上強膜炎

■評価
- 血液検査：Hct↓（慢性的な失血），WBC↑，低K血症（下痢による）
- 腹部X線：穿孔，閉塞，中毒性巨大結腸症を疑うときに撮影
- 腹部CT：合併症の除外に（例：膿瘍，閉塞，瘻孔）
- 外来での下部消化管内視鏡：診断未確定で急性増悪がいったん落ち着いた場合

■治療
- 輸液，腸管安静，外科コンサルト，ステロイド，±メサラジン

■方針
- 重症例or急性合併症があれば入院

悪心・嘔吐

■定義
- 口から胃内容物を排出しそうになる感覚・排出する行動

■アプローチ
- 様々な疾患に伴う頻度の高い症状（例：腹腔内疾患，代謝異常，中毒，神経疾患）
- ROS，既往歴，腹部手術歴を詳細に情報収集
- 検査：血算，Chem-7，尿検査，肝機能，リパーゼ，hCG
- 原疾患を治療，制吐薬（例：オンダンセトロン，プロメタジン），経口摂取できていなければ輸液

悪心・嘔吐の鑑別			
腹部／腎尿路生殖器	中毒性	神経性	代謝性／その他
閉塞	アルコール中毒or離脱	回転性めまい（小脳，椎骨脳底，前庭）	全身性感染
感染（虫垂炎，胆嚢炎，腎盂腎炎）	その他の薬物中毒	髄膜炎	脱水
	意図的摂取		低血糖，高血糖
胃腸炎，食中毒	化学療法，薬物性	ICP亢進	低Na血症

胃炎/PUD 虚血、穿孔 捻転（精巣、卵巣） 腎結石	腐食性物質摂取	ICH 片頭痛 腫瘍	アシドーシス（DKA, AKA） 心筋虚血 妊娠

■胃腸炎
定義：消化管の刺激による嘔吐と下痢。感染（ウイルス、細菌、細菌性毒素、寄生虫）、薬物、食物による
病歴：嘔吐と下痢、±発熱
身体所見：正常診療所見 or 軽度びまん性腹部圧痛、頻脈、脱水
評価：著しい電解質異常が臨床的に疑われるなら Chem-7 を考慮
管理：支持療法、制吐薬。経口摂取が困難なら輸液。経口摂取可能なら自宅療養
パール：ウイルス性＆細菌毒素性（食中毒）が最も頻度が高く、発症48時間以内に治療なしで改善することがほとんど

■妊娠悪阻（つわり）
定義：体重減少や体重増加不良をきたす悪心・嘔吐
病歴：妊娠（妊娠初期、8〜12週に多い）、悪心・嘔吐、経口摂取ができない
身体所見：頻脈、脱水
評価：電解質、尿検査（電解質異常、ケトーシスをきたすことが多い）
治療：輸液（ブドウ糖含有）、制吐薬（オンダンセトロン、メトクロプラミド）、ビタミン B_6
方針：経口摂取可能なら帰宅

消化管出血（GIB）

■定義
- 消化管からの出血

■アプローチ
- 血行動態不安定な患者は静脈路を2本確保（14〜18Gの太い留置針で）。早めにPRBC輸血＋（凝固障害があれば）FFP・ビタミンK
- ROS、既往歴、以前のGIB、アルコール歴、肝疾患を確認
- 検査：血算、Chem-7、肝機能、リパーゼ、凝固、血液型＆不規則抗体試験

消化管出血の鑑別	
部位	鑑別診断
上部消化管出血（Treitz 靭帯よりも近位からの出血）	PUD、胃炎、静脈瘤（食道、胃）、Mallory-Weiss 裂傷、大動脈腸管瘻、胃癌
下部消化管出血（Treitz 靭帯よりも遠位からの出血）	憩室出血、血管異形成、大腸癌、腸管虚血、IBD、感染性下痢、異物、Meckel 憩室、肛門裂傷、痔

上部消化管出血（UGIB）

■アプローチ
- Glasgow-Blatchford スコアは輸血や緊急内視鏡の必要性を予想するためにつくられた。0点なら安全に帰宅・外来フォローできる低リスク群と判断できる（*JAMA* 2012;307(10):1072; *Lancet* 2000;356(9238):1318）

下記すべてを満たせば Glasgow-Blatchford スコア0点となる	
Hb	＞12g/dL（男性）、＞11.9g/dL（女性）
SBP	＞109mmHg
HR	＜100
BUN	＜18.2mg/dL
下血・失神・心不全・肝疾患がない	ー

■消化性潰瘍（PUD）または胃炎からの出血
定義
- 胃・十二指腸粘膜面の炎症 or 潰瘍。原因：*H. pylori* 感染（十二指腸潰瘍の80％、胃潰瘍の60％が *H. pylori* による）、NSAID（15〜30％）、アスピリン、アルコール、悪性腫瘍、喫煙、ストレス、ガストリノーマ、抗凝固療法、その他の薬物

病歴
- 食事で増悪する上腹部痛（胃潰瘍）、食事で緩和する上腹部痛（十二指腸潰瘍）。出血性潰瘍/胃炎なら：黒色タール便、コーヒー残渣様嘔吐

身体所見
- 上腹部圧痛、下血、便潜血陽性、穿孔があれば腹膜炎や背部痛

評価
- 穿孔を疑うときは立位CXRでフリーエア確認
- 検査：血算，肝機能，凝固，BUN↑，*H. pylori*血清検査（感度90%）
- NGTはルーチンでは必要なし：上部消化管内視鏡が緊急か待機的でよいかの判断の一助にはなる

治療
- 非出血性の胃炎/PUD：すべての患者にPPI or H$_2$遮断薬を開始する。制酸薬を併用してもよい（マーロックス®で症状軽減）。経験的に*H. pylori*除菌することは勧められない
- 出血or合併症がある場合：輸液蘇生，適応があればPRBC輸血，経験的PPI IV（オメプラゾール80mgボーラス点滴静注➡続けて持続点滴）
- 血行動態不安定なら緊急上部消化管内視鏡（or重篤な症例では外科介入も）

方針
- 出血が続く，Blatchfordスコア>0 or高リスクの場合：入院させ上部消化管内視鏡

■静脈瘤出血
定義
- 門脈圧亢進による，食道or胃の静脈瘤からの出血。静脈瘤は肝硬変の40〜60%に存在。UGIBの10〜30%を占める

病歴
- 鮮血の吐血，びまん性の腹痛，悪心

身体所見
- 肝硬変の所見（黄疸，くも状血管腫，腹水，メズサの頭）。重症感のある低血圧，頻脈，下血

評価
- 検査：血算，肝機能，凝固，血液型＆交差試験

治療
- 静脈路を2本確保（太い留置針で），輸液蘇生開始，貧血or活動性出血ならPRBC輸血
- オクトレオチドをボーラス＆持続点滴。上部消化管内視鏡で出血源がわかるまで，PUDの可能性に対し経験的にPPI IV開始
- 腹水があれば特発性細菌性腹膜炎の予防として抗菌薬投与（セフトリアキソンorレボフロキサシン）
- 血行動態不安定なら緊急上部消化管内視鏡。出血が続くなら経頸静脈肝内門脈体循環シャント術（TIPS）が必要なことも
- 大量出血ならMinnesota or Sengstaken-Blakemore（SB）チューブでバルーンタンポナーデ（気管挿管後）

方針
- たいていICU入院

パール
- 1年以内の再出血率は30%。すでに2回の出血歴あり➡再出血率70%，死亡率30%
- 病歴を過小評価してはならない。最初は重篤感がなくても急激に虚脱しうる

■Mallory-Weiss裂傷
定義
- 声門を閉じた状態での嘔吐による，食道遠位の粘膜裂傷（UGIBの10%）

病歴
- 激しい嘔吐後に，吐物中に点状の鮮血or軽度の吐血

身体所見
- 身体所見異常はほとんどない。軽度の頻脈

評価
- 血行動態不安定であれば立位CXR：Boerhaave症候群（食道の全層性の破裂）による皮下or縦隔気腫がないか評価
- 治療
- 制吐薬。大丈夫なら経口摂取してみる

方針
- 帰宅。外来で上部消化管内視鏡

パール
- Boerhaave症候群は激しい嘔吐によって起こりうる。患者はショック状態で重篤感があり，外科管理が必要。強く疑うなら経口造影剤での評価を考慮

■大動脈腸管瘻
定義
- 大動脈と消化管の間の瘻孔，最も多いのは十二指腸

病歴
- AAAの既往，大動脈グラフト（たいてい>5年），少量の警告出血の場合も，大量のUGIBの場合もある

身体所見
- 急激なGIB，血行動態破綻

評価
- 血算，血液型＆不規則抗体試験，緊急外科コンサルト，血行動態が安定していればCT

治療
- 輸液蘇生，適応があればPRBC輸血（不安定なら未クロスの血液製剤を使用）
- 外科的修復

方針
- 外科ICU入院

パール
- 手術室までの時間が死亡率に直接相関する

下部消化管出血（LGIB）

■ 出血性憩室症（憩室出血）
定義：憩室出血（LGIBの33%），50%は上行結腸から
病歴：突然発症，**無痛性**の鮮血の下血，便意がして出る
身体所見：正常腹部所見，肛門からの鮮血，直腸診で出血源不明
評価：血算，肝機能，凝固，血液型＆交差試験
治療：輸液蘇生，適応があればPRBC輸血
方針：入院させ下部消化管内視鏡

■ 結腸直腸癌
定義
- 結腸or直腸の癌（LGIBの19%）

病歴
- 慢性血便，排便習慣の変化，食欲不振，体重減少，ふらつき

身体所見
- 蒼白，便潜血陽性

評価
- 検査：血算，肝機能，凝固。閉塞or大量出血を疑うならCT

治療
- 輸液蘇生，適応があればPRBC輸血
- 大量出血があれば外科コンサルト（稀）

■ 結腸血管異形成
定義：拡張したもろい血管。盲腸or上行結腸近位部に多い（LGIBの8%）
病歴：＞60歳，少量・頻回の出血
身体所見：正常腹部所見，肛門からの鮮血or便潜血陽性
評価：血算，凝固
治療：輸液蘇生，適応があればPRBC輸血。内視鏡的焼灼術or放射線科（IVR）による塞栓術
方針：入院させ経過観察，下部消化管内視鏡

■ 痔核
定義
- 直腸・肛門の拡張・膨隆した静脈。内痔核は脱出して，嵌頓したり（＝還納できない状態），絞扼性（＝虚血）になることも

病歴
- 鮮血が便のまわり・トイレットペーパーに付着。鮮血が便器にたれる。排便時痛（外痔核）。硬便/便秘/排便困難の既往

身体所見
- 外痔核は肛門の外転でみられる。内痔核は脱出していなければ，（仰臥位で）2，5，9時方向に肛門鏡でみられる

評価
- 大量の失血を疑うor心配な背景疾患があるときのみ血算チェック

管理
- 一般的に外来：緩下薬〔Colace®（訳注：日本の市販薬はコーラック®），センナ〕，腰湯（15分1日3回＋便通後），症状緩和のために坐薬
- 急性血栓症（痛み発症から＜48時間）なら救急外来で切開してもよい
- 脱出した痔核が嵌頓して絞扼所見があれば，外科コンサルト
- 痔核で受診した40歳以上のすべての患者は，悪性腫瘍合併の除外目的で下部消化管内視鏡を行うべき

パール
- 貧血の原因にはならない

嚥下困難

■ 定義
- 嚥下困難（嚥下しにくい），嚥下痛（嚥下時に痛み）

■ アプローチ
- 時間経過，嚥下困難の進行（固形物から液体），局在（上部or下部食道）
- ROS，既往歴，消化管疾患or神経疾患の既往歴or家族歴
- 血液検査：血算，Chem-7
- 検査：バリウム嚥下透視or上部消化管内視鏡（構造的/機械的病変検索），運動機能検査

嚥下困難の鑑別	
嚥下困難	
固形物（機械的閉塞）	食道輪（間欠的），好酸球性食道炎（間欠的），食道癌（進行性），口腔/咽頭膿瘍，頸部癌
固形物と液体（運動障害）	痙攣（間欠的），強皮症（進行性），アカラシア（進行性），神経学的異常（例：重症筋無力症，ALS）
嚥下痛	逆流性食道炎，感染（カンジダ，ヘルペス），放射線治療後，化学療法後

■ 食道食物嵌頓 / 食道異物
定義
- 食物or異物が食道に詰まってしまった状態（70％は下部食道括約筋でつかえる）

病歴
- 食物（肉が多い）or 異物が食道につかえた感覚，えずく，唾液を飲み込めない。食道狭窄・強皮症・食道蠕動運動障害の既往

身体所見
- 呼吸困難（上部食道括約筋でつまったなら），流涎

評価
- CXR〔鏡面形成（ニボー）を伴った拡張した食道or異物を認めることも〕

治療
- 平滑筋弛緩薬：グルカゴン2 mg IV（成功率30〜60％），ニトログリセリン舌下，Ca拮抗薬，ベンゾジアゼピン
- 内視鏡：薬物治療無効，危険な異物（バッテリー，鋭利なもの），異物が12〜24時間たっても通過しない場合

方針
- 経口摂取可能なら帰宅。外来で上部消化管内視鏡

下痢

■ 定義
- 頻回の水様便。具体的には，＞3回の軟便／日or便中に＞250 mLの水分／日

■ アプローチ
- 病歴：血便・粘液便の有無，期間，頻度，量。最近の渡航歴・抗菌薬
- 検査：電解質異常を考えChem-7。血算，肝機能，便潜血も考慮

下痢の鑑別	
原因	鑑別診断
感染	**急性（＜3週）** ウイルス：ロタウイルス，ノロウイルス，アデノウイルス，CMV すでに産生された毒素（摂取後＜24時間で食中毒症状）：黄色ブドウ球菌，*Bacillus cereus* 菌が定着後に毒素産生：大腸菌〔腸管毒素原性大腸菌（ETEC）〕，*C. difficile*，*C. perfringens* 侵襲性細菌〔一般的に糞便WBC（＋），血液（＋）〕：大腸菌〔腸管侵入性大腸菌（EIEC），腸管出血性大腸菌（EHEC）〕，*Salmonella*，赤痢菌，カンピロバクター，*Yersinia*，*V. parahaemolyticus* 寄生虫：ランブル鞭毛虫（血便なし），アメーバ赤痢（血便あり）
	慢性（＞3週） ランブル鞭毛虫，赤痢アメーバ，*C. difficile*
薬物 • 分泌↑ • 運動性↑ • 細胞の代謝回転↑	抗菌薬，制酸薬，ラクツロース，ソルビトール，化学療法，コルヒチン，金
炎症 • 発熱 • 血便 • 腹痛	IBD，放射線腸炎，虚血性大腸炎，憩室炎
吸収不良 • 慢性 • 空腹で症状↓ • 浸透圧ギャップ↑ • 便中脂肪↑ • ビタミン欠乏	胆汁塩欠乏（肝硬変，胆汁うっ滞，回腸疾患，腸内細菌異常増殖），膵機能不全，粘膜異常（セリアック病，熱帯性スプルー，Whipple病），乳糖不耐症

分泌性 ・正常浸透圧ギャップ ・空腹で症状↓ ・夜間症状	ホルモン〔血管活性腸管ポリペプチド（VIP），カルチノイド腫瘍，甲状腺髄様癌，Zollinger-Ellison症候群，グルカゴン，チロキシン〕，下剤乱用，新生物
運動機能	IBS，強皮症，甲状腺機能亢進症，糖尿病性自律神経障害

■ 感染性下痢症
病歴
- 下痢±血便／発熱，最近の食事歴（肉類／鶏肉／乳製品／貝・甲殻類／魚介類／冷蔵されていない食品），病人との接触，最近の旅行歴（6ヵ月以内），抗菌薬使用歴
- 侵襲性細菌性腸炎は臨床診断：発熱，血便，テネスムス（しぶり腹），腹痛

身体所見
- 脱水，軽度の腹部圧痛。侵襲性の場合：便潜血陽性，発熱

評価
- 検査：WBC↑（*Salmonella*），WBC↓（赤痢菌），好酸球↑（寄生虫），低K血症，代謝性アシドーシス
- 便培養・便中WBC・寄生虫／虫卵検査も以下の場合は適応：見た目が重篤，重度の下痢，高齢者・乳幼児，慢性下痢，免疫不全

治療
- 輸液蘇生（必要なら），電解質補正
- 最近の旅行，見た目が重篤，発熱，免疫不全なら：ST合剤 or シプロフロキサシン or アジスロマイシン
- *C.difficile*，ランブル鞭毛虫，赤痢アメーバ疑いなら：メトロニダゾール
- 止瀉薬は旅行者下痢症には使用してもよい
- 便秘作用のある食物（BRATダイエット：バナナ，米，アップルソース，トースト）を短期間摂取

方針
- 下痢による水分喪失に追いつくように経口摂取できない場合 or 重篤感がある場合は入院

パール
- 強烈な腹痛は感染性下痢では一般的ではないので，他の疾患でないかさらに精査する

下痢の疫学	
下痢の種類	最も頻度の多い病原菌
感染性下痢症	ロタウイルス
細菌性下痢症	カンピロバクター
毒素関連下痢症	黄色ブドウ球菌
米国での寄生虫性下痢症（バックパッカー，淡水）	ランブル鞭毛虫
旅行者下痢症	腸管毒素原性大腸菌（ETEC）

下痢病原菌の特徴	
病原菌	特徴
カンピロバクター	持続期間5〜7日。発熱（+），嘔吐（+），腹痛（+） 危険因子：デイケア，食事（乳製品，肉類，鶏肉），幼犬・幼猫への曝露，夏 合併症：菌血症，髄膜炎，胆嚢炎，蕁麻，Reiter症候群
Salmonella	持続期間2〜7日。発熱（+），嘔吐（+），腹痛（+） 危険因子：食事（乳製品，肉類，卵，カメへの曝露，併存症（特に鎌状赤血球症） 合併症：腸チフス（*S. typhi*），菌血症，髄膜炎，骨髄炎，Reiter症候群 抗菌薬治療がキャリア期間を延長するかどうかは賛否両論
赤痢菌	持続期間2〜5日。高熱（+），腹痛（+）。嘔吐（-）。WBCの著明な左方移動 危険因子：デイケア，水泳プール，夏と秋 合併症：HUS．幼児の熱性痙攣
Yersinia	持続期間：1ヵ月続くことも。発熱（+），嘔吐（+），腹痛（+） 危険因子：食事（豚肉），冬 合併症：虫垂炎，回腸末端炎，腸重積，中毒性巨大結腸炎，胆管炎
あらかじめ産生された毒素（ブドウ球菌属，バチルス属）	持続期間1〜2日。摂取後6時間以内の発症 危険因子：ブドウ球菌属（乳製品，肉類，カスタード，マヨネーズ），バチルス属（再加熱した炒飯）
腸管毒素原性大腸菌（ETEC）	持続期間3〜5日。発熱（+），嘔吐（+），腹痛（+） 危険因子：海外旅行
腸管出血性大腸菌（EHEC）	持続期間3〜6日。発熱（+），嘔吐（-），腹痛（+） 危険因子：牛挽き肉 合併症：HUS．抗菌薬がHUSのリスクを上昇させるかどうかは賛否両論
C. perfringens	持続期間1日。発熱（-），嘔吐（+），腹痛（+） 危険因子：食事（肉類，豚肉，野菜）
C. difficile	持続期間は様々。発熱（+），嘔吐（-），腹痛（+） 危険因子：入院，抗菌薬使用 合併症：劇症型大腸炎（2〜3%），中毒性巨大結腸症（結腸拡張>6cm），腸管穿孔

V. parahaemolyticus	持続期間5〜7日。発熱(−)、嘔吐(+)、腹痛(+) 危険因子：魚介類(特に生食)
ランブル鞭毛虫	持続期間＞7日。発熱(−)、嘔吐(−)、腹痛(−) 危険因子：汚染された水(バックパッカー) 合併症：慢性下痢
赤痢アメーバ	持続期間7〜14日。発熱(−)、嘔吐(+)、腹痛(−) 危険因子：汚染された水 合併症：肝膿瘍

■ **過敏性腸症候群（IBS）**
定義：大腸の障害。蠕動痛、膨満感、下痢、便秘を生じる（女性＞男性）
病歴：直近の3ヵ月以上にわたり＞3日/月の繰り返す腹痛が必須。さらに以下の2つ以上：排便による改善、排便回数の変化を伴って発症、便の形状の変化を伴って発症。全身症状なし
身体所見：軽度の下腹部圧痛があることも。便潜血陰性
治療：便秘に対して繊維食、下痢に対して止瀉薬、疼痛に対して鎮痙薬〔Bentyl®（塩酸ジサイクロミン）〕
方針：帰宅、外来管理
パール：除外診断である。＞35歳で発症 or 全身症状の合併がある場合はIBSの可能性は低い

便秘

■ **定義**
- 排便回数の減少（＜3回/週）&/or 排泄困難な硬便

■ **アプローチ**
- 性状、持続期間、重症度、便の性状、疼痛、発熱、薬物の使用、以前のエピソード

便秘の鑑別	
原因	鑑別診断
機能性	通過の遅延（食事性、脱水、臥床）、骨盤底疾患、IBS
閉塞性	癌、狭窄、直腸異物
薬物性	オピオイド、抗コリン薬、鉄剤、Ca拮抗薬
神経性	Parkinson病、Hirschsprung病、多発性硬化症、Chagas病、自律神経不安定
代謝性	DM、甲状腺機能低下症、低K血症、汎下垂体機能低下症、低Ca血症、妊娠

■ **単純性便秘（宿便を含む）**
病歴
- 偏った食生活、水分/繊維の摂取不足、腸管蠕動の低下、便秘作用のある薬物

身体所見
- 直腸内の硬便、腹部診察で便塊を触知。腹部の圧痛は乏しい

評価
- 腹部X線 or 腹部CT：閉塞を否定するため or 高リスク患者で診断を確定する必要がある場合

治療
- 必要なら用手的に摘便
- 鉱油、クエン酸マグネシウム、Colace®（訳注：日本の市販薬はコーラック®）、浣腸（特に高齢者）
- 便秘が解消されたらMetamucil®（訳注：米国市販のオオバコ繊維製剤）を使用

方針
- 帰宅

■ **直腸異物**
病歴
- 直腸への異物挿入。性遊戯 or 医原性が多い

身体所見
- 直腸診 or 肛門鏡での直腸異物の確認

評価
- 腹部X線：異物の位置/形状を評価

治療
- 患者にいきんでもらいながら鉗子で除去。密着してはまっている異物によって近位部が陰圧になることも
  → 尿道カテーテルを異物の端から通過させることで密閉・陰圧が解除でき、バルーンを使用して異物を引き戻すことも可能
- 手術室での除去：上記で除去できない場合 or 穿孔リスクのある鋭利な異物の場合

方針
- 除去されれば帰宅

パール
- 救急外来で異物を除去する際、十分に肛門を拡張させるため鎮静が必要なことも

黄疸

■定義
- ビリルビン上昇（＞3mg/dL）による皮膚の黄染

■アプローチ
- 持続期間，腹痛，発熱，最近の旅行歴，肝疾患，アルコール依存症の既往
- 検査：血算，Chem-7，尿検査，肝機能，リパーゼ，（意識障害があれば）アンモニア，（腹水があれば）腹腔穿刺

黄疸の鑑別

高ビリルビン血症	優位なビリルビン	鑑別診断
肝前性： ビリルビン産生増加orグルクロン酸抱合の障害	非抱合型（間接）	溶血，血腫の吸収，長期飢餓，Crigler-Najjar症候群，Gilbert症候群
肝細胞性	混合性，ほとんどは抱合型	感染性肝炎，肝毒性物質，自己免疫性，アルコール性（AST：ALT＞2：1），薬物性（アセトアミノフェン，アミオダロン，スタチンなど），代謝性疾患（Wilson病，Reye症候群），ヘモクロマトーシス，α₁アンチトリプシン欠損症，虚血性（"shock liver"，AST・ALT＞1,000，LDH↑），非アルコール性脂肪性肝疾患（NASH）
肝内性（非閉塞性）： 抱合型ビリルビンの排泄障害	抱合型（直接）	妊娠性胆汁うっ滞症，Dubin-Johnson症候群，Rotor症候群，原発性胆汁性肝硬変（PBC），サルコイドーシス，GVHD
肝外性（閉塞性）： 抱合型ビリルビンの排泄障害	抱合型（直接）	胆嚢炎，総胆管結石症，胆管炎，膵炎，癌（Vater乳頭部，胆嚢，膵臓，総胆管・胆管），胆道狭窄（術後），硬化性胆管炎（PSCなど）

ウイルス性肝炎

疾患	感染経路	血清学的パターン	コメント
A型肝炎	糞口感染，汚染された食物/水	抗HAV IgM：感染初期を示唆 抗HAV IgG：既感染を示唆	潜伏期間：2～6週間，自然寛解，支持療法
急性B型肝炎*	血液，性交渉，肛門周囲	抗HBc IgM：感染初期を示唆 HBe抗原：活動性感染を示唆 HBs抗原：症候性となる前に出現しうる	潜伏期間：1～6カ月，急性B型肝炎の70％は不顕性感染，黄疸30％，劇症肝炎1％．急性期の治療は支持療法．慢性肝炎に移行するのは＜10％
慢性B型肝炎*	血液，性交渉，肛門周囲	抗HBc IgG	肝細胞癌の主要な原因（リスク10～390倍）．治療：IFN-α-2b，PEG-IFN-α-2b，ラミブジン，アデホビル，telbivudine，エンテカビル
急性C型肝炎	血液，性交渉	HCVウイルス量	潜伏期間：1～5カ月，急性C型肝炎の75％は不顕性感染，黄疸25％，50～80％は慢性肝炎に移行
慢性C型肝炎	血液，性交渉	HCV，抗HCV抗体	肝硬変の主要な原因（20～30％），肝硬変の2～3％は肝細胞癌を発症，治療：PEG-IFN-α-2b＋リバビリン
D型肝炎	血液，性交渉	抗HDV抗体	B型肝炎との混合感染でのみ感染．より早く肝硬変へと進行
E型肝炎	糞口感染（旅行）	抗HEV IgM	自然寛解．妊娠中は死亡率10～20％

＊：二次性を示唆．IFN：インターフェロン，PEG-IFN：ペグインターフェロン

■肝硬変

定義
- 肝細胞障害によって生じた線維化＆再生結節
- 原因：アルコール，ウイルス性肝炎（特にHCV），自己免疫性肝炎，ヘモクロマトーシス，Wilson病，α₁アンチトリプシン欠損症，胆道疾患，血管疾患（Budd-Chiari症候群，右心不全，収縮性心膜炎），非アルコール性脂肪性肝疾患（NASH），悪性腫瘍（転移性が多い）

病歴
- 腹痛，黄疸，瘙痒感，腹部膨満

身体所見
- 肝臓：触知可能な肝腫大or結節性の肝萎縮
- 肝不全徴候：黄疸，くも状血管腫，手掌紅斑，女性化乳房，羽ばたき振戦，肝性脳症
- 門脈圧亢進徴候：脾腫，腹水，メズサの頭

評価
- 初発：肝機能，Chem-7，血算（貧血，血小板減少），INR（肝合成能の評価），腹部エコー（腹痛，圧痛，発熱があれば急性胆道疾患を除外目的 or Budd-Chiari症候群を除外目的），腹腔穿刺（新規の腹水があれば）
- 既知の肝硬変の増悪 / 代償不全：電解質異常，新規の凝固障害を評価．腹腔穿刺（特発性細菌性腹膜炎を除外するため．適応：発熱，腹痛，圧痛，新規の肝性脳症，GIB，著明なWBC↑，腎不全がある場合）

治療
- 合併症の治療が中心
- 肝性脳症（アンモニアなどの物質の解毒機能不全）：蛋白制限，ラクツロース（目標：排便2〜4回/日）

方針
- 入院：代償不全（外来での服薬遵守にもかかわらず腹水/浮腫が増悪），肺水腫，腎不全，低血圧，肝性脳症，発熱がある場合

パール
- 合併症：門脈圧亢進症（腹水，静脈瘤），肝性脳症，肝腎症候群，肝肺症候群，感染症（相対的な免疫抑制），肝細胞癌

■急性肝不全
定義
- 凝固障害＆肝性脳症を伴うことが多い急性肝疾患
- 劇症肝炎：脳症が初発症状から＜8週間で生じた場合
- 頻度の高い原因：ウイルス性肝炎，薬物（40％はアセトアミノフェン），中毒（キノコ），Reye症候群，血管性（Budd-Chiari症候群，CHF），自己免疫性肝炎，特発性（20％）

病歴
- 腹痛，黄疸，毒物の摂取，悪心・嘔吐，倦怠感，昏迷

身体所見
- 黄疸，腹部圧痛，肝腫大，肝性脳症，肺水腫，GIB（凝固因子↓，DIC）

評価
- 検査：血算（貧血，血小板減少），PT-INR，Chem-7（電解質，腎機能），アセトアミノフェン血中濃度，ウイルス血清学的検査
- 腹腔穿刺：腹水がある場合（32％に特発性細菌性腹膜炎あり）

治療
- 原疾患の治療（例：アセトアミノフェン中毒に対する*N*-アセチルシステイン）
- 原疾患が不明な場合は，アセトアミノフェン濃度にかかわらず*N*-アセチルシステインを閾値を低くして投与
- 抗菌薬：広域抗菌薬（バンコマイシン＋第3世代セファロスポリン）
- 凝固障害/GIB：ビタミンK，FFP，血小板，クリオプレシピテート（活動性出血がある場合）
- 脳浮腫：ICPモニタリング，マンニトール，バルビツレートを考慮

方針
内科一般病棟入院．ICU（劇症肝炎，低血圧，GIBのある場合）

パール
救命率10〜50％

直腸痛

■アプローチ
- 性状：持続期間，便の性状，出血，発熱

直腸痛の鑑別	
出血あり	陰窩痛（上皮ポケットの炎症），痔核，裂肛，直腸炎（直腸粘膜の炎症）
出血なし	肛門直腸膿瘍，痔瘻，肛門直腸異物，一過性直腸神経痛（特発性の短時間の直腸の激痛），毛嚢炎

■裂肛
定義：歯状線直下から生じる肛門管上皮表層の裂傷
病歴：硬便の通過，排便時の鋭い痛み，血液がトイレットペーパーに付着
身体所見：疼痛を伴う裂傷．正中線上になければ，癌，HIV，IBD，STDを評価
管理：腰湯（温浴15分1日3回），高繊維食，リドカインゼリー

発熱

■定義
- 体温 > 38℃（100.4℉）
- 細菌，ウイルス，炎症への反応の結果や，代謝率↑，薬物により生じる
- 高体温（＝外的要因による体温↑）とは区別する

■アプローチ
- 詳細な病歴聴取：発症，持続，熱型，増悪，寛解因子，随伴症状（悪心・嘔吐，下痢，咳嗽，腹痛，皮疹，意識障害）
- 病歴＆症状の局在をもとに評価を進める
- 重篤な感染症を示唆する著明なバイタルサインの異常がないか（血圧↓，HR↑）
- 免疫抑制状態（HIV/AIDS，高齢者，栄養障害，長期ステロイド使用，DM）or 好中球減少→より積極的な評価＆検査を考慮：血算，Chem-7，尿検査＆尿培養，CXR．血液培養＆入院を考慮
- 間欠的／再発性の発熱，不明熱や海外渡航後の発熱：旅行関連感染症，心内膜炎を考慮

発熱の鑑別

病態生理	鑑別診断
心血管系	心内膜炎，心筋炎（1-28）
呼吸器系	肺炎（2-1），気管支炎（2-2），膿胸，結核（2-1），PE
消化器系	腹腔内膿瘍，胆管炎（3-2），憩室炎（3-4），虫垂炎（3-3），肝炎（3-14），胆嚢炎
腎尿路生殖器系	UTI（6-1），腎盂腎炎（6-2），PID（7-5）
神経系	髄膜炎（5-6），SAH，頭部外傷後自律神経障害
耳鼻咽喉科領域	咽頭炎（13-2），副鼻腔炎（13-4）
中毒	悪性症候群（10-16），MH（10-15）
環境因子	高体温（10-13），薬物性，節足動物＆動物媒介疾患（4-14），寄生虫感染（4-14），ロッキー山紅斑熱（4-15，8-2）
感染症	伝染性単核球症（4-10），結核（2-1），HIV（4-10），リウマチ熱，ウイルス感染（4-9）
血液系	DVT（1-16），PE（1-16），鎌状赤血球症（11-3）
筋骨格系	骨髄炎，感染性関節炎（12-7）
腫瘍	悪性腫瘍，発熱性好中球減少症，腫瘍崩壊症候群
免疫	自己免疫疾患，地中海熱，血管炎，サルコイドーシス

心内膜炎 (Arch Intern Med 2009;169(5):463)

■病歴
- 危険因子：IVDU，先天性 or 後天性弁膜疾患，人工弁，構造的心疾患，血液透析，静脈留置カテーテル，心臓手術後，菌血症，慢性アルコール中毒，心内膜炎の既往
- 非特異的症状（傾眠，衰弱，食欲不振，微熱）or 検査で異常なし → 診断困難なことが多い

■所見
- 発熱（96%），新規心雑音（48%），CHF（32%），脾腫（11%），点状出血
- 古典的身体所見
  - Roth 斑（2%）：中心部が白色の滲出性・浮腫性網膜病変
  - Osler 結節（3%）：手指＆足趾に生じる圧痛を伴うすみれ色の結節
  - Janeway 病変（5%）：手掌＆足底の圧痛を伴わない圧迫にて消褪する紅斑
  - 線状出血（8%）：圧迫しても消褪しない爪下部の赤褐色線状出血
  - 敗血症性塞栓症（僧帽弁疣贅）

■診断

修正Duke診断基準 (Clin Infect Dis 2000;30(4):633)

分類	診断の要件
確定	疣贅／心筋膿瘍の培養 or 病理組織にて原因微生物を検出 or 臨床的基準：大基準2つ or（大基準1つ＋小基準3つ）or 小基準5つ
可能性あり	（大基準1つ＋小基準1つ）or 小基準3つ
診断基準	項目
大基準	血液培養陽性（2セット以上），心内膜病変，疣贅，新規の弁閉鎖不全
小基準	基礎となる心疾患，IVDU or その他の危険因子，発熱，血管現象（敗血症性梗塞，ICH，Janeway病変），免疫学的現象（糸球体腎炎，Osler結節，Roth斑，リウマチ因子），血液培養陽性だが大基準を満たさない場合

■評価
- 心電図,血算,Chem-7,凝固,CXR,ESR↑・CRP↑(非特異的),血液培養2セット以上
- 典型的起因菌はブドウ球菌orレンサ球菌,人工弁の場合→グラム陰性桿菌,Candida
- 心エコーにて疣腫or弁輪周囲膿瘍を評価。TEEはTTEよりも感度が高い

■治療
- 弁破壊がある場合,血行動態を安定化させる。急性肺水腫を生じうる
- 疑い症例では速やかに抗菌薬治療。血液培養採取後に投与することが望ましい(下表参照)

■方針
- 入院させ持続心電図モニター管理&抗菌薬点滴静注。血行動態不安定ならICU入院

■パール
- 心内膜の感染(弁病変を生じるが,弁のみに限らない)
- 以下は心臓外科コンサルトを考慮:難治性心不全,真菌性心内膜炎,敗血症性塞栓症をくり返す場合,心伝導障害,持続的菌血症,Valsalva洞動脈瘤破裂,大動脈弁の心内膜炎で僧帽弁前尖に感染が及んだ場合(kissing infection)
- 自然弁心内膜炎の死亡率は約25%。人工弁ではさらに死亡率↑
  - 大動脈弁に病変が及ぶ,DM,黄色ブドウ球菌(30~40%)→予後不良
  - 左心系心内膜炎が最も一般的(僧帽弁41%,大動脈弁31%)
- IVDUの場合:三尖弁心内膜炎。リウマチ性弁膜症の場合:僧帽弁>大動脈弁

細菌性心内膜炎の抗菌薬治療		
病歴	原因微生物	抗菌薬
自然弁	黄色ブドウ球菌28%,Strep viridans 21%,腸球菌11%	(アンピシリン2g IV 4時間ごとor nafcillin 2g IV 4時間ごと)+ゲンタマイシン1mg/kg IV 8時間ごと。ペニシリンアレルギー or MRSAの既往→バンコマイシンを考慮
人工弁	黄色ブドウ球菌23%,S. epidermidis 17%,腸球菌13%	(nafcillin 2g IV 4時間ごとorバンコマイシン15mg/kg IV 1日2回)+ゲンタマイシン+リファンピシン(訳注:日本に静注製剤はない)300mg PO/IV 8時間ごと
IVDU	黄色ブドウ球菌68%,Strep viridans 10%	バンコマイシン+nafcillin+ゲンタマイシン

膿瘍

■アプローチ
- 膿瘍領域でpH↓のため局所浸潤麻酔の活性↓。処置時には,区域神経ブロックor周囲浸潤麻酔+静注で鎮静/鎮痛を考慮
- 皮下膿瘍or直腸周囲膿瘍でグラム染色&創部培養が治療方針決定に必要となることは稀
  - 腹腔内,脊髄or硬膜外膿瘍では,手術時に培養検体を提出すると抗菌薬の方針決定に有用
  - 咽頭膿瘍の培養も抗菌薬の調節に役立つ場合がある
- DMや免疫不全状態で全身症状や敗血症性ショックを伴う場合→採血&血液培養採取,輸液&抗菌薬開始,点滴静注抗菌薬のために入院

軟部組織

■皮下膿瘍 (Clin Infect Dis 2005;41(10):1373)
病歴
- 疼痛,圧痛&硬結,一般的に発熱や全身症状は伴わない
- 外傷or穿通性損傷による皮膚障害。患者は外傷の記憶がないことが多い
- IVDU,麻薬注射,MRSA膿瘍の既往の有無

所見
- 周囲に紅斑を伴い,激しい圧痛のある,波動を触れる柔らかい腫瘤
- ブドウ球菌属が最多。混合感染のことも多い

評価
- 全身状態が不良でなければ血液検査が必要なことは稀。エコー検査が局在診断に有用なことも
- 膿瘍の培養が必要なのは,抗菌薬治療を行う場合,重篤な感染症,全身状態不良,初期治療失敗例のみ

治療
- 健常人では次の場合を除き抗菌薬の適応はない:蜂窩織炎,発熱,免疫抑制状態,切開排膿の無効例
- 切開排膿(区域神経ブロックor周囲浸潤麻酔±鎮静を用いて)
  - 切開創が早期に閉鎖してしまうのを防ぐために楕円形に切開
  - 鉗子を用いて膿瘍腔内の被包化構造を壊す
  - 洗浄&コメガーゼパッキング(48時間)を考慮(美容上問題となる部位では24時間)
  - 周囲に蜂窩織炎を伴う場合:nafcillin 2g IV 4時間ごとorセファゾリン1g IV 8時間ごとorセファレキシンPO

- 複雑性膿瘍の場合：クリンダマイシン，ST合剤，テトラサイクリン，リネゾリド，バンコマイシン

方針
- 創処置の仕方を指導して帰宅，2日後にフォロー
- コメガーゼ除去後は，創部のドレナージを維持するために1日3回の温浴×2〜3日間

パール
- 基本的にあらゆる部位に生じうる：癤（せつ），ニキビ（痤瘡），皮膚損傷部，昆虫刺傷部
- 切開排膿後にルーチンでコメガーゼパッキングを行うかは賛否両論

■ 爪周囲炎
病歴
- 爪縁外側の疼痛＆腫脹，上皮の表層感染
- 誘因となる創傷を認めないことが多いが，不潔な爪ケア用具や外傷に続発する場合がある

所見
- 周囲にわずかな紅斑を伴う爪床外側の膿貯留
- ブドウ球菌・レンサ球菌が最多だが，好気性菌＆嫌気性菌による混合感染の場合も

評価
- 検査は不要

治療
- 健常人では抗菌薬不要
- 1％リドカインを用いて罹患指の両側指根部に指ブロックを施行
- #11メス刃で爪上皮を患側の爪からもち上げて膿を絞りだす

方針
- 創処置の仕方を指導して帰宅，2日後にフォロー
- 完全な排膿ドレナージのために罹患指に1日3回の温浴×2〜3日間

パール
- マニキュア／ペディキュア歴，咬爪癖があることが多い
- 難治性／再発性爪周囲炎では*Candida*感染を考慮する
- 放置すると感染が指腹（瘭疽）や手の深部や腱に波及する場合がある

■ 毛巣嚢胞
病歴
- 臀裂部の自発痛・圧痛を伴う膿瘍，肥満or毛深い患者に多い
- 男性に多い。発熱・全身症状は非常に稀

所見
- 臀裂部／仙尾部正中，肛門開口部より4〜5cm背側の自発痛を伴う限局性膿瘍。周囲の紅斑・波動を伴う
- 混合感染：ブドウ球菌orレンサ球菌，嫌気性球菌，好気性菌＆嫌気性菌の混合感染

評価
- 全身状態が不良でなければ検査は不要

治療
- 皮下膿瘍と同様，切開排膿
- 急性期症状が沈静化した後に，毛巣洞・瘻孔の切除に関して外科コンサルト

方針
- 創処置の仕方を指導して帰宅，2日後にフォロー

パール
- 毛巣洞を外科的に切除しなければ，高率に再発する（40〜50％）
- 皮下組織に貫通している毛髪部分から膿瘍を形成すると考えられている

■ バルトリン腺嚢胞／膿瘍
病歴
- バルトリン腺の閉塞により生じる陰唇に限局した強い痛み
- 疼痛による歩行＆座位困難
- 発熱・全身症状は稀

所見
- 膣口外側下縁の自発痛・圧痛を伴う嚢胞性腫瘤，しばしば腺口部より排膿を伴う
- 典型的には嫌気性菌，MRSA，ブドウ球菌，レンサ球菌，大腸菌，クラミジア，淋菌による

評価
- クラミジア，淋菌培養を提出

治療
- 粘膜面から切開排膿し，Wordカテーテルを48時間留置
- 排膿を促すためにはじめの2〜3日間は1日3回の座浴
- 再発予防として造袋術・バルトリン腺嚢胞摘出術の検討も含め婦人科フォロー

方針
- 創処置の仕方を指導して帰宅，2日後にフォロー

パール
- 造袋術施行後も再発率は5〜15％。婦人科悪性腫瘍も考慮

直腸周囲膿瘍 (Int J Colorectal Dis 2012;27:831)

■病歴
- 排便時，しゃがんだとき，歩行時に増悪する直腸周囲の疼痛＆腫脹
- 高熱・全身症状は稀
- Crohn病，肥満，DM or PIDの既往のあることが多い

■所見
- 肛門括約筋外側に限局する膿瘍を確認＆膿瘍の頭側進展度を確認するために直腸診が必須
- 典型的には大腸菌，腸球菌，*Bacteroides*，黄色ブドウ球菌，MRSAによる

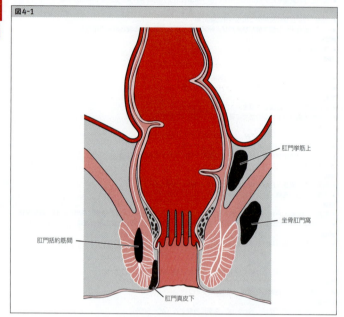

図4-1

（図中ラベル：肛門挙筋上、坐骨肛門窩、肛門括約筋間、肛門真皮下）

■評価
- 全身状態が不良でなければ検査は不要
- DM or 免疫不全患者の場合，血算，Chem-7を行う
- 肛門括約筋間，肛門挙筋上，肛門後方の膿瘍or痔瘻が疑われる場合はCT/MRI

■治療
- 硬結を伴う肛門縁外側の表在性膿瘍の場合，救急外来にて切開排膿
- 疼痛管理：切開排膿は強い疼痛を伴うため，鎮静を要することも多い
- 膿瘍が直腸診で触れるのみ＆硬結も目視できない場合，全身麻酔下での切開排膿について外科コンサルト
  - DM or 免疫不全患者では完全にドレナージするために手術室で切開排膿すべき
- ワセリンガーゼで48時間保護，排膿を促すためにはじめの2～3日間は1日3回の座浴
- 健常人の表在性膿瘍の場合，抗菌薬不要
- 免疫不全患者，人工物/弁留置患者，不完全な切開排膿の場合，抗菌薬を考慮する
  - 〔レボフロキサシン500 mg 1日1回or（アンピシリン1 g＋ゲンタマイシン80 mg 8時間ごと）〕＋メトロニダゾール500 mg 8時間ごと。バンコマイシンを考慮

■方針
- 創処置の仕方を指導して帰宅，2日後にフォロー
- DM & 免疫不全患者は入院させ点滴静注抗菌薬

■パール
- 切開排膿or自然ドレナージで治療された患者の35～50％が慢性痔瘻になる
- 両側性の圧痛は「馬蹄形」痔瘻の可能性↑

頭蓋内膿瘍

■ **病歴**
- 直接進展（副鼻腔・耳・歯牙），遠隔感染巣からの血行性播種（心内膜炎），脳外科手術後/穿通性外傷により生じる
- 頭痛（70〜90%），発熱（50%），髄膜刺激症状，羞明，痙攣（30%），嘔吐（25〜50%），意識障害
- 亜急性の進行（髄膜炎・脳炎との違い）

■ **所見**
- 神経局所所見，微熱，知覚鈍麻（mass effect），痙攣，意識障害，項部硬直（25%），視神経乳頭浮腫（10〜50%）
- 原因微生物は侵入経路により様々。1/3は複数菌による

■ **評価**
- 血液培養，血算（WBC数は非特異的），Chem-7，凝固
- CT±造影。MRIは脳炎・後頭蓋窩病変の感度↑
- 髄液所見は非特異的，LPは避ける

■ **治療**
- 手術室でのドレナージについて脳神経外科に緊急コンサルト。気道管理，痙攣治療
- 可能性の高い病原微生物に対して髄液移行性のよい点滴静注抗菌薬を速やかに投与する
- 広域抗菌薬の投与を開始する：セフトリアキソン2g＋バンコマイシン1g＋メトロニダゾール500mg
- ステロイドは脳浮腫に対して**のみ**適応となる：デカドロン10mg IV 1回，以後4mg 6時間ごと

■ **方針**
- 脳神経外科で手術による洗浄ドレナージ，6〜8週間の点滴静注抗菌薬，以後4〜8週間の経口抗菌薬

■ **パール**
- 死亡率24〜27%，脳室内への膿瘍穿破を伴う場合には80%
- 合併症：神経局所症状の残存，瘢痕組織による新規の痙攣or精神神経症状（50%）

軟部組織感染症

■ **アプローチ**
- 詳細な病歴聴取：随伴症状（嘔吐・下痢，咳嗽，腹痛，意識障害），進展の仕方
- DMがあれば血糖値を測定
- 重篤な感染症を示唆する著しいバイタルサインの異常がないか評価（血圧↓，HR↑）
- 免疫不全患者（HIV/AIDS，高齢者，栄養障害，長期ステロイド使用）or 好中球減少➡より積極的な評価＆検査を考慮：血算，Chem-7，尿検査＆尿培養，CXR。血液培養＆入院を検討
- 最近の海外渡航歴がある場合：旅行関連感染症を考慮する

軟部組織感染症の鑑別	
病態生理	鑑別診断
皮膚科領域	皮下蜂窩織炎，丹毒，膿痂疹（8-7），SSSS，TSS，壊死性筋膜炎，膿瘍（4-2），化膿性汗腺炎，ネコひっかき病（4-11, 10-2）
腎尿路生殖器系	Fournier壊疽
眼科領域	眼窩周囲蜂窩織炎，眼窩蜂窩織炎
耳鼻咽喉科領域	口底蜂窩織炎（Ludwigアンギーナ）
節足動物媒介関連疾患	ロッキー山紅斑熱（4-15, 8-2），ライム病（4-15, 8-2）
バイオテロリズム	炭疽菌（4-19）

皮膚科領域

■ **皮膚 / 皮下蜂窩織炎**（Clin Infect Dis 2005;41(10):1373）
病歴
- 皮膚損傷の病歴がないことが多い。±局所の外傷，最近の手術歴，異物
- 発熱，悪寒，全身倦怠感を訴えることもある

所見
- 熱感，圧迫で消褪する紅斑＆圧痛，軽度〜中等度の腫脹
- ±遠位の皮膚損傷（例：足趾間部の足白癬を伴う前脛骨部蜂窩織炎）

評価
- 血糖値が上昇している場合は，Chem-7，尿検査。膿瘍を臨床的orベッドサイド簡易エコーにて除外
- 全身状態不良の患者では，血液培養，血算＋WBC分画，Chem-7，CRP，CPKを考慮
- 炎症部位からの細菌培養は推奨されない。陽性率10〜50%のみ
- レンサ球菌orブドウ球菌（MRSA含む）が最多。血行性播種の場合もある

治療

- 下肢蜂窩織炎の場合，48時間の安静＆下肢挙上を推奨，必要があれば松葉杖使用
- 経口抗菌薬：セファレキシン500 mg PO 1日4回 or dicloxacillin 500 mg PO 1日4回 or アモキシシリン-クラブラン酸500 mg PO 1日3回
- 点滴静注抗菌薬：セファゾリンorセフトリアキソンor nafcillin
  - ペニシリンアレルギーの場合：クリンダマイシン500 mg PO 1日4回 or（アジスロマイシン500 mg PO 1回，その後250 mg PO 4日間）or レボフロキサシン500 mg 1日1回×5日間
- DM or 免疫不全患者の場合，より広域の抗菌薬を使用
- MRSAカバーを考慮：バンコマイシン，ゲンタマイシン，テトラサイクリン，ST合剤，リファンピシン，ダプトマイシン，リネゾリド
- NSAID/アセトアミノフェンで疼痛管理：激しい痛みの場合，壊死性筋膜炎を疑う
- 感染，汚染，壊死した組織の場合，創部デブリドマン
- 進行性または壊死性感染または軟部組織内のガスがある場合，外科コンサルト

方針

- 経口抗菌薬を処方して帰宅，24〜48時間後にフォロー，それまでに悪化すれば必ず再診するように指示
- 全身症状を伴う場合，DM，免疫不全患者，外来治療失敗例では入院治療

パール

- 細菌による皮膚＆皮下組織の炎症で生じ，感染は筋膜や筋まで及ばない
- 単肢にびまん性の腫脹がある場合，DVTを除外するために腓腹筋or大腿中部の血管Doppler検査を考慮
- 油性インクで病変部境界をマーキングし，日時を記録すること

■丹毒

病歴

- 高リスク：高齢者，乳幼児，肥満，DM，CHF，術後，ネフローゼ症候群
- 急性発症の疼痛，紅斑，硬結
- 発熱＆悪寒にはじまり，1〜2日後に疼痛を伴う皮疹が出現
- 全身症状を伴う場合がある：筋肉痛，関節痛，悪心，頭痛

所見

- 皮膚表層に疼痛，硬結，隆起を伴う。境界明瞭な紅斑
- リンパ管炎を伴う不整形紅斑で，落屑，引きつれ，水疱，リンパ節腫脹を認めることがある
- 70〜90％は下肢に，5〜20％は顔面に，5〜6％は上肢に生じる

評価

- 重篤感がない限り検査の適応はない

治療

- ペニシリンG，アモキシシリン，セファゾリン1 g IV 8時間ごと，アジスロマイシン500 mg PO
- ペニシリンアレルギー：アジスロマイシン，クリンダマイシン，レボフロキサシン

方針

- 経口抗菌薬＆鎮痛薬を処方して帰宅，患部挙上，24〜48時間後にフォロー，それまでに悪化すれば必ず再診するように指示

パール

- A群β溶血性レンサ球菌により生じるのが典型的。真皮，皮下組織＆リンパ管の炎症
- 蜂窩織炎よりも表層に生じる
- 再発率は10〜40％

■ブドウ球菌性熱傷様皮膚症候群（SSSS）*(Am J Clin Dermatol 2003;4(3):165)*

病歴

- ＜5歳の小児に多い。成人では稀。前駆症状としての咽頭痛，結膜炎，発熱，倦怠感から疼痛，表皮剥離を伴う紅斑へと急速に進行する

所見

- 粘膜面は侵されない（TENとの違い）
- 発赤を伴う蜂窩織炎に続いて急性表皮剥離：水疱形成➡広範囲の膜様表皮剥離の結果，熱傷様皮膚を呈する
- 全身倦怠感，発熱，不機嫌，触診での圧痛あり。重篤感はない

評価

- 全身状態が不良でなければ検査は不要
- Nikolsky徴候陽性（圧力をかけると表皮剥離を生じる）

治療

- 熱傷と同様の治療（輸液，創部局所処置，熱傷治療専門科コンサルト）
- ほとんどの症例は抗菌薬なしで改善するが，投与が推奨されている：nafcillin，バンコマイシン，クリンダマイシン

方針

- 熱傷処置目的で入院，輸液。ICU入院を考慮する

パール

- 黄色ブドウ球菌由来の表皮剥脱毒素により生じる，MRSAの報告もある
- SSSSでは表皮層が分離して皮膚剥離するが，TEN（より重篤な病態）では基底膜レベルで壊死して皮膚剥離する

- 予後:小児では瘢痕を残さず治癒することが多い(死亡率4%)。成人(死亡率60%)

■ トキシックショック症候群(TSS)

病歴
- 多彩な症状:前駆症状,感染部位の疼痛(皮膚所見に比べ強い痛み),発熱,悪寒,悪心・嘔吐,腹痛,水様下痢,筋肉痛,関節痛,咽頭炎,頭痛,意識障害
- 最近の手術歴,頻回に交換されていないパッキング(生理用タンポン,鼻腔タンポナーデ)

所見
- すべての臓器系にわたる所見からの臨床診断
  - 体温>38.9℃,血圧↓(ショック/循環血液量減少),皮疹
  - 「サンドペーパー様」のびまん性斑状皮疹,初期は体幹部→上下肢,手掌,足底に広がる→発症5〜12日後に皮膚全層の剥離,落屑を生じる
  - 診断には3臓器系の障害(下表参照)

評価
- 血算+WBC分画,Chem-7,尿検査,肝機能,凝固,培養(血液,尿,咽頭)

治療
- タンポンやパッキングがあれば除去,膿瘍があればドレナージ。熱傷処置
- 積極的な循環蘇生,必要があれば昇圧薬,尿量モニターのため尿道カテーテル留置
- 抗菌薬:効果がないかもしれない(毒素を介した病態のため)が,同定した感染症はすべて治療する
  - nafcillin,バンコマイシン,クリンダマイシン(細菌の毒素産生を抑制),リネゾリド
- 高用量ステロイドがTSSを改善したとする複数の症例報告がある
- 肺水腫or人工呼吸管理を要する重症患者の場合,IVIG 400mg/kg IV(TSS-1&その他の外毒素に対する抗体を含む)により死亡率↓の可能性がある
- デブリドマンが可能な感染巣の場合,外科コンサルト

方針
- ICU入院

パール
- 高吸収タンポンの利用が減ったことに伴い有病率↓している
- レンサ球菌&ブドウ球菌が産生するTSST-1外毒素に対する炎症反応により生じる
  - レンサ球菌:通常,術後or外傷後:猩紅熱様皮疹。死亡率30〜70%,劇症型
  - ブドウ球菌:より緩徐進行性,死亡率5%
- 予後不良,死亡率は70%に達する。再発率30〜50%,再発例のほとんどが2カ月以内

TSSで障害される臓器	
臓器	所見
消化器系	悪心・嘔吐,水様下痢
筋骨格系	激しい筋肉痛orCPK↑(正常上限の2倍以上),筋炎
粘膜	粘膜充血(膣,結膜,口腔咽頭)
呼吸器系	ARDS,肺炎,気道過敏性
腎臓	BUN↑・Cr↑,無菌性膿尿
肝臓	総ビリルビン↑・AST↑・ALT↑(正常上限の2倍以上)
血液系	DIC,Plt<10万/μL
CNS	意識障害,巣症状は呈さない

■ 壊死性筋膜炎

病歴
- 既往に軽微な外傷,しばしばDM,末梢血管障害,アルコール乱用or栄養障害あり
- 突然発症の疼痛&腫脹にはじまり知覚鈍麻に進展する

所見
- 発熱,圧痛,紅斑,見た目が重篤
- 身体所見に似つかわしくない強い疼痛&/or知覚麻痺,握雪感
- 急速に広がり進行する紅斑/深筋膜の細菌感染→二次性の皮下組織壊死,皮下気腫(ガス産生菌による)
- より深層に波及し筋炎or筋壊死を生じる場合もある

LRINECスコア (Crit Care Med 2004;32(7):1535)	
点数	採血所見
4	CRP≧15mg/dL
1	WBC 15,000〜25,000/μL(>25,000/μLの場合2点)
1	Hb 11〜13.5g/dL(<11g/dLの場合2点)
2	Na<135mmol/L(135mEq/L)
2	Cr>1.85mg/dL
1	Glu>180mg/dL
≧6点	壊死性筋膜炎に対して感度92.9%,特異度91.6%

LRINEC:Laboratory Risk Indicator for Necrotizing Fasciitis

評価
- 血算＋WBC分画，Chem-7，尿検査，CRP，凝固
- 単純X線：軟部組織内ガスに対する感度はCTよりも低い

治療
- デブリドマンに関して早期に外科コンサルト（デブリドマンが根治的治療）。血行動態サポート
- 早期＆広域抗菌薬
  - バンコマイシン1g IV 12時間ごと＋ピペラシリン-タゾバクタム4g IV 6時間ごと＋クリンダマイシン600 mg IV 8時間ごと
- デブリドマン後に高圧酸素療法，IVIGを考慮する

方針
- 外科的デブリドマンのためにICU入院，高圧酸素療法のために転院搬送も

パール
- 死亡率20～50%，未治療では致死的
- ほとんどの場合，溶血性レンサ球菌（A群）。他は黄色ブドウ球菌，嫌気性菌，グラム陽性＆陰性菌の混合感染などで生じる

腎尿路生殖器系

■ Fournier壊疽

病歴
- 高齢，肥満，DM，慢性アルコール中毒，長期ステロイド使用，免疫不全の既往
- 最近の処置歴，尿道カテーテル留置，直腸周囲疾患，肛門性交の既往
- 発熱，傾眠傾向などの前駆症状
- 急速に進行する陰嚢の腫脹，疼痛，紅斑，熱感。排膿を伴う場合がある

所見
- 陰嚢の強い圧痛，腫脹，熱感。明らかな波動や陰部瘙痒感は伴わない
- 発熱，悪寒，全身症状（頻脈，血圧↓）±握雪感，排膿
- 深部の感染は皮膚所見から想定されるよりもはるかに進展していることが多い

評価
- 血算＋WBC分画，Chem-7，血液＆尿培養，CRP，凝固
- X線撮影で皮下気腫を認めることがある。CTで感染＆壊死の範囲を確認できる

治療
- 広範囲のデブリドマン＆ドレナージのために泌尿器科or一般外科コンサルト
- 輸液，昇圧薬を用いた血行動態サポート＆循環蘇生
- 広域抗菌薬：バンコマイシン，アンピシリン-スルバクタム，ピペラシリン-タゾバクタム，クリンダマイシン，破傷風予防
- デブリドマン後に高圧酸素療法，IVIGを考慮

方針
- 外科的デブリドマンのためにICU入院，高圧酸素療法のために転院搬送も

パール
- 重症感染の場合，死亡率50%。早期の外科的デブリドマンが予後と最も強く相関している
- 複数菌感染症である（大腸菌，*Bacteroides*，レンサ球菌，ブドウ球菌，嫌気性菌，エンテロバクター，真菌）
- 筋膜面の急速な破壊

眼科領域 (*Ophthalmology* 2007;114(2):345)

■ 眼窩周囲／眼窩隔膜前蜂窩織炎

病歴
- 最近の副鼻腔炎や眼窩周囲の皮膚感染，眼窩周囲の外傷，咬傷

所見
- 片側眼瞼腫脹，紅斑，熱感，皮膚変色
- 強膜充血，結膜斑状出血
- 眼球運動で痛みは生じない，眼球突出は認めない

評価
- 血算＋WBC分画，血液培養，眼窩CT→眼窩内の進展を評価

治療
- 頭部挙上
- 抗菌薬：入院が必要な場合はセフトリアキソンorアンピシリン-スルバクタム3g IV 6時間ごと，外来治療ならセファレキシン or dicloxacillin or クリンダマイシンor アモキシシリン-クラブラン酸500 mg PO 1日3回×10日間

方針
- 全身状態不良や併存疾患がある場合，入院とする
- 上記以外は厳重な眼科フォロー（2日後）のもとに帰宅とする

パール
- 眼科隔壁前部の眼瞼＆眼窩周囲軟部組織に生じる感染症である
- 起因菌としてはブドウ球菌＆レンサ球菌が最多，稀にインフルエンザ菌が原因となる
- 眼窩蜂窩織炎とは区別する。眼窩周囲蜂窩織炎では外眼筋運動（EOM）による痛みはなく，眼球突出もない

■ 眼窩蜂窩織炎
病歴
- 眼球運動で増悪する眼窩痛，視力障害
- 最近の副鼻腔炎，眼窩周囲の皮膚感染，眼窩周辺の外傷，顔面外傷

所見
- 発熱，頭痛，鼻汁，倦怠感
- 眼球突出＆眼筋麻痺が主要徴候である
  - 片側眼瞼腫脹，紅斑，熱感，皮膚変色
  - 強膜充血，結膜浮腫
  - 愛護的触診で眼窩に圧痛あり，眼球内圧↑
  - 視力低下，相対的求心性瞳孔反応消失，視野異常

評価
- 血算＋WBC分画，眼窩CT，可能ならば軟部組織吸引，血液培養

治療
- 眼科コンサルト，頭部挙上
- 迅速な抗菌薬投与による積極的治療：バンコマイシン，アンピシリン-スルバクタム3g IV 6時間ごと

方針
- 抗菌薬治療目的に入院とする

パール
- 眼科隔壁より後部の眼窩軟部組織感染症
- 最も一般的にはレンサ球菌，ブドウ球菌，インフルエンザ菌，複数菌による
- 重大な事態：脳との交通枝（海綿静脈洞）を介して経静脈的に菌が流れてきた。最も一般的には篩骨洞からの感染の波及による
- 合併症：1.9%の症例で髄膜炎，永続的眼球運動障害，視力低下

耳鼻咽喉科領域

■ 口底蜂窩織炎（Ludwigアンギーナ）
病歴
- 歯科衛生不良，最近の抜歯歴，歯根膿瘍，穿通性外傷の既往のある患者

所見
- 嚥下痛，嚥下障害，頸部腫脹，倦怠感，発熱，stridor，流涎，舌突出
- 顎下/舌下間隙が，腫脹により固く「木material板様」に触れる

評価
- 血算＋WBC分画，Chem-7，尿検査，血液培養，凝固
- 頭頸部CT

治療
- 重度の腫脹，急激な感染の悪化，気道が脅かされる状況では，気管挿管が困難となり，ファイバースコープガイド下経鼻挿管が最適なアプローチとなることがある（バックアップとして輪状甲状間膜切開を準備）
- 入院に関して耳鼻咽喉科コンサルト
- 点滴静注抗菌薬：ペニシリン，アンピシリン-スルバクタム，第3世代セファロスポリン，カルバペネム，クリンダマイシン，メトロニダゾール
- DM患者ではゲンタマイシン，IVDUではバンコマイシンを加える

方針
- 点滴静注抗菌薬，気道狭窄・閉塞にそなえてICU入院とする

パール
- 口腔内より発症し，両側顎舌骨筋の上下に急速に進展する硬結がある蜂窩織炎。膿瘍やリンパ節腫脹を伴わない。急速な上気道閉塞を生じることも
- 外科的デブリドマンは抗菌薬がなかった時代の治療。現在では抗菌薬不応性or膿瘍形成がある場合のみ適応

ウイルス感染

ウイルス感染の鑑別	
病態生理	鑑別診断
心臓	心筋炎（1-28）

肺	肺炎（2-1），上気道炎/気管支炎（2-2）
消化器	肝炎（3-14），胃腸炎（3-8）
皮膚	帯状疱疹（8-5），風疹（8-3），麻疹（8-2），突発性発疹（8-3），単純ヘルペス（8-4）
頭頸部	咽頭炎（13-3），副鼻腔炎（13-4），ジフテリア，クループ（13-3），結膜炎（13-7）
その他	伝染性単核球症，HIV

伝染性単核球症

■病歴
- 発熱，咽頭炎，リンパ節腫脹，頭痛，皮疹，非特異的症状
- 4～6週間の潜伏期間，1～2週間の前駆症状：倦怠感，気分不良，筋肉痛，微熱

■所見
- 微熱，咽頭炎，扁桃炎
- 硬く圧痛があるリンパ節腫脹が1～2週間持続，多くが後頸部に出現，ときに全身性
- 皮疹：紅斑性丘疹（上肢），結節性紅斑，多形紅斑
- 脾腫：強い腹痛（稀）は脾破裂の可能性を示唆する
- 点状出血，黄疸，肝腫大，眼窩周囲の浮腫を認める場合がある

■評価
- 血算：WBC↑，異型リンパ球出現，肝機能↑（ビリルビン，AST，ALT）。モノスポット検査（訳注：カード凝集法。日本にはない）

■治療
- 支持療法，休養，鎮痛薬，解熱薬
- 気道浮腫の所見があればステロイド

■方針
- 入院が必要となることは稀。かかりつけ医で早めにフォロー
- 脾破裂を避けるために1カ月間は体をぶつけ合うスポーツや激しい運動は控えさせる

■パール
- EBVによる症候群（90％の人がEBVをもっている）。伝染性単核球症の多くがEBVによるが，EBV感染のほとんどは伝染性単核球症を生じない
- 2番目の原因：CMV
- 唾液を介した感染：中咽頭の上皮細胞＆唾液腺に感染
- Bリンパ球に感染→ウイルスが血流に侵入
- 自然治癒する。通常は3～4週間で軽快し，数カ月で完治する

HIV/AIDS (Emerg Med Clin N Am 2008;26:367)

■病歴
- 発熱，全身倦怠感，寝汗，咽頭炎，下痢，筋肉痛/関節痛，頭痛，インフルエンザ様症状

■所見
- 全身性の斑丘疹，口腔内潰瘍（鵞口瘡），発熱，リンパ節腫脹

■評価
- 血算：WBC↓，Plt↓，肝機能↑
- HIV抗体（ELISA法）：陽性であればウエスタンブロット法で確認する（急性感染症ではウイルス量＞100,000）
- ウイルス量を測定するためのPCR，CD4数

■治療
- HIV検査前後にカウンセリングを

■方針
- 全身状態不良でなければ帰宅。抗HIV薬治療のため感染症内科フォローを

■パール
- 性交渉（70％），IVDUで感染。妊娠中or分娩時に母親から子どもに感染しうる
- 未治療のHIVはAIDS（CD4＜200/μL）へ進行し，平均余命は2～3年

日和見感染予防		
感染症	適応	予防法
結核	PPD陽性（＞5 mm）or 濃厚曝露歴あり	イソニアジド＋ビタミンB₆×9カ月間
PCP	CD4＜200 or 鵞口瘡	ST合剤1日1回orジアフェニルスルホン100 mg 1日1回orアトバコン1,500 mg 1日1回orペンタミジン300 mg 4週間ごと
トキソプラズマ症	CD4＜100でかつトキソプラズマ抗体陽性	ST合剤1日1回or（ジアフェニルスルホン200 mg 1日1回＋pyrimethamine 75 mg 1日1回＋ロイコボリン25 mg 1週間に1回）

MAC	CD4＜50		アジスロマイシン1,200 mg 1週間に1回 or クラリスロマイシン500 mg 1日2回

HIV/AIDSの合併症	
CD4数	合併症
＜500	Kaposi肉腫，リンパ腫，口腔毛状白斑症 カンジダ症：口腔内，食道，腟 繰り返す細菌感染症 肺結核，肺外結核 HSV感染，VZV感染
＜200	PCP，トキソプラズマ症，Bartonella，Cryptococcus，Histoplasma，Coccidioides，HIV脳症
＜50～100	CMV，MAC 播種性Bartonella，侵襲性アスペルギルス症 中枢神経系リンパ腫，進行性多巣性白質脳症

HIV/AIDSの臓器合併症	
臓器	徴候／病因
全身	発熱：細菌性，MAC，CMV，PCP，結核，リンパ腫，薬物反応，心内膜炎
皮膚	Kaposi肉腫，リンパ腫，VZV，HSV，HPV，伝染性軟属腫
眼	CMV網膜症
口腔	口腔毛状白斑症，Kaposi肉腫，鵞口瘡，アフタ性潰瘍
心臓	拡張型心筋症，心内膜炎，心筋炎，CAD，心囊炎，LVH
肺	PCP，結核，真菌性肺炎（Aspergillus，Cryptococcusなど），CMV
消化器	口腔カンジダ症，口腔毛状白斑症，食道炎，腸炎，GIB（CMV，Kaposi肉腫，リンパ腫），直腸炎，肝炎，下痢（Cryptosporidium，Isospora）
腎	腎症（薬物性），HIV関連腎症
血液	貧血（慢性炎症性貧血），白血球減少症，血小板減少症
腫瘍	非Hodgkin＆CNSリンパ腫，Kaposi肉腫，子宮頸癌
内分泌	性腺機能低下，メタボリック症候群，副腎不全，HIV消耗性症候群
神経	髄膜炎：Cryptococcus，細菌性，ウイルス性，結核性，Coccidioides，ヒストプラズマ症 神経梅毒：髄膜炎，脳神経麻痺，認知症 腫瘍（トキソプラズマ症），AIDS認知症，脊髄炎，末梢神経障害，HIV脳症，進行性多巣性白質脳症

抗HIV薬の副作用		
薬物カテゴリー	薬物	副作用
核酸系逆転写酵素阻害薬（NRTI）	ジドブジン（AZT） ジダノシン サニルブジン zalcitabine	骨髄抑制（AZT） 膵炎（ジダノシン） 末梢神経障害
非核酸系逆転写酵素阻害薬（NNRTI）	ネビラピン エファビレンツ	Steven-Johnson症候群
プロテアーゼ阻害薬（PI）	インジナビル アタザナビル	悪心・嘔吐，下痢，脂質異常症，高血糖，脂肪再分布

狂犬病

狂犬病脳炎

■病歴
- 以下の病歴があることも：イヌ，ネコ，その他の非齧歯類（アライグマ，スカンク，キツネ，コウモリ）に咬まれたorひっかかれた．狂犬病様症状のある動物（興奮し涎を垂れ流し，向こうから攻撃してくる状態）やコウモリと接触した
- 2～10日続く前駆症状：非特異的な発熱，咽頭炎，頭痛，食欲不振，疼痛，悪心・嘔吐，不安，易刺激性，動物に咬まれたりひっかかれたりした箇所の感覚障害

■所見
- 恐水症状，恐風症状，高熱
- CNS症状は前駆症状が出現してから2～7日ではじまる
- 80％は狂躁型（興奮，手足をばたばたさせる，延髄症状，ミオクローヌス），20％は麻痺型（進行性・上行性の弛緩性麻痺，失禁，感覚障害は伴わない）

- 進行性の自律神経不安定:高体温,散瞳,流涙↑&流涎↑
- 晩期の症状:低血圧,昏睡,DIC,多臓器不全,不整脈,心停止
- 急速進行性の脳症
- 麻痺&無呼吸は末期症状:狂犬病予防接種or曝露後の予防を受けていない場合は例外なく致死的

■評価
- 狂犬病ウイルス抗原,RNA,狂犬病ワクチン未接種の人では血清狂犬病中和抗体価>1:5で診断できる(ワクチン接種後の人では4倍以上の抗体価↑で診断)
- 髄液:蛋白↑,RBCとWBCがわずかに↑。ワクチン接種の有無にかかわらず抗体価は診断に有用
- 頭部CT,髄液グラム染色と培養。脳症を生じるその他の原因を検索

■治療
- 支持療法,緩和療法
- 有効性が証明された内科的治療法はない
- ケタミンやベンゾジアゼピンを用いた鎮静や抗ウイルス療法(アマンタジン,リバビリン)は生存率にほとんど影響しない

■方針
- 神経症状or呼吸器症状があればICU入院,感染症科コンサルト
- (日本なら)保健所に届出を行う
- リスクのある人が他にいないか確認する,適応があれば狂犬病曝露後予防接種を行う

■パール
- ラブドウイルス科のリッサウイルスが原因
- 世界的にはイヌが最も一般的に感染している動物だが,米国&カナダではきわめて稀
- 狂犬病に罹患して神経学的後遺症なく回復した3症例の報告は,すべてが症状の発症前に予防接種を受けていた
- ヒトからヒトへの感染は,角膜移植で8症例,臓器移植で8症例,臨床検査中の空気感染で2症例,ヒト咬傷で1症例
- 最初の救急外来受診で狂犬病の症状がでていることは稀。非特異的な症状のためほとんど常に見逃される。説明のつかない脳症では全例標準予防策を実施する
- 途上国では年間35,000人以上の死者がでている。海外渡航後に神経症状を生じたときは鑑別に挙げる(特に東南アジア,アフリカ,ラテンアメリカ)
- 症状が出現すればほぼ致命的である。予防が大切! 予防接種により救命できる

狂犬病曝露後の予防

■病歴
- イヌ,ネコ,その他の非齧歯類(アライグマ,スカンク,キツネ,コウモリ)に咬まれたorひっかかれた。狂犬病様症状のある動物(興奮し涎を垂れ流し,向こうから攻撃してくる状態)と接触した
- コウモリとの何らかの接触(生きていても死んでいても)

■所見
- 咬傷やひっかき傷があることも。外傷の所見は認めない場合もある

■評価
- 狂犬病曝露リスクの評価について,(日本なら)保健所への問い合わせを考慮

■治療
- 創処置(石鹸,水,ポビドンヨード液で洗浄),壊死組織のデブリドマン,二次閉鎖,破傷風トキソイドを必要に応じて投与
- 飼いイヌ・ネコによる咬傷の場合,飼い主から動物のワクチン接種状況をきく
- 狂犬病発症のリスクを評価し,抗狂犬病免疫グロブリン(HRIG)と狂犬病ワクチン(HDCV)の必要性を検討(下表参照)〔訳注:HRIGは日本では製造・輸入しておらず入手困難。HDCVは北米やヨーロッパで使用されており,日本では組織培養不活化狂犬病ワクチン®を使用する。1回1.0 mLを,0,3,7,14,30,90日的計6回SC〕
- HRIG:20 IU/kgの1/2量を受傷部位へ,残りの1/2量を三角筋へIM
- HDCV:1 mLを救急外来で三角筋へIM。引き続き3,7,14日後に追加接種
- 免疫不全患者ならば,28日後にHDCVの5回目の接種を行う
- ワクチンに対して軽度の副反応がでたからといって予防接種を中断してはならない
- 狂犬病曝露のリスクがある人には曝露前の予防が重要
- 狂犬病症例は,動物に咬まれて発症した症例数よりも咬まれずに発症した症例数のほうが多い。∴狂犬病の高リスク動物(特にコウモリ)との何らかの接触があれば予防を考慮

■方針
- ワクチン投与計画に従って再診するように指示したうえで,帰宅とする

狂犬病曝露後の予防指針 (*MMWR Recomm Rep* 2010;59(RR-2):1)		
動物	動物の評価と処分	予防推奨
イヌ，ネコ，イタチ	健康．その動物を10日間経過観察可能	動物に症状が出現しはじめた場合のみHRIG＋HDCVを開始 or RVA（訳注：北米で使用されている狂犬病吸着型ワクチン rabies vaccine adsorbed）のみのいずれかを行う
	狂犬病に罹患（その疑い）	直ちに予防を開始する
	不明（逃げられた）	保健所に相談
スカンク，アライグマ，コウモリ，コヨーテ，キツネ，多くの肉食動物	狂犬病に罹患しているものとみなす	直ちに予防を開始する（検査で動物が狂犬病陰性と判明している場合を除く）
ウマ・ウシなど家畜，ウサギ，齧歯類，リス，ハムスター，魚，鳥，爬虫類		狂犬病の予防はほとんど必要ない 保健所に相談

破傷風

■病歴
- 急性発症の筋緊張，疼痛を伴う筋収縮（顎や頸），全身性の筋痙攣．75%に開口障害
- 危険因子：不十分なワクチン接種歴，慢性の傷，IVDU

■所見
- 創部付近の筋痙攣，頭部破傷風，開口障害，痙笑（特徴的なひきったような表情），テタニー様痙攣，呼吸不全
- 自律神経不安定：血圧↑or↓，不整脈，心停止
- 合併症として骨折・脱臼も

■評価
- 特異的検査なし．臨床診断

■治療
- ベンゾジアゼピンを用いた筋痙攣の治療，呼吸補助，NGTによる経管栄養
- 抗破傷風免疫グロブリンの髄腔内投与により臨床症状の改善が早まる（訳注：賛否両論）
- 抗菌薬：メトロニダゾール，ペニシリンG，テトラサイクリン
- （訳注：創部のデブリドマンも重要である）

■方針
- ICU入院

■パール
- 破傷風菌（*C. tetani*）は莢膜がなく芽胞を形成する偏性嫌気性グラム陽性桿菌である．熱，乾燥，殺菌薬に抵抗性
- DTaP（ジフテリア，破傷風，百日咳．不活化）ワクチンは生後2，4，6カ月に投与し，追加免疫は15〜18カ月と4〜6歳で接種する（米国）．追加免疫は10年ごと or 汚染した傷を負った場合の接種が推奨されている
- 死亡率は30〜45%．生涯のどこかで破傷風トキソイドを接種していれば死亡率は6%
- 2〜4カ月かけてゆっくり改善し，通常は完全寛解する

■予防

破傷風曝露後の予防指針		
創部	ワクチン接種状況	予防
小さくて清潔な創	破傷風トキソイド接種が<3回，最終接種から>10年，接種歴不明	破傷風トキソイド追加接種
上記以外の創部	破傷風トキソイド接種が<3回，最終接種から>5年，接種歴不明	破傷風トキソイド追加接種
	破傷風トキソイド接種が<3回，接種歴不明	抗破傷風免疫グロブリン（250mg or 500IU IM）

- 必要に応じて創部の洗浄＆デブリドマンを行う
- 破傷風の基礎免疫を終了していない患者は，破傷風の追加免疫を4〜6週間後と6〜12カ月後に受けさせる

寄生虫感染

疥癬

■病歴
- 持続する瘙痒，2〜3週で悪化。他の家族にも症状があることも
- 秋と冬の発症が多い，夜に症状が悪化

■所見
- 皮疹：ピンクor灰色の隆起した線状の痕（疥癬トンネル）。先端に小水疱を伴う
- 強烈なかゆみを伴う：四肢の指間・趾間部，外陰部，腋窩，足，臀部，乳輪・乳頭，腹部，乳房の下
- 二次性の皮疹として，蕁麻疹，膿疱疹，斑状湿疹，膿皮症，表皮剥離，蜂窩織炎，癤（せつ）を認める

■評価
- 臨床診断である。burrow ink test（インクを用いて巣穴を調べる検査），テトラサイクリン蛍光検査，皮膚掻爬or薄片生検

■治療
- 症状緩和，二次感染と家族の治療，衣服・シーツ類を洗濯する
- 5% permethrinクリームが最も有効。重症ではイベルメクチンや1% lindaneを併用する

■方針
- 家族も治療が必要なことと，衣服や寝具を洗浄することを指示して帰宅
- 治るまでは学校を休む。permethrin塗布は通常12時間以内に効果がでる

■パール
- ヒトのダニであるヒゼンダニ *Sarcoptes scabiei*（メス）による
- 皮膚と皮膚の接触で感染，衣服や寝具を介した間接的接触でも感染
- A群レンサ球菌の長期の皮膚定着を招くことも

トキソプラズマ症

■病歴
- 免疫不全患者（HIV），痛みのない視力低下

■所見
- 主として神経・筋組織を侵す，しばしば無症状
- 頸部or後頭部の圧痛のない孤立したリンパ節腫脹が4〜6週間
- 先天性：頭蓋内石灰化，新生児水頭症，脈絡網膜炎，失明
- 免疫不全患者：頭痛，錯乱，痙攣，意識障害，局所運動障害，脳神経異常，運動異常

■評価
- IgG抗体（ELISA法）検出
- CTよりもMRIのほうが*Toxoplasma*による脳病変の検出に優れる

■治療
- 輸液蘇生，痙攣の治療，気道管理
- 非妊娠患者：pyrimethamine+（スルファジアジンorスピラマイシンorクリンダマイシンorアジスロマイシンorアトバコン）+葉酸。眼トキソプラズマ症にはステロイドを追加
- 妊娠患者：スピラマイシン+pyrimethamine+スルファジアジン
- AIDS：pyrimethamine+スルファジアジン（治療＆予防）

■方針
- 症状による

■パール
- *Toxoplasma gondii*（偏性細胞内寄生胞子：マクロファージ内）による
- 細胞内寄生。ネコが固有宿主で，哺乳類が中間宿主となる
- 空中に浮遊する胞子or汚染した食物（生肉，洗っていない野菜，乳製品）で伝播する

生物媒介感染

生物媒介感染の鑑別	
病態生理	鑑別診断
ダニ媒介	ライム病，ロッキー山紅斑熱，エールリキア症，バベシア症
蚊媒介	マラリア，黄熱病，デング熱，西ナイル熱，東部ウマ脳炎

ダニが媒介する疾患

■ライム病（*Borrelia burgdorferi*）(Clin Infect Dis 2006;43(9):1089)
病歴
- 1/3がダニに咬まれた覚えがある。5～8月に流行地でシカダニ Ixodes scapularis に咬まれた or 森林地帯への曝露で発症することが多い。潜伏期間は3～31日
- 感染が成立するためにはダニが36時間以上くっついている必要がある
- 中心の色がぬけている皮疹が2～3週間続くことがある。気分不良、倦怠感

所見
- 進行すると多発性関節炎、心伝導障害、神経学的後遺症を生じることも
- 皮疹：遊走性紅斑（20～40％で欠如）
  - 刺された部位の小丘疹→中心の色がぬけていて外側の境界明瞭な鮮やかな紅斑（"bull's eye"、標的状病変 target lesion）
  - 直径は15 cmに及ぶことも。全身症状の出現に伴って徐々に消褪する
- ライム心筋炎：房室ブロック&/or心筋心膜炎
- ライム髄膜炎：古典的な細菌性髄膜炎の症状とは違う
  - 早期：頭痛、50％で脳神経麻痺（VII）、根神経炎、遊走性紅斑
  - 晩期：神経認知機能障害（脳症）

評価
- 遊走性紅斑のみの患者では検査は推奨しない（臨床診断）
- 遊走性紅斑を認めない患者：最初に抗体検査によるスクリーニング（EIA）を行う。陽性なら免疫ブロット法を行う。確定診断には両方の検査で陽性であることが必要
- 心電図（房室ブロック）、神経所見のある患者には髄液検査を考慮

治療
- ダニの除去：鉗子やピンセットを使用してなるべく皮膚近くでダニをつかみ、一定の力で上方にひっぱる。患部を消毒し、種類同定のためにダニを保存
- 下表参照、リウマチ科コンサルトを検討
- 妊婦にはテトラサイクリンの使用は避ける

方針
- 症候性の房室ブロックや失神がなければ抗菌薬を処方して帰宅→かかりつけ医フォロー

パール
- シカダニ（小さい、ピンの先端大）vs. イヌダニ（大きい、より一般的、ライム病を媒介しない）
- 米国のダニ媒介病のなかで最も頻度が高い：90%はマサチューセッツ、コネチカット、ロードアイランド、ニューヨーク、ニュージャージー、ペンシルバニア、ミネソタ、ウィスコンシン、カリフォルニアの各州で発生

救急外来での病期別ライム病への対応			
病期	症状/所見	咬まれてからの期間	治療
曝露	無症状	72時間以内	ドキシサイクリン200 mg PO 1回
第1期	遊走性紅斑、非特異的なウイルス感染症状（発熱、倦怠感、気分不良）、局所のリンパ節腫脹	2、3日～1カ月	ドキシサイクリン100 mg PO 1日2回 or アモキシシリン500 mg PO 1日3回 or セフロキシム500 mg PO 1日2回×14日間
第2期	Bell麻痺、心筋炎（房室ブロック）、関節痛、神経所見（Bell、脳神経）	数日～10カ月	セフトリアキソン2 g/日 点滴静注×14日間、ライム心筋炎の場合は21日間まで投与する
第3期	筋骨格系（関節炎）、神経所見（脳炎、髄膜炎、神経障害）	数カ月～数年	関節炎のみ：上記処方の内服×28日間 神経症状/所見あり：セフトリアキソン2 g/日 点滴静注×14～28日間

■ロッキー山紅斑熱（*Rickettsia rickettsii*）
(MMWR Recomm Rep 2006;55(RR-4):1)

病歴
- 発熱、筋肉痛、頭痛、点状出血性皮疹、ダニ生息地滞在歴、最近のダニ咬傷歴（60%）
- ダニに咬まれて3日以内の発熱>38.9℃（102°F）、激しい頭痛、筋肉痛、錯乱、腹痛、悪心・嘔吐

所見
- 多臓器にわたる症状。発熱>38.9℃、来院時に血圧↓していることもある
- 皮疹（85～90%）：点状出血は手首や足首からはじまるのが典型的。発症時にびまん性のこともある
  - 古典的な手掌と足底の皮疹は晩期に出現（症状出現から5日目以降）、顔面に皮疹は生じない
  - CNS：脳炎、錯乱、運動失調、昏睡、痙攣、脳神経麻痺、永久的失明・難聴
  - 消化器：腹痛、悪心・嘔吐、下痢、便潜血陽性、黄疸

評価
- 免疫蛍光抗体法（IFA）が最も一般的に使用される
- 血算（Plt↓、貧血）、Chem-7（Na↓、BUN↑）、肝機能、凝固、血液培養
- 全身状態不良 or 呼吸音の異常があればCXR
- 意識障害に対してCT or MRI：脳梗塞、脳浮腫、髄膜の造影効果などを認めうる

- 髄液検査で，細胞数増多，Glu 正常，蛋白上昇を認めうる

治療
- 適応があれば気管挿管．全身状態の蘇生：透析，輸液，適応があれば PRBC 輸血＋血小板輸血
- 抗菌薬：テトラサイクリン（ドキシサイクリン），クロラムフェニコール

方針
- ほとんどの場合入院加療が必要，ICU 入院を考慮（急激な悪化時）

パール
- *R. rickettsii* は内皮細胞に感染して小/中血管の血管炎を引き起こす
- 死亡率 1.4%（治療や診断の遅れによる）
- 季節性の大流行あり：90%が 4 月 1 日～9 月 30 日．＞50%がノースカロライナ，オクラホマ，サウスカロライナ，アーカンソー，テネシー，ジョージアの各州で発生

■エールリキア症
病歴
- 春～初夏に流行地域へ旅行，ダニに咬まれた．潜伏期間は 5～14 日
- 発熱，筋肉痛，倦怠感，頭痛，咳嗽，呼吸困難，悪寒戦慄，悪心・嘔吐

所見
- 発熱，リンパ節腫脹（＜25%），様々な皮疹．髄膜炎は稀

評価
- 血算（WBC↓，Plt↓），肝機能↑，LDH↑，ESR↑．血液培養は役に立たない
- 感染急性期では PCR が最も感度が高い，血清学的検査，末梢血スメア
- CT/LP（頭痛がひどくて髄膜炎の除外が必要なとき）．細胞数増多，蛋白の軽度上昇を認めることも

治療
- 鎮痛薬，蘇生，抗菌薬：ドキシサイクリン 100 mg PO or 点滴静注（訳注：日本には点滴静注製剤はない）1 日 2 回×10 日間

方針
- 支持療法のため入院を

パール
- 偏性細胞内寄生グラム陰性菌
- 媒介生物：1 つ星ダニ *Amblyomma americanum* ＆マダニ属．保有宿主：オジロジカ，シロアシネズミ
- 春～初夏が感染ピーク．ほとんどがミズーリ，アーカンソー，オクラホマ，テネシー，メリーランド，コネチカット，ウィスコンシン，ニューヨークの各州で発生
- 死亡率＜2%

■バベシア症 (*Clin Infect Dis* 2006;43(9):1089)
病歴
- 5～9 月に流行地域へ渡航，ダニに咬まれた．潜伏期間は 1～4 週間
- 健常人は通常無症状．高齢者，免疫不全患者，無脾症で症状が出現
- 発熱，脱力，倦怠感，頭痛，羞明，意識障害，咳嗽，息切れ，悪心・嘔吐，腹痛，悪寒，筋肉痛，食欲不振

所見
- 発熱，悪寒戦慄，発汗，意識障害，黄疸，腎不全，肝脾腫，点状出血

評価
- 血算（溶血性貧血），ハプトグロビン↓，肝機能↑，尿検査（尿蛋白 or 血尿）
- 末梢血の Wright 染色 or Giemsa 染色．PCR．免疫蛍光抗体法
- 末梢血スメア検査を繰り返すと寄生虫を見つけられる場合がある

治療
- 蘇生，支持療法，気道管理
- 抗菌薬早期投与：（アトバコン PO＋アジスロマイシン PO/点滴静注）or（クリンダマイシン PO/点滴静注＋キニーネ PO）
- RBC 交換輸血：原虫寄生率＞10%，重症貧血，臓器不全がある場合

方針
- 支持療法継続，抗菌薬治療のため入院
- ほとんどの患者は 1～2 週間で回復．倦怠感は数ヵ月間持続することも

パール
- 寄生原虫類である *Babesia* は，ダニや感染した人からの輸血により伝播される
- 感染のピークは 5～10 月．ヨーロッパや米国（マサチューセッツ，ニューヨーク，ロードアイランド，コネチカットの各州，北中西部，北西部）でみられる
- 症状が出現した場合の死亡率：10%（米国），50%（ヨーロッパ）

蚊が媒介する疾患

■マラリア（WHO Guidelines for the Treatment of Malaria, 2nd ed., 2010）
病歴
- 中米，南米，サハラ以南のアフリカ，インド，東南アジア，中東，カリブ海，南中央アジアへの渡航歴．潜伏期間は 7～30 日だが，数ヵ月のことも
- 48～72 時ごとの発作性の悪寒，発汗，高熱

- 発熱，咳嗽，倦怠感，筋肉痛，気分不良．頻度は低いが食欲不振，悪心・嘔吐，下痢，頭痛

所見
- 発熱，低血圧，頻脈．黄疸，貧血徴候，脾腫を認めることも
- 重症マラリア：意識障害，2回以上の痙攣，肺水腫，血行動態不安定，発熱＞40℃，DIC，重症貧血，腎不全，低血糖，高寄生虫血症（血中にマラリア原虫が高濃度にいる状態）アシドーシス，高ビリルビン血症
- 脳性マラリア：意識障害，髄膜炎，痙攣，脳症．治療を行っても死亡率は15〜20％

評価
- 血算，Chem-7，ハプトグロビン，尿検査，血液培養，血液塗抹標本（厚層＆薄層），迅速抗原検査
  - 三徴：Plt↓，LDH↑，異型リンパ球
- 頭部CT/LP：意識障害や脳症の所見がある場合．脳性マラリアの評価のため
- 肺水腫の所見があればCXR

治療
- 気道管理，輸液ライン確保＋輸液負荷，感染症科コンサルト
- 渡航地域により，しばしば予防投薬が推奨されている
  - 虫よけ（DEETなど），permethrin処理した蚊帳，長袖の衣類を使用する
- 治療薬の選択は，渡航した地域，マラリアの種類，重症度による
- 抗マラリア薬投与時はQT延長に注意

方針
- 入院加療：マラリアの疑いor確定，小児，妊婦，免疫不全患者
- ICU入院：臓器不全徴候，脳性マラリアの徴候
- 退院後，治療を確認するために血液塗抹標本（厚層＆薄層）を1週間ごとに4回施行

パール
- マラリア原虫 *Plasmodium*（卵形，三日熱，四日熱，熱帯熱）によって発症．感染したメスのハマダラカ *Anopheles* に刺されることで伝播する．RBCに感染して全身に広がる
  - 熱帯熱マラリアが最も重症：脳性マラリア，肺水腫，腎不全，貧血を生じうる．サハラ以南のアフリカが好発地域
  - 三日熱マラリアと卵形マラリアは肝臓内で休眠体を形成する．通常は軽症のマラリアを生じる
- 毎年200万人が死亡している．大多数がサハラ以南の田舎
- 鎌状赤血球形質，サラセミア，ヘモグロビンC病，G6PD欠損症はマラリアに抵抗力がある
- 妊婦は約10倍罹患しやすく重症化しやすい．合併症率・死亡率も高い

■黄熱病 (Wkly Epidemiol Rec 2003;78(40):349)

病歴
- 流行地域への渡航〔サハラ以南のアフリカ（90％）と南アメリカ〕．潜伏期間は3〜6日
- 突然発症の発熱，悪寒，頭痛，背部痛，筋肉痛，悪心・嘔吐，一時的寛解

所見
- 意識障害，発熱，比較的徐脈，結膜充血，黄疸，心窩部圧痛，肝腫大，点状出血
  - 中毒期（15％）：高熱，頭痛，悪心・嘔吐，腹痛，傾眠，吐血，黄疸
- 晩期：血圧↓，ショック，錯乱，昏睡，DIC，出血
- 肝臓は最も障害される臓器：肝細胞傷害（脂肪変性，壊死），出血
- 腎臓も障害：腎機能障害，アルブミン尿，ATN
- 心臓：心筋の脂肪浸潤➡心筋炎と不整脈

評価
- 血算（WBC↓，Plt↓），肝機能↑，凝固障害，BUN↑・Cr↑，フィブリノゲン（DIC），ESR↓，血清学的検査，ウイルスの分離

治療
- 蘇生，支持療法，対症療法．承認された抗ウイルス薬はない
- 予防には弱毒生ワクチンが利用でき，きわめて有効

方針
- 支持療法のため入院

パール
- 熱帯の雨季と乾季の早い時期にネッタイシマカ *Aedes aegypti* によってフラビウイルスが伝播され，ウイルス性出血熱を生じる
- 死亡率5〜10％．出血期に陥れば20〜50％の死亡率
- WHOと（日本なら）地域保健所への届出義務がある

■デング熱 (WHO Dengue Guidelines for Diagnosis, Treatment, Prevention and Control; 2009)

病歴
- 流行地域への渡航（ほとんどが東南アジア，中米，西太平洋，ときに東地中海やアフリカ）
- 症状は4〜10日間の潜伏期間の後に生じる．悪心・嘔吐，腹痛
- 高熱：突然発症で1〜7日間続く．二相性で，頭痛，疼痛，出血を伴う
- 皮疹：特徴的な鮮紅色の皮疹で，圧迫で消褪する．まず下肢と胸に出現することが多い➡麻疹様の斑丘疹が全身に（掌と足底にはでない）➡落屑
- 骨の痛み：発熱後，下肢，関節，腰椎にしばしば出現．重症度↑

所見
- デング出血熱（DHF）orデング熱ショック症候群（DSS）は，異なるデングウイルスに2回目に感染した

ときに生じる
- 発熱，血圧↓，皮疹，リンパ節腫脹，出血（点状出血，紫斑，鼻出血，GIB，月経過多）
- DHF：高熱，肝腫大，低血圧，DIC。急激な体温↑とインフルエンザ様症状ではじまる

評価
- 血算（Hct↑，Plt↓，WBC↓），Chem-7（BUN↑），肝機能↑，便潜血，DICスクリーニング，ELISA，乳酸値
- CXR，頭部CT（意識障害があれば），エコー，ウイルス培養，デング抗原検査，PCR，ウイルス血清学的検査

治療
- 積極的な支持療法，輸液。血漿漏出を生じるので体液量の管理が重要

方針
- 支持療法のため入院

パール
- デングウイルス（フラビウイルス）感染が原因。ネッタイシマカ*Aedes aegypti*によって伝播される
- 急性発症の激しい頭痛，筋肉痛，関節痛をきたすため "break-bone fever" と呼ばれる
- 出血を伴う良性の急性発熱性疾患として回復する症例もあれば，DICをきたして致死的なDHFに至る症例も少数だがある

■ 西ナイル熱
病歴
- 夏期に流行地域での屋外曝露歴がある。潜伏期間は2～15日
- 発熱，インフルエンザ様症状，悪心・嘔吐，気分不良，筋肉痛，背部痛，頭痛，錯乱，皮疹，下痢
- 重症：筋脱力，弛緩性麻痺，痙攣，意識障害

所見
- 微熱，肝腫大（10％），脾腫（20％），全身のリンパ節腫脹
- 皮疹：頸，体幹，上下肢にみられる紅色斑丘疹と麻疹様発疹
- CNS：意識障害，錯乱，昏睡，髄膜刺激症状，視神経乳頭浮腫，脳神経異常，弛緩性麻痺，痙攣，運動失調，振戦，不随意運動

評価
- 血算（WBC↓，リンパ球↓，貧血），Chem-7（Na↓），肝機能↑，リパーゼ↑，血清学的検査（IgM抗体）
- MRI，髄液：蛋白軽度↑，WBC軽度↑，Glu正常，血清学的検査

治療
- 支持療法，気道管理，蘇生
- IFNとIVIG（ケースシリーズや症例報告レベルの限られたエビデンスのみ）

方針
- 支持療法のため入院。神経学的合併症に対してはリハビリが必要なことも

パール
- 数種類の蚊が媒介してウマ，イヌ，鳥にフラビウイルスが伝播される。血液脳関門をくぐりぬけて神経系に感染する
- 全世界での報告がある
- 高齢者でなく，他の合併症がなければ予後良好

■ 東部ウマ脳炎
病歴
- 夏～初秋に流行地域での屋外曝露歴
- 発熱，悪寒，気分不良，脱力，頭痛，筋肉痛。悪心・嘔吐，錯乱，昏睡へと急速に進行

所見
- 他の脳炎と同様。発熱，頻脈，頻呼吸
- 神経：視神経乳頭浮腫，痙攣，項部硬直，神経局所所見，脳神経異常，痙性麻痺

評価
- 血算（WBC↑），Chem-7（Na↓），血清学的検査（IgM），髄液・血液・組織からのウイルスの分離
- 頭部CT：点状出血/脳室内出血，局所の浮腫，髄膜増強効果
- MRI，LP：髄液所見では，蛋白↑，RBC↑，WBC↑

治療
- 支持療法，気道管理，蘇生，ステロイド，抗痙攣薬

方針
- 入院（ICU入院が多い），長期の強力なリハビリが必要となる

パール
- 蚊に刺されることで皮下からアルボウイルスが伝播，鳥が保有宿主。ウイルスは主に髄膜を侵して急性炎症を引き起こす
- 主に北米でみられる（ミシシッピ川東部。ミシガン，マサチューセッツ，ニューヨーク，ニュージャージー，ノースカロライナ，サウスカロライナ，フロリダ，ルイジアナ，ジョージアの各州）。淡水の沼や湿地が近くにある森林地帯。中米・南米では少ない
- 予後不良：数日以内の死亡率33～70％，合併症率90％，完全回復10％のみ

生物兵器

■背景
- 目に見えにくく、強力で、入手しやすく、まき散らしやすいものが使われる
- 大量の人々を殺傷するためにほんの少量の病原体があればよい
- ヒトからヒトに伝播するのはペスト、天然痘、ウイルス性出血熱のみ

■アプローチ
- 防護手段をとる：HEPAフィルターマスク付きの標準予防着を着用。患者を除染（衣服を除去、水と石鹸でシャワーで洗い流す）
- 感染した患者は隔離（陰圧室）、遺体は適切に処理

炭疽菌（Bacillus anthracis）

■病歴
- 感染したヤギ、ヒツジ、ウシ、ウマ、ブタとの接触。潜伏期間は1～6日
- 皮膚炭疽が最多、肺炭疽or腸炭疽もある。ヒトからヒトへの感染はない
- 発熱、気分不良、頭痛、咳嗽、脱力、息切れ、かゆみ、悪心・嘔吐、下痢、腹痛
- インフルエンザと比べて咽頭痛や鼻汁は少ない

■所見
- 感染経路（菌がついた場所）による
- 皮膚炭疽（95%）：潜伏期間は1～12日。小丘疹ではじまる→漿液性血性滲出液を含んだ小水疱（1～2日）→水疱が破れて周囲に浮腫を伴った無痛性壊死性病変→広範囲の浮腫
  - 潰瘍底は1～5cmの黒色痂皮になる→2～3週間後に痂皮脱落＆瘢痕化
- 肺炭疽：潜伏期間は1～6日。最初2～3日は非特異的な症状と咳嗽を生じる→突然の呼吸不全（呼吸困難、stridor、チアノーゼ、胸痛、発汗）→急速にショックに移行して24～36時間以内に死亡する
- 腸炭疽：感染した肉を摂食。潜伏期間は2～5日。局所的に口腔内／扁桃潰瘍、嚥下障害と呼吸不全→腹痛、吐血、大量腹水、下痢

■評価
- 血液培養。グラム染色or培養で皮膚炭疽は診断。血清学的検査。迅速炭疽菌抗体検査は1時間以内に結果が判明する
- 肺炭疽や腸炭疽は診断が難しい
- CXR（肺炭疽）：縦隔拡大、胸水

■治療
- 早期抗菌薬投与：ペニシリン、ドキシサイクリン（訳注：日本に点滴注製剤はない）、シプロフロキサシン点滴静注。全身状態不良・重症の場合は複数の抗菌薬を使用
- raxibacumab点滴静注：肺炭疽に対して近年FDAが承認した
- 予防：シプロフロキサシンorドキシサイクリン内服、炭疽菌ワクチン
- ステロイドは重症の浮腫や髄膜炎のときに有効かもしれない

■方針
- 臨床所見をもとに入院の判断

■パール
- 炭疽菌（B. anthracis）：大型、好気性、グラム陽性、芽胞形成性、非運動性、化膿性
- 南米、中米、東欧、南欧、アフリカ、アジア、カリブ海、中東に生息する動物に認められる
- 呼吸不全、重症菌血症、敗血症性ショック、髄膜炎により死亡する
- 死亡率は様々：皮膚炭疽＜1％、肺炭疽45～92％、腸炭疽25～60％

ペスト（Yersinia pestis）

■病歴
- ネズミノミとの接触。症例の99%が東南アジア（ベトナム）で発生、稀に米国南西部
- 急な高熱、リンパ節腫脹、筋肉痛、咳嗽、息切れ、胸痛、喀血、咽頭痛、消化器症状

■所見
- 細菌が複数のリンパ節に広がる→化膿性リンパ節炎（有痛性リンパ節腫脹）→他臓器への進展（脾臓、肝臓、肺、皮膚）、治療しなければ敗血症性ショックに陥る
- 腺ペスト（85～90%）：潜伏期間は1～8日。有痛性リンパ節腫脹（よこねbubo）を鼠径部、腋窩、頸部に生じる。発熱、悪寒、頭痛、悪心・嘔吐、意識障害、咳嗽を伴う→リンパ節腫脹は24時間で視認できるようになり、激しい疼痛を伴う
- 敗血症型（10～15％）：腺ペストが血行性に播種したもの
- 肺ペスト（1％）：エアロゾルの吸入や血行性播種による。湿性咳嗽、血痰・喀血、ラ音、呼吸音減弱

■評価
- 有痛性リンパ節腫脹の存在。リンパ節の穿刺吸引液のグラム染色。血液培養、喀痰培養、髄液培養、リンパ節穿刺吸引
- CXR（肺ペスト）：両側の肺胞浸潤影

■治療
- 治療開始後最初の48時間は患者を隔離する。肺ペストでは4日間隔離
- 最近,レボフロキサシンが認可された
- ストレプトマイシン15 mg/kg IM 1日2回×10日間±ドキシサイクリン200 mg点滴静注(訳注:日本に点滴静注製剤はない)1回投与
- 代替抗菌薬:クロラムフェニコール,ゲンタマイシン,ST合剤,シプロフロキサシン
- 敗血症型ペスト:他の菌の敗血症治療と同様
- 予防:ドキシサイクリンorシプロフロキサシンPO×7日間。殺鼠剤を使って齧歯類を駆除する

■方針
- 入院,隔離

■パール
- Y. pestis:グラム陰性,非運動性,芽胞非形成性,球桿菌。水中,湿った土壌,穀類,埋められた死骸の中では,数日~数週間生存する。保有宿主:齧歯類
- 死亡率には幅がある:無治療の腺ペスト50%,無治療の敗血症型/肺ペスト≒100%。治療により全体的死亡率は10~15%に低下

天然痘(variola)

■病歴
- 高熱,頭痛,悪寒戦慄,気分不良,筋肉痛,嘔吐,腹痛,背部痛,皮疹

■所見
- 気道内でウイルスが増殖する
- 潜伏期間は12日,血行性に広がる→局所のリンパ節・血管→皮膚変化
  - 2つのタイプ:大痘瘡variola major(死亡率30%),小痘瘡variola minor(死亡率<1%)
- 最初の症状から2~3日して顔・手・前腕に発疹→体幹や下肢にも皮疹が広がる
- 皮疹:斑→丘疹(2日目)→水疱(5日目)→臍窩のある膿疱(8日目)→膿疱は痂皮化(8~14日目)→第2週目にウイルス血症により死亡

■評価
- 臨床診断である。遠心性の分布,皮膚病変がすべて同じ時相で変化する,PCR

■治療
- 隔離,血行動態サポート,皮膚病変の処置,曝露後4日以内のワクチン接種

■方針
- 17日間の隔離。発熱後3~6日目が最も感染力が強い,すべての痂皮が剥がれるまで感染力は続く

■パール
- 天然痘ウイルス:エアロゾルによる強い感染力,環境中で安定,長期間感染力が持続
- 気道からの飛沫や体液により伝播
- 1977年のソマリアでの発生が最後。ルーチンのワクチン接種は1972年に中止された

意識障害

■アプローチ
- 軽度の昏迷状態、譫妄、認知症、昏睡まで幅広く含む
- 重度の意識障害がある場合や意識がない場合：ABC確認、低酸素にはO_2投与＆「昏睡カクテル」（下記の昏睡時投与薬）
  - 簡易血糖測定 or 50%ブドウ糖液1アンプルIV
  - ナロキソン0.4～2mg IV or IM、チアミン（ビタミンB_1）100mg
- 詳細な病歴聴取：基礎疾患の有無、発症時刻、目撃の有無、意識障害発症前後の状況、処方薬、中毒/乱用の証拠
- 身体所見：バイタルサイン、外傷所見、神経局所所見、瞳孔所見、皮膚所見
- 評価：血算、Chem-7＋電解質（Ca・Mg・P）、肝機能、TSH、薬物中毒スクリーニング、心電図、尿検査、CXR、±一酸化炭素（CO）、アンモニア、頭部CT、LP

意識障害の器質的原因（譫妄と昏睡を含む）

病態生理	鑑別診断
薬物/中毒	オピオイド、抗精神病薬、睡眠導入薬・鎮静薬、リチウム、抗ヒスタミン薬、抗コリン薬、多剤併用薬物乱用、離脱状態 中毒（例：中毒性のアルコール、一酸化炭素、シアン、キノコ）
薬物誘発症候群	バルプロ酸（高アンモニア血症）、セロトニン症候群、NMS
感染性	敗血症、熱譫妄、不顕性感染（特に高齢者：肺炎、UTI、皮膚）、髄膜炎/脳炎、神経梅毒
神経性	CVA、頭部外傷（脳振盪、出血、DAI）、SAH、痙攣 or 発作後状態、悪性新生物、高血圧性脳症、低酸素脳症
外傷	熱傷、電撃症、全身性炎症反応、脂肪塞栓、不顕性外傷（例：虐待／ネグレクト）
代謝性	アシドーシス、CO_2↑、O_2↓、電解質変化、肝性脳症、尿毒症 内分泌：Glu↓、Glu↑（HHS、DKA）、副腎、甲状腺（↑/↓） 栄養：Wernicke脳症、ビタミンB_{12}欠乏

意識障害患者の身体所見の手掛かり

認められる身体所見		原因
バイタルサイン	高体温	感染、甲状腺クリーゼ、アドレナリン刺激（薬物過剰投与 or 離脱）
	低体温	環境性、甲状腺機能低下症、敗血症
	頻呼吸	代謝性アシドーシス（DKA）、興奮剤、アスピリン中毒
	徐呼吸	麻薬中毒、CNS障害
	頻脈	発熱、敗血症、脱水、甲状腺クリーゼ、中毒（興奮剤、TCA、アスピリン、テオフィリン、抗コリン薬）、アシドーシス
	徐脈	心伝導障害、投薬（β遮断薬、Ca拮抗薬、ジゴキシン）、ICP↑
	高血圧	高血圧緊急症、妊娠高血圧腎症、疼痛、アドレナリン刺激（薬物投与 or 離脱）、ICP↑
	低血圧	ショック、敗血症、出血、中毒、不顕性外傷、GIB、急性副腎不全
眼所見	針先大縮瞳	オピオイド投与
	散瞳	交感神経作用性 or 抗コリン作動性症候群
	瞳孔不同	頭蓋内病変による mass effect or ヘルニア
	視神経乳頭浮腫	ICP↑

■譫妄
定義
- 急性発症の、一過性 or 変動する意識障害（例：認知機能障害、知覚障害、注意力低下、活動低下 or 亢進）で、器質的医学的病変 or 処方薬/薬物により引き起こされたもの（∴精神疾患によるものではない）
  - 進行性・持続性の認知機能低下は**認知症**

パール
- ＜12歳 or ＞40歳では（機能的／精神的と比べて）器質的病因が多い、（幻聴よりも）幻視がある、急性発症

■認知症
定義
- 慢性の緩徐進行性の高次脳機能低下。短期記憶＆（最終的には）長期記憶も低下
- ラクナ梗塞による血管性（多発脳梗塞）認知症では、階段状に進行することもある

認知症の鑑別

病因	鑑別診断
神経変性疾患	Alzheimer病、Parkinson病、Huntington病、Pick病

血管性	多発脳梗塞性認知症
感染性	髄膜炎／脳炎，神経梅毒，Creutzfeldt-Jakob病，HIV
炎症性	SLE，脱髄疾患
腫瘍性	原発性CNS腫瘍，腫瘍の転移，腫瘍随伴症候群
外傷性	外傷性脳損傷，SDH，低酸素脳症
中毒性	アルコール，処方薬，重金属
代謝性	ビタミンB_{12}／葉酸欠乏，甲状腺，Wilson病，脂質蓄積症
精神性	うつ病
水頭症	正常圧水頭症，閉塞性水頭症

回転性めまい

■定義
- 回転性めまい（vertigo）とは，動揺／回転の感覚を伴う，位置感覚障害

■アプローチ
- 回転性めまいの発症状況，持続時間，症状の重症度，増悪・寛解因子，随伴症状
- 外傷歴，椎骨動脈傷害のリスク（頸部捻転傷害，カイロプラクティック）の聴取
- 詳細な病歴聴取：回転性めまいと前失神or立ちくらみを区別する
  - 不整脈／MIを除外するため心電図を考慮，低血糖を除外するため血糖測定，貧血を除外するため血算
- 身体所見：頸動脈雑音，耳鏡検査，小脳所見，歩行，眼振±頭位変換眼振テスト
- 回転性めまいの原因は末梢性と中枢性に大別される
  - 末梢性は通常緊急性なし
  - 中枢性は通常緊急に診断を要する。全体の10%
  - 中枢性回転性めまいの危険因子：高齢，男性，高血圧，CAD，DM，心房細動，CVA/TIAの既往

回転性めまいの鑑別	
原因	鑑別診断
末梢性	異物，耳垢塞栓，急性中耳炎，内耳炎，良性発作性頭位変換性めまい，Ménière病，前庭神経炎，外リンパ瘻，外傷，乗り物酔い，聴神経腫瘍，耳毒性薬物（例：ゲンタマイシン，フロセミド）
中枢性	感染（脳炎，髄膜炎），椎骨脳底動脈循環不全，鎖骨下動脈盗血症候群，小脳or脳幹の出血or梗塞，椎骨脳底動脈片頭痛，外傷（側頭骨骨折，脳振盪後症候群），腫瘍（脳幹or小脳），多発性硬化症，側頭葉てんかん

回転性めまい：中枢性と末梢性の違い		
	末梢性	中枢性
めまいの発症・持続・経過	急性，間欠的，しばしば短い 経過の早期に出現	徐々に，進行性，持続性 経過の後半に出現
回転性めまいの強さ	重度	軽度〜中等度
眼振	常にある：一方向性，振幅が漸減する，水平性or回旋性（垂直性にはならない）	ないこともある，両方向性となりうる 垂直性眼振は中枢性
随伴症状	強い悪心・嘔吐 体動／姿勢により誘発される ±難聴or耳鳴（Ménière病，聴神経腫瘍を考慮） 脳幹／小脳所見は正常	軽度の悪心，しばしば頭痛 体動に影響されない 通常聴覚症状なし 神経学的異常所見を伴うことあり

■中枢性回転性めまい
病歴
- 上表参照。危険因子を考慮して精査

評価
- 頭部CT：出血に対する初期検査として有用だが，小脳／脳幹の評価には限界がある
- MRI：小脳病変の診断にはベスト
- CTA or MRA：血管病変（頸動脈，椎骨脳底動脈）を評価するために考慮

治療
- 症状緩和（制吐薬，ベンゾジアゼピン）。神経内科コンサルト

方針
- 症状と所見の重症度次第。血管性のリスクが高い場合は入院

■ 末梢性回転性めまい

末梢性回転性めまいの一般的な原因	
原因	所見
良性発作性頭位変換性めまい (BPPV)	短時間（秒/分単位），嘔吐を伴う重度の症状 頭位の変化で誘発される（例：寝返り） Dix-Hallpike法で症状が誘発される場合は Epley法で耳石を移動させる ・Hallpike法：座位からはじめ，速やかに仰臥位にする，患者の頭部を45°後方に伸展し，その後すぐに45°右か左へ傾ける。患者の眼は開いたままにし，眼振と症状を観察する。反対側で繰り返す
内耳炎	漿液性：通常は上気道炎or耳感染の最近の既往or併発あり，難聴を伴うこともある。軽症で，微熱を伴うことあり 急性細菌性：中耳炎を併発，重度の症状，難聴，発熱，重症 ・末梢性回転性めまいで唯一入院が必要な診断 中毒性：薬物の耳毒性による。進行性の症状，しばしば難聴，耳鳴を伴う。眼振なし
前庭神経炎	突然発症，重度の症状，数時間かけて進行しその後徐々に寛解するが，軽い症状が数週/数カ月続くことあり。ときに先行する感染/中耳の既往あり。聴覚症状なし。±眼振
Ménière病	嘔吐を伴う重度の回転性めまいの発作が繰り返される，発作は突然発症し，数時間続く，長い症状寛解期間がある。眼振なし 三徴：回転性めまい，耳鳴，難聴
聴神経腫瘍	緩徐発症，進行性の症状。一般的に30〜60代の女性。＋難聴，耳鳴 腫瘍増大に伴い運動失調，神経所見がでてくる

治療
- 通常，抗めまい薬による支持療法
  - ジアゼパム 2〜4 mg IV / 5〜10 mg PO，メクリジン 25 mg PO，ジフェンヒドラミン，プロメタジン
  - BPPV：Eply法を考慮（or自宅で簡易自己Epley法）
  - 急性細菌性内耳炎：耳鼻咽喉科コンサルト，点滴静注抗菌薬，通常入院が必要
  - Ménière病：支持療法薬，減塩を推奨，耳鼻咽喉科フォロー

方針
- 症状が落ち着けば帰宅。かかりつけ医/耳鼻咽喉科のフォロー
- 入院：救急外来での治療で症状が改善しない場合or急性細菌性内耳炎

顔面下垂

■ アプローチ
- 顔面下垂（facial droop）では，閉眼と眉挙上の強さを診察して下位運動ニューロン性（末梢性）か上位運動ニューロン性（中枢性）かを直ちに区別する
  - 前額部は両側性支配である。∴中枢性の顔面下垂であれば前額部は麻痺なし ➡ 脳卒中の精査
- 低血糖が原因となりうるため簡易血糖測定をすぐ行う

顔面下垂の鑑別	
部位	鑑別診断
末梢性	Bell麻痺（特発性），顔面神経障害，術後（耳下腺摘出術），感染（ライム病，単純ヘルペス，乳突洞炎），聴神経腫瘍，耳下腺悪性腫瘍，ボツリヌス中毒
中枢性	CVA/TIA，ICH，Todd麻痺，Guillain-Barré症候群，脳血管炎/動脈炎，多発性硬化症，重症筋無力症，進行性核上性麻痺，感染（髄膜炎，脳炎，脳膿瘍），占拠性病変

Bell麻痺

■ 病歴
- 急性（数時間かけて）発症。無痛性片側性顔面下垂。他の神経所見や症状なし
- 危険因子：成人，DM，妊娠。流行地域への最近の渡航歴があればライム病を示唆
- すべての顔面麻痺の約50%を占める。両側性のときはさらに精査が必要

■ 所見
- 前額部麻痺は必須。笑顔or閉眼ができない，流涎，聴覚過敏
- 他の神経所見なし。ただし筋力低下による発声への影響あり
- 原因疾病に特異的な所見の検索。例：遊走性紅斑（ライム病），小水疱（単純ヘルペス）

■ 評価
- 全神経所見，特に脳神経所見に注意。典型的経過であれば検査不要
- 非典型的経過・他の所見・全身症状：神経画像検査と神経内科コンサルト

■ 治療 (Neurology 2012;79(22):2209)
- （閉眼できないので）角膜損傷を防ぐため，人工涙液，就寝前に眼瞼をテープ固定

- プレドニゾロン60 mg 1日1回×5日間，その後漸減（10〜14日かけて）
- 経験的抗菌薬投与はしないが，感染性を疑う場合or重症の場合：アシクロビル（HSV），ドキシサイクリン（ライム病）

■**方針**
- 安心させて帰宅，数カ月麻痺が続くなら神経内科フォロー
- 予後：80〜90%は2〜3カ月後に完全に回復，10%は永続，14%は再発

頭痛

■**アプローチ**
- 大半を占める良性頭痛から致死的な頭痛を鑑別しなければならない
- 関連症状の評価：羞明，嘔吐，視覚変化，眼痛，神経局所症状
- 頭部or頸部外傷，処方薬，薬物乱用を評価
- 神経画像検査が必要となる危険信号：突然/急速発症（ピークまで<1時間），運動誘発性，人生で最悪の痛み，意識障害，>35歳ではじめての重度頭痛，項部硬直，免疫不全，毎日起こる頭痛，同様の頭痛経験なし，神経学的異常，髄膜刺激症状，視神経乳頭浮腫

頭痛の鑑別	
病態生理	**鑑別診断**
原発性頭痛	片頭痛，緊張性頭痛，群発性頭痛
血管性	高血圧性頭痛，静脈洞血栓症，動脈瘤性SAH，AVM，急性CVA，妊娠高血圧腎症，頸動脈解離
外傷	ICH，SAH，SDH，EDH，脳振盪後症候群
感染	髄膜炎，脳炎，膿瘍
mass effect	悪性腫瘍（原発性or転移性）
髄液異常	水頭症，偽性脳腫瘍，腰椎穿刺後頭痛（脳脊髄液↓）
頭蓋外	緑内障，三叉神経痛，副鼻腔炎，顎関節症候群，側頭動脈炎，乳突洞炎
環境性	一酸化炭素中毒（10章参照），薬物乱用頭痛

原発性頭痛症候群

■**片頭痛**
病歴
- 緩徐発症，片側性で拍動性。悪心・嘔吐，羞明を伴うことが多い
- 通常4〜72時間持続，視覚前兆or前駆症状が頭痛に先行することがある（15%）

所見：神経学的所見正常。ときに数時間続く典型的な神経局所症状を呈することもある（複雑性片頭痛）

評価
- CTやLPで除外すべき他の鑑別疾患がなければ検査やコンサルト必要なし

治療
- 予防：TCA，β遮断薬，抗痙攣薬
- 頓挫的治療：「片頭痛カクテル」としてドパミン拮抗薬（例：プロクロルペラジン，メトクロプラミド）＋ジフェンヒドラミン（錐体外路症状↓），輸液，NSAID，アセトアミノフェン
- その他の選択肢としてトリプタン，ジヒドロエルゴタミン（DHE），デキサメタゾン
  - DHE，スマトリプタンは妊娠患者とCAD患者には禁忌

方針
- 改善すれば帰宅，初期治療で改善しなければ入院

パール
- >35歳で初発の片頭痛と診断する場合は慎重に

■**緊張性頭痛**
病歴：鈍い，ズキズキする，しめつけるような頭痛で頸部or頭部下部の筋緊張を伴う，ときにうつ，不安を伴う，1日の終わりに悪化

所見：神経学的所見正常

評価：CTやLPで除外すべき他の鑑別疾患がなければ検査やコンサルト必要なし

治療：NSAID，アセトアミノフェン，頸部マッサージ，温める，リラックスさせる。麻薬は使用しない

方針：頭痛が改善すれば帰宅，処方薬で改善しなければ入院

パール：良性頭痛で最も多い原因

■**群発性頭痛**
病歴：突然の片側性，発作性，鋭い，刺すような眼痛で，痛みで目が覚めることがある。頭痛発作が週に数回，最大6〜8週間にわたり発生（群発性），そして寛解，これを繰り返す。男性に多い

所見：土同側の流涙，潮紅，鼻漏or鼻閉，結膜充血or Horner症候群（30%）

評価：他の原因を除外する必要（例：人生ではじめての最悪の頭痛）がなければ検査の必要なし

治療：マスクで高流量O_2（7〜10L/min），スマトリプタン（妊娠，CADでは避ける），リドカイン鼻腔内投与，NSAID。予防：プレドニゾロン60mg×10日その後漸減，±ベラパミルorバルプロ酸
パール：急性閉塞隅角緑内障を鑑別する

血管性

■ くも膜下出血（SAH）（非外傷性）
アプローチ
- 救急外来で最も診断が難しい疾患の1つ
- 動脈瘤の完全破裂は一般的には，脳出血のように重篤
- 「人生で最悪の頭痛」の精査目的は，動脈瘤完全破裂の前に30〜50％の頻度で起こる警告出血（漏出）を同定し，治療可能な動脈瘤をみつけること
- SAHのうち20％は非動脈瘤性（例：AVM）でこれらは予後がよい
- 精査の閾値を下げる。SAHによる頭痛でも処方薬で改善することも多い

徴候
- 典型的症状：突然の「雷に打たれたような」頭痛，＜1時間で痛みがピークに達する，「人生で最悪の頭痛」
- SAHの危険信号となる追加の病歴：労作時/Valsalva負荷時発症，項部硬直，救急車での来院，意識消失，嘔吐
- 危険因子：＞60歳，家族歴（4倍のリスク），高血圧，喫煙，アルコール，コカイン，アンフェタミン使用，PKD，膠原病/結合組織病
- 神経学的所見は正常なことも。動脈瘤による圧迫で動眼神経麻痺が起こることがある

評価
- 頭部CT：病歴からリスクが低く，神経学的異常がない場合，＜6時間で感度100％，それ以降は86％（*BMJ* 2011;343:d4277）
  - 上記患者群（病歴からリスクが低い）で，発症＜6時間の頭部CT陰性の場合，LPは行わないことを推奨する文献がいくつかある
- LP（出血診断のゴールドスタンダード）：12時間以降でキサントクロミーは感度100％
  - RBCのり下限は確立されていない
- CT血管造影：出血に対する感度は98％に達するが，さらに改善傾向にあり，今後ますます活用が期待される
- LPが陽性であれば脳動脈瘤同定のために血管造影がゴールドスタンダード

管理
- LP陽性なら，脳外科/放射線科（IVR）にコンサルト。下記の「脳出血」の項を参照

方針
- 入院

■ 高血圧性頭痛
病歴
- 未治療の高血圧orその他の誘発因子（妊娠，薬物使用，セロトニン症候群）

所見
- しばしば血圧＞240/140（DBP＜120は稀）
- 視神経乳頭浮腫，脳症，±神経局所異常症状or痙攣

評価
- 頭部CTで脳浮腫orICHを評価，頻回かつ正確な血圧確認目的で観血的血圧測定を考慮
- その他の臓器障害を探す（高血圧緊急症）：AMIには心電図，大動脈解離，肺水腫，腎不全の徴候がないか

治療
- 目標は1時間で平均血圧25％↓（血圧↓が速すぎると脳虚血につながる）
- ニトロプルシドナトリウム（妊婦以外で）0.5μg/kg/minorラベタロール（訳注：日本に静注製剤はない）1〜2mg/minも使用可

■ 静脈洞血栓症
病歴
- 過凝固状態（例：73％が妊婦/出産後）
- 緩徐な頭痛発症（診断までの平均時間は7日），視覚異常，悪心・嘔吐

所見
- 視神経乳頭浮腫，下肢脱力，神経局所症状
  - 海綿静脈洞：第Ⅲ，Ⅳ，Ⅵ脳神経障害
  - 横静脈洞血栓症：中耳炎症状

評価
- 頭部CT/CT静脈造影から行うのが一般的だが，磁気共鳴血管造影（MRV）が最も感度が高い

治療
- 抗凝固療法（ヘパリン）±血栓溶解薬を直接投与

パール
- 静脈洞の閉塞の結果，うっ滞が起こり，虚血が起こる

中枢神経系（CNS）感染症

■ 髄膜炎

病歴
- 頭痛，発熱，項部硬直，傾眠，意識障害。最近の罹患歴，旅行歴，免疫抑制薬，頭部外傷・手術歴を聴取
- 細菌性：通常急性（＜1日），高熱，頭痛，項部硬直，見た目が重篤
- ウイルス性：通常亜急性（1～7日），頭痛，発熱，羞明
- 真菌性・結核性：亜急性（＞1週間），頭痛，微熱，体重減少，寝汗

所見
- 発熱（感度が高い），頭痛，項部硬直（50%で陽性），しばしば羞明，意識障害
- Brudzinski徴候（受動的に頸を屈曲すると股関節が屈曲する）とKernig徴候（股関節を90°まで屈曲した状態で膝を伸ばすことができない）は感度が5%しかない
- 点状出血性皮疹は髄膜炎菌を示唆
- 高齢者や免疫不全患者では症状に乏しい。意識障害のみのこともある

評価
- 病歴や所見から細菌性が疑われる場合は直ちに（LPの前に）抗菌薬投与
- 血液培養，感染の精査すべて（血算，CXR，尿検査）。Plt↓は髄膜炎菌を示唆
- LPを行う前にCT撮像が必要かどうかは，下表参照
- LP検体：（1本目と4本目）細胞数と分画，（2本目）GluとHSVの蛋白，（3本目）グラム染色と培養±PCR

LP前のCT撮像の適応（IDSA Guidelines. *Clin Infect Dis* 2004;39(9):1267）
視神経乳頭浮腫
＞60歳
免疫不全状態
CNS疾患の病歴
来院前の1週間以内の痙攣
神経学的異常所見の存在：意識レベル↓，脳神経学的異常所見，視野異常，片側上肢回内落下，言語異常（例：失語症）
連続する2つの質問に答えられないor連続する2つの指示に従えない

LP結果の解釈			
	正常	解釈
細胞数	WBC＜5 多核球＜1	細菌性：著明にWBC↑（通常＞1,000），多核球↑ ウイルス性：通常WBC↑だが＜500，単核性 RBC↑は手技による出血orSAH 手技による出血では，血中WBC数正常なら，1WBC：700RBCと想定
グラム染色	なし	細菌性髄膜炎で80%陽性
キサントクロミー	なし	4時間前にRBCが存在した証拠
髄液Glu：血清Glu	0.6：1	↓であれば細菌性・真菌性髄膜炎or高血糖
蛋白	15～45mg/dL	↑であれば細菌性・真菌性髄膜炎，梅毒，悪性腫瘍，脱髄，出血（SAH）
初圧	＜20mmH₂O	↑であれば細菌性，真菌性，結核性髄膜炎，偽性脳腫瘍orICP↑

年齢ごとの一般的な細菌性髄膜炎の原因微生物と経験的抗菌薬				
＜1カ月	1～24カ月	2～50歳	＞50歳	術後／外傷性
B群溶血性レンサ球菌 大腸菌 *Listeria* *Klebsiella*	肺炎球菌 髄膜炎菌 B群溶血性レンサ球菌 インフルエンザ菌	肺炎球菌 髄膜炎菌	肺炎球菌 髄膜炎菌 *Listeria* 緑膿菌	それに加えて： ・表皮ブドウ球菌 ・緑膿菌 ・黄色ブドウ球菌
アンピシリン ＋ （セフトリアキソンor ゲンタマイシン）	バンコマイシン1g ＋ セフトリアキソン2g	バンコマイシン1g ＋ セフトリアキソン2g	バンコマイシン1g ＋ セフトリアキソン2g ＋ アンピシリン150mg/ kg/日を4時間ごと に点滴静注	バンコマイシン1g ＋ セフェピム2g

治療
- 細菌性が疑われる場合は飛沫感染予防
- 経験的抗菌薬投与（上表参照）。HSVが考えられる場合はアシクロビル10mg/kg 8時間ごと
- 髄液グラム染色（＋）orICP↑でデキサメタゾン0.15mg/kg
- 曝露後の感染予防：シプロフロキサシン500mg PO 1回，セフトリアキソン250mg IM（小児），セフト

リアキソン150 mg IM(妊婦)
- ウイルス性の場合:支持療法のみ,予防は不要

パール
- 適切かつ迅速に治療しなければ死亡率は高い。意識障害,血圧↓,痙攣は予後が悪い
- HIV陽性ならトキソプラズマ症を考慮

■脳炎
定義:脳自体への感染。通常ウイルス性(HSV,HHV,西ナイルウイルス,麻疹)
病歴:ダニor蚊による咬傷,肝疾患
所見:発熱,頭痛,嘔吐,意識障害,幻覚,行動変容。髄膜炎よりも神経局所症状を呈しやすい。麻痺,痙攣,運動失調,昏睡へ進行しうる
評価:髄液はWBCと蛋白が増加していることがある。CTは正常or低吸収域あり
治療:支持療法±抗痙攣薬,ステロイド。HSV脳炎であればアシクロビル

■膿瘍
定義
- CNS(脳実質内,硬膜外,硬膜下,脊髄)への膿の貯留
- 最も一般的な起因菌:Streptococcus milleri、Bacteroides、黄色ブドウ球菌、腸内細菌科
- 隣接部位(副鼻腔,口腔内)からの波及or血行性播種(肺炎,感染性心内膜炎)

病歴:頭痛,微熱,繰り返す感染,神経局所症状or痙攣,悪心・嘔吐
所見:微熱,意識障害,25%で項部硬直,神経局所所見,±視神経乳頭浮腫
評価:WBC↑,ESR↑,血液培養。CTでは,膿瘍に特徴的な「リング状濃染」の所見
管理:気管挿管の閾値を下げる,抗菌薬,脳外科コンサルト

脳腫瘍

鑑別診断
- 髄膜腫,髄芽腫,神経膠腫(星状細胞腫,星芽細胞腫,膠芽腫),上衣腫,頭蓋咽頭腫,リンパ腫,転移性腫瘍

症状
- 毎朝の頭痛を訴えることが多い,ICP↑の徴候,悪心・嘔吐,神経局所症状,痙攣
- ヘルニアの徴候を探す
  - 鉤ヘルニア(最も多い):意識状態↓,片側瞳孔散大,除脳硬直
  - 中心性ヘルニア:意識障害,あくび,Cheyne-Stokes呼吸,縮瞳,除皮質→除脳硬直・肢位
  - 扁桃ヘルニア(後方):徐脈,昏睡,呼吸停止
  - Cushing反射(ICP↑による):高血圧,徐脈,不規則な呼吸

評価
- CTによる神経画像検査,その後MRIも必要なことが多い
- 下垂体部腫瘍が疑われる患者には電解質,コルチゾール,TSH

管理
- 頭痛と悪心の支持療法。mass effectに対してはデキサメタゾン4 mg 1日3回(訳注:ただしステロイドを使うと,リンパ腫の病理診断が難しくなることもあるので慎重に),抗痙攣薬,脳外科コンサルト

脳脊髄液(CSF)異常

■偽性脳腫瘍(特発性ICP亢進症)
病歴:典型的には若年の肥満女性で,OCP/ステロイド使用者。中等度の連日/持続性頭痛と視覚症状,朝に悪化,±悪心・嘔吐
所見:視神経乳頭浮腫,視覚欠損,外転神経麻痺。異常所見がないこともある
評価
- LPが診断的(側臥位で初圧>20,そうでなければ正常)
- CTで脳室は狭小化or正常

管理
- 新しい診断のときor治療抵抗性の場合は神経内科コンサルト
- ICP減圧:アセタゾラミド1 mg PO毎日
  - LPを繰り返してCSFドレナージ,VPシャントを用いることも
- プレドニゾロン60〜100 mg PO漸減

■低髄圧(LP後)
病歴
- 最近のLP orその他の硬膜穿通(脊髄造影,脊髄麻酔)
- 通常LP後48〜72時間で起こる
- 肩や頸へ放散する後頭部頭痛。±悪心・嘔吐,羞明,耳鳴

所見:神経所見は正常。臥位で改善し,座位で悪化する頭痛
評価:非特異的。必要なら他の頭痛の原因の評価
治療:メチルキサンチン誘導体(カフェインIV,アミノフィリン),輸液,硬膜外血液パッチ

パール
- 硬膜穿刺後の最も多い合併症

- 硬膜欠損部からの持続的な髄液漏（低髄圧）が原因と考えられている
- 約70%が1週間で自然に改善
- 細い（24～27G），先端が鈍的な腰椎穿刺針を使用すると発症が減る

三叉神経痛

病歴
- 三叉神経感覚枝分布範囲の片側性発作性疼痛
- 通常は上顎枝（V2）or 下顎枝（V3）
- 短時間の顔面筋痙攣orチック（「有痛性チック」）を伴うことが多い
- 脳神経障害やその他の神経学的異常なし
- 軽い接触，振動，髭そり，洗顔，咬合で誘発されることがある

所見：身体所見は正常
評価：病歴が特徴的であれば精査なしに治療．非特徴的（神経局所症状，＜40歳）であればMRI．外来精査目的で神経内科に紹介
治療：カルバマゼピン100 mg 1日2回．1日あたり200 mgずつ，1,200 mg/日まで増量できる
パール：迷入血管による圧迫が最も多い原因

頭蓋外の病変

■ 急性副鼻腔炎

定義
- 副鼻腔の炎症．ウイルス性orアレルギー性が最も多い
- 頻度の高い起因菌：肺炎球菌，NT（nontypable）株のインフルエンザ菌，*M. catarrhalis*
- HIV，嚢胞性線維症，副鼻腔処置後では緑膿菌も
- DM or 免疫不全患者ではムーコル症は侵襲性真菌性副鼻腔炎（*Rhizopus*属）になる

症状
- 粘液膿性鼻汁，後鼻漏，副鼻腔圧迫感，叩打痛，頭痛
- ±発熱．発熱があれば細菌性の可能性が高い
- 典型的には7～10日かけて進行し自然に改善する
- 症状継続＞7日or症状悪化傾向orいったん改善後に再増悪する場合→細菌性を示唆する
- 前屈時に増悪する頭痛→副鼻腔炎を考える
- 蝶形骨洞の副鼻腔炎は鑑別が難しく，しばしば診断が遅れる．典型例は頭部後屈時に頭痛が増悪

評価
- 臨床診断である．ルーチンの画像検査は不要．CTは感度は高いが特異度は低い

治療
- 支持療法〔鎮痛薬，解熱薬，鼻閉除去薬（局所投与の血管収縮薬），アレルギー性なら抗ヒスタミン薬〕
- 鼻閉除去薬：Neo-Synephrine®鼻内噴霧1日3回×3日間，オキシメタゾリン（Afrin®，ナシビン®）鼻内噴霧1日2回×3日間
- 抗菌薬はルーチンでの適応なし．以下の患者にのみ使用：症状継続＞7日，症状が増悪傾向，発熱，膿性鼻汁，重症感染症・合併症の高リスク
  - アモキシシリン500 mg PO 1日3回×10日間 or ST合剤orアジスロマイシン
  - 改善しない場合：アモキシシリン-クラブラン酸，フルオロキノロン，クリンダマイシン

方針
- 大半の患者は外来管理可
- 以下は入院：重篤感あり，重度の頭痛，高熱，免疫不全患者，フォロー困難症例

パール
- 蝶形骨洞／篩骨洞の副鼻腔炎は上顎洞の副鼻腔炎より稀だが，重篤な合併症の可能性がある（例：眼窩蜂窩織炎，海綿静脈洞血栓症）

■ 側頭動脈炎（巨細胞動脈炎）

定義：中／大血管に起こる肉芽腫性炎症性血管炎

病歴
- 片側性の頭痛，顎／舌跛行，全身倦怠感，微熱，視力低下
- 通常は＞50歳（90％が＞60歳），女性＞男性，リウマチ性多発筋痛症の病歴（患者の50％）

身体所見：側頭動脈の圧痛，視力低下
評価：ESR↑，CRP↑，側頭動脈生検
管理
- プレドニゾロン80 mg/日（視力低下の危険があれば，生検結果を待たずに開始）
- 視症症状がない場合：2週間以内に生検，リウマチ科＆眼科にコンサルト

方針：視力低下の場合のみ入院
パール：診断と治療が遅れると失明することもある

痙攣

■定義
- CNSニューロンの異常発作性興奮による神経機能障害
- てんかん：慢性or再発性の痙攣

■アプローチ
- 直ちに簡易血糖測定。女性であればhCG（子癇を考慮して）
- **病歴**：痙攣前後の状況、関連症状（発熱、嘔吐、頭痛、外傷、羞明、視覚変化）、神経局所症状、摂取物/処方薬
  - 運動神経症状を伴っていたか。その場合、全般性か部分性か。発作後昏迷状態があったか、すぐに通常の意識状態に戻ったか（失神の可能性）
- **身体所見**：外傷の評価、意識障害、神経局所症状、中毒の徴候

一般的な痙攣のタイプ

カテゴリー	タイプ	病歴	所見
全般発作			意識消失
	強直-間代発作	脳の病変or脳障害がある患者（訳注：ただし、遺伝性・特発性でも起こる）	突然の意識消失、しばしば無呼吸、チアノーゼ 硬直（強直）期後に周期的な筋収縮（間代）期 しばしば失禁、舌咬傷、外傷（肩関節脱臼）
	欠神発作	学童期に起こり、通常は年齢とともに改善する（成人では稀）	突然の意識消失、発作後状態は最短、記憶なし ひきつけor周期的まばたき 失禁はない
部分発作			意識消失なし（全般性に進展することあり）
	単純発作		意識消失なし、発作後状態なし。症状は痙攣部位による（運動神経、感覚神経、自律神経）
	複雑発作	以前は側頭葉てんかんと呼ばれていた	異常行動（ただし意識消失なし） しばしば発作後昏迷あり 自動性（例：舌打ち、単語繰り返し、幻覚） （訳注：発作の発現がドラマチックではないため、非痙攣性てんかんに発展しても見過ごされることがあるので、注意が必要）

痙攣の原因

病態生理	鑑別診断
神経性	原発性痙攣、CVA、AVM、高血圧性脳症
外傷性	脳実質内出血、SAH、SDH、EDH
感染	髄膜炎、脳炎、脳膿瘍、HIV脳症、熱性痙攣、神経梅毒、Creutzfeldt-Jakob病、神経嚢虫症
中毒/代謝性	離脱（アルコール、鎮静薬）、中毒（コカイン、phencyclidine、アンフェタミン、TCA、リドカイン、イソニアジド）、Glu↑/↓、Na↑/↓、Ca↓、Mg↓、低酸素、尿毒症、肝不全、甲状腺中毒症
悪性腫瘍	脳腫瘍（転移性or原発性）、CNSリンパ腫
産科	子癇
先天性	神経線維腫症、結節性硬化症、Sturge-Weber症候群
小児科	Reye症候群、CMV感染、先天性梅毒、先天性風疹、フェニルケトン尿症

神経性痙攣の診断の手がかり

突然発症＆突然停止
常動行動
発作の記憶がない
環境的な刺激では誘発されない
目的のない動き
発作後昏迷と傾眠が起こる
失禁あり

■原発性痙攣
症状：痙攣のタイプによる（上表参照）
評価
- 初発時：ベースラインに戻り、かつ合併症がなければ、Chem-7（Glu、Naチェック目的）、hCG
  - 初発時はほとんどの患者に頭部CTが必要。神経学的症状がなく、外来フォローが十分なら後日、外来精査でもOK
  - 免疫不全患者：頭部CT、LP（ACEP Clinical Policy. Ann Emerg Med 2004;43:605）

- 再発時：抗痙攣薬血中濃度測定．痙攣発症の閾値を下げる要因を考慮（ストレス，睡眠，内服中断，他の併用薬，中毒，アルコール，感染），必要ならこれらの精査（例：Glu，尿検査，薬物中毒スクリーニング）
  - 新たな痙攣様式 or 新たな外傷の場合は頭部CTを考慮
    - 意識障害の遷延，発熱，治療薬血中濃度が治療域の場合はCT後にLPを考慮
    - 既存のてんかん患者でも，特に治療薬血中濃度が治療域の場合は，鑑別を広く考える
  - 非痙攣性てんかん重積の懸念がある場合は脳波検査，そうでなければ脳波は外来でOK

治療
- 気道（通常は経鼻エアウェイ，O_2投与，重積の場合は気管挿管が必要なことも）
- 嘔吐がある場合は誤嚥防止，外傷防止
- **痙攣を止めるための薬物**：ベンゾジアゼピンが第1選択〔例：ロラゼパム2mg IV/IM（訳注：日本には注射薬はない）〕
  - フェニトイン1gを1時間かけて静注（成人では第2選択，小児では第3選択）
  - フェノバルビタール200〜600mg IV．最大20mg/kgまで（低血圧と呼吸抑制をみながら）
- **長時間作用型抗てんかん薬**：もともとの内服薬が治療域以下ならローディング
  - フェニトイン：ローディング（1g or 10〜20mg/kg IV），ホスフェニトイン：ローディング（15〜20mg/kg IV/IM）
- 精査で異常なく，合併症がなければ，一般的に初発の痙攣に対して抗てんかん薬は開始しない

方針
- 車の運転，大型・危険機械操作，そのほか痙攣が再発した際に危険を伴うような仕事をしないように明確に指示．車の運転については，その地域の規定に従う
- 2度目の痙攣 or すでに長時間作用薬を使用している場合は，抗てんかん薬をはじめるべきか or 既存の抗てんかん薬の投与量調整について神経内科と相談

パール
- 偽痙攣は除外診断
- アルコール離脱痙攣はベンゾジアゼピンで治療．フェニトインはほとんど効かない

■ てんかん重積状態
病歴：>30分続く痙攣 or 発作が断続して，その間，意識が戻らない状態
所見：意識障害，持続する痙攣活動
評価：上記と同様，横紋筋融解の確認にCPK値，尿検査
治療
- 複数回かつ複数種の抗痙攣薬投与が必要となることが多い
- 低酸素，誤嚥のリスク，臨床経過から適応があれば気管挿管
- イソニアジド中毒（ピリドキシン1gで治療），子癇（マグネシウム4gで治療）を考慮
- 治療が効かなければ，筋弛緩薬が必要なことも

方針：入院

てんかん重積状態の治療		
ステップ	抗てんかん薬	投与量
1	ロラゼパム（緩徐投与）or	2〜4mg（0.1mg/kg），10〜15分ごとに繰り返し（訳注：日本には注射薬はない）
	ジアゼパム	5〜10mg（0.2mg/kg），10〜20分ごとに繰り返し
2	フェニトイン or	1〜1.5g（10〜15mg/kg）20分かけて
	ホスフェニトイン	1〜1.5g（15〜20mg/kg）5〜10分かけて
3	フェノバルビタール	200〜600mg緩徐にIV．その後改善しなければ10〜20mg/kg
4	プロポフォール，ミダゾラム，ペントバルビタールなどの全身麻酔薬±筋弛緩薬	

脳卒中

■ アプローチ
- 血栓溶解薬の適応には時間制限がある．TIAを除外し，血管障害が虚血性か出血性かを峻別しなければならない
- ABCと簡易血糖測定をすぐに評価する
- **病歴**：発症時間（or 正常状態の最終目撃時間）が血栓溶解薬の適応の鍵となる
  - 危険因子：高血圧／脂質異常症，DM，心房細動，CAD，PVD，CHF，卵円孔開存，喫煙，弁膜症，凝固機能亢進／低下，OCP，コカイン，アンフェタミン
  - 訴えが曖昧なこともある（意識障害，知覚鈍麻，脱力，視covative変化，構音障害）
  - 大動脈解離，高血圧性脳症の併発を考慮する
  - 過去の脳梗塞が顕在化した状態（例：UTIによって）や，神経局所症状を起こす他の疾患（Todd麻痺，Glu↓，腫瘍，複雑性片頭痛）を考慮する
- **身体所見**：迅速かつ詳細な神経学的評価．NIH Stroke Scale（NIHSS，下記参照）が有用である．不整脈，心雑音，血管雑音をチェック．血栓溶解薬投与を考慮するのであれば直腸診で不顕性出血を確認

- **評価**:すべての患者でGlu,血算,凝固を評価
- 心電図で脳出血を示唆する脳性T波(左右対称性の深い陰性T波を前胸部誘導に認める)や心房細動を認めることがある
- 出血除外目的で頭部CT,病歴からSAHを疑う場合はLP

NIH Stroke Scale (NIHSS)		
項目	所見	点数
意識水準	完全覚醒,素早く反応	0
	簡単な刺激で覚醒	1
	くり返し刺激or痛み刺激で覚醒	2
	昏睡	3
見当識(いまは何月か,年齢)	両方正解	0
	片方正解	1
	両方不正解	2
従命(閉眼,手を握る)	両方できる	0
	片方できる	1
	両方ともできない	2
最良の注視	正常	0
	部分麻痺(強制偏視なし)	1
	完全注視麻痺or強制偏視あり	2
視野	視野欠損なし	0
	部分的半盲	1
	完全半盲	2
	両側性半盲	3
顔面麻痺	正常	0
	軽度の麻痺(例:鼻唇溝平坦化)	1
	部分的麻痺(顔面下半分のほぼ完全な麻痺)	2
	完全麻痺(顔面下/上半分の完全な麻痺)	3
上肢の運動(10秒間挙上)	下垂なし	0
	下垂するがベッドまで落ちない	1
	抵抗はあるがベッドまで落ちる	2
	重力に抵抗できない	3
	動きがない	4
下肢の運動(5秒間挙上)	下垂なし	0
	下垂するがベッドまで落ちない	1
	抵抗はあるがベッドまで落ちる	2
	重力に抵抗できない	3
	動きがない	4
運動失調(指鼻/踵膝試験)	なし	0
	1肢であり	1
	2肢であり	2
感覚	正常	0
	軽度~中等度消失〔つまようじなど,尖ったものでつついても痛くない〕	1
	重度~完全消失	2
最良の言語(挿管時は筆記)	正常,失語なし	0
示した物や描かれた物の名が言える	流暢さor読解力の低下	1
	重度の失語。断片的	2
	無言,全失語	3
構音障害	正常	0
患者に単語の書かれたリストを渡し,読みあげさせる	不明瞭な語もあるが理解可能	1
	重度,理解不可能	2
消去現象/注意障害	正常	0
(両側刺激)	両側刺激に対して消去現象/注意障害あり	1
	重度の半側不注意	2
スコア<5点=軽度,スコア>20点=重度神経障害		

■ 一過性脳虚血発作(TIA)

定義
- 完全回復する神経障害で持続＜24時間(しばしば＜1時間)
- アテローム性動脈硬化,塞栓,小血管疾患(ラクナ)や,狭窄病変を伴う低血圧による
- CVAリスク↑：20%が1カ月以内,50%が1年以内にCVAを起こす。ABCD²スコア(下記)で脳梗塞リスクを予測

症状
- 後方循環：非片側性の症状(例：複視,構音障害,嚥下障害,運動失調)
- 前方循環：片側性運動/感覚障害〔例：知覚鈍麻,脱力,顔面下垂,単眼盲(一過性黒内症),失語〕

評価
- 初期評価はCVAと同様,神経内科コンサルト
- TIAの病因を同定する必要あり(エコー,頸動脈画像検査,Holter心電図,MRI/MRA),通常は入院時に行う

治療
- アスピリンorクロピドグレル
- 血圧コントロール：過去に高血圧の病歴がなければ,＜160/90。高血圧の既往があればもともとの血圧を維持

方針
- 入院：初発or短期間で複数回のTIA,心原性,後方循環性
- 脳卒中センターによっては外来で管理する症例もある(例：直近ですべての精査がすでにされている場合)
- ABCD²は便利な点数化データだが,方針決定の指標としての有効性評価は行われていない

パール
- TIAの再発で症状が異なる場合は心原性塞栓を示唆,同じ症状がでるのは中枢性を示唆

ABCD²スコア：TIA後の脳梗塞リスク (*Lancet* 2007;369:283)		
要因	基準	2日以内の脳梗塞発症リスク
Age(年齢)	＞60(+1)	0〜3：低リスク(1%) 4〜5：中リスク(4%) 6〜7：高リスク(8%)
BP(血圧)	＞140/90(+1)	
Clinical features(臨床所見)	片側性脱力(+2) 発語障害のみ(+1)	
Duration(持続時間)	＞60分(+2) 10〜59分(+1)	
Diabetes(糖尿病)	(+1)	

■ 脳梗塞

アプローチ
- 上記参照
- 病歴と所見は梗塞部位による(下表参照)
- 頭部CT(出血vs.梗塞),その後,通常はCT血管造影orMRI/MRAも行う(血管の開存を評価,最近の梗塞の証拠検索,静脈洞血栓症の除外)

脳梗塞のタイプ		
タイプ	病因	臨床症状
塞栓性(75%)	心房細動が最も多い。卵円孔開存を伴うDVT,心筋梗塞,感染性心内膜炎	発症時に症状が最も強く,突然発症,徐々に改善する
血栓性(25%)	局所血栓による血管閉塞。通常はアテローム硬化症	急性発症,断続的進行
低血圧	分水嶺or狭窄部位への血流量低下	緩徐な発症・進行

管理
- 神経内科コンサルト,アスピリン。神経内科によってはクロピドグレル,チクロピジン,ワルファリンを使用することも
- 血圧コントロール：速効性かつ調節性のある降圧薬を使用：ラベタロール(訳注：日本に静注製剤はない),エスモロール,ニカルジピンが第1選択
  - 血栓溶解療法適応患者：185/110が目標,降圧薬を2回投与しても血圧が下がらない場合は血栓溶解療法禁忌
  - 非適応患者：急速な降圧や10〜20%以上の降圧は避ける。＞220/120が持続する場合or他の臓器障害所見(例：AMI)を認める場合のみ治療
- 血栓溶解療法が適切か判断
  - 適応基準,絶対・相対的禁忌は下表参照
  - 発症から時間がたっていれば動脈内血栓溶解を行う脳卒中センターもある
- ICP↑の徴候(浮腫,出血)が出現しないか繰り返し評価,注意深いモニタリング
- 動脈解離or心原性脳塞栓が疑われる場合はヘパリンを考慮
- 敗血症性塞栓症が疑われる場合は適切な抗菌薬

方針
- 微小梗塞はモニタリングできる病棟へ入院
- 広範囲脳梗塞はICU（浮腫や出血性梗塞への移行のリスク）
- 稀に，微小脳梗塞ですでにすべて精査と最大限の内服治療が行われている場合は，神経内科の注意深いフォローのもと，外来で管理することも

パール
- 70%は前方循環系に発症し，中大脳動脈領域が最も多い
- 入院中の精査には，頸動脈画像検査，心エコー，Holter心電図，血清学的検査（過凝固状態，脂質，出血性素因，ESR，抗核抗体）
- NIHSSは3カ月後の神経学的予後と相関する。ただし，後方循環系のCVAでは相関しない

急性脳梗塞における血栓溶解療法の基準

適応基準
- >18歳
- 神経局所症状を伴う脳梗塞の臨床的診断
- 発症から<3時間（確立されている）。<4.5時間でも行う施設がある

絶対禁忌
- 頭部CTでICH or 広範囲脳梗塞（脳半球の>33%）
- SAHの疑いが臨床的に高い（頭部CTが正常であっても）
- 活動性の内部出血（例：GIB）
- 出血性素因（Plt<10万，48時間以内のヘパリン使用，抗凝固薬でPT-INR>1.7）
- 過去3カ月以内に脳卒中，頭蓋内手術，頭部外傷の既往あり
- 過去1週間以内にLPの既往あり
- 圧迫止血困難部位の最近の動脈穿刺
- ICH，AVM，動脈瘤の既往あり
- 難治性の高血圧（治療にもかかわらずSBP>185 mmHgでDBP≥110 mmHg）

相対的禁忌（危険性・有効性のバランス）
- 軽度 or 迅速に改善する症状
- 脳梗塞発症時に痙攣の目撃あり
- 過去3カ月以内にAMIの既往あり
- 過去3週間以内に消化管/腎尿路生殖器出血の既往あり
- 過去2週間以内に大手術 or 重度の外傷の既往あり
- 妊娠

その他の相対的禁忌（発症3時間以上で4.5時間未満での使用）
- >80歳
- NIHSS>25（広範囲脳梗塞を示唆する）
- 経口抗凝固薬使用（PT-INRの値にかかわりなく）
- 脳梗塞とDMの両方の既往がある

■脳出血

症状
- 病歴と所見は出血領域による（下表参照）
- 一般的に突然発症，しばしば意識障害 or 意識消失，悪心・嘔吐，初発の痙攣，重症頭痛を伴う
- 危険因子：慢性高血圧，凝固機能障害，コカイン/その他の交感神経作用薬
  - 悪性腫瘍の病歴（多形膠芽腫，悪性黒色腫，腎細胞癌，肺癌）
  - 脳動脈瘤 or PKDの病歴や家族歴，脳動静脈奇形，大動脈縮窄症，結合組織病（Ehlers-Danlos症候群，Marfan症候群）
- SAHの症状は上記「頭痛」の項目で詳述
- 神経局所症状 or 項部硬直を認めることあり
- Cushing反射（高血圧＋徐脈）はヘルニア発症後しばらくしてからの徴候

評価
- 上記の「脳卒中」の「アプローチ」の項参照
- すべての患者で頭部CTが必須（発症後24時間以内は出血に対して感度90%）
- SAHの精査を行う場合，RBC，キサントクロミー評価目的でLPが必要
  - LPで陽性であれば，CT血管造影を行い動脈瘤，AVM，転移性病変，アミロイドを検索する

管理
- 神経内科＆脳外科にコンサルト
- 血圧コントロールは速効性かつ調節性のある降圧薬を使用：ラベタロール（訳注：日本に静注製剤はない），エスモロール，ニカルジピン，enalaprilatが第1選択
  - 急速な降圧や10〜20%以上の降圧は避ける
  - 目標は<160/105，密なモニタリング目的で動脈ライン留置
- 凝固機能障害を認める場合はビタミンK or FFPを使用して補正
- 脳外科にコンサルトして下記を考慮
  - 抗てんかん薬：フェニトイン ローディング（15〜20 mg/kg IV）or レベチラセタム（1 g IV）
  - SAHによる動脈血管攣縮（1/3の症例で起こる）に対しては，nimodipine（60 mg PO）
  - ICP↑/脳浮腫の徴候があるとき：高張食塩液，マンニトール，デキサメタゾン

方針
- ICU入院

一般的な脳卒中パターン	
病変部位	**症状**
内頸動脈	一過性に片眼が見えなくなる（一過性黒内症）
前大脳動脈	対側片麻痺と感覚消失（下肢＞上肢），判断能力障害/昏迷，失禁
中大脳動脈	対側片麻痺と感覚消失（顔面，上肢＞下肢） 優位半球：失語 • Broca野（前頭部）：運動性失語，Wernicke野（側頭葉）：感覚性失語 非優位半球：空間無視，失行
後大脳動脈	同名性半盲±皮質盲 顕著な対側感覚消失。麻痺を伴わない 失認，失読，顔貌失認，記憶喪失があることも
ラクナ（穿通枝）	ラクナ症候群：運動障害のみ，感覚障害のみ，運動失調のみ，など限定的な症状。しばしば睡眠中に発症する 片麻痺（橋/内包），片側感覚障害（視床），不器用な手の動きと構音障害（橋），片側下肢麻痺と運動失調（橋/内包）
後頭蓋窩	しばしば意識が障害され，症状は非片側性
延髄外側症候群（Wallenberg症候群）	平衡障害/回転性めまい，体幹運動失調（曲がって進む/傾く），四肢運動失調 眼症状：複視，眼振，眼球回旋 延髄症：構音障害，嚥下障害，しゃっくり，口蓋垂偏位 感覚消失：同側顔面，対側上肢/下肢 • 顔面痛は早期症状のことが多い 自律神経症状：Horner症候群 呼吸器症状：中枢性無呼吸。特に睡眠中 脱力なし
後下小脳動脈梗塞	前庭症状：重度の回転性めまい，眼振 小脳症状：運動失調，変換運動反復障害（訳注：手の回内回外など） 完全な梗塞では浮腫とmass effectの影響で重度の嘔吐と頭痛を伴う
脳底動脈（橋の）梗塞	意識障害。昏睡のことも 様々な運動神経症状（脱力，筋痙攣）；非対称性だが両側性 重度の延髄機能低下 •「閉じ込め症候群」：外眼筋のみ障害されずに動かせるが，それ以外は動かない状態
出血	
被殻or視床出血	対側不全片麻痺（被殻部位）と感覚消失（視床領域），共同注視麻痺，失語 高血圧性出血で最も多い部位
橋出血	昏睡，針先大瞳孔，四肢麻痺，自律神経不安定
小脳出血	突然の後頭部痛，回転性めまい，嘔吐，眼振，運動失調 脳外科的緊急
SAH	突然発症の「人生で最悪の頭痛」，悪心・嘔吐，傾眠 神経局所症状はないことも

脱力・疲労

■アプローチ
- 即座にバイタルサイン評価：低酸素，低/高血糖，頻脈/徐脈，高/低血圧の評価，心電図でSTEMIと致死的不整脈の評価，CVAの徴候
- 病歴：患者にとっての脱力の定義を把握する：局所 vs. 全般的
  - 聴取すべきこと：感覚障害，胸痛，息切れ，動悸，最近の病気（上気道炎，嘔吐・下痢），新規導入薬
- 症状の発症，持続時間，重症度，増悪・寛解因子，関連症状
- 感染，貧血，急性失血，電解質異常などを考慮
- 全身の診察：神経学的所見，不顕性出血検索での直腸診を含む
- 考慮すべき一般的な検査：特に高齢者と併存疾患がある患者
  - 血算（MCVも含め），Chem-7＋電解質（Ca・Mg・P），尿検査，心電図，CXR，±肝機能
  - 頭部CT：意識障害，外傷，神経局所症状がある場合に考慮

脱力/疲労の鑑別	
病態生理	**鑑別診断**
循環器系	不整脈，心筋虚血，CHF

内分泌系	甲状腺機能低下症/粘液水腫性昏睡、DM、高血糖、低血糖、副腎不全、下垂体機能低下症、低カリウム性周期性四肢麻痺
感染性	UTI、脳炎、髄膜炎、ライム病、敗血症、ボツリヌス中毒
消化器系	肝炎患、肝性脳症、GIB
体液・電解質・栄養、腎尿路生殖器系	電解質異常、腎機能障害、尿毒症、脱水、ビタミンB_{12}欠乏、栄養不良
神経系	重症筋無力症、Lambert-Eaton症候群、Guillain-Barré症候群、ALS、多発性硬化症、脳性麻痺、脳卒中/TIA、頸動脈or脳底動脈循環不全
筋骨格系	筋ジストロフィー、筋炎、脊髄損傷、リウマチ性多発筋痛症、閉塞性睡眠時無呼吸症候群
血液/悪性腫瘍	貧血、悪性腫瘍、転移性疾患
中毒	処方薬、職業曝露、脱法薬物
精神系	うつ、不安、身体化障害

全身的な脱力

■重症筋無力症(MG)

定義
- 自己免疫疾患:後シナプスのアセチルコリン受容体に対する抗体

病歴
- 緩徐発症の、対称性・変動性の近位筋と眼筋の筋力低下
- 筋の反復使用と日中経過で悪化
- 20〜30代の女性と60〜70代の男性に多い
- 増悪の誘因:ストレス、感染、妊娠、手術、内服薬(抗菌薬、ステロイド)

所見
- 反復使用により悪化、安静により改善する近位筋の脱力と疲労
- 脳神経は初期に影響を受ける:眼症状(眼瞼下垂、複視)、延髄(構音・嚥下障害)

評価
- 新規発症であれば神経内科コンサルト
- (すでにMGと診断されている症例では)コリン作動薬を内服しているため、筋無力クリーゼとコリン作動性クリーゼを区別する必要あり
- テンシロン(エドロホニウム)試験:2 mgを15秒かけてIV。コリンエステラーゼに結合し、アセチルコリンの加水分解を防ぐ
  - 徐脈や心伝導障害を起こすことがあるので、アトロピンを用意しておく
- 陰性吸気流速(NIF)の測定は呼吸不全のリスクがある患者の同定に使える

治療
- 人工呼吸器サポート、ピリドスチグミン、クリーゼ時にはIVIG or 血漿交換
- ステロイド投与は最初いったん症状を悪化させることもある

方針
- 呼吸機能次第である。呼吸筋・呼吸力に問題がなければ帰宅可、神経内科フォロー

パール
- 筋無力クリーゼ:増悪時は呼吸補助の必要性を考慮する
- コリン作動性クリーゼ:処方薬による過治療によって唾液↑、腹鳴、下痢

■Lambert-Eaton筋無力症候群

定義:前シナプスのアセチルコリン分泌終末に対する抗体、アセチルコリン分泌を阻害する

病歴
- 重症筋無力症と類似して近位筋筋力低下。男性>女性、40〜80代
- 小細胞肺癌に伴う腫瘍随伴症候群として起こることが多い

所見:近位筋脱力、DTR↓、自律神経不安定(起立性低血圧、眼瞼下垂、口渇)
評価:神経内科コンサルト、重症筋無力症との鑑別にテンシロン試験。基礎疾患として悪性腫瘍の有無検索
治療:呼吸補助、IVIG、血漿交換
方針:呼吸状態やIVIG/血漿交換の必要性による

■Guillain-Barré症候群(GBS)

定義:急性の自己免疫性の脱髄性末梢神経障害
病歴:時間/週単位で進行する上行性筋力低下。しばしば最近のウイルス感染(EBV、HSV、HIV)、上気道炎(*Mycoplasma*)、胃腸炎(10〜20%はカンピロバクター)、手術
所見:急性上行性の対称性麻痺とDTR↓と自律神経不安定、不整脈、感覚異常(腰痛)。Miller-Fisher症候群=小脳性運動失調、腱反射消失、外眼筋麻痺

評価
- 臨床診断である。精査は一般的に他の疾患の除外目的で行う
- LP:蛋白↑だがWBCや細菌は認めない

管理:神経内科コンサルト。呼吸補助±IVIG、血漿交換
方針:入院。呼吸器系合併症があればICU

パール
- 血管作動薬に過敏に反応。血圧コントロール目的の薬物は調整しやすいものにする
- スキサメトニウムを避ける（脱分極性神経筋遮断薬），ステロイドを避ける

■筋萎縮性側索硬化症（ALS，別名Lou Gehrig病）
定義：上位運動ニューロン＆下位運動ニューロンの変性疾患
病歴
- 進行性の運動筋力低下，萎縮，線維束性攣縮，筋痙攣。感覚障害なし
- ＞40歳，男女差なし

所見
- 上位運動ニューロン＆下位運動ニューロン両方の所見。最初は遠位から症状。脱神経による線維束性攣縮
- 嚥下障害，構音障害，痙性，DTR↑，Babinski反射（＋），情動失禁があることも
- 膀胱＆肛門括約筋，眼筋は障害されないことが多い

評価：神経内科コンサルト，新規発症であれば頭部と脊髄のMRI考慮
治療：呼吸補助，鎮痙薬，合併症の治療（不動によるDVT）
方針：呼吸状態と重症度による

局所の脱力

■多発性硬化症（MS）
定義
- **CNS**の進行性炎症性脱髄疾患
- 女性＞男性（2：1），25～30歳。1度近親者（両親・兄弟姉妹・子ども）が罹患していればリスクは15～20倍↑
- 診断には，時間的，空間的（解剖学的）に独立した2つ以上（多発性）の神経症状が必須

症状
- 増悪寛解を繰り返すことが多いので完全な病歴を得るのは難しい
- 典型的には，若い成人女性が，時間的にも解剖学的にも異なった，別々の脳神経学的異常所見を多発（2回以上）
- 時間／日単位の急性発症，日／週単位で安定した後，徐々に寛解
- 眼症状が多い：核間性眼筋麻痺（INO），視神経炎，様々な視覚欠損
  - 視神経炎（20％）：外眼筋運動（EOM）で痛みあり，求心性瞳孔反応欠損，視力低下，±視神経乳頭浮腫
  - INO：内側縦束障害による側方水平注視時の眼球内転障害
- しばしば筋力低下，痙性，感覚変化，失禁，運動失調
- Lhermitte徴候：頸部を屈曲させると脊髄に沿って電撃様の感覚異常が放散する
- Uthhoff現象：体温上昇（運動，風呂，発熱）に伴い悪化する症状

評価
- 神経内科コンサルト。MRIがベスト：独立した複数の脱髄病変
- LP：細胞増加（50％），IgG増加，オリゴクローナルバンド（85～95％）
- 増悪誘発因子を検索する（例：感染，高体温）

治療
- 増悪・発作に対しては高用量ステロイドが第1選択
- 支持療法：バクロフェンorベンゾジアゼピン（痙性），カルバマゼピン/TCA（疼痛），アマンタジン（疲労）
- 神経内科によっては免疫修飾薬を考慮することも

方針
- 軽症で安定していれば，神経内科フォローで帰宅。重症or精査が必要な場合は入院

■横断性脊髄炎
定義
- 脊髄の一部のレベルを，横断的に全領域にわたって障害する脊髄の炎症

症状
- 急性or亜急性の対麻痺，しばしば非対称性，しばしば背部痛を伴う
- 障害レベルより尾側の感覚消失・括約筋力低下
- 最近のウイルス感染の病歴があることが多い

管理
- 一般的に精査は他の疾患の鑑別目的：LP（細胞数増加），MRI
- 感染後or脱髄性の病態にはステロイドを使用する

方針
- 入院，神経内科コンサルト

排尿困難

■定義
- 排尿時の疼痛，灼熱感，不快感．一般に膀胱&/or尿道の感染や炎症があることを示唆する

■アプローチ
病歴
- 発症/排尿頻度/重症度，排尿違和感を感じる部位は？　血尿？　頻尿/排尿躊躇/尿意切迫？　陰茎/膣の異常分泌物・病変？　会陰部痛？　性交時痛？
- ROS（発熱，外傷，側腹部痛，腹部or恥骨上部痛，関節痛/腰痛）
- 既往歴（STD or PID）
- 薬物歴（局所刺激薬）
- 社会歴（最近の性交歴，複数の性交パートナー）

身体所見
- CVA叩打痛と腹部所見の評価は必須
- 女性：STDのリスクあり/膣症状あり/閉経後の場合，内診も考慮すべき
- 男性：複雑性UTIの可能性があるので，必ず陰茎/精巣/前立腺の診察も行う

評価
- 尿検査（無菌的に採取した尿で定性，沈渣，hCG±培養，淋菌・クラミジアのPCR）．複雑な疾患を疑わない限り，血算/Chem-7はほとんど必要ない（以下参照）
- 膣/尿道検査の考慮〔湿性マウント法でのスメア（訳注：細菌性膣症とカンジダ検査のため膣分泌液を生理食塩液とKOHで鏡検），培養〕，腎エコー，静脈性腎盂造影，適応があれば腹部/骨盤部CT
- 追加検査として，尿細胞診，排尿時膀胱尿道造影（VCUG），膀胱鏡，尿流動態検査を行うことがあるが，救急外来でルーチンに行うものではない

排尿困難の鑑別

病態生理	鑑別診断
構造的	尿路結石，RPH，尿道狭窄/憩室，萎縮性膣炎
感染性	外陰膣炎，尿道炎，子宮頸管炎，前立腺炎，精巣上体・精巣炎，膀胱炎，腎盂腎炎，STD
薬物性	ペニシリン，シクロホスファミド，局所の衛生用品（膣スプレー/膣洗浄剤/潤滑剤）
腫瘍/自己免疫性	腎尿路生殖器の腫瘍（陰茎，外陰部/膣，前立腺，膀胱），Behçet病，Reiter症候群，SLE
その他	器具挿入・処置後，尿道損傷，間質性膀胱炎

尿路感染症（UTI）

■定義
- UTIは感染が及んでいる範囲と主な臨床症状によって分類される：無症候性細菌尿，単純性下部UTI（膀胱炎），単純性腎盂腎炎，複雑性UTI（腎盂腎炎の有無を問わず），再発性UTI
- **無症候性細菌尿**：症状がなく，24時間あけた2回の連続する中間尿検体で尿沈渣≧10WBC/μL&尿培養≧10^5cfu/mLの尿路原菌が検出された場合
- **急性単純性UTI**：急性排尿困難，尿意切迫，頻尿，恥骨上部痛．尿沈渣≧10WBC/μL&尿培養≧10^3cfu/mL
- **急性単純性腎盂腎炎**：発熱，悪寒，側腹部痛があり，他の原因や泌尿器的異常がない．尿沈渣≧10WBC/μL&尿培養≧10^4cfu/mL
- **複雑性UTI**：単純性UTI/単純性腎盂腎炎の特徴があり，以下の所見を1つ以上満たす場合：尿道留置カテーテル，ステント，間欠導尿，排尿後残尿>100mL，閉塞性尿路疾患（結石，腫瘍，その他），膀胱尿管逆流やその他の機能的異常，尿路変更術（新膀胱造設），化学療法/放射線療法での尿路上皮傷害，男性で尿培養で尿路病原菌≧10^4cfu/mL
- **再発性UTI**：構造的/機能的異常がない患者で直近12カ月以内に尿培養陽性の単純性UTIが3回以上の場合
- **男性腎盂路生殖器感染**：尿道炎，前立腺炎，精巣上体炎，精巣炎

■無症候性細菌尿
定義
- 症状がなく，間隔を≧24時間あけた2回の連続する中間尿検体で尿沈渣≧10WBC/μL&尿培養で同一の尿路病原菌が≧10^5cfu/mL検出された場合．しかし，一般に1回の中間尿で培養陽性であれば十分とみなされており，より現実的
- USPSTFは，妊娠12～16週で無症候性細菌尿のスクリーニング検査を推奨している．陽性なら，腎盂腎炎や早産&低出生体重のリスクが上昇する
- USPSTFは，男性や非妊娠女性の無症候性細菌尿のスクリーニング検査を行わないよう推奨している
- IDSAは，DMの女性，自宅や長期ケア施設に住む>65歳の高齢者，脊髄損傷患者，尿道カテーテル留置患者の無症候性細菌尿に対し，スクリーニング検査や治療をルーチンに行わないよう推奨している

治療（妊婦の無症候性細菌尿）

- 3〜7日間のnitrofurantoin or セファロスポリン（セファレキシン，セフポドキシム，セフジニル，セファクロル）

パール
- 尿検査での白血球エステラーゼと亜硝酸は細菌尿に対するPPVが高いので，救急外来で症状のない妊婦に陽性結果がでた場合は，培養結果がでるまでの間に治療を考慮する

ガイドライン
- U.S. Preventive Services Task Force(USPSTF). Screening for Asymptomatic Bacteriuria in Adults: U.S. Preventive Services Task Force Reaffirmation Recommendation Statement. *Ann Intern Med.* 2008; 149:43-47.
- Nicolle LE, Bradley S, Colgan R, et al. Infectious Disease Society of America (IDSA) Guidelines for the Diagnosis and Treatment of Asymptomatic Bacteriuria in Adults. *Clin Infect Dis.* 2005;40:643-654.

■ 急性単純性UTI（急性膀胱炎）

定義
- 急性排尿困難，尿意切迫，頻尿，恥骨上部痛があり，尿沈渣≧10WBC/μL＆尿培養≧10^3cfu/mL（尿培養≧10^5cfu/mLがUTIの定義として用いられることもある）。構造的/機能的腎尿路生殖器異常がない
- 膀胱や膣からUTI起因菌が尿道周囲粘膜に定着し，尿道と膀胱に上行して発症
- 主なUTI起因菌：大腸菌（75〜95％），*K. pneumoniae*, *P. mirabilis*, *E. faecalis*, *S. saprophyticus*, *S. agalactiae*（B群溶血性レンサ球菌）。稀に緑膿菌，*Ureplasma*属
- 1つ以上のUTI症状がある患者が実際にUTIである可能性は約50％

病歴
- 排尿困難，頻尿，血尿，発熱，背部痛，患者が「膀胱炎だと思う」は，いずれもUTIの可能性を高める。逆にこれらがない場合はUTIの可能性は下がる
- 膣に分泌物・違和感があって，上記の所見がない場合，UTIの可能性は下がる
- 危険因子：以前のUTI，UTIの家族歴，性交，新規の性交パートナー（1年以内），殺精子剤

身体所見
- ±発熱。恥骨上部の圧痛。CVA叩打痛
- 膣に分泌物・違和感がある場合，内診

評価
- 血算・Chem-7が必要となることは稀
- 尿中hCG。尿定性・沈査〔白血球エラスターゼ（＋）かつ亜硝酸（＋）は診断に最も有用。白血球エラスターゼ（＋）or 亜硝酸（＋）のいずれか一方の場合は検査前確率が高い患者には有用〕
- 単純性UTIの症例ではルーチンの尿培養は必要ない

治療
- 無治療女性の25〜42％は自然治癒
- 抗菌薬の選択
  第1選択
  - nitrofurantoin 100 mg 1日2回×5日間
  - ST合剤800/160 mg（DS錠1錠）1日2回×3日間（市中での耐性率が＜20％の場合）
  - ホスホマイシン3 g 1回
  - pivmecillinam 400 mg 1日2回×3〜7日間（米国では入手できない）

  第2選択
  - フルオロキノロン（オフロキサシン，シプロフロキサシン，レボフロキサシン）3日間
  - βラクタム（アモキシシリン-クラブラン酸，セフジニル，セファクロル，セフポドキシム）3〜7日間
- 支持療法：NSAID，phenazopyridine（患者によって効果は様々）

方針
- 帰宅

パール
- UTI症状のある女性で膣に分泌物・違和感がない場合，膀胱炎の確率は＞90％。∴尿検査なしに，または尿検査に異常がない場合でも，経験的治療を考慮〔白血球エステラーゼ（−）＆亜硝酸（−）だけではUTIを除外できない〕
- 男性のUTIは稀なので，STDや前立腺炎を考慮
- アモキシシリン＆ST合剤耐性大腸菌が増加傾向

ガイドライン：Gupta K, Hooton TM, Naber KG, et al. International clinical practice guidelines for the treatment of acute uncomplicated cystitis and pyelonephritis in woman: A 2010 update by the Infectious Disease Society of America and the European Society of Microbiology and Infectious Diseases. *Clin Infect Dis.* 2011;52:e103-e120.

■ 急性単純性腎盂腎炎

定義
- 下部UTIが上行して起こる上部UTI：腎盂や腎が感染（病因と起因菌については「急性単純性UTI」の項参照）
- (1)発熱，悪寒，側腹部痛があり，(2)ほかの原因や尿路系の異常がなく，(3)尿沈渣≧10WBC/μL＆尿培養≧10^4cfu/mL

病歴
- 15〜29歳に最も多く，小児と高齢者がそれに次ぐ
- 全身症状（発熱，悪寒，倦怠感），下部尿路症状（排尿困難，頻尿，血尿）＆上部尿路症状（側腹部痛）。

悪心・嘔吐
- 危険因子:以前のUTI,性交歴(特に30日以内に≧3回/週),新しい性交パートナー(1年以内),殺精子剤,30日以内の腹圧性尿失禁,DM

身体所見
- ±発熱,頻尿,低血圧。CVA叩打痛

評価
- 血算ではWBC↑・正常もありうる(判断材料になることは稀)
- Chem-7(特にBUN,Cr)は腎障害が疑われたら行う
- 尿中hCGと尿定性・沈渣(白血球エラスターゼ(+)かつ亜硝酸(+)は診断に最も有用。白血球エラスターゼ(+) or 亜硝酸(+)のいずれか一方の場合は検査前確率の高い患者には有用。白血球円柱)
- 尿培養と感受性検査は必ず行う(通常1種類の起因菌が≧10^5cfu/mLみられる)
- ルーチンの血液培養検査は必要ない
- 画像評価は通常必要ない。他の鑑別疾患除外目的,合併疾患が疑われた場合,症状が改善しない場合,再発した場合➡腹部/骨盤部CTはエコー検査より優れる

治療
- 外来治療
  - シプロフロキサシン500mg PO 1日2回×7日間
  - シプロフロキサシン1g徐放剤(訳注:日本に徐放剤はない)PO 1日1回×7日間 or レボフロキサシン750mg PO 1日1回×5日間
  - ST合剤800/160mg(DS錠1錠)1日2回×14日間
  - 経口βラクタム(特定の薬は挙げられていない)10〜14日間
- *上記のレジメンは初回シプロフロキサシン400mg IV,セフトリアキソン1g IV,アミノグリコシド24時間量と併用しても(特に市中での耐性率10%以上か,ST合剤 or βラクタム使用時)しなくても可
- 入院治療
  - 抗菌薬点滴静注:フルオロキノロン,アミノグリコシド±アンピシリン,広域セファロスポリン±アミノグリコシド,広域ペニシリン±アミノグリコシド,カルバペネム

方針
- 帰宅:元気そうで健康な女性のほとんど
- 救急外来で経過観察:輸液や制吐薬が必要な持続的嘔吐
- 入院:経口摂取ができない/制御困難な嘔吐,>65歳,見た目が重篤,敗血症疑い,閉塞性尿路障害,免疫不全状態(DM,鎌状赤血球症,癌化学療法中,臓器移植レシピエント,免疫抑制薬など),フォロー不十分な例,困難な社会的境遇(例:ホームレス),妊婦

パール
- 合併症:気腫性腎盂腎炎,腎周囲膿瘍,尿路性敗血症,AKI,腎瘢痕化

ガイドライン:Gupta K, Hooton TM, Naber KG, et al. International clinical practice guidelines for the treatment of acute uncomplicated cystitis and pyelonephritis in woman: A 2010 update by the Infectious Disease Society of America and the European Society of Microbiology and Infectious Diseases. *Clin Infect Dis.* 2011;52:e103-e120.

■複雑性UTI

定義
- 単純性UTI/腎盂腎炎の特徴があり,以下のうち1つ以上を満たす
  - 留置カテーテルの存在
  - ステント,その他の異物or間欠的導尿
  - 最近の腎尿路生殖器系処置
  - 排尿後残尿>100mL
  - 閉塞性尿路障害(結石,腫瘍など)
  - 膀胱尿管逆流やその他の解剖学的/機能的な尿路の異常
  - 尿路変更術(新膀胱造設)
  - 尿上皮への化学/放射線障害
  - 腎機能障害
  - 移植
  - 男性で尿培養から≧10^4cfu/mLの尿路病原菌検出(男性のどんなUTIでも)
  - 症状継続>14日間
  - 多剤耐性菌感染(例:ESBL産生菌)

病歴(「急性単純性UTI」&「急性単純性腎盂腎炎」の項参照)
身体所見(「急性単純性UTI」&「急性単純性腎盂腎炎」の項参照)
評価
- 血算ではWBC↑・正常ともにありうる(判断材料になることは稀)
- Chem-7(特にBUN,Cr)
- 尿中hCGと尿定性・沈渣(白血球エラスターゼ(+)かつ亜硝酸(+)は診断に最も有用。白血球エラスターゼ(+) or 亜硝酸(+)のいずれか一方の場合は検査前確率の高い患者には有用。白血球円柱)
- 尿培養と感受性検査は必ず行う(陽性のときは1種類のUTI起因菌が≧10^5cfu/mLみられる)
- ルーチンの血液培養検査は必要ないが,敗血症が疑われたら行うべき
- 画像診断は検討すべき➡エコーより腹部/骨盤部CTが優れる
- 泌尿器科コンサルト:特に構造的/機能的異常があるor疑われる場合,最近の泌尿器処置,尿路生殖器の

異物，閉塞性尿路障害，男性のUTI

治療
- 抗菌薬点滴静注による経験的治療：フルオロキノロン，カルバペネム（例：ertapenem，メロペネム，イミペネム），第3世代セファロスポリン（例：セフトリアキソン，セフォタキシム），ピペラシリン-タゾバクタム
- 期間：複雑性膀胱炎は7〜10日，複雑性腎盂腎炎は10〜14日

方針
- 入院

ガイドライン：Grabe M, Bjerklund-Johansen TE, Botto H, et al. Guidelines on Urological Infections. Arnhem, The Netherlands: European Association of Urology (EAU); 2010:1-112.

■ カテーテル関連尿路感染症（CA-UTI）

定義
- **CA-UTI**：(1) UTIに合致する症状・所見があり，(2) 他の感染源が見つからず，(3) 尿道or恥骨上留置カテーテルまたは間欠導尿カテーテル使用患者で，(4) カテーテル抜去から48時間以内の尿検体の培養で≧10^3cfu/mLのUTI起因菌検出
- **カテーテル関連無症候性細菌尿（CA-ASB）**：無症状の患者でカテーテル尿の培養で≧10^5cfu/mLのUTI起因菌が検出されるもの
- 患者像としては，尿道or恥骨上カテーテル長期留置状態で長期ケア施設から転院となった患者，長期留置カテーテルの入った対麻痺患者，尿路閉塞があって短期間尿道留置カテーテルや間欠導尿の患者など

病歴
- 尿路カテーテルの入っている患者に，発熱，悪寒戦慄，意識障害，倦怠感，傾眠などの新たな出現or増悪を認め，他に同定可能な原因がない
- 最近尿路カテーテルを抜去された患者の，排尿困難，頻尿，尿意切迫，恥骨上部痛，側腹部痛，血尿

身体所見
- ±発熱，頻脈，低血圧。CVA叩打痛。恥骨上部の圧痛
- 混濁した／悪臭のある尿は，CA-UTIとCA-ASBを鑑別するのに使用すべきでない

評価（「複雑性UTI」の項参照）

治療（「複雑性UTI」治療の項参照）
- CA-ASBのスクリーニングと治療は妊婦以外には推奨されていない
- 上部尿路症状のない≧65歳の患者には，3日間の抗菌薬治療を検討
- 重症でないCA-UTIではレボフロキサシン5日間投与を検討
- 症状が即座に改善したCA-UTI患者には7日間の抗菌薬治療が推奨されている
- 治療反応性の鈍い場合，10〜14日間の抗菌薬治療が推奨されている

予防
- 尿道カテーテル挿入の適応を厳密に考える，カテーテル交換を制限，留置時の無菌操作などが特に重要

方針
- ほとんどの症例は帰宅
- 入院：＞65歳，見た目が重篤，敗血症疑い，免疫不全状態（DM，鎌状赤血球症，癌化学療法中，臓器移植レシピエント，免疫抑制剤など），フォロー不十分な例，困難な社会的境遇（例：ホームレス）

ガイドライン：Hooton TM, Bradley SF, Cardena DD, et al. Diagnosis, prevention, and treatment of catheter-associated urinary tract infection in adults: 2009 international clinical practice guidelines from the Infectious Disease Society of America. *Clin Infect Dis*. 2010;50:625-663.

■ 再発性UTI

定義
- 構造的／機能的異常のない患者で，尿培養で12カ月以内に3回以上の単純性UTIが証明された場合
- **再燃**（女性の5〜10％）：抗菌薬投与終了後2週間以内に起こる。同一のUTI起因菌の残存が原因で，抗菌薬抵抗性を示唆する
- **再感染**：抗菌薬投与終了後＞2週間経過してから起こる。一般に他の病原菌や同じ病原菌でも他の菌株の感染が原因である

病歴（「急性単純性UTI」＆「急性単純性腎盂腎炎」の項参照）

身体所見（「急性単純性UTI」＆「急性単純性腎盂腎炎」の項参照）

評価
- 血算，Chem-7が必要となることは稀
- 尿中hCGと尿定性・沈渣〔白血球エラスターゼ（＋）かつ亜硝酸（＋）は診断に最も有用。白血球エラスターゼ（＋）or 亜硝酸（＋）のいずれか一方の場合は検査前確率の高い患者には有用〕
- 尿培養は，UTI再発時には抗菌薬感受性評価のために採取すべき
- 残尿が疑われたら，残尿量評価
- 画像検査：腎エコー，静脈性腎盂造影，適応があれば腹部／骨盤部CT（ルーチンで緊急に撮影する必要はない）
- 追加検査として，排尿時膀胱尿道造影（VCUG），膀胱鏡，尿流動態検査を行うことがあるが，救急外来でルーチンに行うものではない

治療（「単純性UTI」の治療の項参照）
- 6カ月間の低用量抗菌薬の持続予防投与を検討
  - nitrofurantoin 50〜100 mg PO 1日1回
  - ホスホマイシン 3 g PO 10日ごと

- シプロフロキサシン125 mg PO 1日1回
- セファレキシン125〜250 mg PO 1日1回，セファクロル250 mg PO 1日1回
- ST合剤200/40 mg 1日1回or週3日
- 他の選択肢として性交後2時間以内に抗菌薬1回予防投与を検討してもよい（特に性交後に起こるUTIの場合）
  - nitrofurantoin 50〜100 mg
  - ST合剤200/40 mg or 400/80 mg
  - セファレキシン200 mg
- その他，患者自身による抗菌薬開始という選択肢もある（症状が軽快しなければ，48時間以内に必ず医療機関に連絡するよう指示）

方針
- 解剖学的/機能的病因評価のため，帰宅のうえ外来で泌尿器科フォロー

ガイドライン：Dason S, Dason JT, Kapoor A. Guidelines for the diagnosis and management of recurrent urinary tract infection in women. *Can Urol Assoc J*. 2011;5:316-322.

■ 尿道炎

定義
- 感染，非感染性の病因による尿道の炎症状態
- 原因：淋菌性（*N. gonorrhoeae*），非淋菌性（*C. trachomatis*，*M. genitalium*，*M. hominis*，*U. urealyticum*，*U. parvum*，*T. vaginalis*，HSV，アデノウイルス）
- 稀な原因：梅毒，CMV，腸内細菌性

病歴
- 最も罹患率が高いのは，性交渉のある青年期の男女
- 排尿困難，尿道瘙痒感，膿性分泌物。しかし無症候性感染も多い
- 頻尿や尿意切迫は一般にみられない
- 性交歴：現在の性的活動，性的嗜好（経口，膣，肛門），男性同性愛，性交パートナーの数，コンドーム使用，STD歴（特に淋菌・クラミジア），売春相手との性交渉
- 全身症状？（発熱，咽頭痛，関節痛，皮疹，背部痛）

身体所見
- 腎尿路生殖器診察：尿道口の皮膚障害，紅斑，分泌液。尿道分泌物が出ないか絞り出す。男性の精巣/精巣上体診察，女性の内診

評価
- 初尿（「混濁した」）尿定性・沈渣〔白血球エステラーゼ（+）& ≧10WBC/hpfを認めることも〕，尿中hCG
- 尿道分泌物のグラム染色で≧5WBC/hpf（グラム陰性細胞内双球菌は淋菌感染症に矛盾しない）& 培養
- 淋菌・クラミジアに対する尿PCR検査は最も有用

治療
- 淋菌・クラミジア重複感染は頻繁にみられるので，両方に有効な抗菌薬を選択する
  - アジスロマイシン1 g 1回 PO or ドキシサイクリン100 mg PO 1日2回×7日間
  上記に加え
  - セフトリアキソン250 mg 1回量 IM
- ＊注記：セフィキシムは経口セファロスポリンへの耐性淋菌の増加からもはや第1選択としては推奨されていない。セフトリアキソンを投与できなければ，セフィキシム400 mg or アジスロマイシン2 gを1回POして，1週間後に治癒しているか検査する
- 7日間性交禁止かつ過去60日以内のすべての性交パートナーが検査を受けるor経験的に治療されるまで性交禁止

方針
- かかりつけ医にカウンセリングと今後のSTD検査を依頼のうえ，帰宅

パール
- 淋菌・クラミジアは米国では州保健局への報告義務がある

ガイドライン：Center for Disease Control and Prevention. Sexually transmitted diseases treatment guidelines, 2010. *MMWR Recomm Rep*. 2010;59(RR-12):1-110.

■ 男性腎尿路生殖器感染症
■ 急性細菌性前立腺炎

定義
- 前立腺炎症候群は，NIHコンセンサス分類では4つのカテゴリーに分類
  - Ⅰ．急性細菌性前立腺炎
  - Ⅱ．慢性細菌性前立腺炎（症状継続≧3ヵ月）
  - Ⅲ．慢性非細菌性前立腺炎/慢性骨盤痛症候群（CP/CPPS）
    A. 炎症性
    B. 非炎症性
  - Ⅳ．無症候性炎症性前立腺炎
- 急性細菌性前立腺炎は，前立腺の急性細菌感染。尿培養陽性，下部尿路症状，閉塞性の排尿困難，全身症状がある
- 細菌性前立腺炎は特発性のことも，二次性の（泌尿器的処置に伴う）こともある
- 起因菌のスペクトルは他のUTIに類似（「単純性UTI」の項参照）。しかし前立腺炎のUTI起因菌は病原性

が強い。稀に C. trachomatis, T. vaginalis, U. urealyticum, 淋菌, ウイルスが起因菌のことも

病歴
- 好発年齢20〜45歳。＜50歳の男性で最も頻度の高い泌尿器的疾患
- 急性の発熱, 悪寒, 倦怠感, 頻尿, 排尿困難, 尿勢低下, 残尿感, 腰背部／腹部／骨盤部痛
- 性機能障害（射精時違和感, 血精液症）が伴う場合も
- 危険因子：最近の泌尿器処置／カテーテルなどの挿入, 尿道狭窄, 尿道炎

身体所見
- ±発熱。恥骨上部違和感
- 精巣上体炎／精巣炎除外のため精巣診察も行う
- 直腸診で前立腺に熱感, 圧痛, 腫脹を認める

評価
- 血算＆血液培養, 特に見た目が重篤な場合
- 尿定性・沈渣〔亜硝酸（+）＆ 白血球エラスターゼ（+）, PPV 95%, NPV約70%〕, 尿培養
- Meares and Stamey法：初尿採取（尿道サンプル）→中間尿（膀胱サンプル）→前立腺マッサージ後に尿採取（前立腺サンプル）→前立腺分泌物の湿性マウント法／顕微鏡検査（救急外来で行うのは現実的でない）
- 前立腺マッサージ前後試験（PPMT）：強い前立腺マッサージ前＆後に尿採取（マッサージ後により多くの尿中細菌＆WBCを認めれば急性細菌性前立腺炎を示唆）
- 前立腺膿瘍が疑われる場合は経直腸エコー検査を考慮（抗菌薬反応性が低い）
- 外来での前立腺生検

治療
- 全身状態の悪い患者には経静脈抗菌薬投与：ピペラシリン-タゾバクタム, セファロスポリン（例：セフトリアキソン, セフォタキシム, セフタジジム）±アミノグリコシド, カルバペネム（例：イミペネム, ertapenem）
- 臨床的に安定した患者は経口抗菌薬治療（一般にフルオロキノロン）
  - シプロフロキサシン500 mg PO 1日2回orレボフロキサシン500〜750 mg PO 1日1回×14日間
  - ST合剤800/160 mg DS錠1錠1日2回×14日間
  - 性感染症の場合：セフトリアキソン250 mg IM 1回＋ドキシサイクリン100 mg PO 1日2回×14日間
- 治療期間は2〜4週間

方針
- 帰宅, 泌尿器科フォロー
- 全身状態不良, 既知の耐性菌感染などなら入院加療

パール
- 急性細菌性前立腺炎の男性患者のうち10%は慢性前立腺炎へ移行する。さらに10%はCP/CPPSへ移行
- 合併症：慢性前立腺炎（10%）, 急性尿閉, 前立腺膿瘍（約2%）, 敗血症

■ 精巣上体炎／精巣炎

定義
- 精巣上体と精巣の炎症。感染・非感染を問わない
- 症状の持続期間によって急性（＜6週）, 亜急性（6週〜3カ月）, 慢性（＞3カ月）となる
- 精巣炎：精巣上体炎から隣接する精巣へ炎症が波及して発症するのが一般的（精巣上体-精巣炎）。ムンプスでは精巣上体炎なしに精巣炎のみの場合もある
- 精巣上体炎：性的に感染することもある。原因菌は淋菌, クラミジア, 結核菌や通常のUTI起因菌〔下部UTIからの上行性感染（「急性単純性UTI」の項参照）〕。結核性はリスクの高い患者では考慮すべき。免疫不全患者では真菌性orウイルス性も認める
- 非感染性精巣上体炎には細菌感染後反応性（例：M. pneumoniae, アデノウイルス）, 血管炎, 薬物性（例：アミオダロン）などがある

病歴
- 18〜35歳の若年男性に最も好発。16〜30歳と50〜70歳の二峰性分布
- 精巣痛・腫脹は数時間〜数日（＜2週）からはじまることが多い。下部尿路症状があることも
- 危険因子：コンドームなしの性交（特に肛門）, 男性同性愛, 多数の性交パートナー, STDの既往（特に淋菌・クラミジア）, 売春相手との性交渉, 構造的／機能的腎尿路生殖器異常, 尿路系の処置・器具挿入

身体所見
- ±発熱。他の尿路疾患の徴候としてCVA叩打痛, 恥骨上部痛の有無
- 精巣診察：精巣上体・精巣の触診, 挙睾筋反射。精索・精巣の疼痛, 発赤, 腫脹→精巣上体炎・精巣炎を示唆
  - Prehn徴候：精巣上体炎では精巣挙上で疼痛緩和。鼠径部診察でヘルニアor腫脹, 疼痛を伴うリンパ節を検索

評価
- 初尿（「混濁した」）尿定性・沈渣〔白血球エラスターゼ（+）＆ ≧10WBC/hpfは尿道炎を示唆, 精巣上体炎の診断を支持する〕。尿培養
- 尿道分泌物：グラム染色で≧5WBC/hpf（細胞内グラム陰性双球菌の存在は淋菌感染症を示唆）＆培養提出
- 淋菌・クラミジアに対する尿PCR検査は最も有用
- 画像検査：精巣カラーDopplerエコー検査〔所見：血流増加（＝うっ血を示唆）を伴う肥厚した精巣上体〕

治療
- 性交渉のある＜35歳の男性 & STD危険因子のある＞35歳の男性
  - セフトリアキソン 250 mg IM 1回
  上記に加え
  - ドキシサイクリン 100 mg PO 1日2回×10日間
- 7日間性交禁止かつ過去60日以内のすべての性交パートナーが検査を受ける or 経験的に治療されるまで性交禁止
- ＞35歳の男性 or STD危険因子なし（腸内細菌が原因となることが多い）
  - レボフロキサシン 500 mg PO 1日1回×10日間
  - オフロキサシン 300 mg PO 1日2回×10日間
- ＊注記：上記のフルオロキノロンはクラミジアにも有効 & 尿路生殖器系への組織移行が良好
- 支持療法：疼痛にNSAID，安静時の精巣冷却/挙上

方針
- 帰宅

パール
- 原因は，＜35歳の患者ではSTD起因菌，＞35歳では腸内細菌が多い

ガイドライン：Grabe M, Bjerklund-Johansen TE, Botto H, et al. Guidelines on Urological Infections. Arnhem, The Netherlands: European Association of Urology (EAU); 2010:1-112.

側腹部痛

■アプローチ
病歴
- 発症（突然 vs. 進行性）？　疼痛部位？　排尿困難/血尿/頻尿？　以前に同様の症状？
- ROS（発熱，発疹，外傷，悪心・嘔吐，脱力感，腹痛，既往歴（腎結石，痛風，癌，AAA，先天性腎疾患，心 or 血管疾患）

評価
- 血算，Cr。腎エコー or 腹部単純CTを検討

側腹部痛の鑑別

病態生理	鑑別診断
腎	腎結石，尿路結石，後腹膜血腫，腎嚢胞破裂，尿管狭窄
感染	腎盂腎炎，腎周囲膿瘍，腸腰筋膿瘍，肺炎，椎間板炎，化膿性脊椎炎，硬膜外膿瘍
血管	AAA破裂，腎梗塞，腎静脈血栓，PE
消化管	胆道疾患
その他	PKD（嚢胞破裂），腎悪性腫瘍，帯状疱疹
外傷	急性腰痛，神経根障害

■尿路結石（腎結石と尿管結石）
定義
- 尿路結石は尿路のどこかにできた結石（無機 or 有機固体）を指す。腎結石→腎にできた結石，尿管結石→尿管にできた結石を指す
- 結石形成性の塩類が尿中で飽和したときに形成される
- 結石の種類
  - シュウ酸カルシウム結石（約75%）：高カルシウム尿症（副甲状腺機能亢進症，サルコイドーシス，RTA 1型，腫瘍性高Ca血症，サイアザイド），高シュウ酸尿症（Crohn病，その他の回腸疾患）などが素因になる
  - リン酸マグネシウムアンモニウム（struvite）結石（約15%）：アンモニア & アルカリ性尿の組み合わせが必要。ウレアーゼ産生細菌（*Proteus, Klebsiella, Pseudomonas*，ブドウ球菌属）による尿素分解でアンモニア産生
  - 尿酸結石（約5～10%）：高尿酸尿（痛風，2型DM，高血圧）に続発
  - シスチン結石：尿細管アミノ酸再吸収の先天的障害に続発
  - 薬物性結石：結石形成しやすい代謝異常 or 薬物や代謝産物の結晶化が原因
- 尿管に結石が嵌頓しやすい部位は典型的に3ヵ所：腎盂尿管移行部，総腸骨動静脈レベル，膀胱尿管移行部

病歴
- 男：女＝2：1。白人＞ヒスパニック＞アジア人＞アフリカ系。40～60歳で好発
- 腎疝痛（急性，発作性，片側性疼痛が鼠径部/精巣/陰部に放散）& 内臓症状（悪心・嘔吐/発汗）
- 遠位結石では下腹部痛 & 下部尿路症状（排尿困難，頻尿，血尿）があることも
- 既往歴：尿路結石の家族歴，副甲状腺機能亢進症，サルコイドーシス，RTA，悪性腫瘍，Crohn病，空回腸バイパス，再発性UTI，痛風，2型DM，高血圧，泌尿器臓器の構造異常
- 薬物：インジナビル，ループ/サイアザイド利尿薬，緩下薬，炭酸脱水酵素阻害薬，シプロフロキサシン，

サルファ薬は薬物性結石と関連あり

身体所見
- 発熱？ 頻脈？ つらそうな見た目のことが多い。発汗，冷たく湿った皮膚
- CVA叩打痛，下腹部/骨盤部圧痛（結石が移動していた場合）
- 脊椎正中の圧痛・叩打痛がないか，急性腹症所見がないかなど評価➡尿路結石以外の診断を示唆

評価
- 尿定性・沈渣（RBC（+）の可能性あり，しかし結石の感度84%，特異度48%。蛋白尿，結晶尿），尿培養
- BUN，Cr検討。血算は非特異的で有用でないことが多い
- 画像検査
  腎エコー（>5mmの結石では感度96%，特異度100%。すべての位置で感度78%，特異度31%）
  - 検査前確率の高い場合 or CT不可（妊娠）の場合なら，第1選択の画像検査。特に水腎症や尿管拡張をみるのに有用。<5mm結石には無効。ベッドサイドで施行可能
  単純ヘリカルCT（感度94～100%，特異度92～100%）
- 第1選択の画像検査，特に結石初回発症が疑われたとき or 低～中等度の検査前確率の場合。他疾患の診断も可能。CT可能な施設なら第1選択
  ＊注記：インジナビル結石はCTで検出できない

治療
- 尿路結石による腎疝痛に対し，輸液は有用性が低いことをデータが示唆
- 疼痛コントロール：NSAID［イブプロフェン600mg PO 1日3回 or 経口困難なら ketorolac 15～30mg IV（腎機能障害では慎重に投与）］±モルヒネ 0.1mg/kg 1回➡疼痛が軽減できる量へ用量設定
- 内科的治療法：タムスロシン 0.4mg PO 1日1回×14日間 or 結石排出されるまで（>4mmの遠位尿路結石では，結石排出率&排出までの時間に関して効果的）。その他のα阻害薬（ドキサゾシン，テラゾシン，alfuzosin）やニフェジピンも有効な可能性
- 泌尿器科コンサルト：併発する感染症，腎機能障害，結石排出できる可能性が低い場合（>10mm）

方針
- 帰宅：救急外来での十分な疼痛コントロール，Cr正常。結石>5mmの場合は24～48時間以内に泌尿器科でフォロー（下記参照）
- 入院：疼痛コントロール困難，経口摂取困難，腎不全，感染，腎移植後，片腎，基礎疾患（DM，もともと腎機能障害がある），結石による閉塞性尿路感染症

パール
- 血尿の有無だけでは尿路結石の診断 or 除外はできない
- <5mmの結石は排出できる確率46～86%，5～8mmでは30～50%，>8mmでは<20%
- 尿の濾し器を持たせて帰宅させる：特に初回結石患者では結石分析のため
- 合併症：閉塞性尿路感染症（緊急に閉塞解除が必要な泌尿器科緊急疾患），腎機能障害，結石排出失敗例

血尿

■アプローチ

定義
- 尿沈渣で>5RBC/hpf，しかし文献によって血尿の定義は異なる
- 血尿は色素尿症（尿の変色）と区別しなければならない。色素尿症は，内因性（メラニン，ポルフィリン，ビリルビン，ミオグロビン，Hb）でも，外因性の薬物（ワルファリン，リファンピシン，phenazopyridine，フェニトインなど）でも起こる

病歴
- 発症（急性 vs. 慢性）？ 排尿困難/頻尿/腎疝痛？ 排尿中のすべて or 一部？（排尿初期➡尿道。排尿中すべて➡上部尿路 or 近位膀胱。排尿後期➡膀胱頸部 or 尿道前立腺部）
- 無痛性血尿では腎尿路生殖器の悪性腫瘍を強く疑うべき
- ROS（発熱，体重減少，寝汗，皮疹，咽頭痛，腹痛，悪心・嘔吐，最近のウイルス感染 or UTI。外傷，激しい運動，骨盤部放射線照射）
- 既往歴（腎結石，高血圧，癌，先天性腎疾患，血管疾患，出血性素因，鎌状赤血球症，遺伝性球状赤血球症）
- 薬物
  - 色素尿症を起こす薬物：ワルファリン，リファンピシン，phenazopyridine，フェニトイン，アザチオプリン，デフェロキサミン，ドキソルビシン，リボフラビン
  - ミオグロビン尿を起こす薬物：アムホテリシンB，バルビツレート，コカイン，ジアゼパム，エタノール，ヘロイン，メサドン，スタチン
  - 血尿を起こす薬物：NSAID，抗凝固薬，ブスルファン，シクロホスファミド，OCP，キニーネ，ビンクリスチン
- 社会歴（喫煙，ベンゼン or 芳香族アミンへの曝露）

身体所見
- 高血圧，点状出血，関節炎，皮疹の評価
- 恥骨上部の圧痛 & CVA叩打痛の評価。前立腺診察を含む腎尿路生殖器診察

- 尿閉の懸念があれば残尿検査

評価：問題解決の鍵（本当に血尿か？）
- 尿試験紙法で潜血反応（＋）（血尿，ヘモグロビン尿，ミオグロビン尿，その他の色素尿症でも陽性になる），尿沈渣で＞5RBC/hpfを確認することが必要。尿蛋白，赤血球円柱（糸球体腎炎を示唆），結晶尿（尿路結石を示唆）の同定も必要
- その他の尿検査：尿細胞診
- 血算，BUN，Cr，凝固系〔血尿単独：つまり沈渣にRBC（＋）だが蛋白（－）➡出血性素因を示唆〕
- 腎エコー，造影CT，CT尿路造影，膀胱鏡を考慮

方針
- 大量の肉眼的血尿はHctのフォロー継続と泌尿器科的評価が必要。顕微鏡的血尿の場合は外来で腎臓内科or泌尿器科による評価・フォロー

血尿の鑑別

病態生理	鑑別診断
構造的	尿路結石，BPH，PKD，鎮痛薬腎症，腎乳頭壊死
感染性	UTI，STD，腎結核，マラリア
血管性	AVM，腎動脈疾患（血栓，解離，悪性高血圧），腎静脈血栓，鎌状赤血球貧血の発作
薬物性	シクロホスファミド，抗凝固薬
炎症性	糸球体腎炎〔溶連菌性レンサ球菌感染後，感染後（訳注：ブドウ球菌など），IgA腎症，ループス腎炎，Alport症候群，菲薄基底膜病など〕，血管炎（Henoch-Schönlein紫斑病，Wegener肉芽腫など），輸血反応
外傷/その他	腎外傷，尿道or尿管外傷，最近の処置・器具挿入，発作性夜間ヘモグロビン尿症
腫瘍性	腎癌，尿道癌，膀胱癌，前立腺癌

急性腎不全（ARF）

■ アプローチ

定義＆病期分類
- 急性腎障害（AKI）の定義：以下のいずれかに該当する
  - 48時間以内の血清Cr≧0.3mg/dL（≧26.5μmol/L）上昇，or
  - 血清Cr≧基準値の1.5倍の上昇が直近の7日間以内に起こったことが確定or推測される場合，or
  - 尿量＜0.5mL/kg/hrが6時間以上継続
- AKIは以下の基準によりstage分類される

AKIの病期分類[*1]

stage	RIFLE基準[*2]	血清Cr	尿量	管理
1	Risk（リスク）	基準値の1.5～1.9倍 or ≧0.3mg.dL（≧26.5μmol/L）↑	＜0.5mL/kg/hrが6～12時間	・腎毒性のある薬物を中止 ・体液量管理，血圧維持 ・Cr＆尿量モニター ・高血糖回避 ・造影剤に代わるものを検討 ・非侵襲的精査 ・侵襲的検査を検討
2	Injury（障害）	基準値の2～2.9倍	＜0.5mL/kg/hrが≧12時間	上記に加え ・薬物変更確認 ・腎代替療法（RRT）検討 ・ICU入院検討
3	Failure（機能不全）	基準値の3倍 or 血清Cr≧4mg/dL（≧353.6μmol/L）↑ or RRT開始 or ＜18歳ならeGFR＜35mL/min	＜0.3mL/kg/hrが≧24時間 or ≧12時間無尿	上記に加え ・可能であれば鎖骨下静脈カテーテルは避ける
	Loss（腎機能喪失）	持続性ARF＝＞4週間の完全な腎機能喪失		
	ESKD（末期腎不全）	＞3カ月の末期腎不全		

[*1]: Kidney Disease: Improving Global Outcomes (KDIGO) Acute Kidney Injury Work Group. KDIGO Clinical Practice Guideline for Acute Kidney Injury. *Kidney Int Suppl.* 2012;2:1-138.

[*2]: Bellomo R, Ronco C, Kellum JA, et al. Acute renal failure—definition, outcome measures, animal models, fluid therapy and information technology needs: The Second International Consensus Conference of the Acute Dialysis Quality Initiative (ADQI) Group. *Crit Care.* 2004;8(4):R204-R212.

- 急性腎疾患（AKD）の定義：以下のいずれかに該当する
  - AKI
  - ＜3カ月のGFR＜60 mL/min/1.73 m^2
  - ＜3カ月の，GFRの≧35%の低下 or 血清Crの＞50%上昇
- CKDは＞3カ月のGFR＜60 mL/min/1.73 m^2
- CKDは原因（**C**ause），**G**FR，**A**lブミン尿（**A**lbuminuria）でCGA病期分類される
  - 原因：全身性疾患の有無＆腎臓の病理・解剖学的所見の部位にもとづく
  - GFR：GFRカテゴリーは下記のように分類される

GFRカテゴリーによるCKD病期分類		
GFRカテゴリー	GFR（mL/min/1.73 m^2）	用語
G1	≧90	正常 or 高値
G2	60〜89	軽度低下
G3a	45〜59	軽度〜中等度低下
G3b	30〜44	中等度〜高度低下
G4	15〜29	高度低下
G5	＜15	腎不全

- アルブミン尿：アルブミン排泄率．救急外来で計算するのは非現実的だが，患者のプロブレムリストの一部として参照すべき
- GFRの推定式
  - Modification of Diet in Renal Disease（MDRD推算式）
    - **予測GFR（mL/min/1.73 m^2）＝186×（血清Cr）$^{-1.154}$×（年齢）$^{-0.203}$**
      - 女性は×0.742
      - アフリカ系米国人は×1.21
  - Cockcroft-Gaultの式
    - **予測CrCl（mL/min）＝[（140－年齢）×（体重, kg）]/（72×血清Cr）**
      - 女性は×0.85

AKI/ARFの鑑別	
病態生理	鑑別診断
腎前性	**循環血液量減少**： 脱水，低血圧・ショック，出血，嘔吐・下痢，利尿，熱傷，膵炎，重症低アルブミン血症 **腎血行動態変化**： 低心拍出量（CHF，重症弁膜症，心タンポナーデ，重症PE，腹部コンパートメント症候群），敗血症，アナフィラキシー，薬物（NSAID，ACE阻害薬/ARB），肝腎症候群
腎性	**腎血管閉塞**： 腎動脈硬化/血栓症/塞栓症/解離/血管炎 腎静脈血栓/外部からの圧迫 **糸球体疾患**： 糸球体腎炎，血管炎，悪性高血圧，妊娠高血圧腎症，DIC，膠原病（SLE，強皮症） **尿細管内の閉塞**： 多発性骨髄腫，尿酸，アシクロビル，メトトレキサート，インジナビル **ATN**： 重度の虚血，感染，造影剤，カルシニューリン阻害薬，抗菌薬（例：アミノグリコシド），抗真菌薬（アムホテリシンB），化学療法（例：シスプラチン），エチレングリコール，横紋筋融解，HUS/TTP **間質性腎炎**： アレルギー性腎炎（βラクタム，フルオロキノロン，サルファ薬，NSAID），腎盂腎炎，白血病/リンパ腫，サルコイドーシス
腎後性	**尿管**： 結石，凝血塊，癌（骨盤部腫瘍），外部からの圧迫 **膀胱頸部**： 結石，凝血塊，癌（膵），BPH，神経因性膀胱 **尿道**： 狭窄，弁

病歴
- ARFは通常無症候性で，検査で腎機能異常が判明したときに診断される
- 以下のような症状がある場合は：尿量減少や体重増加，体液貯留（末梢浮腫，全身浮腫，腹水），倦怠感，食欲不振，悪心・嘔吐，瘙痒感，意識障害，口渇/起立性低血圧（腎前性）
- ROS（発熱，皮疹，側腹部痛，血尿）
- 既往歴：以前からの腎障害，CHF，肝疾患，SLE，多発性骨髄腫
- 薬物（ACE阻害薬/ARB，NSAID，アミノグリコシド，その他の抗菌薬，シスプラチン，アムホテリシンB，利尿薬）

身体所見
- 体液量評価，ミオクローヌス，心膜 or 胸膜摩擦音，皮疹，意識レベル，浮腫
- CHF，肝疾患，膠原病の徴候の有無

評価
- 血算，Chem-7（BUN，Cr）＋電解質（Ca，Mg，P），血漿浸透圧。迅速カリウム検査を含むVBGも考慮
- 尿定性：沈渣，尿電解質（尿Na，尿K，尿Cr，尿浸透圧）
  - FE_{Na}（%）＝（尿Na×血清Cr）/（血清Na×尿Cr）×100
- 必要なら肝機能，BNPも検討
- 電解質異常からくる心臓の電気的不安定性評価（訳注：高K）のための心電図
- ベッドサイド心エコー，IVC，腎エコーを検討
- 画像検査：腎エコー（閉塞の除外，血流評価）。骨盤部腫瘤が疑われたら腹部CT。腎血管Dopplerエコー
- その他の検査：腎生検

AKI/ARFの検査データの解釈

	BUN/Cr比	FE_{Na}	尿Na	尿比重	尿浸透圧	その他
腎前性	≧20	＜1%	＜10 mmol/L	＞1.018	＞500	硝子円柱
腎性	10〜20	＞1%	＞20 mmol/L	＜1.015	300〜500	・泥状茶色円柱（ATN） ・赤血球円柱（糸球体障害，尿細管間質性腎炎） ・白血球円柱（間質性腎炎） ・幅の広い顆粒円柱（CKD） ・好酸球尿（アレルギー性腎炎） ・尿酸結晶（痛風腎症） ・シュウ酸／馬尿酸結晶（エチレングリコール中毒）
腎後性	＜10	＞1%	−		＜350	

治療
- 腎前性：循環血液量/灌流圧正常化（必要なら輸液，昇圧薬，PRBC輸血。心腎症候群なら利尿/強心薬）
- 腎性：腎毒性のある薬物を中止，基礎疾患の治療，グルココルチコイド投与検討
- 腎後性：経尿道or恥骨上カテーテル留置。尿管ステントや経皮的腎瘻造設が必要なことも
- pH＜7.2 or HCO_3^-＜15 mmol/Lの場合，透析への橋渡しとしてNaHCO₃の投与検討

緊急透析と腎代替療法の適応（AEIOU）
- **A**cidosis（アシドーシス：pH＜7.1）
- **E**lectrolyte imbalance（電解質異常：高K，低Ca，高P）
- **I**ntoxication（中毒：リチウム，サリチル酸，エチレングリコール，メタノール，その他）
- **O**verload（溢水：循環血液量過多）
- **U**remia（尿毒症：心膜炎，脳症，神経障害，出血）

方針
- 帰宅：軽度の腎前性腎機能障害は補液で十分治療できる。尿路閉塞性腎機能障害は，閉塞が解除され（例：膀胱カテーテル）特に合併症がなければ帰宅可能
- 入院：尿毒症，著しい電解質異常，溢水，重症代謝性アシドーシス，原因不明のARF

パール
- 合併症：循環血液量過多，低Na，高K，高P，低Ca，高Mg，代謝性アシドーシス，尿毒症，貧血，不整脈

ガイドライン：Kidney Disease: Improving Global Outcomes (KDIGO) Acute Kidney Injury Work Group. KDIGO Clinical Practice Guideline for Acute Kidney Injury. *Kidney Int Suppl.* 2012;2:1-138.

精巣捻転・精巣垂捻転

■病歴
精巣捻転
- 突然発症する陰嚢痛（土腫脹）で，腹部へ放散する。痛みは間欠的なことも。悪心・嘔吐を伴う。思春期に好発

精巣垂捻転
- 発症様式は精巣捻転と似ているが，痛みは精巣上極に限局することが多い。良性の状態（保存的治療）

■身体所見
精巣捻転
- 見た目が重篤，精巣の強い圧痛/腫脹/挙上（横位or前方に回転している）。精巣を挙上しても痛みの改善なし（Prehn徴候陰性）。同側の精巣挙筋反射の消失

精巣垂捻転
- 肉眼的には精巣に異常なし。圧痛は精巣上極に限局。精巣上極に結節状の"blue dot sign"を認めることも（訳注：捻転した付属器が陰嚢を通して暗青色に見える）

■評価
- 手術が予測される場合は術前採血
- 画像検査：陰嚢Dopplerエコーで精巣血流を評価。ただし画像評価で手術室入室が遅れることがないように。Dopplerエコーで診断がつかなければ高解像度エコー

■治療
- 精巣捻転の疑いがあれば直ちに泌尿器科コンサルト：手術室までの時間が精巣機能温存のために最重要。もし手術までに時間がかかる場合は、正中から外側方向への用手整復を試みてもよい（"open book" 法）
- 鎮痛薬、制吐薬

■パール
- ＜6時間に捻転の整復が行われれば、精巣機能は100%温存できる
- ＞24時間持続する精巣の痛みは、精巣梗塞を示唆する

包茎・嵌頓包茎

■病歴
包茎
- 包皮の反転ができず、亀頭を露出できない。排尿時に包皮が風船のように膨らむ（"ballooning"）、勃起時痛、包茎痛、尿勢低下

嵌頓包茎
- 包皮を亀頭冠より先端に戻せないことによる亀頭の疼痛、腫脹。激しい性交や慢性的な亀頭包皮の炎症に合併
- もっぱら割礼を受けていない男性に起こり、泌尿器科緊急疾患である
- 小児：無理矢理包皮を剥いたり、入浴後や排尿後に包皮を戻すことを忘れた場合に起こる。言葉で言えない子どもの場合、不機嫌が唯一の徴候のことも

■身体所見
包茎
- 包皮が反転せず、亀頭を露出できない

嵌頓包茎
- 包皮が亀頭冠まで反転したままで、もとの位置に戻せない。感染が合併しない限り、包皮の中枢側の陰茎は柔らかい。亀頭は発赤・浮腫➡進行すると青黒く・硬くなる

■治療
- 処置が必要な場合、陰茎ブロックを考慮。陰茎の背面に2時と10時方向に1%リドカインを局注➡続けて陰茎の近位部に円周状に麻酔薬を注射し、輪状ブロックを完成させる

包茎
- 感染徴候がなければ緊急処置の必要なし。軽症～中等症には4～6週間の外用ステロイド（0.05～0.1%ベタメタゾン）を考慮

嵌頓包茎
- 亀頭と包皮を手のひらでしっかりと包み数分間圧迫する。それ以外に浮腫を軽減させる方法は以下のとおり
  - Dundee micropuncture technique：むくんだ包皮を細い針（27G）で20カ所ほど穿刺して中の水分を搾り出す
  - hyaluronidase technique：1 mLのヒアルロン酸分解酵素（150U/mL）をツベルクリンシリンジでむくんだ包皮に局注
  - sugar technique：50%ブドウ糖液50 mLに浸したガーゼで包皮を包み、1時間放置
- 示指を反転した包皮の後部・陰茎の背側に、母指を亀頭におき、用手整復を試みる。氷を当てたりゴムバンドを亀頭に巻いたり、腫脹の軽減のために高浸透圧物質（砂糖・ブドウ糖など）を亀頭に散布すると成功することも
- 用手整復が成功しなければ泌尿器科コンサルト

■方針
- 帰宅：包茎は、感染を合併している場合は抗菌薬処方。嵌頓包茎は、包皮がもとに戻れば帰宅可能だが、必ず泌尿器科の外来フォローを
- 入院：保存的方法で修復できない嵌頓包茎

■パール
- 子どもの両親・保育者に、強制的に包皮を剥かないことや入浴＆排尿後に優しく包皮を戻すよう教育する
- 嵌頓包茎は治療が遅れると壊死➡亀頭の自然切断のリスクがある

持続勃起症

■定義
- 性的刺激のない状態で＞4時間勃起が続くこと
- 虚血性（血流低下）の持続勃起症：最も多いタイプであり、有痛性の陰茎海綿体充血によって引き起こされる。陰茎海綿体内のアシドーシス、血液凝集、海綿体動脈血栓症、勃起不全を引き起こしうる
- 非虚血性（血流上昇）の持続勃起症：稀であり、痛みを伴わず、外傷性海綿体動静脈瘻による陰茎への血流増加によって引き起こされる

■ 病歴
- 痛みを伴う>4時間の勃起の持続．射精してもおさまらない
- 危険因子：鎌状赤血球症，白血病，泌尿器悪性腫瘍（前立腺癌，膀胱癌），脳血管障害，脊髄損傷，降圧薬（ヒドララジン，プラゾシン，ドキサゾシン），抗うつ薬（トラゾドン，fluoxetine，セルトラリン），抗精神病薬（フェノチアジン，非定型抗精神病薬），PDE阻害薬，コカイン，毒薬（サソリ，クロゴケグモ，一酸化炭素）

■ 身体所見
- 明らかな勃起，一般的には陰茎海綿体のみが勃起しており，尿道海綿体は軟らかい

■ 評価
- 血液検査：手術の可能性があれば術前採血
- 陰茎の穿刺吸引液で血液ガス分析を評価してもよい

■ 治療
- 疼痛コントロール
- 血流減少/血管収縮抑制
  - PO/IM：テルブタリン5 mg PO 1回，テルブタリン0.25～0.5 mg IM 1回（効果不明）
  - 海綿体内へのフェニレフリン局注：25 G針か27 G針orツベルクリンシリンジを用いてフェニレフリン0.2～0.5 mgを10～15分ごとに海綿体内に局注（最大4～5回）．陰茎背面の根元から2 cmの位置で，2時or10時の部位に局注
  * 注記：フェニレフリン溶液は希釈が必須．1%フェニレフリン（10 mg/mL）1 mLを生理食塩水9 mLで希釈し，1 mg/mLのフェニレフリンを作成する．この1 mg/mL溶液を0.2～0.5 mL（0.2～0.5 mg）ずつ海綿体内への局注に使用する
- もし成功しなければ吸引/灌流法を施行
  - 陰茎神経ブロックを施行．陰茎背面の2時と10時の部位に1%リドカインを局注➡続けて陰茎の近位部に円周状に局所麻酔薬を注射し，輪状ブロックを完成させる
  - 陰茎を消毒し，滅菌ドレープをかける
  - 2時or10時の部位に16～18 G針（18 Gの透析用の翼状針も考慮）を刺入．10～30 mLシリンジをゆっくり吸引し，もう片方の手で陰茎を絞りながら，鮮血が吸引できて腫脹がおさまるまで行う
  - 上記で改善しなければ，灌流を試みる．生理食塩液500 mL＋フェニレフリン10 mgの溶液を作成．陰茎から20～30 mLを吸引したのと交換にフェニレフリン溶液20～30 mLを灌流する
- 鎌状赤血球クリーゼを伴う場合：輸液，O₂投与，疼痛コントロール，交換輸血も考慮
- 難治性の持続勃起症は泌尿器科コンサルト（外科的減圧が必要となることも）

方針
- 再発しないか，最低2時間の経過観察が推奨される
- 帰宅：勃起がおさまれば帰宅．内服αアドレナリン作動薬（フェキソフェナジン）3日分処方が推奨される
- 入院：救急外来での治療で持続勃起が改善しない場合

パール
- >12時間の持続勃起は組織崩壊がはじまり，>24時間たつと永久勃起不全を合併
- 合併症：血腫，感染，血管作動薬の全身性の吸収（重症高血圧），再発，勃起不全（このリスクは患者とよく話し合うべき．適切なタイミングで適切に治療した場合でも起こりうる）

透析患者の救急疾患

■ 定義
- 透析カテーテル・シャントの合併症，感染症，電解質異常，心血管系症状・合併症，体液過剰など
- よくある合併症や特に注意を要するものは以下のとおり

透析患者で頻度の高い主訴と注意点	
主訴	鑑別診断（＊：透析患者で特に考慮すべきもの）
発熱	肺炎（医療施設関連肺炎），UTI，菌血症，腹膜炎＊（特に腹膜透析患者），透析アクセス感染＊（血行性に感染が広がり，感染性心内膜炎，感染性PE，感染性関節炎，化膿性脊椎炎，硬膜外膿瘍をきたす可能性がある）
呼吸困難	循環血液量過多/肺水腫＊，高拍出性心不全＊（動静脈瘻），胸水＊（尿毒症性の慢性循環血液量過多），貧血＊（エリスロポエチン産生低下），気胸（鎖骨下or内頸静脈透析アクセス挿入後），心嚢液貯留＊（尿毒症性），PE
胸痛	ACS，PE，大動脈解離，尿毒症性心膜炎＊，尿毒症性胸膜炎＊
失神	透析中の低血圧＊，尿毒症性自律神経障害＊，不整脈＊，その他の一般的な失神の原因
低血圧	透析中の低血圧＊，自律神経不安定，降圧薬，心嚢液貯留/心タンポナーデ，敗血症，アナフィラキシー＊（ヘパリンへのコンドロイチン硫酸塩混入）
腹痛	腹痛の一般的な原因を考慮，尿毒症性腸炎＊/腸炎＊，腹膜炎＊（特に腹膜透析患者），腹壁ヘルニア＊（腹水による腹腔内圧上昇に起因する）
頭痛/意識障害	不均衡症候群＊，脳症＊/高血圧性脳症＊，高血圧緊急症＊，ICH，CVA，薬効動態変化による薬物の影響＊（ベンゾジアゼピン，モルヒネ，ペチジンなど），低Na血症

皮膚症状	尿毒症性瘙痒*，結節性痒疹*，カルシフィラキシス*（尿毒症性細動脈石灰化症）
シャント症状	AVシャントの「盗血症候群」，AVシャント／透析カテーテル内の血栓症，AVシャント出血
その他	電解質異常（高K血症，高P血症，高Mg血症，低Ca血症，低Na血症），代謝性アシドーシス，尿毒症性多発神経障害（むずむず足症候群，感覚異常）

(Venkat A, Kaufmann K, Venkat KK. Care of the end-stage renal disease patient on dialysis in the ED. *Am J Emerg Med*. 2006;24:847-858を改変)

■アプローチ

病歴
- 末期腎不全患者特有の病態を念頭におきつつ，それぞれの主訴に対し頻度の高い鑑別を挙げる

身体所見
- バイタルサインの異常に注意
- 呼吸音・心音の聴診（胸膜摩擦音，喘鳴・いびき様音やラ音を含む）
- 腹部診察，特に腹膜透析カテーテルのある患者
- 四肢診察，体液過剰の徴候としてJVD
- カルシフィラキシス所見を念頭に皮膚診察
- シャントのthrillと出血徴候，感染徴候，浮腫，出血斑の評価。トンネルカテーテル挿入部の蜂窩織炎or膿瘍形成の所見を評価

診断
- 血算，Chem-7＋電解質（Ca，Mg，P）。迅速血清Kや酸塩基状態の評価のためにABGを考慮
- 必要なら肝機能，BNP，心筋逸脱酵素
- 腹膜透析液の検体採取〔細胞数（WBC＞50～100/μLは腹膜炎を示唆），グラム染色，培養〕のために，腹膜透析専門の看護士へとの連絡を考慮
- 電解質異常からくる心臓の電気的不安定性，心筋虚血評価のための心電図
- 胸水・腹水の評価のために，心臓＆肺のベッドサイド簡易エコー，FAST検査を考慮
- 画像検査：それぞれの主訴に対し，適切な画像検査を施行。血栓症が疑われる場合，AVシャントのDoppler検査を

治療
- 前述のそれぞれの病態に対して適切な部署にコンサルト
- 特に注意を要すること
  - **腹膜炎**：バンコマイシン2g＋（セフェピム1g or セフタジジム1g）をそれぞれ腹膜透析液1袋中に混注して，腹腔内に注入し，6時間留置する
  - **不均衡症候群**：ICPを下げる〔30°頭部挙上，高浸透圧療法（マンニトール，高張食塩液），血糖・体温・Naを適正に保つ，MAP＞65，CO_2：40mmHg，CPP 50～70mmHg〕，腎臓内科コンサルト
  - **AVシャント閉塞・血栓症**：経カテーテル血栓溶解，薬物的血栓溶解，外科的血栓除去などを念頭に，血管外科に直ちにコンサルト
  - **透析用カテーテル内血栓症**：各施設の方針に従う。可能なら，経カテーテルtPAを試みる。閉塞したほうのルーメン内に2mgのtPAを注入し，もう片方のルーメンは生理食塩液で満たす。15分後，生理食塩液0.3mLを注入してtPAをカテーテルの先端へ移動させる。さらに15分後，もう一度0.3mLの生理食塩液を注入し，tPAをさらに先端へ移動させる。さらに15分経過したら，カテーテル内吸引を試みる。成功しなければカテーテル入れ替えを行う
  - **シャント出血**：10～15分間直接圧迫する。透析中に起こった場合，ヘパリン100Uあたり1mgのプロタミン（ヘパリン用量不明ならばプロタミン10～20mg）でヘパリンを拮抗する。ゼラチン製剤貼付，外科的止血，その他の止血処置・薬物を考慮。コントロール不良の出血は直ちに血管外科コンサルト

方針
- 症状によるが，入院が必要となることが多い

パール
- シャント側での血圧測定，採血，薬物投与は禁忌
- 透析患者では，BNP値はもともと上昇しているため，体液過剰/心不全の診断には有用でない。もともとのBNP値より上昇していても，臨床的心不全と関連しない可能性がある
- 慢性的なトロポニンの上昇を認めることが多く，死亡率との関連が指摘されている。このことによりACSの評価が困難となる。National Academy of Clinical Biochemistry（NACB）は，もともとのトロポニン値よりも20%の上昇をAMIの診断に適応するよう推奨している

不正性器出血

■ アプローチ
病歴
- 発症様式は？ 痛いか？ 出血の質は（暗赤色 vs. 凝血塊 vs. 鮮紅色）？ 量は（1時間あたりに取り替えるナプキンの数は）？ 妊娠中か産後か？ 最終月経は？ 避妊方法は？ 妊娠と出産回数は？ 外傷はあるか？ ROS（めまい？ ふらふら感？ 前失神感？ 他の出血？ 発熱？），既往歴（凝固障害，甲状腺機能亢進or低下症，肝機能障害），内服薬（抗凝固薬，抗血小板薬，OCP，ホルモン療法），社会的状況（家庭内暴力）

検査
- 血算，血液型＆不規則抗体試験，Rh型，尿中hCG，妊娠していたら血中hCG定量（子宮外妊娠の評価のため），交差適合試験（出血が多かったら），経腟エコー

パール
- 通常の生理用ナプキンは5～15 mLの血液を保持する
- 通常のタンポンは5 mLの血液を保持する

不正性器出血の鑑別

病態生理	鑑別診断
非妊娠疾患	機能不全性不正子宮出血，多嚢胞性症候群，IUD/Norplant®（訳注：皮下避妊ホルモン薬）/プロゲステロンのみの避妊薬，頸管炎，子宮筋腫，子宮ポリープ，子宮腺筋症，子宮内膜癌
妊娠初期（訳注：13週まで）	着床出血，流産，子宮外妊娠，胞状奇胎
妊娠中期・後期（訳注：14週以降）	前置胎盤，前置血管，常位胎盤早期剝離，子宮破裂
その他	産後出血，胎嚢（product of conception（POC），子宮内容物ともいう）残留，性交後出血

■ 流産
病歴
- 妊娠20週未満で不正性器出血±凝血塊や組織の娩出．下腹部痛

身体所見
- 腟鏡での視診・双手診で，血液や胎嚢がでたか，頸管口が開いているか，閉じているかを評価．おびただしい出血があれば，胎嚢を優しく牽引・除去し，子宮がしまる（clampする）のを促す

評価
- 検体検査：尿検査，hCG定量，Hct，血液型＆不規則抗体試験（血行動態が不安定なら交差適合試験）．胎嚢が牽出されたら病理検査へ
- 画像検査：経腟エコーで妊娠着床の場所の確認

流産の分類
- 切迫：頸管口は閉じており，胎嚢の娩出なし．心拍のある生きている胎児．弱い下腹部痛と少量の出血（最終的に約20％が流産に至る）
- 進行：頸管口は開いており，頸管は成熟・短縮している．胎嚢の娩出なし．下腹部痛や出血は中等度
- 完全：胎嚢の娩出があり，頸管口は閉じている．下腹部痛や出血はほとんどない
- 不完全：凝血塊，組織が頸管口にあり，頸管口は開いている．ひどい下腹部痛と出血
- 稽留流産：子宮に＞2カ月，胎児がとどまっており，頸管口は閉じていて，心拍なし．妊娠反応陰性

治療
- 救急外来では
  - 支持療法：輸液，O_2，モニター，左下側臥位
  - 輸血の準備：血行動態が不安定なら輸血を
- 薬物療法
  - 不完全or進行流産には，オキシトシン20Uを生理食塩液1Lに入れ点滴
  - Rh陰性妊婦なら，抗D（Rho）ヒト免疫グロブリン300μg
  - 婦人科コンサルト：血液動態が不安定orいずれ子宮内容除去術（D&C）が必要と予測される場合（進行，不全，稽留流産の場合）
- 外来管理の場合
  - ホルモン療法：産婦人科医の指示のもとメトトレキサート
  - 抗菌薬：頸管が開口したまま帰宅する場合は，予防的ドキシサイクリンorSTD検査を考慮

方針
- 帰宅：完全or切迫流産の安定した患者．hCGレベルの確認のため，72時間以内に産婦人科フォロー
- 入院：コントロール不能の出血or緊急D&Cが必要な場合

パール
- 切迫流産と稽留流産は経腟エコーのみで鑑別できる

■ 子宮外妊娠
病歴
- 腹痛，不正出血．最終月経の6～10週後の発症が最も多い
- 危険因子：PIDの病歴，IUD，不妊治療，最近の流産，子宮外妊娠歴

身体所見
- 血行動態が安定しているかを評価。破裂していたら腹膜炎の症状。膣鏡診と双手診（内診）により骨盤内の圧痛や付属器腫瘤がわかることも

評価
- 検査：血中hCG定量，Hct，Rh型，PT/aPTTと血液型＆交差試験（PRBC 4U）（もし血行動態が不安定なら）
- 画像検査：経膣エコー。血行動態が不安定なら，エコーフリースペース（腹腔内液体貯留）の評価のためFASTエコー検査を

治療
- 支持療法：静脈路2本確保（太い留置針で），点滴による輸液蘇生，モニター
- 輸血：血行動態が不安定な場合
- 薬物：Rh陰性妊婦なら，抗D（Rho）ヒト免疫グロブリン300μg
- コンサルト：薬物療法（メトトレキサート）vs.外科的治療（腹腔鏡手術/開腹術）の方針決定のため緊急産婦人科コンサルト

■ 前置胎盤と常位胎盤早期剥離

病歴
- 前置胎盤（胎盤着床が内子宮口を覆うor近傍）：通常28週以降の無痛性，鮮血，不正出血。危険因子：多胎，多産，高齢出産，前置胎盤/帝王切開の既往，母体喫煙・コカイン使用
- 常位胎盤早期剥離：有痛性，暗赤色出血（80%）。DICの症状を伴うことも。危険因子：子癇，DM，腎疾患，高血圧，腹部外傷

身体所見
- 子宮底位置，子宮収縮，子宮の圧痛の確認
- 堅い/圧痛のある子宮＝それ以外の診断がつくまでは，常位胎盤早期剥離と考える
- **膣鏡診や内診は避ける**

評価
- 検査：血算，Chem-7，肝機能，PT/aPTT，フィブリノゲン（DIC除外目的），尿検査，血液型＆交差試験（PRBC 2U）
- 画像検査：Dopplerエコー（胎児心拍）。ベッドサイドでの経腹壁エコーで胎盤と胎児を評価。ただし胎盤剥離を常に検出できるわけではない

治療
- 支持療法：左下側臥位，静脈路2本確保（太い留置針で），点滴による輸液蘇生，母体と胎児のモニター
- 輸血：血液製剤±FFP（血行動態が不安定 or DICの症状があれば）
- 薬物：Rh陰性妊婦なら抗D（Rho）ヒト免疫グロブリン300μg，32週未満の緊急分娩なら胎児の脳神経保護のためマグネシウム
- コンサルト：緊急帝王切開の可能性があるため，産科医による緊急評価を

方針
- 血行動態が安定していても慎重な経過観察が必要なため，すべての患者は産科病棟に入院

■ 子宮内容遺残と流産（中絶）後敗血症

病歴
- 子宮内容遺残：下腹部痛，多量出血
- 流産（中絶）後敗血症：下腹部痛，血性/膿性帯下，発熱

身体所見
- 発熱，不正出血，膿性/血性帯下，子宮圧痛

評価
- 検査：血中hCG定量，血液型＆交差試験/術前検査
- 画像検査：経膣エコー

治療
- 支持療法：蘇生・安定化させる（「敗血症」の項参照），凝固障害/貧血を補正
- 抗菌薬：感染が疑われたら，（クリンダマイシン900mg IV 8時間ごと＋ゲンタマイシン2mg/kg IV×1回，その後1.5mg/kg 8時間ごと）or〔cefoxitin 2g IV 8時間ごと＋ドキシサイクリン100mg IV（訳注：日本に点滴静注製剤はない）を12時間ごと〕
- コンサルト：D&Cのため，婦人科へ

方針
- D&Cのため，すべての患者を産婦人科へ入院

■ 性交後出血

病歴
- 性交中の外傷？　帯下，家庭内暴力/虐待の評価を
- 危険因子：頸管異常，STD，閉経後

身体所見
- 進行中の出血，膣裂傷，擦過傷

評価
- 検査：尿中hCG，淋菌/クラミジア検査，Hct

治療
- 救急外来では
  - 抗菌薬：STDの適切な治療を（「腎尿路生殖器」のSTDの項を参照）

- コンサルト：裂傷の徹底的な縫合のため婦人科へ．家庭内暴力が考慮されたらソーシャルサービスを

妊娠高血圧腎症と子癇

■定義
- 妊娠高血圧腎症：妊娠20週以降に血圧＞140/90，かつ浮腫，蛋白尿を伴う．臓器障害の程度により軽症〜重症に分類される
- 子癇：妊娠高血圧腎症に痙攣や昏睡が合併する．通常，妊娠後半期or産後
- 非典型的な妊娠高血圧腎症/子癇は，産後や20週未満でも起こりうる

■アプローチ
病歴
- 頭痛，視野障害，意識障害，腹痛，浮腫．ROS，多胎妊娠，既往歴（妊娠高血圧腎症の既往，未産，低齢・高齢出産，高血圧，肥満，抗リン脂質抗体症候群，DM，慢性腎疾患，結合組織病）

身体所見
- 高血圧，腹部圧痛，反射亢進/クローヌス，末梢浮腫，視神経乳頭浮腫，感覚障害

評価
- 尿検査，血算，Chem-7，肝機能，尿酸，凝固，血液型＆交差試験，胎児/母体モニター

治療
- 血圧：ヒドララジン，ラベタロール（訳注：日本に静注製剤はない），ニトロプルシド（目標血圧＜140/90）
- 痙攣予防：マグネシウム2〜6g IVでローディングし，その後は1〜2g/hr
- 痙攣：マグネシウム（2〜4g IVを5〜10分ごと）．治療抵抗性の痙攣：ジアゼパム（5mg IVを5分ごと，20mgまで）or フェノバルビタール（200mg IV）
- コンサルト：すべての患者を産婦人科へ．分娩＝子癇の唯一の根治療法

方針
- 帰宅：軽症妊娠高血圧腎症．24時間以内に産科再診を予約する
- 入院：子癇と重症妊娠高血圧腎症の患者は緊急分娩が必要（血圧と痙攣コントロール），ICU入院

妊娠悪阻（つわり）

■アプローチ
病歴
- 持続する嘔吐？　尿量低下？　体重減少？

身体所見
- 起立性低血圧，頻脈，皮膚ツルゴール低下

診断
- Chem-7，尿検査（特に尿比重とケトン）

治療
- 支持療法：ブドウ糖など糖入りの点滴による輸液蘇生
- 制吐薬：オンダンセトロン（Class B，第1選択，訳注：日本では保険適応なし），Compazine®（Class C，第2選択）

方針
- 入院：重症脱水，経口摂取不可，アシドーシスorケトーシス

緊急分娩

■定義
- 真の陣痛：だんだんと強さが増し，間隔が短くなってくる規則的な子宮収縮
- 第1期：頸部が開大，頸管成熟（12時間に及ぶことも）
- 第2期：頸部全開大，分娩期に達する（2時間に及ぶことも）

■アプローチ
病歴
- 陣痛の間隔と強さ，破水の有無，胎動，妊婦健診で合併症評価・スクリーニング検査など受けていたかを把握

身体所見
- 外部診察：児頭発露（crowning）or 出血があるかを評価（あれば膣鏡診/内診は避ける）
- 滅菌した膣鏡：シダ状結晶形成やpH試験紙で破水を確認する
- 双手診：頸部成熟度と開大度を評価する（10cm＝全開大），位置position（頭部屈曲/伸展），胎位presentation（頸管にある胎児の部位．胎児下向部，頭位，骨盤位など），胎位lie（母体縦軸との関係➡

縦位や横位），児頭の位置station（−3から+3。坐骨棘の位置を0）。臍帯脱出？（訳注：position, presentation, lieなどは，日本と分類が違うため注意）

診断
- 前置胎盤が疑われたら，経腹壁エコー

治療
- 救急外来では
  - 臍帯脱出：膣円蓋に手を入れ，児進行部をもち上げ臍帯から離す。患者に胸膝位or深いTrendelenburg体位をとらせる。収縮抑制薬を導入（マグネシウム4〜6g IV，テルブタリン0.25mg SC）
  - 経腟分娩：母体を砕石位にする。可能なら会陰を消毒し滅菌ドレープをかける。陣痛時，母親に「いきむ」よう声をかける
  - 頭部：片方の手で後頭部を，他方の手で会陰をおさえ，児頭を屈曲位に保つ。臍帯巻絡があれば，臍帯を緩めるか，切断する
  - 肩：頭部を回旋し（訳注：顔を横に向ける），前在肩甲が娩出するまで優しく圧をかける。後在肩甲を娩出するため頭を上方へもち上げ，後在肩甲を会陰に沿ってもち上げるよう試みる。肩が娩出されない場合，会陰麻酔をして会陰切開をする。肛門括約筋を避けるよう気をつける
  - 体部：頭部をサポートし，他方の手で体部を保持する。口と鼻の吸引をする
  - 臍帯：臍帯を2カ所でクランプし，切断する。臍帯血を血清学的検査とRh型検査に提出。臍帯を臍部の1〜3cm離れたところでクランプし，新生児を保育器におく。生後1分と5分でApgarスコアを評価する
  - 胎盤：恥骨結合上を圧迫し，（強く牽引すると子宮内反の原因となるので）臍帯を軽く牽引する。突然，噴き出るように出血し，臍帯が長くなれば，胎盤娩出が迫っていることを示唆する
  - 産婦：子宮底部マッサージとオキシトシン20U IV（出血が続き，静脈路がなければ，10U IMでもよい）。頸管，腟壁，会陰の裂傷を視診にて観察し，創部を縫合する
- 死戦期帝王切開：23週以降の症例，母体心肺停止の4分以内に開始する。心停止の20分後までは有効な可能性あり
- 恥骨結合2〜3cm上から臍部1cm下まで垂直切開し皮下脂肪から腹直筋鞘まで切開する
- 腹直筋鞘を鉗子で把持し，Mayo剪刀で子宮が露出するまで切開を行う
- 子宮をメス／剪刀で正中垂直切開し，胎児を娩出する

女性の骨盤痛

■アプローチ
病歴
- 性交時痛，不正出血or帯下？　尿路症状，ROS，既往歴（STD，最近の産婦人科処置），薬物（避妊器具，ホルモン療法），社会的状況（家庭内暴力）

身体所見
- 腹部診察：内診（帯下や出血，腫瘤や圧痛）

診断
- 検査：尿検査，淋菌／クラミジア検査，湿性マウント法（訳注：細菌性腟症とカンジダ検査のため腟分泌液を生理食塩液とKOHで鏡検）
- 画像検査：経腟エコー（血流，捻転，腫瘤，液体貯留の評価）

■卵巣嚢腫
病歴
- 鈍い，はっきりしない，片側の骨盤痛の感覚or性交時痛
- 破裂：突然，片側の鋭い骨盤痛。汎発性腹膜炎としても発症することも

身体所見
- 下腹部圧痛，付属器圧痛／腫瘤，不正出血

評価
- 検査：血算，血液型＆不規則抗体試験（血行動態が不安定なら交差適合試験）
- 画像検査：経腟エコーで，卵巣嚢腫サイズ，複雑性嚢腫か，捻転，液体貯留の評価。血行動態が不安定な場合は，ベッドサイドでのFASTエコー検査

治療
- 支持療法：輸液or血行動態不安定なら輸血
- 鎮痛薬：NSAID，屯用で麻薬
- コンサルト：痛みが続いたり，大量出血があれば，産婦人科コンサルト

方針
- 帰宅：安定し，疼痛がコントロールされている。サイズの再評価のためのエコー再検が必要であり，婦人科医orかかりつけ医に1〜2カ月以内に再診
- 入院：血行動態が不安定

■卵巣捻転
病歴
- 急性に悪化する片側の下腹部／骨盤痛，悪心・嘔吐
- 間欠性の捻転は，間欠性の症状を呈する

- 危険因子：卵巣嚢腫，類皮嚢腫，他の腫瘍，妊娠

身体所見
- 非特異的で変わりやすい。多くのケースが，内診で片側の付属器腫瘤がわかる．±圧痛（約30％は圧痛なし）

評価
- 検査：尿中hCG
- 画像検査：経腟エコー（卵巣の浮腫性変化，嚢胞／腫瘍，血流の評価のため）

治療
- 鎮痛薬／制吐薬
- 準緊急腹腔鏡手術のために婦人科コンサルト

帯下（性感染症）

■病歴
- 膿性 or 悪臭のある帯下？　性交時痛？　瘙痒感？　性交後出血？　排尿時痛，頻尿，尿意切迫
- 危険因子：複数のパートナーとコンドームなしの性交

■身体所見
- 外陰部：視診で病変，潰瘍。リンパ節腫脹
- 腟鏡診：腟壁の炎症／帯下。頸管炎症／帯下
- 双手診：頸部可動痛や付属器圧痛があれば，PIDを考慮（下記参照）

■評価
- 検査：淋菌／クラミジア検査，湿性マウント法

■治療
- 淋菌 *N. gonorrhoeae*：セフトリアキソン125 mg IM×1回
- クラミジア *C. trachomatis*：アジスロマイシン1 g PO×1回 or ドキシサイクリン100 mg PO 1日2回×7日間 or レボフロキサシン500 mg PO 1日1回×7日間
- トリコモナス *T. vaginalis*：メトロニダゾール2 g PO 1回 or 500 mg PO 1日2回×7日間
- 細菌性腟症：メトロニダゾール500 mg PO 1日2回×7日間 or メトロニダゾール0.75％ジェルを腟に5日間 or クリンダマイシン2％クリームを腟に7日間
- カンジダ症：（薬局で）局所抗真菌薬を腟に7日間 or フルコナゾール150 mg PO×1回

■パール
- すべての患者に安全な性交を教育する
- パートナーにも検査と治療を受けさせるよう，患者にアドバイスする

骨盤内炎症性疾患（PID）と卵管卵巣膿瘍（TOA）

■病歴
- 上記〔帯下（性感染症）の項〕＋腹痛／背部痛，発熱／全身症状

■身体所見
- 腹部診察：腹部圧痛。右上腹部圧痛（Fitz-Hugh-Curtis症候群）
- 腟鏡診：頸管の炎症／帯下
- 双手診：頸部可動痛，付属器腫瘤／圧痛

■評価
- 検査：淋菌／クラミジア検査，血算。敗血症が疑われたら血液培養
- 画像検査：経腟エコー±（TOAが疑われたら）CT

■治療
- 抗菌薬の選択肢：(1) セフトリアキソン250 mg IM×1回＋（ドキシサイクリン100 mg PO 1日2回 or アジスロマイシン1 g 1週間に1回×2週間），(2)（cefoxitin 2 g IV 6時間ごと or cefotetan 2 g IV 12時間ごと）＋ドキシサイクリン100 mg PO/IV 12時間ごと（訳注：点滴静注製剤は日本にはない），(3) クリンダマイシン900 mg IV 8時間ごと＋ゲンタマイシン2 mg/kg IV×1回その後1.5 mg/kgを8時間ごと
- コンサルト：TOAが懸念されたら婦人科へ

■方針
- 帰宅：コンプライアンス良好な患者で合併症のないPID
- 入院：TOA，妊娠，経口摂取不可

発疹

■ **定義**
- 様々な分布や形状を示す皮膚病変

■ **アプローチ**
- 発疹の性質：D-I-M-P-L-E-S記憶法

発疹の病歴（"DIMPLES"）	
Duration（期間）	発症時期、再燃や軽快時期はいつか？
Inciting events（誘因）	先行疾患、新たに開始した薬、外用薬、曝露はあるか？
Mitigating/exacerbating factors（寛解／増悪因子）	治療効果（ローション、ステロイド、免疫調整薬など）は？ 温暖／寒冷、日光曝露、月経、化学物質（外用薬、香水、ローション、金属）との関連は？
Periodicity（周期性）	皮疹が常にあるのか？、増悪／寛解、時刻／季節などとの関係
Location（部位）	最初に気づいた部位は？ どのように拡大した？（下記の「皮疹の分布」を参照）
Evolution（進行）	時間経過とともにどのように進行したか？
Symptoms（症状）	瘙痒、疼痛、出血、灼熱感、発熱
Severity（重症度）	疼痛／瘙痒（VASや1～10スケールで評価）

- ROS、既往歴、皮膚疾患の既往、旅行歴、曝露歴（ペットや趣味）、病人との接触、予防接種、性的活動、月経、新たな内服薬（市販薬含む）
- 身体所見：発熱、低血圧、頻脈、意識障害の評価。Nikolsky徴候は？
- 皮疹の分布：中枢性／末梢性、屈側面／伸側面、デルマトーム、間擦部、毛包に一致、四肢の先端、限局性／集簇性／全身性、日光曝露部、粘膜面
- 形状や輪郭：環状（リング状）、円形／貨幣状／円盤状（コイン形）、標的状、弓状（弧状）、線状、蛇行状、網状（網目／レース状）、らせん状（マーブル様）、多環（癒合した環状／リング状の病変）
- 形態による皮疹の分類（下表参照）

一般的な皮疹の形態		
平坦	斑（macule）	周りの皮膚と色調が異なる＜0.5cmの限局性平坦病変
	大きな斑（patch）	斑点が癒合した＞0.5cmの病変
	紅斑（erythema）	血管拡張による皮膚の赤色変化。圧迫で消褪する
	紅皮症（erythroderma）	皮膚が全身性に濃い赤色になった状態。体表面積の＞90％
隆起性	丘疹（papule）	＜0.5cmの隆起した皮膚表面の充実性病変
	局面（plaque）	丘疹が癒合した＞0.5cmの病変
	嚢胞（cyst）	圧出できる成分を中に含んだ、被包化された空洞や嚢
	膨疹（wheal）	皮膚の浮腫を伴った丘疹や局面で、辺縁は不整
	結節（nodule）	直径＞0.5cmの充実性隆起性病変で皮膚層に到達する（表皮、表皮-真皮、真皮、真皮-皮下、皮下組織）
水疱性	膿疱（pustule）	濁った膿性の液体で満たされた小水疱
	水疱（bulla）	＞0.5cmの小水疱
	小水疱（vesicle）	＜0.5cmの、液体貯留のある、薄い壁の空洞構造の限局性隆起性病変
陥凹性	糜爛（erosion）	上皮欠損による湿潤性、限局性、陥凹性病変
	潰瘍（ulcer）	表皮や少なくとも真皮上層が欠損した病変
	硬化（sclerosis）	皮膚の線維化による硬化や硬結
表面変化	痂皮（crust）	皮膚表面での液体乾燥（血清、血液、化膿性滲出液）、通常は黄褐色
	鱗屑（scale）	見た目に肥厚した角質層、通常は白色
	苔癬化（lichenification）	肥厚化した表皮により皮膚紋様が目立つもの
	焼痂（eschar）	限局性で癒着した、硬く黒い痂皮
血管性	紫斑（purpura）	血管からの血液漏出による皮膚の赤色変化。圧迫で消褪しない
	点状出血（petechia）	小さい針先状の紫斑。圧迫で消褪しない
	毛細血管拡張（telangiectasia）	皮膚表面に細く明るい赤い線として見える。毛細血管の持続性血管拡張

発疹の鑑別

形態	鑑別診断
斑/丘疹 (macule/papule)	ウイルス性発疹, チフス熱, ライム病 (4-15), *Mycoplasma*, 急性HIV (4-10), 多形紅斑, 西ナイルウイルス, デング熱, 風疹, 麻疹, 扁平苔癬, バラ色粃糠疹, 薬物反応, 早期GVHD
局面 (plaque)	乾癬
紅斑 (erythema)	蜂窩織炎, 丹毒, 表皮剥離のある紅皮症, SSSS, 黄色ブドウ球菌性毒素性ショック (STS), 猩紅熱, 川崎病 (14-25), TEN, SJS, GVHD, 皮膚糸状菌症, アナフィラキシー, アルコールによる潮紅, サバ中毒
小水疱/水疱 (vesicle/bulla)	単純ヘルペス, 水痘, 手足口病, 尋常性天疱瘡, 水疱性類天疱瘡, 疥癬 (4-14), 接触皮膚炎, 異汗性湿疹 (汗疱)
結節 (nodule)	播種性真菌感染症, 結節性紅斑, Sweet症候群, 基底細胞癌
膨疹/蕁麻疹 (wheal/urticaria)	アレルギー反応 (11-1), アトピー性皮膚炎, ライム病 (4-15), HIV (4-10), 肝炎 (3-1)
点状出血/紫斑 (petechia/purpura)	髄膜炎菌血症, ロッキー山紅斑熱 (4-15), エールリキア症, 肺炎球菌血症, 淋菌血症, ウイルス性出血熱, Henoch-Schönlein紫斑病 (14-26), TTP (11-5), 特発性血小板減少性紫斑病, DIC, 電撃性紫斑病, 心内膜炎, 自己免疫性血管炎

手掌や足底に発疹を生じるもの "MD, CHEcK R-S-T-U-V"

- **M**eningococcemia（髄膜炎菌血症）, **M**easles（麻疹）
- **D**rug eruption（薬疹）
- **C**ontact dermatitis（接触皮膚炎）
- **H**and-foot-and-mouth disease（手足口病）
- **E**rythema multiforme（多形紅斑）, endocarditis（心内膜炎）, erythema infectiosum（伝染性紅斑）, eczema（湿疹）
- **K**awasaki disease（川崎病）
- **R**ocky Mountain spotted fever（ロッキー山紅斑熱）, **R**ubella（風疹）, roseola infantum（突発性発疹）, rat-bite fever（鼠咬熱）
- **S**cabies（疥癬）, **S**yphilis (secondary)（梅毒（2期）), SSSS, SJS, scarlet fever（猩紅熱）
- TSS, TEN, **T**inea corporis（体幹白癬）
- **U**rticaria（蕁麻疹）
- **V**aricella（水痘）, **V**iral exanthem（ウイルス性発疹）

ウイルス性発疹

■麻疹（はしか、「第1病」）

定義
- 麻疹ウイルスによる感染性疾患。感染力が強く、飛沫核感染で拡大する
- ワクチン接種者の感染（ワクチン失敗率）は<0.2%とされる。通常はワクチン接種歴のない者が罹患

病歴
- ワクチン接種歴を確認。それにより血清学的検査の解釈が変わる
- 典型的には冬と春に起こる。潜伏期間は8～12日
- 前駆症状（発熱、咳嗽、鼻水、結膜炎。頭痛、羞明、咽頭痛も稀ではない）は3日ほど持続、典型的には20代に多い

身体所見
- 発熱、リンパ節腫脹
- Koplik斑：前駆期にみられる。頬粘膜にできた小さな不整の青みがかった点状斑（疾病特異的）。発疹出現後3日以内に消えることが多い
- 発疹：耳の後ろ、顔や首からはじまる。散在性で赤紫色の斑丘疹や大きな斑。2～3日で体幹や四肢に広がり癒合する。手掌に広がることもある。典型的には3～7日持続し消退する

診断
- ルーチン検査はめったに必要ないが、血算ではWBC↓を認めることも
- 検査での確定診断：麻疹血清学的検査〔麻疹IgGとIgMの酵素免疫測定（EIA）〕、咽頭or鼻咽頭スワブでのウイルス分離/RT-PCR。検査部に相談

治療
- 支持療法、合併症治療（下記参照）

方針
- 合併症がなければ帰宅
- 感染症科コンサルトを考慮
- CDCにより国への届出疾患と定められており、24時間以内の届出義務（訳注：日本は診断後24時間以内

に管轄の保健所に届出）

パール
- 感染力が非常に強いので，接触があった者には知らせる
- 部分免疫をもつ小児や成人では軽症タイプが生じる
- 合併症：中耳炎（最も多い），肺炎（最も多い重症合併症），乳突洞炎，クループ，熱性痙攣，感染後脳炎，角膜炎，角膜潰瘍，失明，TTP，心筋炎，心膜炎，筋炎

■ 風疹（ドイツはしか，三日はしか，「第3病」）

定義
- 風疹ウイルスで生じる小児期の病気。飛沫核感染で拡大
- 2つの症候群を起こす：(1) 生後幼少期に生じる軽症で自然治癒する感染と，(2) 重症で全身性の先天性感染症（先天性感染症である"TORCH"症候群のうちの"R"=rubellaである）。ここでは生後の感染のみ扱う

病歴
- ワクチンの接種歴を聴取
- 典型的には冬と春に起こる。潜伏期間は2～3週間
- 前駆症状（倦怠感，咳嗽，咽頭痛，微熱，頭痛）。関節痛も多い

身体所見
- 微熱，後頭下・後耳介・後頸部リンパ節腫脹
- 皮疹：ピンクの斑丘疹が顔面／前額部からはじまり体幹／四肢へ向けて尾側に進行。癒合することも。典型的には3日持続し消退

診断
- ルーチン検査はめったに必要ないが，血算ではWBC↓&/or Plt↓を認めることも
- 検査での確定診断：風疹血清学的検査〔酵素免疫測定（EIA），ラテックス凝集反応，免疫蛍光抗体法（IFA）〕，咽頭or鼻咽頭スワブでのウイルス分離／RT-PCR。検査部に相談

治療
- 支持療法，合併症治療（脳炎，関節炎，血小板減少症）
- 妊婦との接触を避ける（重症先天異常を生じる）

方針
- 帰宅
- CDCにより国への届出疾患と定められており，24時間以内の届出義務（訳注：日本は診断後7日以内に管轄の保健所に届出）

■ 伝染性紅斑（「第5病」）

定義
- パルボウイルスB19によるウイルス性発疹
- 飛沫による呼吸器感染。家庭内での感染拡大率が高い。血液製剤による感染の報告もある

病歴
- 主に学童期（2～14歳）に発症し，冬の終わりから春に生じる
- 潜伏期間は1～2週間で，微熱，倦怠感，頭痛などの前駆症状を伴う
- 関節症が成人によくみられ，関節痛や炎症性関節炎を伴う

身体所見
- 皮疹：著明な顔面潮紅（「ビンタされた頬」）で口囲蒼白が1～4日続き，その後，全身性の網状／レース状の全身性発疹となり，特に四肢伸側に目立ち，体幹／臀部／大腿部へ広がる。手掌や足底には現れない。軽快・増悪が数週間続くことがある

診断
- ルーチン検査はめったに必要ない。溶血性貧血〔遺伝性球状赤血球症（HS）など〕や異常ヘモグロビン症（鎌状赤血球症など）がわかっている患者では，血算，網赤血球，ハプトグロビン測定を考慮
- 検査による確定診断：血清学的検査，DNAアッセイ法（直接ハイブリダイゼーション法）

治療
- 支持療法
- 合併症（下記参照）があれば，血液内科コンサルトしつつIVIGを考慮することも

方針
- 帰宅

パール
- 合併症：関節炎（最も多い），一過性の骨髄無形成クリーゼ〔溶血性貧血や異常ヘモグロビン症（鎌状赤血球症など）を基礎疾患としてもつ患者に起こる〕，持続性貧血（赤芽球癆），胎児水腫，自然流産

■ 小児バラ疹（突発性発疹，「第6病」）

定義
- 95%は3～36カ月の乳幼児に起こり，HHV-6とHHV-7が原因
- <3歳の乳幼児で最も多い発疹
- 感染メカニズムは不明だが，唾液感染と考えられている
- 大きく3つの感染期がある：(1) 乳児／小児の急性感染，(2) 成人の不顕性感染で，おそらく唾液からのウイルス排泄を認める，(3) 免疫不全患者での再燃／再感染
- 稀だが，成人期に初感染すると異種抗原性のない伝染性単核球症様の症状を引き起こす

病歴
- 季節性はなし。潜伏期間は1～2週間

- 高熱、ときに熱性痙攣。解熱後に発疹
- 前駆症状として鼻水、頭痛、眼窩周囲の浮腫を認めることも

身体所見
- 熱はあるが重篤感はない。リンパ節腫脹はよくみられる
- ピンク色の2〜3mmの斑が体幹からはじまり四肢へ広がる。1〜2日で消失

診断
- ルーチン検査はめったに必要ないが、血算ではWBC↓を認めることも
- HHV-6初感染を検査で確認するのは困難

治療
- 支持療法
- 免疫不全患者に起こる合併症(下記参照)は、ガンシクロビルorホスカルネットによる治療を行うことも

方針
- 帰宅

パール
- 最も多い合併症は熱性痙攣
- 成人や免疫抑制患者のウイルス再活性化では、脳炎や骨髄抑制(特に移植のレシピエント)を合併し、肺臓炎、肝炎、移植臓器機能不全やGVHDに至ることも

■単純ヘルペスウイルス(HSV)1型・2型(=ヒトヘルペスウイルス(HHV)1型・2型)

定義
- HSV-1は主に口腔顔面病変、HSV-2は性感染症。しかし、性行為や自家感染によって交差感染も起こる
- **ヘルペス性歯肉口内炎再発**:HSV-1初回曝露による。ウイルスは感覚神経を通り三叉神経節へ移動する。ウイルス再活性化が>1/3の患者で起こる
- **口唇ヘルペス/口内ヘルペス再燃**(cold sore, fever blisterともいう):それぞれ口唇周囲の皮膚や粘膜に発生。HSVが再活性化し、病変部で分裂している状態
- **性器ヘルペス**:感染しているパートナーとの性的接触で感染する。無症状でウイルスを排出していることが多く、感染者は活動性病変と接触した自覚がないことも。病変部位は性器や性器粘膜だけでなく会陰、大腿部、肛門周囲もあり
- HSV-1、HSV-2のどちらの型も感染力が強い。感染経路:病変部位との接触、呼吸器飛沫感染、汚染された物品を介して(HSV-1では台所用品や風呂用具の共用など)、感染した滲出液や分泌物との接触
- 再活性化のきっかけ:発熱、月経、日光曝露、上気道炎、ストレス(身体/精神的)、免疫抑制状態など。しかし多くは特にきっかけなく再燃する

病歴
- ヘルペス性歯肉口内炎:たいてい子どもで、発熱、倦怠感、嚥下困難、リンパ節腫脹の後、口/口周囲の小水疱や口腔潰瘍、歯肉炎が1〜2週間続く
- 口唇ヘルペス:瘙痒、刺痛(ピリピリ感)、灼熱感の前駆症状の後、典型的には唇の皮膚と粘膜の境界に発疹がでて1〜2週間続く。咽頭痛やリンパ節腫脹もよくみられる
- 性器ヘルペス:性器周辺の局所痛、刺痛(ピリピリ感)や灼熱感が皮疹に先行。頭痛、発熱、鼠径部リンパ節腫脹、倦怠感など全身症状が伴うことも。初発も再燃もありうる。初発病変は2〜6週間継続し、より重症。初感染は性的接触の6日後にはじまることが多い。年平均4回再燃する
- 性器ヘルペスの危険因子:性交パートナーの生涯人数、同時期に複数のパートナー、STDの既往、HIV

身体所見
- 性器ヘルペス/口唇ヘルペス:「バラの花びらの上の水滴」と評される、発赤のうえに小水疱が集簇した状態 ➡ 痂皮化
- 口腔内ヘルペス再燃:片側性の小水疱の集合 ➡ 口蓋や歯肉の円形小水疱。アフタ性口内炎と混同しやすい

診断
- Tzanck(ツァンク)試験、ウイルス培養、PCR。生検は実施可能だがほとんど必要ない

治療
- 疼痛コントロール、水分補給
- 口唇ヘルペス:局所療法(docosanol 10%クリーム、penciclovir 1%クリーム、アシクロビル5%軟膏、cidofovir 0.3%または1%ゲル)&内服治療(アシクロビル、ファムシクロビル、バラシクロビル)は症状を軽減し治癒までの時間を短縮。日焼け止めは再燃を減らす可能性あり
- 性器ヘルペス:初回感染時、再燃時、抑制療法で治療は異なる
  - アシクロビル400mg 1日3回×7〜10日間(初回)or×5日間(再燃)
  - ファムシクロビル250mg 1日3回×7〜10日間(初回)or 125mg 1日2回×5日間(再燃)
  - バラシクロビル1g 1日2回×7〜10日間(初回)or 1g 1日1回×5日間(再燃)
- アシクロビル5〜10mg/kg 8時間ごと静注投与は重症例or全身播種性感染症で行う

方針
- 帰宅

パール
- 合併症:脳炎、肝炎、肺臓炎
- 安全な性交渉の方法と拡散予防について患者教育を行う

ガイドライン:Centers for Disease Control and Prevention. Sexually transmitted diseases treatment guidelines, 2010. *MMWR Morb Mortal Wkly Rep*. 2010;59:1-110.

■ 水痘（水ぼうそう，VZV＝HHV-3）

定義
- 水痘帯状疱疹ウイルス（VZV）の初回感染で，感染力が強い。VZVに免疫のない人がVZV患者と家族内で接すると感染率は90％に至る。より限られた曝露の場合は10〜35％
- よくある小児期の疾患で，発熱と全身性瘙痒性小水疱性発疹を伴う
- 多くは5〜10歳で発症
- 全身性播種性の感染もきたしうる（「帯状疱疹」の項参照）
- 呼吸器飛沫感染や感染者の小水疱内容液から感染する → ウイルスは粘膜に感染 → 局所リンパ節へ波及 → 肝脾で複製されて一次ウイルス血症 → 単核球に乗って皮膚や粘膜へ運ばれて二次ウイルス血症

病歴
- 流行のピークは冬の終わりから春。潜伏期間は約14日（10〜21日の幅あり）
- 発疹がでる前に前駆症状（発熱，倦怠感，頭痛，腹痛）が24〜48時間続く。発疹や新規発疹の出現は1〜7日続く
- 危険因子：家庭内接触，その他の濃厚接触（同級生など）

身体所見
- 斑丘疹 → 小水疱（「バラの花びらの上の水滴」）→ 痂皮化。頭部，顔面，体幹や全身に及ぶ。瘙痒感あり
- 痛みを伴う潰瘍性病変が粘膜にみられる

診断
- ルーチン検査はめったに必要ないが，血算でリンパ球減少症や高トランスアミナーゼ血症を認めることも

治療
- 健康な小児：支持療法（カラミンローション，コロイド状オートミール入浴），サリチル酸（アスピリン）投与は禁忌（小児ではReye症候群を合併する）
- 経口抗ウイルス薬は中等症〜重症の水痘になる高リスク群で考慮すべき（＞12歳の健康な人，慢性の皮膚or肺疾患，長期サリチル酸治療，ステロイド短期治療or吸入療法中，ウイルス感染による深刻な合併症を呈した妊婦）
- 静注での抗ウイルス薬治療は，高リスク群での水痘の進行や内部臓器への種痘を防ぐ。適応は，悪性腫瘍，骨髄or臓器移植のレシピエント，高用量ステロイド治療，先天性T細胞免疫不全症，HIV，新生児水痘，合併症or全身播種した水痘（下記参照）

曝露後の予防
- 抗ウイルス薬：予防のためには推奨されない
- 水痘ワクチン（弱毒生ワクチン）：ワクチン投与の適応のある曝露者や明らかな感染歴・予防接種歴のない曝露者には推奨され，できれば曝露3〜5日以内に接種
- 水痘帯状疱疹免疫グロブリン：水痘の進行を予防したり高リスク群の重症度を低下させることができる。ワクチン接種ができない人（アレルギー，免疫不全，妊娠，乳児）には曝露96時間以内に投与すべきである

院内感染予防
- 水痘患者には病変部位が痂皮化するまで，空気感染予防（陰圧管理された部屋）＆接触予防を講じるべきである
- 水痘患者は，水痘に免疫があることがわかっている医療従事者のみが管理すべきである
- 救急外来に妊娠中のスタッフがいる場合は，確実に水痘に対する免疫があるのでない限り患者との接触は避けさせる

方針
- 合併症がなければ帰宅
- 高リスク群or複雑性VZV感染例は入院

パール
- 成人例は小児例よりも重症
- 健康な小児に起こりうる合併症は，皮膚の細菌重複感染，一過性肝炎，水痘肺炎，脳炎，小脳性運動失調，脊髄炎，血小板減少症，電撃性紫斑病，腎炎，関節炎，心筋炎，心膜炎，膵炎など
- 免疫不全患者では全身播種する可能性があり，合併症の高リスクである
- 稀に妊娠早期の母体の水痘感染は先天性水痘症候群（小頭症，精神発達遅滞，四肢低形成，皮膚欠損など）の原因となる。妊娠後期では，早産や新生児水痘の原因となる

■ 帯状疱疹（"shingles"，VZV＝HHV-3）

定義
- 知覚神経節でのVZVの再活性化
- 眼部帯状疱疹：帯状疱疹の三叉神経第1枝への侵襲（V1の分布は前額部，眼球周囲，鼻）
- 耳帯状疱疹（Ramsay Hunt症候群）：帯状疱疹の顔面神経膝神経節への侵襲で，耳，硬口蓋，舌の前2/3に発疹を生じ，第Ⅶ脳神経（同側性顔面神経麻痺）やその他様々な脳神経所見（耳鳴，聴力低下，悪心・嘔吐，めまい，眼振など）がみられる
- Ramsay Hunt症候群非発疹性帯状疱疹：Ramsay Hunt症候群と同様な臨床的特徴を呈するが，皮疹を認めないもの

病歴
- 水痘既感染，局所的な皮膚感覚異常（刺痛，ピリピリ感），温/冷感，瘙痒，灼熱痛）が発疹に先行
- 前駆症状として頭痛，羞明，倦怠感を自覚することも
- 危険因子：加齢，免疫抑制薬（ステロイドなど），腫瘍性疾患（特にリンパ増殖性悪性腫瘍），臓器移植のレシピエント，HIV

身体所見
- 紅斑の上に小水疱が集簇 ➡ 痂皮化。皮節性（デルマトームに沿った）分布（疾病特異的），体の正中線を越えない。隣接する2つ以上の皮節を侵すケースは約20%

治療
- 発疹発生72時間以内に治療を開始する。ただし，この期間を過ぎていても，まだ新規水疱が形成されている場合は治療を検討すべき
- 眼部帯状疱疹，免疫不全患者，高齢者は，発疹からの時間に関係なく全例治療を開始すべき
- 抗ウイルス薬（バラシクロビル，アシクロビル，ファムシクロビル）は有症期間や帯状疱疹後神経痛を減らす
  - アシクロビル800mg PO 4時間ごとに1日5回×7〜10日間
  - バラシクロビル1,000mg PO 8時間ごと×7日間
  - ファムシクロビル500mg PO 8時間ごと×7日間
- ステロイドは皮膚所見の治癒率や疼痛緩和率を高める可能性があるが，帯状疱疹後神経痛の発生率は低下させない
- 支持療法（NSAIDやオピオイドによる疼痛コントロール）

方針
- 帰宅
- 眼部帯状疱疹は眼科医によるフォローが必要

パール
- 合併症：脳炎，脊髄炎，脳神経や末梢神経麻痺，遅発性対側性半身麻痺症候群，肺臓炎，肝炎，急性網膜壊死。**眼部帯状疱疹で無治療の場合，50%に及ぶ患者に眼部合併症を生じる（虹彩炎，上強膜炎，角膜症など）**
- 重症例／免疫不全患者では全身播種する場合もある（播種性帯状疱疹）
- 帯状疱疹後神経痛とは発疹出現から30日を超えて疼痛が持続する場合であり，有病率は年齢とともに高くなる

■バラ色粃糠疹（HHV-6・HHV-7関連）
定義
- 急性発症で自然治癒する発疹。HHV-6とHHV-7が関連すると考えられている
- 発疹が約45日間継続する（2週間〜5カ月の幅あり）
- 気管支喘息，湿疹，先行上気道炎などと関連

病歴
- 寒い季節に流行しやすく，集団発生もみられる
- 全身症状がみられる：倦怠感，悪心，頭痛，易刺激性，食欲不振，関節痛，上気道炎／胃腸症状，咽頭痛，微熱
- 軽度瘙痒

身体所見
- 「ヘラルドパッチ（前駆斑）」じかみられない場合も。前駆斑の特徴は楕円形でピンク／サーモン色，隆起して境界部に細かい鱗屑を伴い，中心部は蒼白陥凹な斑点である。発疹に先立って2週間ほど孤発したままのことがある。50%の症例で前駆斑が先行する
  - 腋窩，鼠径部，会陰部も診察を：前駆斑が隠れているかもしれない
- 多発する小さな，ピンク／サーモン色で楕円形の前駆斑に似た斑が，体幹や四肢近位部にみられる（「クリスマスツリーパターン」）。顔面，頭部，手掌や足底には皮疹を認めないのが典型的だが，15〜20%ではこれらの部位にも皮疹が出現することあり

治療
- 支持療法（オートミール入浴や皮膚軟化薬など対症療法。ただし明らかな利益はなさそう）

方針
- 帰宅

■伝染性軟属腫（ポックスウイルス関連，水いぼ）
定義
- 良性の，ポックスウイルスにより生じる表皮の発疹。数カ月から数年続くことがあるが自然消褪する
- HIV患者の日和見感染として生じることもあり，免疫力低下の指標となりうる
- 媒介物（訳注：タオル，衣服，おもちゃなど），皮膚同志の接触，性的接触で感染する
- 自家感染も起こる

病歴
- 無痛で，瘙痒感のない発疹

身体所見
- 硬く表面の滑らかなドーム型丘疹（2〜5mm）で中心に臍窩を伴い，顔面，体幹，四肢に最も多くみられるが，腋窩，肘窩／膝窩，生殖器にもみられる

治療
- 自然治癒する。治療の必要なし
- 自家感染のリスクを低下させるために病変除去を行うこともある（凍結療法，レーザー治療，搔爬，イミキモドクリーム，トリクロロ酢酸，トレチノイン）

方針
- 帰宅

細菌性発疹

■猩紅熱（scarlatina，「第2病」）

定義
- 小児（3〜12歳）にみられる発疹。A群β溶血性レンサ球菌の毒素産生株（発赤毒素）によって発症する
- 活動期の患者or無症候性保菌者からの空気飛沫感染or媒介物を通しての感染

病歴
- 温暖な気候と冬のはじめから春に流行が多い
- 潜伏期間は1〜4日で、続いて咽頭痛、発熱、頭痛、嘔吐などが急性発症し、発疹が咽頭痛の1〜2日後からみられる。腹痛が生じることがあり、激しい痛みのことも

身体所見
- びまん性紅斑の上に赤/緋色の斑が生じ「鳥肌」のような見た目の「紙やすり」のような手触りをした微細な小丘疹となる。頸部/腋窩/鼠径部からはじまる➡体幹/四肢/顔面（手掌や足底は残る）
  - 口周囲の蒼白や皮膚の皺の部分の強い発疹が特徴的。皮膚の皺に赤く横切る線条が出現することが多く、Pastiaの線として知られる
  - 発疹は1週間以内に消失し、続いて茶色い落屑が7〜10日後に起こる
- 「イチゴ舌」、赤肉色の咽頭・扁桃を認め、白苔付着がすることも。口蓋点状出血

評価
- 溶血性レンサ球菌迅速検査（感度60〜90%、特異度90%）、咽頭培養
- 血算が必要なことは稀だが、多核球優位のWBC↑を認めることが多い

治療
- penicillin VK 1日4回×10日間、benzathine penicillin 120万U IM 1回。ペニシリンアレルギーの患者にはエリスロマイシン

方針
- 帰宅

■膿痂疹

定義
- 感染力のきわめて高い表皮上層の感染で、主に小児（2〜5歳）に発症し、小児期の皮膚細菌感染症として最も多い
- 原因菌は、黄色ブドウ球菌とA群β溶血性レンサ球菌
- 2種類に分かれる：非水疱性膿痂疹と水疱性膿痂疹
  - 非水疱性膿痂疹は感染に対する宿主の反応として現れ、こちらが大多数
  - 水疱性膿痂疹は細菌性毒素、特に黄色ブドウ球菌による表皮剥離毒素による
- 感染経路は、直接接触、自家感染、媒介物

病歴
- 初夏によく流行する

身体所見
- 非水疱性膿痂疹：赤い斑か丘疹ではじまり小水疱となる。小水疱は破裂して糜爛となり、内容物が乾燥して蜂蜜色の痂皮となる。顔面（頬と唇の下）や四肢にみられることが多い。約2週間で自然治癒する
- 水疱性膿痂疹：小水疱が急速に拡大して境界明瞭な水疱となり、周囲に紅斑はないかごくわずか。破裂すると黄色い滲出液のある痂皮になる。通常は湿った間擦部位（頸部の皺、腋窩、鼠径部、会陰部）に生じる。自然治癒する

評価
- 診断は臨床判断。グラム染色や培養はめったに必要ない

治療
- 支持療法。ほとんどが自然治癒する
- 局所抗菌薬：ムピロシン2%軟膏を患部に1日3回塗布×3〜5日間
- 経口抗菌薬は、局所治療に耐えられないか広範な病変の場合に適応となることも。アモキシシリン-クラブラン酸、dicloxacillin、セファレキシン。ペニシリンアレルギー患者にはエリスロマイシン
- 合併症：溶血性レンサ球菌感染症後糸球体腎炎、蜂窩織炎、リンパ管炎、TSS、SSSS、骨髄炎、関節炎、敗血症、心内膜炎

方針
- 帰宅
- 感染拡大予防策を指導

（他の細菌性発疹は4章「軟部組織感染症」の丹毒、蜂窩織炎、SSSS、TSS、壊死性筋膜炎を参照）

真菌性発疹

■皮膚糸状菌症

定義
- すべてが表在性真菌症であり、角質、毛髪、爪に感染する。厳密には皮膚糸状菌症と呼ばれる

- 頭部白癬（しらくも）は，毛髪や頭皮の皮膚糸状菌感染であり，白癬菌属 Trichophyton と小胞子菌属 Microsporum が原因
- 体幹白癬は，手掌・足底・鼠径部以外の無毛部の皮膚糸状菌症である。多くは紅色白癬菌 T. rubrum が起因菌
- 陰部白癬（いんきん）は，鼠径部，性器，陰部や会陰部の皮膚糸状菌症。多くは T. rubrum と E. floccosum が起因菌
- 足白癬（みずむし）は足の，手白癬は手（通常は手掌や指間部）の皮膚糸状菌感染症。多くは T. rubrum，T. interdigitale，E. floccosum が起因菌
- 爪白癬/爪真菌症は爪の真菌感染症。多くは T. rubrum，T. interdigitale，E. floccosum が起因菌

皮膚糸状菌症の臨床的特徴と治療		
皮膚糸状菌症	病歴の特徴/診察所見	治療*
頭部白癬	多くは3～14歳の小児。危険因子：不衛生，密集生活，低い社会経済状況 頭髪が脱落した頭皮，皮膚剝離，瘙痒 Wood灯で緑色蛍光になる	• 局所：（免疫賦活） selenium sulfide（硫化セレン）1～2.5% ポビドンヨード2.5% ケトコナゾール2% • 全身： griseofulvin，テルビナフィン，フルコナゾール
体幹白癬	危険因子：密閉性の高い衣服，頻繁な皮膚どうしの間擦部，小さな皮膚損傷など 環状/多環状鱗状局面 KOH直接鏡検では隔壁を伴う枝分かれした菌糸	• 局所： イミダゾール系，アリルアミン系，ciclopirox • 全身： griseofulvin，テルビナフィン，フルコナゾール
陰部白癬	密閉や湿潤気候で増悪する 鼠径部の皺から広がる環状局面，鱗状に盛り上がった境界を伴う 瘙痒もよくみられる（「いんきんたむし」）	
足白癬	危険因子：風呂やシャワー，プールの共用 趾間の皮膚剝離，紅斑，浸軟。第3～4指間と第4～5指間に多い 細菌の重複感染は糜爛，瘙痒，悪臭の原因（「みずむし」）	
手白癬	手掌，指間，手の皺の皮膚剝離	
爪白癬/爪真菌症	危険因子：爪外傷，免疫抑制状態，DM，風呂共用，きつい靴 近位，遠位の爪甲・爪下，爪表面の変色や肥厚など様々	• 局所： ciclopirox • 全身： griseofulvin，テルビナフィン，フルコナゾール

*：多くの治療は2～6週間継続。爪真菌症は十分に治療するには数カ月かかるため，患者はかかりつけ医or皮膚科でのフォローが必要

方針
- かかりつけ医or皮膚科によるフォローのもと，帰宅

パール
- 皮膚糸状菌感染症では，皮膚糸状菌疹〔イド反応（id reaction）とも呼ばれる〕が，真菌抗原に対する遅発性過敏反応として現れることがある。臨床的には，原発の皮膚糸状菌症に加えて，瘙痒を伴う手足の丘疹や小水疱として出現することが多い

■癜風（粃糠疹）

定義
- Malassezia 属による皮膚感染で，皮膚常在菌であるから伝染性とは考えられていない

病歴
- 亜急性/慢性の皮膚退色に患者が気づく。軽い瘙痒あり
- 危険因子：温暖/湿潤環境，免疫抑制状態，OCP，栄養不足

身体所見
- 鱗状で楕円～円形の斑or大きめの斑。典型的には低色素だが色素過剰/サーモンピンク色のこともあり，頸部，上半身，背部や腕に分布する
- Wood灯で橙黄蛍光色になる
- KOH直接鏡検では真菌の胞子や短い菌糸が見える。「スパゲッティ＆ミートボール」

治療
- 局所治療：selenium sulfide（硫化セレン）ローション 2.5% 10分間おいて洗浄，週に3～4回。ジンクピリチオン，アゾールシャンプー（ケトコナゾール2%），テルビナフィン外用，ciclopirox
- 全身療法（広範囲の場合）：ケトコナゾール，イトラコナゾール，フルコナゾール

方針
- 帰宅

パール
- 白斑，バラ色粃糠疹，皮膚糸状菌症などと紛らわしい
- 上述の局所治療を，維持療法として定期継続すると再燃防止になる可能性

■ 皮膚カンジダ症と間擦疹

定義
- *Candida*属（*C. albicans*）による真菌感染
- *C. albicans*は皮膚の皺（間擦部，温かく湿潤な環境）を好んで定着する傾向がある

病歴
- 間擦部（鼠径部，腋窩，指間，炎症部位，肉芽腫の下，殿溝）に瘙痒感，灼熱感，あるいは無症状の皮疹
- 危険因子：肥満，DM，密閉性の高い衣服，免疫抑制薬，不衛生

身体所見
- 湿った，赤く光沢のある斑・大きい斑。辺縁は波形，周囲に膿疱が散在

治療
- 乾燥を保つ，局所抗真菌薬（様々な製剤がある：クリーム，ローション，パウダーなど，弱ステロイド薬混合の有無。どれが優れているかのデータはない）

方針
- 帰宅

アレルギー性・炎症性発疹

■ 乾癬

定義
- 遺伝性，慢性，炎症性の多臓器障害で，主に皮膚と関節を侵す
- 高頻度，人口の2％で発症
- 多くの患者の症状は軽度〜中等度で，救急外来で診断したらそこで治療開始できる
- 乾癬性関節炎，IBD，CAD，DM，リンパ腫などの炎症性疾患を合併することもある
- 軽快・増悪する特徴的な皮膚所見。薬物，皮膚外傷，感染，身体的/精神的ストレスなどの外的要因が誘因となる
- 表現型により，尋常性乾癬（最も多い），インバース（逆位）乾癬，乾癬性紅皮症，膿疱性乾癬，滴状乾癬，爪ジストロフィーや関節炎（関節症性乾癬）などに分類される

病歴
- 亀裂部（ひび割れ）に瘙痒や痛み
- 最近の溶血性レンサ球菌性咽頭炎，ウイルス性上気道炎，予防接種，新たな薬物，皮膚外傷を評価

身体所見
- 尋常性乾癬：輪郭明瞭の円形〜楕円形をした鱗屑，銀色丘疹と局面が紅斑上にあり，主に四肢（膝，肘）伸側／頭皮／体幹や臀部にでる。疼痛を伴う亀裂部（ひび割れ）が生じることあり。両側対称性のことが多い
- インバース乾癬：皮膚の襞の中にわずかな鱗屑を伴う紅斑性局面が出現。腋窩，乳房下部，鼠径部，会陰，殿裂間に目立つ
- 乾癬性紅皮症（剥脱性乾癬）：全身性紅斑がほぼ体表面全体を覆い，様々な程度の鱗屑を伴う。発熱や倦怠感を伴うことあり
- 膿疱性乾癬：潮紅皮膚上に膿疱が目立つ
- 滴状乾癬：露のしずく状で，1〜10mm大のサーモン色をした丘疹で微細な鱗屑を伴う。A群β溶血性レンサ球菌による上気道炎が先行することあり
- 乾癬性爪ジストロフィー：どの亜型にもよく認める爪病変。爪甲陥凹，爪剥離症，爪下角化症など

治療
- 非薬物療法：毎日の日光浴，海水浴，局所保湿剤
- 選択肢としては，外用ステロイド，UVB（短波長紫外線），PUVA〔メトキサレン（オクソラレン®）＋UVA（長波長紫外線）〕，免疫抑制薬（メトトレキサート，シクロスポリン），acitretin，生物学的製剤（alefacept，efalizumab，アダリムマブ，エタネルセプト，インフリキシマブ）
- 局所治療は，軽度の初期治療としても，重症に対する全身療法の補足的治療としても，救急外来で適応となる。治療は以下のとおり
    - 外用ステロイド（中強力のものを毎日1〜2回。最適な終了時期は不明）
    - ビタミンD類似物質〔カルシポトリオール（合成ビタミンD）を患部に毎日2回〕を外用ステロイドと併用
    - 局所皮膚軟化薬orアロエ軟膏を毎日1〜3回
    - その他：tazarotene，サリチル酸，コールタール，anthralin，タクロリムス，pimecrolimus

方針
- 帰宅。皮膚科フォロー

■ 結節性紅斑

定義
- 脂肪織炎による皮膚反応の過程で，様々な種類の刺激が原因となる。感染，肉芽腫性疾患（サルコイドーシス），リウマチ関連・自己免疫疾患，IBD，投薬（特にサルファ薬やOCP），妊娠，悪性疾患など
- A群溶血性レンサ球菌と結節性紅斑との間には関連があり，たいてい上気道炎の後に2〜3週間してから発症する
- 病因は，皮下脂肪組織の結合組織隔壁に存在する細静脈周囲に免疫複合体が沈着し，同部位に急性炎症を

起こすものと考えられている

病歴
- どの年齢層でも起こるが，多くは10代と20代．女性＞男性
- 病歴として，最近の咽頭痛／上気道炎の有無，自己免疫疾患，IBDの既往歴・家族歴．現在の＆最近加わった投薬内容を確認する
- 典型的には脛骨前面に痛みと紅斑を認める
- 発熱，疲労，倦怠感，関節痛，頭痛，消化器症状，上気道炎を合併する
- 多くは3～6週間続き自然治癒する．再燃する場合もある

身体所見
- 赤く，疼痛，熱感のある結節や局面で，主に下肢伸側（膝，脛骨前面，足関節）にみられる
- 亜急性病変は平坦で深紅色or紫色となり，斑状皮下出血と間違われやすい

評価
- 基礎疾患の確認のために必要なら行う
- 血算，ESR/CRP，CXR（特に結核や肺門リンパ節腫脹がないか）

治療
- 支持療法：NSAID，重症例では経口ステロイド

方針
- 帰宅．皮膚科医orリウマチ専門医への紹介は必要に応じて

■蕁麻疹

定義
- 急性，慢性（＞6週間），接触関連の場合があり，物理的誘因（皮膚描記症，コリン作動性，運動誘発性，圧力，水，寒冷など）で二次的に生じることもある．特別な症候群として，蕁麻疹様血管炎やPUPPP（妊娠後期関連掻痒性蕁麻疹様丘疹および局面）などがある
- 急性蕁麻疹は実臨床では最も頻度が高く，原因不明が最も多い．誘因としては，食物，薬物（特にβラクタム抗菌薬），虫刺症，体外抗原への接触（ラテックスなど）や寄生虫などがある
- 発生機序としては，IgE介在（Ⅰ型過敏反応），肥満細胞に直接作用して脱顆粒，補体介在，アラキドン酸代謝（アスピリン，NSAIDなど），肥満細胞上のIgE受容体に対する自己抗体（FcεRI）などがある
- 蕁麻疹成立の鍵となる伝達物質はヒスタミン

病歴
- 瘙痒を伴う発疹．新たな物質への曝露を確認
- 瘙痒は夕方に最強となるのが典型的
- 急性蕁麻疹なら継続は＜6週間，たいていく24時間におさまる
- アトピー歴と関連があるかもしれない

身体所見
- 瘙痒のある，淡紅～紅色の浮腫状の局面（膨疹）で，中心はしばしば蒼白であり，大きさは数ミリから数センチまで幅がある．形状は円形か不整形で，どの部位の皮膚にも生じる

治療
- 誘因がわかれば回避．しかしていは原因不明であると説明する
- 抗ヒスタミン薬のH₁遮断薬（ジフェンヒドラミン，ヒドロキシジン，セチリジン，ロラタジン，フェキソフェナジン），H₂遮断薬（シメチジン，ラニチジン，ファモチジン）．難治性の場合は経口ステロイド（プレドニゾロン）．抗ヒスタミン薬が無効ならTCA（doxepin）．重症アレルギー反応ではアドレナリン

方針
- 帰宅

■湿疹

定義
- 湿疹とは皮膚の炎症（皮膚炎）であり，似通った臨床所見（紅斑，瘙痒，鱗屑，亀裂，様々な深さの苔癬化，水疱形成）を呈する一連の皮膚疾患群のこと
- この「湿疹」という大まかな用語に含まれる皮膚病態のタイプは以下のとおり
  - アトピー性皮膚炎
  - 接触皮膚炎
  - 脂漏性皮膚炎
  - 異汗性湿疹（汗疱）

■アトピー性皮膚炎

定義
- 慢性の，再燃と寛解を繰り返す皮膚疾患．既往歴or家族歴にアトピー体質（喘息／アレルギー性鼻炎／食物アレルギー）を認める患者にみられ，60％が1歳を迎えるまでに発症
- 小児の10～20％と成人の1～3％が罹患
- 血清IgE上昇を伴う
- 誘因：高温，多湿，刺激物質，感染，食物，アレルゲン，ストレス

病歴
- アトピー歴のある患者に起こる乾燥した瘙痒性発疹．慢性or再発性の湿疹性病変，典型的な形態と分布

身体所見
- 強い瘙痒，紅斑比の丘疹小水疱性病変で，表皮剥離や漿液性滲出液を伴う．慢性病変は苔癬化，丘疹，表皮剥離を伴う
- 乳児や幼児では，顔面，頸部，四肢伸側面に特徴的に病変がみられる

- 成人では四肢屈側の皺に限局する
- **貨幣状湿疹**：円形〜楕円形の紅斑性局面で腕と足に最も多くみられる。病変は丘疹ではじまり、癒合して鱗屑を伴う局面となる。早期の貨幣状皮膚炎部位は漿液性滲出液を含んだ小水疱が点在する

治療
- 治療の原則は、保湿、局所抗炎症薬、止痒薬、抗菌処置、増悪因子の除去
  - **保湿**：10分間の温水浴の後に保湿剤を塗布
  - **局所ステロイド**：維持療法として弱ステロイド、増悪例には中間〜強力ステロイドを短期間使用（下表参照）
  - **局所カルシニューリン阻害薬**：局所タクロリムス、pimecrolimus
  - **抗ヒスタミン薬**：瘙痒の軽減に経口抗ヒスタミン薬を使用。抗ヒスタミン外用薬は感作される可能性があるため推奨されない
  - **予防**：刺激物質の回避（石鹸、羊毛、香料、化学物質など）、湿度調整

方針
- 帰宅

ガイドライン：Schneider L, Tilles S, Lio P, et al. Atopic dermatitis: A practice parameter update 2012. *J Allergy Clin Immunol.* 2013;131:295-9.e1-e27.

■接触皮膚炎（CD）
定義
- 皮膚表面に外的物質（外的要因）が直接接触した結果生じるあらゆる皮膚の有害反応
- 病因としては、アレルギー性の場合も非アレルギー性刺激物による場合もある
- アレルギー性の場合：機序は、抗原が皮膚蛋白質に結合して免疫原性を帯び、炎症カスケードを誘起するというもの（植物性皮膚炎など）
- 刺激性の場合：多因子反応で、化学的に皮膚の表皮剥離性や、刺激したり、障害を与えることで炎症を引き起こすような物質に接触することで生じる
- 組織反応は細胞免疫機序で引き起こされる（Ⅳ型、遅発性過敏反応）
- よくある誘発物質：ラテックス、植物性物質［*Toxicodendron*属（以前のウルシ属）］、金属（ニッケル）、化粧品／衛生製品、整髪料、日焼け止め
- 亜型：光線過敏性CD、アレルギー性接触性口唇炎、アレルギー性全身性CD

病歴
- 発症前後での状況をしっかり確認：職歴、工業用化学品への曝露、植物性物質への曝露、新しいローション／香水／芳香石鹸／洗剤／化粧品／整髪料、新しいアクセサリー／その金属の種類など
- 瘙痒のある発疹で、接触部位には灼熱感や刺すような痛みを伴うことが多い

身体所見
- 丘疹小水疱性・紅斑性発疹で、様々な程度の苔癬、亀裂、鱗屑、表皮剥離が接触部位に生じ、通常は限局性である
- 好発部位は眼瞼、顔面、頸部、手／上腕、腋窩、腰部、肛門生殖器周辺、下肢の露出部位

評価
- パッチテストは接触抗原特定のためのゴールドスタンダードだが、救急外来で行われるものではなく、アレルギー専門医or皮膚科医に紹介する

治療
- 原因物質を特定し、接触を避ける
- 症状緩和を、冷圧法、コロイド状オートミール入浴、皮膚軟化薬などで行う
- 限局性病変には局所療法が第1選択。強ステロイドで開始し、症状改善に伴って中等or弱ステロイドに切り替える（下表参照）
- ステロイド全身投与は広範囲or重症例で有用
- 重複感染を疑えば抗菌薬を考慮
- 抗ヒスタミン薬は一般にCDには無効

方針
- 帰宅。必要があればパッチテストのためアレルギー専門医or皮膚科医へ紹介

ガイドライン：American Academy of Allergy, Asthma and Immunology; American College of Allergy, Asthma and Immunology. Beltrani VS, Bernstein IL, Cohen DE, Fonacier L. Contact dermatitis: A practice parameter. *Ann Allergy Asthma Immunol.* 2006;97:S1-S38.

■脂漏性皮膚炎
定義
- 皮脂の豊富な部位（頭皮／顔面／体幹）に起こる丘疹鱗屑性の障害。健常皮膚の常在真菌（*Malassezia*属）に対する異常免疫反応が原因と考えられている
- 多くは、乳児（乳痂＝新生児頭部皮膚炎）、思春期、高齢者に起こる
- AIDSやParkinson病の患者で高率に起こる

病歴
- 男性＞女性、20%でフケの病歴、冬に増悪
- 酒皶、眼瞼炎、痤瘡など他の皮膚病変を伴うことがある

身体所見
- 淡紅〜紅色、脂っこく、皮膚剥離を伴う大きめの斑が、頭皮／鼻唇溝／眉毛／耳／胸／屈曲部位

治療
- 頻繁に洗浄→油分を減らす、角質溶解シャンプー（セレン／イオウ／コールタール）、局所ケトコナゾール

(真菌量を減らす),外用弱ステロイド
- 頭皮:〔selenium sulfide(硫化セレン)2.5%シャンプー(Selsun®)を1週間に2回×4週間〕or〔ジンクピリチオン1%シャンプー(Head & Shoulders®)1日1回,その後必要なら1週間に2回で継続〕or〔ケトコナゾール2%シャンプー1週間に2回×4週間〕。シャンプーをつけた後5〜10分間そのままにしてから洗い流すよう指導する。硫化セレンシャンプーやジンクピリチオンシャンプーは毎日使用してもよい
- 顔面と体幹:ヒドロコルチゾン1%クリーム1日1回×4週間。ケトコナゾール2%クリーム1日1〜2回×1カ月も効果あり。上記のシャンプーと併用してもよい

方針
- 帰宅

■異汗性湿疹(汗疱)

定義
- 手掌足底の皮膚に小水疱や水疱を生じる病態
- 湿疹の亜型。手掌や足底など厚くて角化の強い表皮部分に,浮腫性液体貯留を伴ったもの
- 小水疱性vesicularと(より大きい)水疱性bullousの2つの臨床像がある
- 急性,再発性,慢性のものがある
- 「汗疱」とも呼ばれているが,汗腺の異常ではない

病歴
- 手掌や足底に瘙痒を伴った小水疱や水疱性病変がみられる
- アトピー性皮膚炎,接触皮膚炎(特にニッケルやコバルト),薬物有害反応,精神的ストレス,足白癬患者でのイド反応(id reaction)に伴う場合がある

身体所見
- 発赤を伴わない小水疱や水疱が手掌・足底にみられ,特に指,手掌と足部の側面に目立つ

治療
- 強力な外用ステロイド。重症例にはステロイド全身投与
- 局所カルシニューリン阻害薬(タクロリムス,pimecrolimus)

方針
- 帰宅

外用ステロイド製剤のStoughton-Cornellによる効力分類		
コルチコステロイド(訳注:本文中ではステロイドと記載)	商品名	基剤・剤型
グループ1 (super potent:超強)		
ベタメタゾンジプロピオン酸エステル	Diprolene® 0.05%	軟膏(+至適剤)
クロベタゾールプロピオン酸エステル	Temovate® 0.05%	クリーム,軟膏(+至適剤)
halobetasol propionate	Ultravate® 0.05%	クリーム,軟膏
グループ2 (very high potency:極強)		
ベタメタゾンジプロピオン酸エステル	Diprolene® AF 0.05%	クリーム
ベタメタゾンジプロピオン酸エステル	Diprosone® 0.05%	軟膏
フルオシノニド	Lidex® 0.05%	クリーム,軟膏,ゲル
halcinonide	Halog® 0.1%	クリーム
モメタゾンフランカルボン酸エステル	Elocon® 0.1%	軟膏
トリアムシノロンアセトニド	Kenalog® 0.5%	クリーム,軟膏
グループ3 (high potency:強)		
betamethasone benzoate	Benisone®, Uticort® 0.025%	ゲル
ベタメタゾンジプロピオン酸エステル	Diprosone® 0.05%	クリーム
ベタメタゾン吉草酸エステル	Valisone® 0.1%	軟膏
フルチカゾンプロピオン酸エステル	Cutivate® 0.005%	軟膏
halcinonide	Halog® 0.1%	軟膏
triamcinolone acetate	Aristocort® A 0.1%	軟膏
トリアムシノロン酢酸エステル	Aristocort® HP 0.5%	クリーム
グループ4 (upper midpotency:中強)		
betamethasone benzoate	Benisone®, Uticort® 0.025%	軟膏
ベタメタゾン吉草酸エステル	Valisone® 0.1%	ローション
フルオシノロンアセトニド	Synalar®-HP 0.2%	クリーム
フルオシノロンアセトニド	Synalar® 0.025%	軟膏
フルドロキシコルチド	Cordran® 0.05%	軟膏
halcinonide	Halog® 0.25%	クリーム
hydrocortisone valerate	Westcort® 0.2%	軟膏
モメタゾンフランカルボン酸エステル	Elocon® 0.1%	クリーム
トリアムシノロンアセトニド	Aristocort®, Kenalog® 0.1%	軟膏

グループ5（midpotency：中等）		
betamethasone benzoate	Benisone®, Uticort® 0.025%	クリーム
ベタメタゾンジプロピオン酸エステル	Diprosone® 0.02%	ローション
ベタメタゾン吉草酸エステル	Valisone® 0.1%	クリーム
フルオシノロンアセトニド	Synalar® 0.025%	クリーム
フルドロキシコルチド	Cordran® 0.05%	クリーム
フルチカゾンプロピオン酸エステル	Cutivate® 0.05%	クリーム
ヒドロコルチゾン酪酸エステル	ロコイド® 0.1%	クリーム
hydrocortisone valerate	Westcort® 0.2%	クリーム
トリアムシノロンアセトニド	Aristocort® 0.25%	クリーム
グループ6（low potency：弱）		
ベタメタゾン吉草酸エステル	Valisone® 0.1%	ローション
desonide	Tridesilon® 0.05%	クリーム
フルオシノロンアセトニド	Synalar® 0.01%	溶液
トリアムシノロンアセトニド	Kenalog® 0.1%	クリーム，ローション
グループ7（least potent：最弱）		
ヒドロコルチゾン	ジェネリック 0.5%，1%，2.5%	クリーム，軟膏

腫瘍・その他の発疹

■ 菌状息肉症（MF）と Sézary 症候群
定義
- 皮膚原発T細胞リンパ腫の中で最も頻度が高いものの1つ
- Sézary症候群は，白血化して紅皮症を呈するMFの亜型である。しかし現在ではSézary症候群単独で別の皮膚リンパ腫と分類されている。皮膚病変と末梢血病変（＞20% or 絶対数＞1,000/μLの腫瘍性リンパ球）を起こす
- 推測されている病因としては，環境・職業上の曝露，ウイルス性（HTLV-1 & CMV），組織適合性抗原関連，染色体異常
- MFの腫瘍細胞は表皮に浸潤し，血流に乗って循環し，T細胞関連の抗原（CD2⁺，CD3⁺，CD4⁺，CD5⁻，CD7⁺）を発現している
- 皮膚外病変も起こりうる。最も多い場所としては肺，脾臓，肝臓，消化管

病歴
- 年齢中央値55〜60歳，男：女＝2：1
- 緩徐進行性の強い痒みを伴う皮疹

身体所見
- 緩徐進行性の持続する皮疹，非対称・辺縁不整・日光曝露部以外・発赤し落屑を伴う大きめの斑や局面（アトピー性皮膚炎や乾癬に類似）としてはじまることが多い➡全身性の局面➡潰瘍化or腫瘍発育で突出してくる
- 強烈な痒みを伴う全身性の紅皮症として発症することもある
- 著しい皮膚萎縮（色素沈着や毛細血管拡張を伴う）になることもある
- リンパ節炎

評価
- 皮膚生検からの病理組織学的診断，フローサイトメトリーでの病的T細胞分画の増大，DNAマイクロアレイ

治療
- 病期による。救急外来では治療開始しない

方針
- 疑えば血液腫瘍専門医に紹介
- 患者状態の安定度，フォロー方針，その医療機関の状況に応じて帰宅or入院

■ Kaposi肉腫
定義
- Kaposi肉腫は紡錘細胞の腫瘍で，充血性の血管性裂隙（vascular slit）を取り囲むリンパ管内皮から発生するため，病変は特徴的な紫色を呈する
- 現在4病型が認められている
  - **古典的**：東ヨーロッパor地中海家系の高齢男性に認める
  - **アフリカ風土病型**：アフリカの小児・成人に認める
  - **免疫抑制／移植関連**：移植のレシピエントに認める
  - **流行性or AIDS関連**：HIV患者にAIDSの進行に伴って認める。AIDSを定義づける疾患の代表例
- HHV-8〔Kaposi肉腫関連ヘルペスウイルス（KSHV）〕が病態の中心である。HHV-8は性的接触，粘膜，母体胎児感染で伝播する
- 危険因子：流行国，移植のレシピエント，免疫抑制療法，AIDS，高リスク性行動（複数のパートナー，コンドームなしの性交，男性同性愛など）

病歴
- 典型例としては，上記の危険因子を1つ以上もった患者が，緩徐進行性で瘙痒を伴わない，後述する特徴をもつ皮疹をきたして来院
- 皮膚以外の症状としては，悪心・嘔吐，嚥下困難，UGIB，咳嗽，呼吸困難感，血痰・喀血などが多い

身体所見
- 多数の硬い，青紫or赤茶（すみれ色）の大きめの斑・局面 ➡ 結節が典型的には手・足に出現し胸・下肢に上行性に広がる
- 口腔粘膜，リンパ節，内臓（消化器・肺）に病変を生じることもある

評価
- 病変部位に合わせて皮膚生検/気管支鏡/上部消化管内視鏡を行い病理組織学的診断，PCR，KSHV抗体の血清学的同定
- 疑わしい症例ではHIV検査（CD4陽性細胞数＆ウイルス量）も行う
- CXR

治療
- 専門家の評価が必要だが，治療としては切除生検，放射線治療，化学療法，HIV/AIDS患者ならHAARTなどがある

方針
- 疑わしければ血液腫瘍専門医に紹介
- HIV関連であれば，感染症専門医に紹介
- 患者状態の安定度，フォロー方針，その医療機関の状況に応じて帰宅or入院

■ 皮膚移植片対宿主病（GVHD）

背景
- 同種造血幹細胞移植（同種HSCT）は，血液系悪性疾患のみならず，非悪性造血幹細胞疾患（例：再生不良性貧血），遺伝性疾患（例：SCID），固形癌（例：腎細胞癌）にも重要な治療手段となってきている
- これらで移植される造血幹細胞は，患者自身からの細胞（自己autologous），双生児からの細胞（同系syngeneric），血縁/非血縁ドナーからの細胞（同種allogeneic）の場合がある。採取部位も骨髄から，末梢血から，臍帯血からがある
- GVHDは，同種HSCTを受けるすべての症例の約50%に発症する

定義
- GVHDは同種HSCTのレシピエントの合併症率・死亡率を左右する主要因である
- 免疫不全状況下にある宿主で，宿主の細胞表面に発現しているヒト白血球抗原（HLA）を，ドナーのT細胞が非自己であると認識し，抗原特異的にモノクローナルに増殖することで発病する
- これらの細胞は，増殖が速い組織（皮膚，肝臓，消化管など）の上皮を主に攻撃する
- 同種HSCT後，急性（＜100日），慢性（＞100日）いずれも起こりうる

病歴
- 急性の皮膚GVHDは移植後，通常14～42日以内に皮疹が出現して発症
- 肝臓や消化管が攻撃される前に，皮膚が最初の標的臓器となることが多い
- 予防的治療に対するコンプライアンス不良が関連している可能性がある

身体所見
- 左右対称の，発赤した麻疹様皮疹or斑丘疹で，上背部，側頸部，手掌，足底，頬部に好発する。ときに全身性になることも
- 重症例は，紅皮症，大きな水疱形成，皮膚剥離に進行することもある
  - stage Ⅰ：体表面積（BSA）の25%
  - stage Ⅱ：BSAの25～50%
  - stage Ⅲ：BSAの＞50%から紅皮症まで
  - stage Ⅳ：大きな水疱を伴う紅皮症
- 慢性GVHD病変：皮膚乾燥，魚鱗癬，乾癬様，バラ色粃糠疹様 ➡ 扁平苔癬様（すみれ色の苔癬様の丘疹・皮斑。分布は手掌，前腕，体幹）＆強皮症状（皮膚が硬化した局面）
- 粘膜面，結膜，頭髪，爪が障害されることも
- 高熱，胆汁うっ滞性の肝障害，消化管症状を伴うことも

評価
- 血算，Chem-7，肝機能（ビリルビンは重症度分類に使用される）
- GVHD重症度分類は，BSAに対する皮膚障害の程度と，胆汁うっ滞性肝障害の程度，下痢の量を参考にする
- 皮膚生検からの病理組織学的診断

治療
- 専門家の評価・コンサルトが必要
- 予防には，シクロスポリンorタクロリムス（それぞれメトトレキサート併用ありorなし），T細胞除去移植法，ステロイドが用いられる
- 急性：stage Ⅰ～Ⅱ：強ステロイドの外用orタクロリムス
- 急性：stage Ⅲ～Ⅳ：高用量ステロイドの全身投与（メチルプレドニゾロン）

方針
- 皮膚GVHDのstage/重症度，患者状態の安定度，フォロー方針，その医療機関の状況に応じて帰宅or入院

皮膚科救急

■ 多形紅斑（EM）
定義
- 急性，免疫介在性の皮膚粘膜異常で，多くは HSV 感染や特定の薬物使用が原因で起こる．しばしば自然治癒するが，再燃や持続することもある
- 重症型 EM（erythema multiforme major）：粘膜病変を認める．軽症型 EM（erythema multiforme minor）：粘膜病変なし
- 以前は重症型 EM→SJS→TEN という一連のスペクトルの疾患と考えられていたが，現在では明確に区別されている
- 病因は，特発性，感染（90％，特に HSV，M. pneumoniae，HCV，EBV），薬物（特に NSAID，サルファ薬，抗てんかん薬，抗菌薬），悪性疾患，自己免疫疾患，予防接種など

病歴
- 重症型 EM の患者では，発疹に数日先行して倦怠感と発熱の前駆症状があることも
- 皮膚の瘙痒／灼熱感と口腔内病変による痛みがでる場合も
- 聴取すべきこと：感染徴候や症状（HSV，Mycoplasma），現在と新規の投薬／予防接種の確認，自己免疫疾患や悪性疾患の既往歴・家族歴
- 病変は典型的には，3〜5日かけて急性発症し，1〜2週間で自然治癒する

身体所見
- 斑／丘疹／小水疱の場合があり，遠位部が淡色な斑丘疹（標的状病変 target lesion）が最も特徴的で，四肢／手掌／足底で目立つ．口腔，生殖器，眼部の粘膜糜爛を伴うことも
- 多くは四肢対称で伸側優位．手掌や足底も侵襲される
- 粘膜と生殖器病変は浮腫や紅斑からはじまり，偽膜形成を伴う表操性糜爛へと進展する

評価
- 臨床診断だが，皮膚生検により病理組織学的に確定診断できる

治療
- 誘因・刺激となっている因子を除く．しばしば無治療で軽快することも念頭に
- 支持療法（疼痛コントロール，経口抗ヒスタミン薬）．口腔病変は，局所麻酔薬溶液／ゲルやうがい薬での洗浄が有益．重症例には経口ステロイド
- HSV や他の感染が原因であれば治療する

方針
- フォローを設定したうえで帰宅

パール
- SJS との鑑別のポイントは，SJS により特徴的な所見（著明な紅斑／紫斑，体幹の病変，痛覚過敏，重症粘膜浸潤）が欠如していること

■ Stephens-Johnson 症候群（SJS）
定義
- 一般的に受け入れられている SJS の定義はない．よく用いられる記載：致死的になりうる皮膚疾患で，特徴としては標的状病変を伴った急性発熱性疾患，少なくとも2カ所の粘膜病変があり，体表面積のく20％を侵す
- 92〜100％の患者で粘膜病変がある．内部臓器の障害（消化管粘膜の剝離，気管／気管支糜爛，肝炎）は少ない
- 病因としては，感染，予防接種，薬物（NSAID，抗痙攣薬，抗菌薬，抗高風薬など），全身性疾患，物理的刺激など

病歴
- 前駆症状：急性発熱性疾患（倦怠感，頭痛，咳嗽），瘙痒／発赤を伴う標的状病変．続いて皮膚剝脱が急速に進行する
- 自覚症状としては，皮膚のかゆみ／灼熱感，強い痛みと口腔病変による口の痛み
- 聴取すべきこと：感染の徴候・症状（HSV，Mycoplasma），現在と新規の投薬／予防接種の確認，自己免疫疾患や悪性疾患の既往歴・家族歴

身体所見
- バイタルサイン：程度は様々な発熱，頻脈．血圧↓があることも
- 先に標的状紅斑が出現（中心は鮮明な淡紅〜紅斑，その外側が薄いピンク色の輪，最外側が暗赤色／紫色の輪）．体幹から皮疹出現（体幹の皮疹はより重篤），その後四肢へ拡大する．手掌と足底も侵す
- 急速進行性皮膚剝脱と Nikolsky 徴候（＋）
- 2カ所以上の粘膜を広範に侵し，浮腫・発赤を伴う→偽膜形成を伴う表操性糜爛へと進展する
- 体表面積のく20％にとどまるのが SJS の特徴

評価
- 血液培養，血算，Chem-7，乳酸値，Nikolsky 徴候（＋）（親指で軽く圧力をかけてこする→皮膚が皺になり，横にずれて，真皮から剝がれる）
- 病理組織学的診断がゴールドスタンダード

治療
- 支持療法以外の決定的な治療はない

- 原因・刺激となっている物質の除去
- 外液輸液(熱傷と同様に輸液蘇生:Parklandの公式),必要なら昇圧薬。リン補充
- 室温を30～32℃に上げる
- 創処置は熱傷に準じる(デブリドマン,バシトラシン軟膏)
- 注記:血漿交換,免疫調整療法,ステロイド全身投与,IVIGはいずれも使用され,効果は様々。救急外来で開始することは通常ない
- 早期に熱傷専門医にコンサルト。眼病変があれば眼科コンサルト

合併症
- 粘膜潰瘍が気管や気管支に及んだ場合,気道に問題が生じる可能性あり
- 消化管粘膜に病変があれば,嚥下障害,嚥下痛,GIBをきたす
- 眼病変
- 皮膚バリアの破綻による重複感染

方針
- 熱傷ユニットに入院

パール
- 死亡率:1～5%
- 重症感染は頻発,多臓器不全を合併した敗血症が死因として最多だが,予防的抗菌薬は適応とはならない

■中毒性表皮壊死剥離症(中毒性表皮壊死融解症,TEN)

定義
- 一般的に受け入れられているTENの定義はない。よく用いられる記載:致死的になりうる皮膚疾患。特徴としては急性発熱性疾患で,広範囲に及ぶ水疱形成と,麻疹様or癒合した紅斑,皮膚の圧痛を伴う。水疱/糜爛が体表面積の>10～20%を占める or 3カ所以上の解剖学的部位を侵す
- TENはSJSと類似の一連のスペクトラムの疾患と考えられているが,SJSよりも重症
- TENは一般に薬物誘発性(NSAID,抗菌薬,抗痙攣薬,抗痛風薬が原因として最多)だが,食物添加物,燻蒸剤,化学物質との接触なども原因となる
- 92～100%の患者に粘膜病変がある。粘膜炎は結膜,頬粘膜,気管,気管支,咽頭,食道,鼻,腎尿路生殖器に生じる

病歴
- 前駆症状:発疹の2～3日前に,発熱性疾患(倦怠感,発熱,鼻炎,咽頭炎,瘙痒)を呈する
- TENの急性期は8～12日間続き,発熱持続,粘膜炎,全身の表皮剥脱が特徴的➡表皮剥脱は2～3日以上続く
- 自覚症状としては,皮膚のかゆみ/灼熱感/強い痛みと口腔病変による口の痛み
- 聴取すべきこと:感染の徴候・症状,上気道炎症状,現在と新規の投薬/予防接種歴

身体所見
- バイタルサイン:程度は様々な発熱,頻脈。血圧↓があることも
- 疼痛と灼熱感を伴う発疹が顔面や胸郭に出現し,その他の部位へ拡大する。SJSと違い,標的状病変はTENではほとんどみられない
- 急速進行性皮膚剥脱とNikolsky徴候(+)
- 著明な粘膜病変が,古典的には3カ所以上で起こり,浮腫・紅斑を伴い,糜爛・表皮剥脱へと進行する
- 病変が体表面積の10～30%ではSJS/TENのオーバーラップ,>30%はTEN

評価
- 血液培養,血算,Chem-7,乳酸値,Nikolsky徴候(+)(親指で軽く圧力をかけてこする➡皮膚が皺になり,横にずれて,真皮から剥がれる),生検が必要なことも
- 病理組織学的診断がゴールドスタンダード

治療
- SJSと同様(上述)

予後

TENの重症度スコア—Severity of Illness Score for TEN(SCORTEN)—	
スコア	合計点(死亡率)
>40歳(1点) HR>120(1点) 悪性腫瘍の合併(1点) 第1病日の表皮剥脱面積が体表面積の>10%(1点) BUN>28mg/dL(1点) Glu>252mg/dL(1点) HCO_3^-<20mEq/L(1点)	0～1点(3.2%)　4点(58.3%) 2点(12.2%)　≥5点(90.0%) 3点(35.5%)

(Bastuji-Garin S, Fouchard N, Bertocchi M, et al. SCORTEN: A severity-of-illness score for toxic epidermal necrolysis. *J Invest Dermatol*. 2000;115(2):149-153)

方針
- 熱傷ユニットに入院

パール
- 死亡率:10～70%
- 重症感染は頻発,多臓器不全を合併した敗血症が死因として最多だが,予防的抗菌薬は適応とはならない
(他の皮膚科救急疾患は4章「軟部組織感染症」のSSSS,TSSを参照)

酸塩基平衡の異常

■ アプローチ
検査
- 血算,Chem-7,肝機能。尿中電解質,ABG,血清浸透圧も考慮
  注):ABGのHCO$_3^-$は(訳注:pHとPaco$_2$の測定値をもとにした)計算値であり,Chem-7の総CO$_2$(=HCO$_3^-$)値の±2mmol/Lの範囲のはずである

酸塩基平衡解釈のアプローチ
- **step 1**:酸血症 acidemia か,アルカリ血症 alkalemia か?
  - 酸血症➡pH<7.36,アルカリ血症➡pH>7.44
- **step 2 & 3**:一次性異常は代謝性か,呼吸性か? 代償は適切か?

一次性代謝異常と生理的代償の評価				
一次性障害	pH	Pco$_2$	HCO$_3^-$	期待される代償
代謝性アシドーシス	低値	低値	低値	Pco$_2$ ↓ =1.25×Δ HCO$_3^-$
代謝性アルカローシス	高値	高値	高値	Pco$_2$ ↑ =0.75×Δ HCO$_3^-$
急性呼吸性アシドーシス	低値	高値	高値	HCO$_3^-$ ↑ =0.1×Δ Pco$_2$
急性呼吸性アルカローシス	高値	低値	低値	HCO$_3^-$ ↓ =0.2×Δ Pco$_2$
慢性呼吸性アシドーシス	正常 or 低値	高値	高値 or 正常	HCO$_3^-$ ↑ =0.4×Δ Pco$_2$
慢性呼吸性アルカローシス	正常 or 高値	低値	低値 or 正常	HCO$_3^-$ ↓ =0.4×Δ Pco$_2$

- **step 4a**:アニオンギャップ(AG)開大はあるか?
  AG開大性アシドーシス(=AGアシドーシス):[Na$^+$-(Cl$^-$+HCO$_3^-$)]>14(下表参照)
  注記:アルブミン補正が必要。血清アルブミンが基準値(4.2g/dL)から1g/dL低下することにAGは2.5mEq/L低下。補正AG=実測AG+[2.5×(4.2−Alb)]
- **step 4b**:AGがある場合,浸透圧ギャップ(OG)はあるか?
  OG=実測浸透圧−予測浸透圧>10mOsm/L
  予測浸透圧=(2×Na)+Glu/18+BUN/2.8+EtOH/4.6
- **step 4c**:AG開大がない場合,尿アニオンギャップ(UAG)はいくつか?
  UAG=Na+K−Cl
  注記:塩基は消化管や腎臓から喪失しうるため,UAGは非AG(または高Cl性)代謝性アシドーシスが消化管由来か腎由来かの鑑別に有用[UAG陰性:消化管喪失(例:下痢,小腸瘻孔,回腸瘻造設術),UAG陽性:腎喪失,特にRTA1型と2型]
- **step 5**:デルタ比(Δ/Δ)はいくつか?
  (実測AG−AG正常値)/(HCO$_3^-$正常値−実測HCO$_3^-$)or簡潔に(実測AG−12)/(24−実測HCO$_3^-$)
  - デルタ比>+6:代謝性アルカローシスの合併,または事前に呼吸性アシドーシスを代償
  - デルタ比=0:純粋なAG代謝性アシドーシス
  - デルタ比<−6:高Cl性非AG代謝性アシドーシスの合併

代謝性アシドーシス	
AGアシドーシス	非AGアシドーシス
"A CAT'S MUDPILE"	"FUSED CARD TIP"
Alcoholic ketoacidosis(アルコール性ケトアシドーシス)	**F**anconi syndrome(Fanconi症候群)
Carbon monoxide,cyanide(一酸化炭素・シアン化物)	**U**reteroenterostomy(尿管腸吻合術)
Aspirin(アスピリン)	**S**mall bowel fistula(小腸瘻孔)
Toluene(トルエン)	**E**xcessive Cl$^-$[Cl イオン過剰(NaCl,塩化アンモニウム)]
Starvation ketoacidosis(飢餓性ケトアシドーシス)	**D**iarrhea(下痢)
Methanol,metformin,methemoglobinemia(メタノール,メトホルミン,メトヘモグロビン血症)	**C**arbonic anhydrase inhibitor(炭酸脱水酵素阻害薬)
Uremia(尿毒症)	**A**ddison's disease(Addison病)
DKA(糖尿病性ケトアシドーシス)	**R**enal tubular acidosis(尿細管性アシドーシス)
Paraldehyde,phenformin,propylene glycol(パラルデヒド,phenformin,プロピレングリコール)	**D**rugs(薬物:スピロノラクトン,amiloride,コレスチラミン,トリアムテレン)
Isoniazid,iron(イソニアジド,鉄)	**T**oluene[トルエン(慢性経過,RTAに続発する)]
Lactic Acidosis types A & B(乳酸アシドーシスA型&B型)	**I**leostomy(回腸瘻造設術)
Ethylene glycol(エチレングリコール)	**P**ancreatic fistula,parenteral nutrition,posthypocapnia(膵瘻,非経口栄養,低CO$_2$血症後)

浸透圧ギャップの原因

有害アルコール：	その他：
メタノール* エチレングリコール* イソプロピルアルコール （*はAG開大を認める）	アセトン マンニトール ソルビトール グリセロール エーテル，トリクロロエタン

AG低値（<6）

検査エラー
リチウム中毒
臭化物中毒
低アルブミン血症
パラプロテイン血症
重度の高Ca血症／高Mg血症

代謝性アルカローシス

病態生理	鑑別診断
外因性HCO_3^-	・急性のアルカリ投与：輸血によるクエン酸塩負荷，中心静脈栄養（TPN）による酢酸塩負荷，$NaHCO_3$補液，過剰な制酸薬 ・ミルクアルカリ症候群
NaCl反応性がある状態（尿中Cl＜10〜15mEq/L）	・消化管からのH^+喪失：嘔吐・下痢，NGTで胃液排出，腺腫（訳注：絨毛腺腫） ・腎からのH^+喪失：利尿薬使用 ・高CO_2血症後
NaCl反応性がない状態（尿中Cl＞15mEq/L）	・体液貯留／高血圧性／ミネラルコルチコイド過剰：高アルドステロン症，Cushing症候群，外因性ミネラルコルチコイド，甘草，腎動脈狭窄 ・体液減少／正常血圧性／続発性高アルドステロン症：低K血症，低Mg血症，高Ca血症／低PTH，Bratter症候群，Gitelman症候群 ・体液貯留／高血圧性／低アルドステロン症：Liddle症候群

呼吸性アシドーシス

病態生理	鑑別診断
中枢性呼吸抑制	薬物（麻薬，鎮静薬），脳幹梗塞，高位頸椎損傷，肥満低換気症候群（例：Pickwick症候群）
神経疾患・筋疾患	麻痺，筋ジストロフィー，その他の筋疾患，重症筋無力症，中毒（例：有機リン，ヘビ毒），Guillain-Barré症候群，ALS
気道の異常	上気道閉塞，喉頭痙攣，気管支攣縮
呼吸の異常	気管支喘息，COPD，CHF，肺炎，ILD，誤嚥，ARDS，不十分な人工換気
胸壁外傷	フレイルチェスト，気胸，血胸，横隔膜麻痺，脊柱後側彎症

呼吸性アルカローシス

病態生理	鑑別診断
心臓，呼吸	肺水腫，PE，拘束性肺障害，人工呼吸器設定が過換気
精神，神経	過換気症候群（例：不安，疼痛，ストレス），髄膜脳炎，腫瘍，外傷，CVA
感染	発熱，肺炎，敗血症
消化器	肝不全
薬物，その他	サリチル酸，甲状腺機能亢進症，高地，貧血，妊娠

治療と方針
- 重症度＆原因疾患による
- 循環虚脱がなければ，$NaHCO_3$製剤投与の役割は限られている

電解質異常

■低ナトリウム血症

定義
- Na＜135，Naに比して水が過剰，一般的にADH↑による。Na＞125ではたいてい無症状

病歴
- ほとんどの症状は非特異的であり，倦怠感，脱力，筋痙攣，口渇，起立性めまいなどだが，錯乱，興奮，譫妄，傾眠，昏睡，痙攣のように重度になることも
- 他の有益な病歴として，CHF，肝硬変，腎疾患，癌，副腎or下垂体機能不全，最近の消化管手術，サイアザイドorループ利尿薬使用，アルコール依存症がある

身体所見
- 循環血液量を評価できる徴候を探す
  - 循環血液量過多：JVP↑，末梢浮腫，ラ音，腹水，全身浮腫
  - 循環血液量減少：頻脈，低血圧，粘膜乾燥，乏尿，ツルゴール低下，IVC虚脱
- 重篤な低Na血症の徴候を探す：傾眠，見当識障害/感覚異常，腱反射低下，低体温，仮性球麻痺，Cheyne-Stokes呼吸

診断
- **検査**：Chem-7，簡易血糖測定，尿中電解質（Na，Cr，浸透圧），血清浸透圧，アルブミン
- Naと浸透圧の結果がでるVBGの測定器ならより速やかに判断できる
- **補正Na＝血清Na＋[0.016×(血清Glu-100)]** Gluは最大400mg/dLまで
  - Glu＞400mg/dLのときは100mg/dLごとに4mEq/Lずつ追加

低Na血症へのアプローチ
- **step 1**：血清浸透圧は？

血清浸透圧による低Na血症の原因		
高張性低Na	等張性低Na	低張性低Na
高血糖 マンニトール グリセロール ソルビトール	検査/採血エラー 高蛋白血症 脂質異常症 TURP後（浸透溶液による膀胱洗浄）	病因は循環血液量による step 2参照 ⇓
正常血清浸透圧＝275〜290mOsm/L		

- **step 2**：患者の循環血液量は？　循環血液量増加or正常or低下？
- **step 3**：尿中Na，尿浸透圧，FE_{Na}は？
  - ナトリウム排泄分画＝FE_{Na}＝(尿中Na×血清Cr)/(血清Na×尿中Cr)

循環血液量と尿検査による低張性低Na血症の鑑別				
循環血液量	尿中Na	尿浸透圧	FE_{Na}	病因
循環血液量増加	＞20		＞1%	腎不全
	＜10		＜1%	CHF，肝硬変，ネフローゼ症候群
等容量性		＞100		SIADH*，甲状腺機能低下症，グルココルチコイド不足
		＜100		心因性多飲症（＞12L/日），低溶質（ビール多飲症（beer potomania），紅茶とトーストだけの食事（tea & toast），希釈した粉乳）
		様々		慢性栄養失調（食欲不振），妊娠
循環血液量減少	＞20		＞1%	腎性喪失：利尿薬使用，浸透圧利尿，塩類喪失性腎症，ミネラルコルチコイド不足，非乏尿性ATN
	＜10		＜1%	腎外喪失：嘔吐，下痢，NGTで胃流出，サードスペース（膵炎，小腸閉塞），発汗

*：SIADHの誘因：肺炎，気管支喘息，COPD，小細胞肺癌，気胸，外傷，CVA，出血，腫瘍，感染，水頭症，抗精神病薬/抗うつ薬，抗癌薬，バソプレシン，術後

治療
- 無症候性低Na血症or軽度な症状：血清Naを速度≦0.5 mEq/L/hrで補正
- 症状が重篤な低Na血症：血清Na急速補正，2 mEq/L/hr×最初の2〜3時間or症状改善まで

IV輸液管理
体内総水分量（TBW）＝体重（kg）×0.6（女性or高齢者は0.5，乳児は0.6）
輸液速度（mL/hr）＝$\frac{1,000×[TBW×(目標Na-血清Na)]}{[輸液Na（mEq/L）×時間（hr）]}$
輸液のNa濃度： 乳酸リンゲル液：130mEq/L　　　生理食塩水：154mEq/L　　　3%食塩水：513mEq/L

1時間ごとに血清Na（& Glu）の確認が必要

- 等容量性低Na血症
  - 無症候性：自由水制限（500〜1,000 mL/日）
  - 症候性：上記参照
- SIADH
  - 自由水制限＋基礎疾患の治療
  - 特に輸液浸透圧＜尿浸透圧のとき高張食塩液or生理食塩液を用いると，血清Naが悪化する可能性があ

るので注意（高浸透圧ほど水分を引き抜く）
- リチウムやdemeclocyclineも考慮（*NEJM* 2007;356:2064）
- 循環血液量減少性低Na血症
  - 上記にのっとり生理食塩液で体液量補正（脱水が改善するとADH刺激が低下＆Naは正常化）
- 循環血液量増加性低Na血症
  - 自由水制限（0.5～1.5 L/日）
  - （総体液量ではなく）「血管内の有効な循環血液量」を適正に増加させることを目指す：（訳注：CHFには）血管拡張薬（硝酸薬），ループ利尿薬。肝硬変にはアルブミンを考慮
  - 重度の低Na血症：利尿薬＋Na補充を考慮

方針
- 帰宅：軽症の無症候性低Na血症
- 入院：症候性，基礎疾患，高齢者。重症ではICU入院を考慮

パール
- 急速補正＞10～12 mEq/L/日により橋中心髄鞘崩壊症を引き起こしうる（橋＆橋以外の局所ミエリン破壊による構音障害，痙攣，四肢不全麻痺）

■ 高ナトリウム血症

定義
- Na＞145，通常は自由水喪失かNa増加による（例：高張性輸液）
- 高Na血症への正常な反応は，口渇による水分摂取の増加＆ADH分泌による最小量の濃縮尿の腎排泄

病歴
- 軽度な症状：口渇や多尿
- 重度な症状：意識障害（易刺激性，傾眠，混乱，譫妄，昏睡）
- 危険因子：高齢，乳児，衰弱。内分泌的病因。心，腎，肝疾患。精神疾患（下記の中枢性尿崩症と腎性尿崩症の病因を参照）。内服薬（下表を参照），生活状況（自由水へのアクセス）

身体所見
- 循環血液量を評価できる徴候を探す
  - 循環血液量増加：JVP↑，末梢浮腫，ラ音，腹水，全身浮腫
  - 循環血液量減少：頻脈，低血圧，粘膜乾燥，乏尿，ツルゴール低下，IVC虚脱
- 重症高Na血症：傾眠，筋攣縮，振戦，腱反射亢進，呼吸麻痺，運動失調

診断
- 検査：Chem-7，簡易血糖測定，尿中電解質（Na，Cr，浸透圧），血清浸透圧，アルブミン
- Naと浸透圧の結果がでるVBGの測定器ならより速やかに判断できる
- **補正Na＝血清Na＋[0.016 ×（血清Glu－100）]** Gluは最大400 mg/dLまで
  - Glu＞400 mg/dLのときは100 mg/dLごとに4 mEq/Lずつ追加

高Na血症へのアプローチ
- **step 1**：血清浸透圧は？
  - 正常浸透圧＝275～290 mOsm/L
- **step 2**：患者の循環血液量は？ 循環血液量増加，等容量性，循環血液量減少か？
- **step 3**：尿中Na，尿浸透圧は？

循環血液量と尿検査による高Na血症の鑑別			
循環血液量	尿中Na	尿浸透圧	病因
循環血液量増加	＞20		**Na吸収増加**： Cushing病，副腎皮質過形成，外因性ステロイド，ミネラルコルチコイド過剰
等容量性		＜300	完全型尿崩症（中枢性＆腎性）＊
		300～600	部分的尿崩症（中枢性＆腎性）＊
		＞600	**外因性Na摂取**： 高張食塩液，NaHCO₃，海水摂取，高濃度の粉乳
循環血液量減少	＞20	300～600	**腎性水分喪失**：ループ利尿薬，浸透圧利尿（マンニトール，尿素）
	＜20	＞600	**腎外性水分喪失**： 嘔吐，下痢，NGTで胃液排出，痙攣，運動，重症熱傷，発熱，サードスペースへの喪失 **水分摂取減少**： 口渇が認識できない，認知症，意識障害，乳児，挿管管理中

＊：中枢性尿崩症：先天性，外傷/手術，腫瘍，視床下部機能不全，下垂体機能不全，低酸素脳症，摂食障害，特発性，腎性尿崩症：先天性，薬物（リチウム，アムホテリシンB，demeclocycline，ホスカルネット，cidofovir），高Ca血症，重度低K血症，蛋白栄養不良，PKD，鎌状赤血球症，Sjögren症候群，アミロイドーシス，妊娠

治療

IV輸液管理*
自由水欠乏量（L）＝TBW×[(血清Na/140)－1]
体内総水分量（TBW）＝体重（kg）×0.6（女性or高齢者は0.5, 乳児は0.6） 1時間ごとの管理（mL/hr）＝自由水欠乏量（mL）/24hr
輸液速度（mL/hr）＝$\dfrac{1,000 \times [TBW \times (血清Na - 目標Na)]}{[輸液Na(mEq/L) \times 時間(hr)]}$
輸液中のNa濃度 5%ブドウ糖液：0 mEq/L　　　1/4生理食塩液：38 mEq/L　　　1/2生理食塩液：77 mEq/L

*：1時間ごとに血清Glu＆血清Naを確認。脳浮腫を避けるためにNa補正速度は0.5 mEq/L/hrを超えてはならない。尿量：>0.5 mL/kg/hr

- 循環血液量増加性高Na血症
  - 基礎疾患の治療
  - 自由水欠乏を補充（上記参照）
- 等容量性高Na血症
  - 基礎疾患の治療
  - 自由水欠乏を補充（上記参照）
  - 中枢性尿崩症：バソプレシン10U SC
- 循環血液量減少性高Na血症
  - まずは循環血流量を補正し，その後自由水欠乏を補充（上記参照）。利尿がつけば，補液にKCl 40 mEqを追加

方針
- <24時間に補正可能な軽症の高Na血症→帰宅
- ほとんどは入院

■低カリウム血症

定義
- K^+<3.5 mEq/L（摂取低下，細胞内へのシフト，喪失）。カリウムの98%は細胞内に存在

低K血症の鑑別

病態生理	鑑別診断
消化管	経口摂取不足，嘔吐・下痢，NGTで胃液排出
内分泌	高インスリン値，高アルドステロン症，アルカローシス，DKA，Cushing病，低Mg血症
腎性	尿細管性アシドーシス（2型），腎血管疾患，Bartter症候群，Liddle症候群
薬物/毒物	サイアザイド・ループ利尿薬，インスリン，β_2作動薬，α遮断薬，アムホテリシンB，下剤乱用，外因性ミネラルコルチコイド使用，大量輸血，バリウム中毒，トルエン中毒

病歴
- K^+<3 mEq/Lになるまでは無症状なことが多い
- 悪心・嘔吐，脱力，倦怠感，筋肉痛，筋痙攣。薬物（鑑別の表参照）
- 低K血症で心臓不整脈が起こる高リスク患者は以下のとおり：急性心筋虚血，QT延長症候群，ジゴキシン内服中

身体所見・検査所見
- 感覚異常，腱反射低下，近位筋力低下，麻痺性イレウス
- 重症低K血症：低換気，麻痺，横紋筋融解，ミオグロビン尿
- ARF（訳注：低K血症誘発性腎機能障害），多形性心室頻拍，心静止

診断
- **検査**：Chem-7，尿検査，尿中電解質，尿浸透圧。血液ガス・CPK・血清浸透圧も考慮
- 尿中K^+<15 mmol/日で腎外性のK喪失，尿中K^+>15 mmol/日で腎性のK喪失を示唆
- 尿細管内外K^+濃度勾配（TTKG）は有益だが，救急外来ではめったに使われない

  $TTKG = (P_{Osm} \times U_K) / (P_K \times U_{Osm})$

  注：TTKG>4である低K血症は遠位部ネフロンでのK^+排泄による腎性K^+喪失を示唆
- **心電図**：T波平坦化/陰転化，ST低下，U波，QT/QU時間延長。PR延長，低電位，QRS幅拡大，心房性/心室性不整脈もみられる

治療
- 救急外来
- K補充：塩化カリウム（KCl），重炭酸カリウム，リン酸カリウム

（血清Kが1 mEq/L低下＝体内で総量200〜400 mEqのK喪失）
軽症（K^+>2.8 mEq/L）：40 mEq K^+ PO 4〜6時間ごと
中等症/重症：40 mEq K^+ PO 4時間ごと（経口可能なら）＋KCl 10 mEq/hrで点滴静注，4時間ごとにK^+確認

- 基礎疾患を治療
- 必要ならMg補充（注記：Mg欠乏もある場合は，K^+を補充してもK値が上昇してこない）

- 目標K$^+$値＝高リスク患者でK$^+$ 4mEq/L
- 帰宅
- 食事によるK$^+$摂取増加をすすめる〔ドライフルーツ，ナッツ，アボカド，小麦胚芽，ライマメ，野菜（ホウレンソウ，ブロッコリー，カリフラワー，ビート，人参），果物（バナナ，キウィなど）〕
- かかりつけ医と相談：利尿薬を減量．K$^+$保持性の薬物を開始/代用（β遮断薬，ACE阻害薬，ARB，K$^+$保持性利尿薬）
- K補充：予防にKCl 20mEq PO 1日1回，治療にKCl 40〜100mEq PO 1日1回

方針
- 帰宅：軽症低K血症．K値フォローを含めて早めに再診を
- 入院：中等症/重症低K血症，酸塩基異常，不整脈

パール
- ブドウ糖入りの補液を避ける（インスリン分泌＆K$^+$の細胞内シフトを促す）

ガイドライン：Cohn JN, Kowey PR, Whelton PK, Prisant LM. New guidelines for potassium replacement in clinical practice. *Arch Intern Med.* 2000;160: 2429-2436.

■高カリウム血症

定義
- K$^+$＞5mEq/L（細胞内からのK$^+$放出，腎排泄の低下，医原性）

高K血症の鑑別	
病態生理	鑑別診断
内分泌/代謝	低アルドステロン症，DKA，その他のアシドーシス
腎性	腎機能障害，末期腎不全，RTA（4型），糖尿病性腎症，Gordon症候群
その他	腫瘍崩壊症候群，溶血，横紋筋融解，偽性高K血症*（溶血した検体，長時間の駆血帯），運動
薬物	NSAID，ACE阻害薬，ARB，ヘパリン，ST合剤，ペンタミジン，β遮断薬，ジゴキシン中毒，K$^+$保持性利尿薬，外因性KCl補充，シクロスポリン，スキサメトニウム

*：偽性高K血症は基礎疾患がない無症候性の患者で疑うべきである．そのような場合は，治療開始前にK$^+$を再検する

病歴
- 脱力，筋痙攣，感覚異常，悪心，動悸，薬物（鑑別の表参照）

身体所見
- 感覚異常，テタニー．体液量を評価
- 重症高K血症：弛緩性麻痺，低換気，心肺停止（PEA or 心静止）

診断
- 検査：Chem-7．迅速K$^+$を含む血液ガス，尿検査，尿中電解質，尿浸透圧，CPKも考慮
- 心電図：初期：テント状T波（尖って左右対称に高いT波），P波平坦化，PR間隔↑，1度房室ブロック．後期：広く不明瞭なQRS➡サイン波形➡心室細動or心静止

高K血症の治療			
治療	投与量	作用発現	効果
グルコン酸カルシウムor塩化カルシウム*1, *2	1〜2アンプル（米国規格）IV	数分	細胞膜を安定化．心伝導障害の患者で使用（K$^+$を下げる直接効果はなし）
NaHCO$_3$	1〜2アンプル（米国規格）	15〜30分（2時間持続）	H$^+$と引き換えに一時的なK$^+$の細胞内への移動（K$^+$ 0.47mEq/L低下しうる）
サルブタモール（β作動薬）	10〜20mg吸入 or 0.5〜2.5mg IV	30〜90分	一時的なK$^+$の細胞内への移動（K$^+$ ↓ 0.3〜0.99mEq/L IV）
インスリン＋50％ブドウ糖液（GI療法）	10U IV＋50％ブドウ糖液1アンプル（米国規格）	15〜30分，2〜4時間持続	一時的なK$^+$の細胞内への移動（K$^+$ ↓ 0.45〜1mEq/L IV）
ケイキサレート*3	30〜90g PO/PR（経直腸）	PO 90分，PR 30分	全身K量↓．腸管でNa$^+$とK$^+$を交換
利尿薬（フロセミド）	≧40mg IV	30分	全身K量↓
血液透析（緊急時）			全身K量↓（心臓合併症or新規/増悪した腎不全の患者）

*1：従来の教育ではジゴキシン中毒にカルシウムは用いてはならない➡高Ca血症が中毒を増強するかもしれない．しかし，近年のデータによればこれは不正確な可能性あり

*2：塩化カルシウムは肺停止蘇生時のみ．3倍のCaを含み，数分〜数分で効果発現＆30分持続

*3：術後イレウスの患者で腸管壊死をきたす可能性あり．体液貯留患者では肺水腫を増悪させる可能性あり．全身K量↓の効果に関するデータは乏しい

治療
- 持続心電図モニター
- 基礎疾患を治療

- 正常化するまで2〜4時間ごとに電解質チェック

方針
- 帰宅:軽症の安定した高K血症のみ
- 入院:ほとんどの患者は入院が必要。ICU入院も考慮

パール
- "ABCD"を考慮 [Albuterol(サルブタモール), Bicarbonate(HCO$_3^-$), Calcium(カルシウム製剤), Dextrose/Insulin(ブドウ糖/インスリン), Dialysis(透析), Diuretics(利尿薬)]
- どの治療法も,単独よりも併用療法が有効であることが示されている
- 血液透析は血清Kを下げる最も迅速&効果的な方法

■低カルシウム血症

定義
- Ca<8.5mg/dL(2mmol/L)orイオン化Ca<4.5mg/dL(1.1mmol/L)。50%がアルブミンに結合,40%は非結合,10%は陰イオンと結合

低Ca血症の原因		
病態生理	PTH	鑑別診断
内分泌	↓	副甲状腺機能低下症〔家族性,自己免疫性,浸潤性,医原性(手術,頸部照射)〕,DiGeorge症候群,低Mg血症
ビタミンD欠乏	↑	栄養/日光の欠乏,吸収不良,薬物(抗痙攣薬,リファンピシン,ケトナゾール,5-FU/ロイコボリン),遺伝性,腎機能障害(ビタミンD合成低下)
腎性	↑	慢性腎不全,急性腎不全(PO$_4$↑)
腫瘍	↑	造骨性の骨転移,腫瘍崩壊(PO$_4$↑)
その他	↑	膵炎,大量輸血,横紋筋融解,熱傷,未熟児,偽性副甲状腺機能低下症

病歴
- 脱力,筋痙攣,感覚異常,易刺激性,抑うつ,テタニー,意識障害。薬物(鑑別の表参照)

身体所見
- 感覚異常。Chvostek徴候(顔面神経の叩打で顔面筋収縮)。Trousseau徴候〔上腕二頭筋に血圧計カフを巻きSBPより20mmHg高く3分間膨らませると,手痙攣(訳注:助産師の手)を誘発〕
- 精神症状,痙攣,ICP↑,気管支攣縮,喉頭痙攣を認めることも

診断
- 検査:Chem-7+電解質(Ca, Mg, P),イオン化Ca,アルブミン。入院後の精査としてPTHも考慮

  補正Ca=測定Ca(mg/dL)+[0.8×(4−血清Alb(g/dL))]
- 心電図:QTc延長,心伝導ブロック,心室性不整脈,torsades de pointes

治療
- 無症状:経口Ca製剤(1〜3g/日を分服)
- 症候性:(10%グルコン酸カルシウム(20分かけて1〜2g IV) or 10%塩化カルシウム(血管刺激を抑えるため1〜2gを100mLの5%ブドウ糖液に希釈して点滴静注),±ビタミンD,±Mg(50〜100mEq/日)

方針
- 帰宅:無症状,上記の経口治療を行い,5〜7日以内にかかりつけ医でフォローし,電解質を再検
- 入院:重症低Ca血症,基礎疾患あり,血行動態が不安定

■高カルシウム血症

定義
- Ca>10.5mg/dL。通常は11.5mg/dLまでは無症状

高Ca血症の原因		
病態生理	PTH	鑑別診断
PTH産生過剰	↑	原発性副甲状腺機能亢進症*(腺腫,過形成,稀に腺癌),三次性副甲状腺機能亢進症(腎機能障害),家族性低カルシウム尿症高Ca血症(FHH)
ビタミンD過剰	↓	サルコイドーシス,結核,ヒストプラスマ症,Wegener肉芽腫症,ビタミンD中毒,リンパ腫
骨吸収↑	↓	甲状腺機能亢進症,不動状態(訳注:寝たきりなど)
腫瘍性*	↓	PTHrP産生固形腫瘍(扁平上皮癌,腎癌,膀胱癌),溶骨性病変(乳癌,多発性骨髄腫),Paget病
その他		薬物(リチウム,ビタミンA,サイアザイド,Ca含有制酸薬),過剰な乳製品消費(ミルクアルカリ症候群),中心静脈栄養,内分泌疾患(副腎不全,VIPoma)

*:高Ca血症の最も多い2つの原因

病歴
- 多飲・多尿,脱水,悪心・嘔吐,抑うつ,錯乱,昏睡,意識障害。腹痛,食欲不振,便秘,骨痛,薬物(鑑別の表参照)
- 膵炎,腎結石,病的骨折を引き起こしうる。これらの診断・症状のある患者は高Ca血症を疑う

身体所見
- 全身脱力，心窩部の圧痛，腱反射低下，昏睡

診断
- 検査：Chem-7＋電解質（Ca，Mg，P），イオン化Ca，リパーゼ（膵炎を疑うとき），尿中電解質，アルブミン（上記の補正Ca方程式を参照），PTHも考慮
- 心電図：QTc時間短縮，PR間隔延長，QRS幅拡大．稀にBBB，洞性徐脈，高度房室ブロック

治療
- 基礎疾患を治療

高Ca血症の急性期治療			
治療	投与量	作用発現/作用時間	効果
生理食塩液	4～6L/日	数時間	Ca排泄を促進（Caは2mEq低下しうる）
フロセミド	20～60mg IV 6時間ごと	数時間	Ca排泄を促進．血管内脱水なら保留
ビスホスホネート（パミドロン酸，ゾレドロン酸，アレンドロン酸）	様々	数日	破骨細胞抑制（悪性疾患で特に有用），腎不全患者では注意
高Ca血症拮抗薬（カルシトニン，plicamycin）	カルシトニン：4IU/kg 12時間ごと plicamycin：25μg/kg IV 4時間かけて	数時間で発現，数日持続	直接RNA阻害，タキフィラキシー（反復使用で薬効漸減）を起こしうる
ヒドロコルチゾン	200～300mg IV 1日1回	数日	ビタミンD中毒，多発骨性髄腫，サルコイドーシス，リンパ腫にのみ有用
血液透析			腎不全で有用

方針
- 帰宅：軽症の安定した高Ca血症
- 入院：ほとんどが改善まで入院が必要

パール
- 高Ca血症＝結石（st**ones**），骨（b**ones**），腹部症状（gr**oans**），精神症状（psychiatric overt**ones**）

■低マグネシウム血症

定義
- Mg＜0.7mmol/L（訳注：Mg＜1.4mEq/L）

低Mg血症の鑑別	
病態生理	鑑別診断
心原性	CHF
消化器	嘔吐・下痢，NGTで胃液排出，吸収不全
腎性	慢性腎不全（三次性副甲状腺機能低下症をきたす）
内分泌	高アルドステロン症，ビタミンD欠乏
その他/薬物	アルコール依存症，妊娠，サイアザイド＆ループ利尿薬，アミノグリコシド，アムホテリシン，ゲンタマイシン，ペンタミジン，トブラマイシン

病歴
- 脱力，意識障害，筋痙攣．薬物（鑑別の表参照）

身体所見
- テタニー，Chvostek/Trousseau徴候，視神経乳頭浮腫，腱反射亢進

診断
- 検査：Chem-7＋電解質（Ca，Mg，P），イオン化Ca，アルブミン．入院後の精査としてPTHも考慮
- 心電図：低K血症＆低Ca血症と同様（各間隔の延長，T波平坦化，QRS幅拡大，U波）

治療
- 基礎疾患を治療
- Mg補充：50%硫酸マグネシウム2～4g（16.6～33mEq）を30分かけて点滴静注．経口製剤は下痢を引き起こしうる（例：クエン酸マグネシウム，水酸化マグネシウム製剤）
- アルコール依存症：ビタミンB_1投与を考慮．必要に応じてリン・カリウムの補正

方針
- 帰宅：軽症の低Mg血症
- 入院：他の電解質異常（K，Ca）や基礎疾患を伴った重症の低Mg血症

パール
- 投与したMgはほとんどが尿中に排泄される．完全なMg補正には数日かかる

■高マグネシウム血症

定義
- Mg＞3mEq/L

高Mg血症の鑑別	
病態生理	鑑別診断
消化器	慢性便秘,腸閉塞
腎性	急性,慢性腎不全
自己免疫/内分泌	DKA,副腎不全,副甲状腺機能亢進症,甲状腺機能低下症
その他/薬物	溶血,リチウム,Mg含有輸液,麻薬,抗コリン薬,腫瘍崩壊症候群,ミルクアルカリ症候群,横紋筋融解

病歴
- 悪心・嘔吐,傾眠,脱力,意識障害。程度に依存(腎機能障害,消化管運動障害,副腎不全,副甲状腺機能亢進症),薬物(抗コリン薬,麻薬,リチウム)

身体所見
- 血清Mg値に依存
  - Mg＞3mEq/L:悪心・嘔吐,皮膚潮紅
  - Mg＞4mEq/L:腱反射低下
  - Mg＞5mEq/L:血圧↓
  - Mg＞9mEq/L:呼吸抑制,ショック,昏睡
  - Mg＞10mEq/L:心静止

診断
- 検査:Chem-7+電解質(Ca,Mg,P),イオン化Ca,アルブミン
- 心電図:QRS幅拡大,QT延長,房室伝導遅延→完全房室ブロック

治療
- カルシウム
  - 緊急:グルコン酸カルシウムor塩化カルシウム点滴静注(「低カルシウム血症」の項参照)
  - 持続:適応があれば10%グルコン酸カルシウム2〜4mg/kg/hr
- 利尿薬:ループ利尿薬+大量補液(排泄促進)
- 透析:腎不全患者で特に有用

方針
- 帰宅:無症状で安定
- 入院:症状&検査値が正常化するまで全例入院

パール
- Mg異常はしばしばKやCaの異常に合併する

■低血糖

定義
- Glu＜60mg/dL。ただし,低血糖症状や徴候(下記参照)を起こしていれば,Glu値の絶対値にかかわらず臨床的な低血糖と判断しうる。通常＜55mg/dLで症状を起こす
- Whipple三徴:低血糖の症状・徴候,Glu低値,Glu上昇で症状改善

低血糖の鑑別	
病態生理	鑑別診断
薬物*	インスリン,SU薬(グリベンクラミド,glipizide,グリメピリド),グリニド(メグリチニド)系薬(レパグリニド,ナテグリニド),グルカゴン,アルコール
消化器	肝不全,胃切除術後,胃バイパス術後
腎性	ARF
内分泌	甲状腺機能低下症,インスリノーマ[多発性内分泌腫瘍(MEN)1型を含む],下垂体機能低下症,副腎不全,インスリン自己免疫性低血糖(インスリンやインスリン受容体への抗体)
その他	敗血症,飢餓。病院で,血糖降下薬などを間違って,詐病で・悪意をもって摂取・投与

＊:低血糖の最も多い原因

病歴
- 神経原性/自律神経症状:不穏,振戦,発汗,動悸,蒼白,飢餓
- 神経糖欠乏症状:疲労,頭痛,意識障害,嗜眠,傾眠,昏睡,痙攣
- 詳細な薬歴聴取(鑑別の表参照):新しい薬,用量変更,不適切な使用,意図的/偶発的な過量内服,市販薬/自然療法薬
- DM:最近の簡易血糖測定値を把握(自己測定している場合),最終食事,食事の変化,過剰な運動
- 関連する原因のROS:発熱,悪寒,咳嗽,腹痛,下痢,尿路症状など
- 危険因子:DM(特にインスリン使用),アルコール依存,小児,高齢者,胃バイパス術後,重篤な状態

診断
- 検査:簡易血糖測定,Chem-7。感染症の精査を考慮(血算,尿検査,CXR)
- ＊基礎疾患のない非DM患者では,内分泌専門家と相談のうえ,肝機能,TSH,インスリン,β-ヒドロキシ酪酸,プロインスリン&C-ペプチド(外因性インスリンで低値,インスリノーマとSU薬で高値)を考慮
- 意思疎通困難な患者(例:認知症,譫妄,昏睡,小児)で低血糖遷延が予想されるときは,経時的な血糖評価が必要

治療
- ブドウ糖補充
  - PO：ブドウ糖ペースト/錠剤（20g），フルーツジュース，ソフトドリンク，飴，食事など
  - IV：50%ブドウ糖液1アンプル。持続点滴が必要な可能性あり
  - IM：グルカゴン0.5〜1mg IM or SC（悪心・嘔吐をきたす可能性あり）

方針
- 帰宅：低血糖の原因がわかっており，今後モニタリング不要
- 早めに，かかりつけ医or代謝内分泌科医のフォロー
- 患者に自己血糖測定による血糖日誌をつけさせ，Gluが急激に低下 or 70 mg/dL以下になったら，低血糖発作が起こる可能性に自ら気づけるようにする
- 入院：長時間作用型の血糖降下薬，経口摂取ができない，血行動態が不安定

パール
- β遮断薬は低血糖のアドレナリン症状をマスクする
- 患者のかかりつけ医や内分泌科医と連絡をとるよう努める

ガイドライン：Cryer PE, Axelrod L, Grossman AB, Heller SR, Montori VM, Seaquist ER, Service FJ. Evaluation and management of adult hypoglycemic disorders: An Endocrine Society clinical practice guideline. *J Clin Endocrinol Metab*. 2009;94:709-728.

高血糖性緊急症（DKAとHHS）

糖尿病性ケトアシドーシス（DKA）と高浸透圧性高血糖状態（HHS）の診断基準				
	DKA（Glu＞250 mg/dL）			HHS（Glu＞600 mg/dL）
	軽症	中等症	重症	
動脈血pH	7.25〜7.30	7〜＜7.24	＜7	＞7.3
血清HCO_3^-（mEq/L）	15〜18	10〜＜15	＜10	＞18
尿中ケトン体	+	+	+	少量
血清ケトン体	+	+	+	少量
血漿浸透圧	様々	様々	様々	＞320 mOsm/L
AG	＞10	＞12	＞12	様々
意識状態	清明	清明/傾眠	昏迷/昏睡	昏迷/昏睡

（Kitabchi AE, Umpierrez GE, Miles JM, Fisher JN. Hyperglycemic crises in adult patients with diabetes. *Diabetes Care*. 2009;32(7):1335-1343を改変）

■ 糖尿病性ケトアシドーシス（DKA）と高浸透圧性高血糖状態（HHS）

定義
- 診断基準は上表参照。DKAはコントロール不良な高血糖，代謝性アシドーシス，ケトン体濃度上昇が特徴的。HHSは著明な高血糖＆血清高浸透圧，動脈血pH・HCO_3^-正常，意識障害が特徴的
- インスリン欠乏＆インスリン拮抗作用ホルモンの上昇が特徴的
- HHSは2型DMに起こることが多い。DKAは1型DMに起こることが多いが，2型DMでも侵襲・誘因によって生じうる

DKAの5つのI	
病因	原因
Insulin deficiency（インスリン欠乏）	新規1型DM，必要インスリン投与不足
Infection（感染）*	肺炎，UTI，蜂窩織炎など
Inflammation（炎症）	膵炎
Intoxication（中毒）	アルコール，薬物
Iatrogenesis（医原性）	グルココルチコイド，サイアザイド，交感神経作用薬，抗精神病薬
その他	AMI，CVA，1型DMの摂食障害

＊：最も多い増悪因子

病歴
- DKAは発症が急激，HHSは数日〜数週間かけて発症することが多い
- 多尿，多飲，悪心・嘔吐，脱水，体重減少，腹痛，視覚変化，意識障害
- 詳細な薬歴聴取（鑑別の表参照）：新しい薬，用量変化，不正確な使用，意図的/偶発的な過量内服，市販薬/自然療法薬，インスリンポンプ使用
- 関連する原因のROS：発熱，悪寒，咳嗽，腹痛，下痢，尿路症状，抑うつ
- 危険因子：インスリンポンプ使用者

身体所見
- 脱水所見，Kussmaul呼吸，傾眠，昏睡，腹部圧痛（イレウス）

評価

- 検査：簡易血糖測定，Chem-7〔AG開大性アシドーシス，偽性低Na血症，全身Kは欠乏していることが多い（血清Kは正常〜高値でも）〕，電解質（Ca, Mg, P），尿中・血清ケトン，β-ヒドロキシ酪酸，ニトロプルシド試験，尿検査，血算，乳酸値，リパーゼ，肝機能，血清浸透圧，VBG，尿中hCG。血行動態が不安定or昏睡ならABG。臨床像により血液培養・尿培養

計算式

アニオンギャップ（AG）= $[Na^+ - (Cl^- + HCO_3^-)]$
補正AG = 実測AG + $[2.5 \times (4.2 - Alb)]$
予測浸透圧 = $(2 \times Na) + Glu/18 + BUN/2.8 + EtOH/4.6$
補正Na = 血清Na + $[0.016 \times (Glu - 100)]$
（400mg/dLまで。Glu > 400 mg/dLでは，100 mg/dLごとに4 mEq/Lを追加）

- 心電図：> 30歳なら施行
- 画像検査：CXR（肺炎除外）。臨床像により腹部CTまたはUS

治療

- 支持療法：持続心電図モニター，静脈路を2本確保（太い留置針で）
- 電解質モニタリング：簡易血糖測定（1時間ごと）。Chem-7 + 電解質（Ca, Mg, P），VBG（2〜4時間ごと）

急性期の治療

薬物	用量/頻度
輸液蘇生 [*1, *2]	生理食塩液（生食）ボーラス + 生食15〜20 mL/kg/hr（脱水と心機能に合わせて調整）。通常は最初の1時間で1〜1.5L →補正Naが低値なら生食250〜500 mL/hr継続 →補正Naが正常or高値なら1/2生食250〜500 mL/hrに変更 →Glu ≤ 200 mg/dLになったら5%ブドウ糖加1/2生食150〜250 mL/hrに変更
インスリン	0.1 U/kg（レギュラーインスリン）IV 1回，その後0.1 U/kg/hr AGが開大したまま：インスリン持続点滴継続 AGが正常化したら：インスリンSCへ変更（1〜2時間はIVとSCを併用） →DKAでGlu ≤ 200 mg/dL，HHSで ≤ 300 mg/dLならインスリン持続点滴を0.02〜0.05 U/kg/hr IVへ減量，または速攻型インスリン0.1 U/kg SC 2時間ごとに変更
電解質補充	カリウム：Kを4〜5 mEq/Lに保つ ●血清K < 4.5になったらK 20〜40 mEq/Lを輸液内に混注（インスリンはKが細胞内に取り込まれるのを促進。ただし腎不全患者では慎重投与） ●K < 3.3になってしまったらインスリン中止 & Kを20〜40 mEq/hrで投与 HCO_3^-：血行動態が不安定orpH < 7で補充 PO_4：PO_4 < 1になったら補充（リン酸カリウム20〜30 mEq/Lを輸液内に混注）

*1：輸液蘇生後，輸液の選択は血行動態，水分補充状態，電解質などによる
*2：心機能低下・腎機能障害では輸液量に注意が必要

(Kitabchi AE, Umpierrez GE, Miles JM, Fisher JN. Hyperglycemic crises in adult patients with diabetes. *Diabetes Care*. 2009;32(7):1335-1343を改変)

方針

- 帰宅不可
- 全例入院。ICUでの管理も考慮

パール

- DKA症例の約10%は，Glu ≤ 250 mg/dLでの発症
- 輸液蘇生のみで血糖が低下し，初期のインスリンボーラス投与が不要なこともある
- Gluが50〜75 mg/dL/hrのペースで低下しないなら，インスリン持続点滴量↑を考慮
- 速攻型インスリンSC 1〜2時間ごとでの投与はIVレギュラーインスリンの代替治療として有効
- 合併症：低血糖，低カリウム血症，循環血液量増加（心不全），脳浮腫

緊急甲状腺疾患

■ 甲状腺機能低下症 / 粘液水腫性昏睡

定義

- 甲状腺機能低下症は甲状腺からの甲状腺ホルモン分泌が不足して起こる。クレチン病は乳児にみられる甲状腺機能低下症である
- 甲状腺機能低下症は，発症時期（先天性or後天性），内分泌不全の部位（原発性（甲状腺）or 二次性（下垂体or視床下部）），重症度〔無症候性，症候性，重症（粘液水腫性昏睡）〕によって分類される
- 粘液水腫性昏睡は稀な，きわめて重症の甲状腺機能低下症である。未診断の甲状腺機能低下症に全身疾患が合併した際に生じることが多い

甲状腺機能低下症の鑑別	
	原因
内分泌	橋本病（自己免疫性甲状腺炎），亜急性甲状腺炎（de Quervain甲状腺炎），リンパ球性甲状腺炎（産後甲状腺炎），視床下部 or 下垂体不全，ヨウ素欠乏
医原性	外科的切除，放射線治療
薬物/毒物	放射性ヨウ素（医療用&自然界由来），アミオダロン，リチウム，サニルブジン，IFN-α，多臭素化&ポリ塩化ビフェニル，レゾルシノール（織物工）
その他	先天性甲状腺機能低下症（地方病性ヨウ素欠乏症，甲状腺発育不全，甲状腺ホルモン生合成不全），ヘモクロマトーシス

(Roberts, CG, Ladenson PW. Hypothyroidism. *Lancet*. 2004;363(9411):793-803を改変)

粘液水腫性昏睡の誘因・増悪因子	
・感染（敗血症，肺炎，UTI） ・CVA ・CHF ・低体温 ・GIB	・外傷，熱傷 ・代謝異常（低血糖，低Na血症，アシドーシス，高CO_2血症，高Ca血症） ・薬物（麻酔薬，鎮静薬，麻薬，アミオダロン，リチウム，L-チロキシン離脱） ・生のチンゲンサイ摂取

(Klubo-Gwiezdzinska J, Wartofsky L. Thyroid emergencies. *Med Clin N Am*. 2012;96(2):385-403を改変)

病歴
- 甲状腺機能低下症：脱力，倦怠感，筋肉痛，頭痛，抑うつ，耐寒性低下，体重増加，便秘，月経過多，皮膚乾燥，硬く脆い毛髪，嗄声
- 粘液水腫性昏睡：重度の意識障害/昏睡
- 薬物（鑑別の表参照）
- 危険因子：産後の女性，自己免疫性甲状腺疾患の家族歴，頭頸部手術&照射歴，他の自己免疫疾患（1型DM，副腎不全，自己免疫性多内分泌腺症候群1型&2型），Down症候群，Turner症候群

身体所見
- 甲状腺機能低下症：肥満，腱反射弛緩相の遅延，拡張期高血圧，乾燥，厚い皮膚と皮下組織（粘液水腫），徐脈，胸水/心嚢液/腹水，低体温，低血圧，低換気，感覚異常
- 粘液水腫性昏睡：低体温&重度の意識障害/昏睡が特徴的
- バイタルサイン・呼吸・循環：低体温，低換気，低酸素，低血圧，徐脈
- 頭頸部：顔面腫脹，眼窩周囲浮腫，巨大舌
- 神経：傾眠 → 昏睡，小脳徴候，記憶障害&認知機能障害，腱反射弛緩相の遅延
- 精神：「粘液水腫性錯乱」＝見当識障害，妄想症，抑うつ，幻覚など

評価
- 検査：甲状腺機能検査（TSH↑），Chem-7（低Na，低Glu），血算（貧血）。T_4，free T_4，T_3，抗ミクロソーム抗体，抗甲状腺ペルオキシダーゼ（TPO）抗体，抗サイログロブリン抗体を考慮
  - TSH↑，free T_4↓は何らかの原発性甲状腺機能低下症を確定
  - TSH↑，free T_4↓，抗甲状腺抗体（＋）は橋本病を確定
  - 様々なTSH，free T_4↓は二次性甲状腺機能低下と一致
  - 軽度TSH↑，正常free T_4，症状がわずかなら無症候性甲状腺機能低下症と一致
- 心電図：粘液水腫の場合は，徐脈，房室ブロック，低電位，T波平坦化/陰性T波，QTc延長，心房性/心室性不整脈
- ベッドサイド心エコー：粘液水腫では心嚢液/心タンポナーデを認めることも

治療（重度の症状/昏睡のときのみ経験的治療を開始）
- 甲状腺ホルモン補充：（重度の症状/昏睡のときには救急外来で開始）
- レボチロキシン（訳注：日本に静注薬はない）：5～8μg/kg IV1回，その後50～100μg 1日1回。T_3製剤5～10μg IV 8時間ごとも考慮（末梢での変換障害のため。しかし不整脈を誘発しやすい）
- 副腎皮質ホルモン補充：ヒドロコルチゾン100mg IV 8時間ごと（昏睡ではステロイド貯蔵が低下している）

方針
- 帰宅：甲状腺製剤を開始する前にかかりつけ医と相談。レボチロキシンの開始量は通常1.8μg/kg PO 1日1回（4～6週で甲状腺機能検査の再検が必要）
- 入院：重症甲状腺機能低下症/粘液水腫の全患者。ICU入院を要することも

■ 甲状腺中毒症/甲状腺機能亢進症/甲状腺クリーゼ

定義
- 甲状腺中毒症：甲状腺ホルモンが体内に過剰な病態
- 甲状腺機能亢進症：遊離甲状腺ホルモンの過剰産生&分泌を特異的に意味する用語。チロキシン（T_4），トリヨードチロニン（T_3），またはその両方
- 甲状腺クリーゼ：甲状腺中毒症の稀なきわめて重症な病型
- 甲状腺クリーゼの正確な診断基準が定義されている（Burch HB,Wartofsky L. Life-threatening thyrotoxicosis. Thyroid storm. *Endocrinol Metab Clin North Am*. 1993;22:263-277）

鑑別	
甲状腺中毒症：甲状腺機能亢進症によるもの	
内分泌	Basedow病[*1]，中毒性甲状腺腫（多発）[*2-1]，中毒性甲状腺腫（単発）[*2-2]，TSH産生下垂体腺腫
腫瘍	転移性濾胞性甲状腺癌，卵巣甲状腺腫，絨毛癌（hCG分泌）
その他／薬物	アミオダロン，ヨウ素，X線造影剤
甲状腺中毒症：甲状腺機能亢進症以外によるもの	
甲状腺炎	橋本病初期（自己免疫性甲状腺炎），亜急性甲状腺炎（de Quervain甲状腺炎），リンパ球性甲状腺炎（産後甲状腺炎），急性化膿性甲状腺炎，薬物性甲状腺炎（アミオダロン，リチウム，IFN-α），放射線性甲状腺炎
その他	外因性甲状腺ホルモン，「ハンバーガー」甲状腺中毒症[*3]，甲状腺腫の梗塞

[*1]：最も多い甲状腺機能亢進症の原因であり，自己抗体によるTSH受容体への刺激による
[*2-1 & 2-2]：甲状腺機能亢進症の2番目に多い原因。それぞれTSH受容体の活性化突然変異（*2-1）や機能的自律性をもった結節（*2-2）によって甲状腺ホルモンが自律的に過剰産生されることによる
[*3] 訳注：甲状腺入りの牛挽肉が原因で起こる流行性甲状腺中毒症（米国1984年ごろ）
(Franklyn JA, Boelaert K. Thyrotoxicosis. *Lancet*. 2012;379(9821):1156-1166を改変)

甲状腺クリーゼの誘因・増悪因子	
・感染（敗血症） ・痙攣 ・PE ・出産 ・精神的ストレス	・外傷（甲状腺に対する強い触診なども），熱傷 ・甲状腺摘出術後 ・代謝異常（低血糖，DKA） ・薬物〔アミオダロン，放射性ヨウ素治療，ヨウ素系造影剤，チロキシン／トリヨードチロニン過量内服，アスピリン過量内服，プロピルチオウラシル（PTU）／チアマゾールからの離脱〕

(Klubo-Gwiezdzinska J, Wartofsky L. Thyroid emergencies. *Med Clin N Am*. 2012;96(2):385-403を改変)

病歴
- 蜘目膨潤，複視，不穏，不安，動悸，発汗，高温不耐性，振戦，体重減少，下痢，月経不順，周期性四肢麻痺，傾眠，薄髪／脱毛
- 甲状腺クリーゼ：意識障害（譫妄，興奮，昏睡），痙攣，発熱，頻脈，悪心・嘔吐，下痢
- 薬物（鑑別の表参照。甲状腺機能亢進症の病歴聴取）

身体所見
- 甲状腺中毒症：全身状態不良，発汗，興奮，振戦，頻脈，心房細動，収縮期高血圧，脈圧拡大
- 甲状腺クリーゼ：高体温＆重度の意識障害が特徴的
- バイタルサイン・呼吸・循環：高体温，過換気，頻脈
- 消化器：悪心・嘔吐，下痢，びまん性の腹痛（急性腹症に類似）
- 神経：意識障害（譫妄，興奮，昏睡），痙攣
- 精神：見当識障害，妄想症，精神病症状など

評価
- 検査：TSH↓とfeee T_4↑（TSH↓＆ free T_4正常なら，T_3中毒の可能性を考えて free T_3と総T_3を測定。妊婦でチロキシン結合グロブリン（TBIG）測定を考慮。Chem-7＋電解質（Ca，Mg，P），肝機能，尿検査，尿中hCG。TRHと甲状腺ペルオキシダーゼも考慮
- 心電図：頻脈，上室期外収縮，心房細動

治療（重度の症状／甲状腺クリーゼのときのみ救急外来で治療開始）
- 甲状腺中毒症：抗甲状腺薬〔チアマゾール，プロピルチオウラシル（PTU）〕，放射性ヨウ素，手術
- 甲状腺クリーゼ：β遮断薬➡PTU or チアマゾール➡ヨウ素 or リチウム➡ステロイドと支持療法
  - β遮断薬：プロプラノロール or エスモロール（α-アドレナリン活性＆頻脈を改善）
    - プロプラノロール1 mgを10分かけてIV．その後1〜3 mgボーラス3時間ごと
    - 経口摂取可能ならプロプラノロール60〜80 mg PO 4時間ごと
    - エスモロール250〜500 μg/kgローディング．その後50〜100 μg/kg/min
  - PTU：ホルモン合成を阻害，T_4のT_3への末梢での変換を阻害
    - ローディング500〜1,000 mg．その後250 mg 4時間ごと
    - チアマゾールより好まれる
  - チアマゾール：ホルモン合成を阻害
    - 20 mg 4時間ごと（60〜80 mg/日）
    - 治療前にベースラインの血算＆肝機能測定を
  - ヨウ素：甲状腺ホルモン放出を阻害。＞1 gの投与量をPTU開始後に投与（PTU開始前に与えると甲状腺クリーゼを助長しうる）
    - ヨウ化カリウム5滴（0.25 mL or 250 mg）PO 6時間ごと
    - ヨウ素アレルギーがあれば炭酸リチウム300 mg 6時間ごとも使用可
  - ステロイド：ヒドロコルチゾン100〜300 mgボーラス点滴静注．その後100 mg IV 8時間ごと（T_4➡T_3への変換）
  - プラスマフェレーシス＆治療的血漿交換を考慮（Basedow病）
- 支持療法：高体温には適宜アセトアミノフェン。アスピリンは避ける（T_3への変換を促進しうる）
- 誘因・増悪因子があれば治療（感染症が多い）

方針
- 帰宅：TSH低値だが、重度の症状なし。外来処方＆手術に関して、かかりつけ医or代謝内分泌科医のフォロー
- 入院：重症甲状腺機能亢進症の全患者。甲状腺クリーゼ患者はICU入院が必要

ガイドライン：Bahn Chai RS, Burch HB, Cooper DS, et al. Hyperthyroidism and other causes of thyrotoxicosis: Management guidelines of the American Thyroid Association and American Association of Clinical Endocrinologists. *Thyroid.* 2011;21(6):593-646.

副腎不全

■定義
- 副腎が十分量のステロイドホルモンを産生しない状態。主にコルチゾール欠乏だが、アルドステロン産生障害も起こりうる
- 原発性副腎不全（Addison病）は副腎皮質の病変であり、続発性副腎不全は下垂体や視床下部の疾患で生じる

副腎不全の鑑別	
	原因
浸潤性疾患	結核、CMV、ヒストプラスマ症/クリプトコックス症/ブラストミセス症、アミロイドーシス、サルコイドーシス、組織球症、AIDS（日和見感染）
血管系*1	出血、血栓症、壊死（髄膜炎菌血症、敗血症、APLAS*2）
内分泌	自己免疫性副腎炎（孤立性or多腺性自己免疫性多内分泌腺症候群1型＆2型の一部として）、下垂体不全
腫瘍	転移性腫瘍（肺、乳腺、腎臓）、リンパ腫、下垂体腫瘍（原発性or転移）、頭蓋咽頭腫、視床下部腫瘍
薬物	ケトコナゾール、etomidate、リファンピシン、抗痙攣薬、megestrol、グルココルチコイド離脱
その他*1	外傷（特に頭部外傷、熱傷）、産後下垂体壊死（Sheehan症候群）、空虚トルコ鞍症候群、下垂体照射/手術

*1：急性発症の副腎不全の原因
*2：APLAS：抗リン脂質抗体症候群
(Oelkers W. Adrenal insufficiency. *NEJM.* 1996;335(16):1206-1212を改変)

- 重症患者に生じる視床下部-下垂体-副腎経路の機能不全をcritical illness-related corticosteroid insufficiency（CIRCI）と呼ぶ

■病歴
- 脱力、倦怠感、食欲不振、悪心・嘔吐、前失神、塩を欲する
- 薬物（鑑別の表参照）。慢性ステロイド使用者にも生じる

■身体所見
- 起立性低血圧、皮膚色素沈着過剰、白斑

■評価
- 検査：Chem-7（Glu↓、Na↓、K↑、アシドーシスを認めうる）、血算（軽症の正球性貧血、リンパ球↑、好酸球↑を認めうる）。入院後検査として血清コルチゾール/ACTH提出
  - 集中治療が必要な患者で血清コルチゾール＞25μg/dLならば副腎不全を除外しうる
  - CIRCIは、Δコルチゾール＜9μg/dL（コシントロピン250μg負荷前後）or随時総コルチゾール＜10μg/dLで最も適切に診断される
  - ACTH（コシントロピン）刺激試験は救急外来ではほとんど行われない
- 画像検査：頭部MRI（下垂体評価）、副腎CTを考慮

■治療（症候性/低血圧のときのみ救急外来で治療開始）
- ステロイド：ヒドロコルチゾン100mgボーラス点滴静注、その後10mg/hrの持続点滴。200mg/日の分4投与でも可
- 輸液蘇生：生理食塩液で容量負荷
- ステロイド（特にヒドロコルチゾン）は敗血症性ショック治療でも考慮。特に輸液蘇生＆昇圧薬に反応しないとき（輸液蘇生＆昇圧薬にもかかわらずSBP＜90）

■方針
- 帰宅：安定しており、すでに投薬されている
- 入院：新規発症の副腎不全患者全員。感染合併or血行動態が不安定ならICU入院を考慮

■パール
- 補液＆昇圧薬不応性の低血圧をみたら、上記の徴候＆症状があるときは特に急性副腎不全を疑う
- 既知の副腎不全があり、発熱性疾患を合併した場合、副腎クリーゼを予防するために自宅でのステロイド用量を2～3倍（発熱性疾患などが改善するまでの期間）にするように指示すべきである。帰宅or入院に先立って救急外来でストレス量のステロイドを投与してもよい

コンセンサス：Marik PE, Pastores SM, Annane D, et al. Recommendations for the diagnosis and treatment of corticosteroid insufficiency in critically ill adult patients: Consensus statement from an international task force by the American College of Critical Care Medicine. *Crit Care Med.* 2008;36:1937-1949.

脱水

■ アプローチ
- 詳細な病歴聴取:過度の体液喪失or摂取不足がなかったか判断する
- 体液欠乏がどの程度か目星をつける
- 低血糖除外のための簡易血糖測定,電解質異常のチェック

脱水の鑑別

病態生理	鑑別診断
心臓	不整脈 (1-39)
内分泌	副腎不全,尿崩症,DKA,SIADH,甲状腺機能異常
感染症	脳炎 (5-7),髄膜炎 (5-6),ライム病 (4-15),敗血症 (1-37),梅毒 (5)
消化器	胃腸炎,嘔吐・下痢,腸閉塞・腸軸捻,GIB
体液・電解質・栄養,腎尿路生殖器	電解質異常,腎機能障害
神経	Guillain-Barré症候群,重症筋無力症,ALS,脳卒中,片頭痛
血液・腫瘍	転移性疾患
中毒	薬物性
環境	高体温
精神	摂食障害(拒食症・過食症),下剤乱用,精神疾患

■ 病歴
- 過度の体液喪失(嘔吐・下痢,発汗,多尿,利尿薬/緩下薬),経口摂取不足(衰弱,入院,神経筋疾患,頭頸部疾患),口渇機序の異常(中毒,全身疾患,悪性腫瘍,抗精神病薬の使用)

■ 所見
- 立位時のHR↑(臥位→立位でHRから>20回/min増加),75%の感度&特異度

■ 評価
- 血算(血液濃縮),Chem-7(HCO₃⁻↓,BUN↑,Cr↑,Na・K異常),心電図異常
- 尿検査:ケトン体,硝子様円柱,比重>1.02は尿濃縮,>1.03は高度脱水を示唆

■ 治療
- 初期輸液蘇生:生理食塩液or乳酸リンゲル液(高Na血症が懸念されるのであれば生理食塩液は避ける).その後,電解質異常や病態に合わせる(分娩時:ブドウ糖含有補液,栄養不良:5%ブドウ糖加生理食塩液)
- 左室機能正常:生理食塩液2~3L投与し,臨床症状,バイタルサイン,尿量をフォロー
- 左室機能低下:500mL/hr,呼吸状態に注意(Spo₂,息切れ)
- 悪心・嘔吐が脱水の一因なら制吐薬も考慮

■ 方針
- 患者が水分補給できる状態であり,問題となる電解質異常がなく,脱水が十分に治療されれば帰宅可
- 独居や自分で水分補給できない場合は,ケアを調整したり,入院・施設入所などを検討

■ パール
- 30%もの症例は脱水がなくても起立性低血圧陽性である〔β遮断薬,自律神経不安定(DM)〕
- Na&水の腸管吸収を促進するために,可能ならブドウ糖を含んだ経口補水液を投与する.「レシピ」は,砂糖大さじ2杯:塩小さじ0.5杯:水約1クウォート(=約1L)
- 十分に経口摂取できる健常成人であれば輸液を要することはほとんどない&たいてい経口水分補給で十分

脱水のタイプ

	喪失	機序
低張性	Na喪失>水喪失	利尿薬
等張性	Na喪失=水喪失	嘔吐,下痢
高張性	Na喪失<水喪失	発熱,発汗,口渇機序の障害

脱水の程度

程度	体液欠乏量	症状	徴候
軽度	30mL/kg (3%)	口渇,倦怠感	軽度の頻脈,尿量↓
中等度	50~60mL/kg (5~6%)	粘膜乾燥,皮膚ツルゴール↓,起立時に症状あり	頻脈,血圧↓,頸静脈の平坦化
重度	70~90mL/kg (7~9%)	臥床時にも症状あり,意識レベル↓	臥位の血圧↓,HR↑,skin tenting(皮膚をつまむと戻らない),CRT遅延

輸液の組成

1L	Glu (g/L)	Na (mEq/L)	Cl (mEq/L)	K (mEq/L)	mOsm/L
生理食塩液	0	154	154	0	308

10-1 脱水

乳酸リンゲル液	0	130	109	4	272
5%ブドウ糖液	50	0	0	0	278
5%ブドウ糖液1/2生理食塩液	50	77	77	0	432
3%食塩液	0	513	513	0	1,026

咬傷・刺傷

■ アプローチ
- アナフィラキシーがあれば治療。破傷風の予防
- 骨折や異物を疑えば、X線撮影を考慮
- 関節腔の破綻がないかを評価。創傷を入念に洗浄（生理食塩液）。汚染がひどければ閉創はしない
- 高リスクの咬傷は、24～48時間後に創部フォローを。子どもやコンプライアンス不良な患者は特に
- （米国なら）National Poison Control Center（PCC）へ連絡：1-800-222-1222（訳注：日本であれば、イヌによる咬傷なら保健所へ届出）

ヒト＆動物咬傷

■ ヒト
病歴
- 格闘中に受傷したMCP関節周囲の裂傷はヒト咬傷（「fight bite（喧嘩による咬傷）」）とみなす。細菌が腱鞘に沿って、手指の深部にまで広がる

評価
- 骨折、関節内の空気、歯の断片がないか評価するためにX線を考慮。血清検査は必要なし
- 受傷した肢位を含めて、MCP関節周囲に損傷がないかを入念に検索する

治療
- アモキシシリン-クラブラン酸875/125 mg 1日2回×5日間 or（クリンダマイシン300 mg 1日2回＋シプロフロキサシン500 mg 1日2回）or（クリンダマイシン300 mg 1日2回＋ST合剤）。投与開始が遅れたorすでに感染している場合は、アンピシリン-スルバクタム1.5 g 6時間ごと
- 閉創が必要な場合は、遷延一次閉鎖（少し経過をみて感染などなければ縫合する）

方針
- 24～48時間以内に必ずフォローするよう設定

パール
- Eikenella（最も多い）、ブドウ球菌、レンサ球菌などの口腔内細菌が起因菌となる

■ ネコ
評価
- 骨折、関節内の空気、歯の断片がないか評価するためにX線を考慮
- 受傷した肢位を含めて、関節に損傷がないかを入念に検索

治療
- アモキシシリン-クラブラン酸875/125 mg 1日2回orセフロキシム500 mg 1日2回orドキシサイクリン100 mg 1日2回
- 縫合は、美容的に必要な場合のみ行う。その場合は遷延一次閉鎖で
- ネコ咬傷の80%は感染をきたす！

方針
- 24時間以内に必ずフォローするよう設定

パール
- Pasteurella multocida が最も多い起因菌
- 咬傷orひっかき傷の1週間後に圧痛（＋）のリンパ節腫脹 → ネコひっかき病を疑う
- 抗菌薬を使用したうえでも感染率は非常に高い
- もし野良ネコなどなら、狂犬病予防（抗犬病免疫グロブリン（HRIG）＋ワクチン）を考慮する（4-12参照）（訳注：日本国内では昭和31年を最後にヒトの狂犬病発症は認めておらず、狂犬病予防は必要ない。ただし海外での咬傷受傷や輸入動物による咬傷は注意）

■ イヌ
評価
- 骨折、関節内の空気、歯の断片がないか評価するためにX線を考慮

治療
- アモキシシリン-クラブラン酸875/125 mg 1日2回 or（クリンダマイシン300 mg 1日4回＋シプロフロキサシン500 mg 1日2回）
- 十分な洗浄後に一次閉鎖も可能。ただし手/足は除く。5%のみ感染をきたす

方針
- 24時間以内に必ずフォローするよう設定

パール
- 複数菌感染症である
- 野良イヌなどなら、前項のネコの場合と同様に狂犬病予防を考慮する（訳注：前述）（4-12参照）

ヘビ咬傷

■マムシ類〔ガラガラヘビ（rattlesnake, massasauga），アメリカマムシ（copperhead），ヌママムシ（water moccasin）〕

病歴
- ヘビ咬傷の牙跡周囲の疼痛＆腫脹，可能ならヘビを特定

所見
- 局所所見（疼痛，腫脹，斑状皮下出血），全身所見（血圧↓，HR↑，感覚異常），凝固障害（Plt↓，INR↑，フィブリノゲン↓），肺水腫，アシドーシス，横紋筋融解，モハベガラガラヘビ咬傷であれば神経筋症状・麻痺

評価
- PCC/中毒専門家にコンサルト。血算，Chem-7＋電解質（Ca, Mg, P），フィブリノゲン＆フィブリン分解産物を含めた凝固能，CPK，血液型＆交差試験，尿検査，CXR，毒牙の残存を除外するためのX線，筋コンパートメント内圧の測定

治療
- 指輪や窮屈な衣服は除去，一般的な創処置，破傷風予防
- 全身症状or凝固障害があれば抗毒素（マムシ類），コンパートメント症候群があれば外科コンサルト，支持療法。抗菌薬やステロイドの効果は証明されていない

方針
- 健常成人で咬傷後8〜12時間経過観察して症状がなければ帰宅。子ども/高齢者なら12〜24時間。モハベガラガラヘビであれば12〜24時間経過観察
- 抗毒素を投与した場合はICU入院

パール
- 咬傷を口や器具で吸いだすことや，駆血，傷部の切開は避ける
- 咬傷の25％は「dry strike（咬まれたが毒は注入されていない）」。マムシ類は咬み跡が牙2本の形であることで特定できる

マムシ毒の重症度		
重症度	徴候/症状	抗毒素のバイアル（米国）
軽度	局所疼痛，浮腫。全身症状なし。血液検査正常範囲内	なし
中等度	局所の著明な疼痛，創部周囲（＜50cm）の浮腫。全身毒性：悪心・嘔吐。血液検査異常（Hct↓，Plt↓）	4〜6バイアル
重度	全身の点状出血/斑状皮下出血，コンパートメント症候群，出血，血圧↓，意識障害，腎機能障害，著明な凝固障害	初回投与8〜12バイアル

■コブラ科・サンゴヘビ（*Micrurus fulvius*）

病歴
- 鮮やかな色彩のヘビ（黒・赤・黄色の縞模様）に咬まれた，主にテキサス州とフロリダ州

所見
- ヘビ毒からの神経毒性：振戦，痙攣，流涎↑，呼吸麻痺，球麻痺（構音障害，視視，嚥下困難）。局所の組織障害はマムシよりも軽度なことが多い

評価
- PCC/中毒専門家にコンサルト。血算，Chem-7＋電解質（Ca, Mg, P）。凝固検査は通常行わない。尿検査，CXR，呼吸機能検査も考慮

治療
- マムシ抗毒素は，アレルギー反応をきたすリスクが高いため，投与前にPCCにコンサルト。コンパートメント症候群の懸念があれば外科コンサルト。支持療法（特に呼吸補助）

方針
- 12〜24時間の経過観察。マムシ抗毒素を投与した場合はICU入院

パール
- 本物のサンゴヘビは黄色地に赤の縞模様，毒をつくらないヘビは黒地に赤の縞模様➡記憶法："Red on yellow: kill a fellow（黄色地に赤はヒトを殺す），Red on black: poison lack（黒地に赤は毒なし）

サソリ刺傷

■サソリ（*Centruroides exilicauda*）

病歴
- 刺傷部位には目に見える傷はないが，灼熱感＆刺すような痛みあり

所見
- たいていは目に見える局所の傷がない。起こりうる全身症状としては，眼球彷徨（疾病特異的），後弓反張，HR↑，発汗，線維束性攣縮

- 瞳孔散大，眼振，唾液↑，嚥下障害，不穏状態
- 重度の毒素注入により膵炎，呼吸不全，凝固障害，アナフィラキシーを生じることあり

評価
- 「タップテスト」：サソリ刺傷ならば，刺傷部位を軽くtapしただけで強烈な痛みがある。PCC/中毒専門家にコンサルト
- 血算，Chem-7＋電解質（Ca，Mg，P），凝固，肝機能，CPK，尿検査，CXR，心電図

治療
- 多くの刺傷は自然治癒する。支持療法
- 筋痙攣/線維束性攣縮に対するベンゾジアゼピン，疼痛コントロール，破傷風予防，安心させる
- 重症の全身症状の場合には，1～2バイアルのサソリ抗毒素を投与。アリゾナ州のPCCから入手できる

方針
- 経過観察のため入院。抗毒素を投与した場合はICU入院

パール
- 全身症状を呈するのは，米国西部にみられる C. exilicauda（通称 bark scorpion）の刺傷のみ

クモ咬傷

■ ドクイトグモ（Loxosceles reclusa，通称 brown recluse spider）

病歴
- 患者は刺されたことに気づいていない可能性も。最初は痛みがなく，2～8時間で痛み＆瘙痒感が生じてくる
- 重度の反応：急激な痛み・水疱形成，続く3～4日で壊死・痂皮化
- イトグモ科咬症：クモ毒注入後1～3日で全身反応。悪心・嘔吐，発熱/悪寒，筋肉/関節痛，痙攣，稀だが腎障害，DIC，溶血性貧血，横紋筋融解

所見
- 1～30cmの壊死性の水疱，周りに紅斑や点状出血を伴う

評価
- PCC/中毒専門家にコンサルト，病変が＞2cmなら外科/形成外科にコンサルト
- 血算，Chem-7，凝固，尿検査

治療
- 抗毒素なし。創処置，破傷風予防，支持療法（例：補液，抗菌薬，輸血，透析），局所のデブリドマン
- 壊死を防ぐためのジアフェニルスルホン50～100mg 1日2回を考慮。高圧酸素（賛否両論），ステロイド（賛否両論）
- ジアフェニルスルホンは溶血，肝炎をきたしうる。肝機能をモニタリング，G6PDレベルをチェックする

方針
- 経過観察のため入院

パール
- 米国の中南部＆南西部（砂漠地帯）に生息する。背中にバイオリン型の模様

■ クロゴケグモ（Latrodectus mactans）

病歴
- 急激な痛み，その後の腫脹，標的型の模様を認めることも。説明がつかない重度の腹部/背部痛を呈することも。1時間以内に筋痙攣
- 痛みは断続的に3日間持続することも。筋力低下＆筋痙攣が数週～数カ月続くことが多い

所見
- 重症の反応としては，高血圧，呼吸不全，腹部硬直，線維束性攣縮，ショック，昏睡

評価
- 血算，Chem-7＋電解質（Ca，Mg，P），CPK，凝固，尿検査，腹部CT（急性腹症の除外目的），心電図

治療
- 重症の反応であれば抗毒素：30分かけて1～2バイアル投与（皮膚テスト後に投与）
- 創処置，破傷風予防。支持療法：ベンゾジアゼピン，鎮痛薬

方針
- 経過観察と疼痛コントロールのため入院

パール
- 痛みを伴った腹筋の痙攣は，腹膜炎と誤診されることも
- 腹部に砂時計の形をした赤い模様がある

膜翅目（ミツバチ，スズメバチ，刺すアリ）による刺傷

■ 病歴
- 刺された部位の急激な痛み＆腫脹

■ 所見
- 局所＆全身のアレルギー反応徴候を認めることも

■ 治療
- アナフィラキシー/アレルギー反応の治療。局所反応に対しては洗浄，氷パック，挙上
- 傷に刺し針がまだ残っていれば即座にえぐりとる（ミツバチ）

方針
- こまめな創処置のためフォローする。アナフィラキシーの場合はエピペン®を処方

■ **パール**
- 症状の出現が急性であるほど、反応は重篤である。IgE介在性アレルギー反応
- 急性発症：30分以内に50%が死亡、4時間以内に75%。以前に刺された際に軽度なアレルギー反応を経験し、次に刺されたときに致死的な反応となることが多い
- 血清病に似た遅延型のアレルギー反応が、刺傷/咬傷後10～14日で生じることもあり

クラゲ刺傷

■ **病歴**
- クラゲがいる海で泳いでいた

■ **所見**
- 疼痛を伴う丘疹＆蕁麻疹様の皮疹。数分から数時間続く
- 全身反応は稀。嘔吐、筋攣縮、感覚異常、脱力、発熱、呼吸困難。イルカンジ（Irukandji）症候群：稀だが、重度の胸部/腹部/背部痛、高血圧、消化器症状をきたす

■ **評価**
- 血算、Chem-7＋電解質（Ca, Mg, P）、CPK、凝固、尿検査、心電図

■ **治療**
- 鎮痛、支持療法
- 触手は鉗子で除去をする。刺胞はタルカムパウダーを散布＆髭剃り用クリームで被覆した後にナイフ/刃物でえぐりとる
- 刺胞を除去した後、鎮痛目的で温水（40℃）で洗浄する（痛みを和らげる）
- 抗毒素は重篤な全身症状（心肺停止、重度の疼痛）に有用。オーストラリアのメルボルンにあるCommonwealth Serum Laboratoryより入手可能

■ **方針**
- 症状が軽度で疼痛コントロールできれば帰宅。そうでなければ経過観察のため入院

■ **パール**
- ハコクラゲ（box jellyfish）は猛毒で、数分で心肺停止をきたしうる
- 海水/酸/酢（尿は使わない）で洗浄する。淡水で洗うと刺胞からさらに毒が放出される

医療従事者の職業曝露

■ **アプローチ**
- 医療従事者の血液・体液曝露事故に関するガイドラインは、医療機関ごとに様々である
- 曝露後の予防処置に関しては、CDC参照or地域の専門家にコンサルト
- （米国なら）National Clinicians' Postexposure Prophylaxis Hotline（PEPline）：1-888-448-4911（訳注：日本なら職業感染制御研究会ホームページ。エピネット日本版参照。http://jrgoicp.umin.ac.jp/index_epinetjp.html）

■ **病歴**
- あらゆる経皮的な傷、粘膜面や傷があった皮膚の血液・体液への曝露は、感染の可能性ありとみなす
- 危険因子：高リスク手技、新しい安全設計を採用していない機器、標準予防策の不履行

■ **所見**
- 身体所見は正常と予測される。経過中の参照のために所見を記録しておく

■ **評価**
- 感染源患者の承諾を得て、HIV抗体、HBs抗原、HCV抗体の検査を行う（ウイルス量検査をまず行うのは推奨されない）
- 医療従事者のHIV抗体＆HCV抗体を検査する。HBVワクチン接種状態がわからない場合はHBs抗体価を調べる
- 予防投薬を開始する前に血清hCG、血算、Chem-7、肝機能、尿検査を
- 感染源患者がHIV陽性であれば、感染源患者が受けている抗HIV薬にもとづいて適切な予防内服処方をする必要があるので、感染症科コンサルト

■ **治療**
- HIV：2剤併用療法（コンビビル®）×4週間。高リスクの曝露に対しては3剤併用療法（ネルフィナビル）
- HBV：ワクチン未接種であれば一連のワクチン接種をはじめる。感染源患者がHBe抗原陽性であればB型肝炎免疫グロブリン（HBIG）を投与する
- 曝露後1週間以内にHBIGを複数回投与することで感染を75%予防できる
- HCV：CDCはHCV曝露に対してIFNやリバビリンの使用は推奨していない
- HCVのセロコンバージョンが確認されたら早急にIFN＆リバビリン治療を考慮する

■ **方針**
- 感染症専門家によるフォロー。治療あり＆治療なしの場合の危険性・有効性を十分説明する

■ **パール**
- HIV曝露後の予防治療を早期開始（2時間以内）することで感染率が約80%↓

- 皮膚損傷を伴う曝露後に医療従事者が感染する確率：感染源患者がHIV陽性だと0.3%、HBV陽性だと5～20%、HCV陽性だと1～10%

HIV曝露に対する抗HIV薬		
薬物	レジメン	副作用
コンビビル®〔ジドブジン（AZT）-ラミブジン（3TC）〕	1錠（300mg AZT、150mg 3TC）12時間ごと	頭痛、疲労、倦怠感、悪心、下痢、筋肉痛
ネルフィナビル（ビラセプト®）	1錠（250mg）1日3回	下痢、悪心、皮疹、倦怠感、胃痙攣

職業曝露のリスク評価	
低リスク曝露	高リスク曝露
薬物投与（IV、IM）に使用後の器具で受傷	血液が肉眼的に付着している器具や、患者の静脈/動脈に直接挿入していた器具での受傷
浅い刺し傷	深い刺し傷
飛沫や粘膜への曝露	感染源患者が末期（高ウイルス量）

(Centers for Disease Control and Prevention. Updated U.S. Public Health Service Guidelines for the Management of Occupational Exposures to HBV, HCV, and HIV and Recommendations for Postexposure Prophylaxis. MMWR Recomm Rep. 2001;50(RR-11):1-67)

熱傷

■アプローチ
- 早期の気道評価、気管挿管が必要かを判断（気道内のスス、浮腫、声の変化、顔面の深度熱傷、熱傷センターへの転送、SpO_2 ↓）
  - 一酸化炭素（CO）＆その他の吸入毒素を評価するまで100% O_2 or リザーバーつきマスクでのO_2投与
- 他の外傷の合併（転落、爆発による損傷）を評価。頸椎保護を続ける
- 初期輸液蘇生を開始する（ほぼ全例に必要）
- 不感蒸泄↓、保温のため部屋を暖かくしておく

■病歴
- どのように熱傷が生じたか（爆発？ 密閉空間？）、曝露時間、熱傷の種類

■所見
- 熱傷の評価をする

■評価
- 救出時の意識状態、熱傷の深達度評価、体表面積（BSA）の何パーセントか
- CO濃度の評価（10-8参照）、血算、Chem-7＋電解質（Ca・Mg・P）、乳酸値、ABG、肝機能、凝固、薬物中毒スクリーニング、血液型＆不規則抗体試験、尿検査、CXR

■治療
- 早期＆十分な鎮痛：モルヒネ5mg IV 5～10分ごと、痛みに応じて調節
- 気道管理：早期の気管挿管
  - 毒物の吸入（咳嗽、呼吸困難、スス混じりの喀痰、口腔咽頭部のスス）：早期に気管挿管orファイバースコープで気道観察を行う。遅れると気道浮腫↑により気道通過障害・気管挿管困難/不能となりうる
- BSAの＞15%の熱傷であれば、積極的な輸液蘇生を。熱傷がない皮膚に末梢静脈路を2本確保（太い留置針で）
  - Parklandの公式を用いて、熱傷後最初の24時間に必要な輸液量を計算
    - 4mL×体重（kg）×BSA（Ⅱ度＆Ⅲ度の熱傷面積%）
      - 最初の8時間で上記の1/2量を点滴投与し、次の16時間で残りの1/2量を点滴投与
- 尿道カテーテル留置：目標尿量：30～50mL/hr
- 熱傷部位の管理：生理食塩液で洗浄。壊死組織、衣類、アクセサリー類の除去。破れた水疱は除去（さらなる感染を防ぐため）
  - 剝離部位へのゲーベンクリーム®（スルファジアジン銀、抗緑膿菌作用あり）の塗布
  - 顔面はバシトラシン塗布のみ（ゲーベンクリーム®は皮膚変色の原因となる）
  - 全層性・全周性の熱傷で、神経血管系の障害or胸郭コンプライアンス↓が明らかな場合は、直ちに焼痂切開術（減張切開）
- 破傷風予防。ステロイド＆抗菌薬静注の有効性なし

■方針
- 入院適応：BSAの＞10～20%のⅡ度熱傷（＜10歳であれば＞5～10%）、全周性の熱傷or下記の基準を満たす場合

パール
- 熱傷は深達度・面積が初期時の評価よりも進行することが多い。熱傷の増悪がないか経時的に観察
- タール汚染（アスファルト熱傷）はミネラルオイルで除去する
- 工業施設/密閉空間の火災ではシアン中毒も考慮して、乳酸値をチェック。ヒドロキシコバラミンで治療

する

熱傷の深達度と臨床所見	
深達度	臨床所見
Ⅰ度：表皮	疼痛，発赤，水疱のない硬結
Ⅱ度：真皮	水疱，疼痛，発赤or斑紋，硬結
Ⅲ度：皮膚全層	炭化した皮膚，羊皮紙様，斑紋/蒼白，無痛
Ⅳ度：組織全層	皮下組織，筋肉，脂肪，血管&神経，骨などに達する。超重症

（訳注：新分類はABA www.ameriburn.org参照）

熱傷センターへの搬送基準
BSAの＞20%の熱傷（＜10歳or＞50歳では＞10%）
BSAの＞5%のⅢ度熱傷orBSAの＞20%のⅡ度熱傷
顔面，目，耳，手，足，会陰部の熱傷
かなりの電撃，化学，吸入，外傷損傷を伴う熱傷
虐待との関与が疑われる熱傷
特殊なリハビリや心理社会的ケアが必要な患者の熱傷

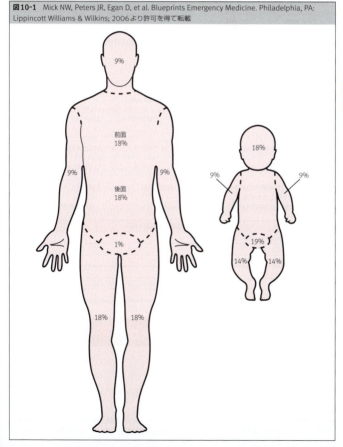

図10-1 Mick NW, Peters JR, Egan D, et al. Blueprints Emergency Medicine. Philadelphia, PA: Lippincott Williams & Wilkins; 2006より許可を得て転載

一酸化炭素（CO）中毒

■アプローチ
- 早期の気道評価、気管挿管が必要かを判断（意識障害）
  - 一酸化炭素（CO）を評価するまで100% O_2 or リザーバーつきマスクでのO_2投与
- パルスオキシメータは、一酸化炭素ヘモグロビン（COHb）を酸化ヘモグロビンとして検出してしまうため、有用ではない

■病歴
- 燃焼、故障しかけの暖房器具、密閉空間での火災、欠陥車の排気ガスなどによるCO曝露。複数の人が同時に曝露されて症状がでることが多い
  - 軽度の中毒：前頭部痛、悪心・嘔吐、労作性呼吸困難、めまい/混乱
  - 重度の中毒：失神、昏睡、痙攣

■所見
- 軽度の混乱から興奮、痙攣、昏睡まで様々
- 軽微な精神運動異常：運動失調、筋硬直、頻脈、低血圧、網膜出血、視力低下、チアノーゼ、蒼白
- 神経学的所見としては小脳症状が中心：測定障害、運動失調、その他

■評価
- ABGでのPao_2（溶存酸素の数値を測定している）だけでは不十分。COオキシメータ（訳注：COHbを測定可能な機器）を用いてCOHbを測定する
  - COHb濃度とCO中毒の重症度は必ずしも相関しない。しかしCOHbレベルを測定することで、かなりのCOに曝露したという確証が得られる
  - 喫煙者ではCOHbg濃度＜10〜15%は正常でありうる
  - 心筋障害の高リスクであり心電図チェックが必要。特にCADの基礎疾患・危険因子ありor高CO値の場合
- 自殺企図を評価。必要なら精神科コンサルト

■治療
- 少なくともリザーバー付マスク（60% O_2）でのO_2投与。100% O_2投与が理想的
- 気道管理：意識障害、低酸素血症orショック→気管挿管
- 心電図モニタリング。不整脈or心電図で虚血の所見があれば入院
- 高圧酸素療法は賛否両論。しかしUndersea & Hyperbaric Medical Societyは推奨している
- 胎児型ヘモグロビンは成人型ヘモグロビンよりもCOへの親和性が高い。∴妊婦では、高圧酸素療法の適応を広げる

■方針
- COHb濃度&臨床症状をもとに入院適応を判断。無症状でHbCO＜10%であれば帰宅可

■パール
- CO中毒は急性中毒&火災の死因として最多。COはO_2よりも強力にHbに可逆的結合する➡機能的貧血状態
- 曝露後2〜40日で遅発性の神経後遺症（人格変容、頭痛、痙攣、Parkinson病様変化）が生じることあり。多くは6ヵ月以内に改善する
- COHbの半減期：室内気では300分、100%リザーバー付マスクでは90分、高圧酸素療法では30分

CO中毒での高圧酸素療法の適応
一過性or遷延する意識障害（失神、昏睡）
COHb濃度＞25〜40%
神経学的異常が持続
心血管障害
重度のアシドーシス
妊婦でCOHb濃度＞20% or胎児切迫仮死の所見

減圧症（潜水病）

■背景
- 海面での大気圧＝760 mmHg＝14.7psi：1気圧
  - 10 m（33フィート）潜水するごとに1気圧ずつ↑
- 減圧症を避けるために、上昇時の速度・深さを潜水表で確認したりコンピュータで設定しつつ潜水・浮上する

■アプローチ
- 詳細な病歴聴取：潜水していた時間・深さ、何回潜水したか、潜水の間隔、基礎疾患、潜水中の副鼻腔の痛み、アルコールなどの摂取、症状の発症時刻、最大無減圧潜水時間に対して今回の潜水時間・深度はど

うであったか
- （米国なら）Divers Alert Network，Duke大学：1-919-684-8111，24時間医療アドバイス

減圧症

■病歴
- 不適切な潜水時間・深さ・浮上．症状は浮上中or浮上後1〜24時間で生じるが，潜水後に飛行機旅行していればもっと後でも症状が出ることがある

■所見
- 倦怠感，意識障害，視覚障害，舌蒼白，頻呼吸，頻脈，悪心・嘔吐，尿量↓，痙攣，神経学的異常，関節痛，リンパ浮腫，瘙痒

■評価
- 心電図モニター，血算，Chem-7，肝機能，SpO_2，薬物中毒スクリーニング，一酸化炭素濃度，凝固，CXR，頭部CT

■治療
- 100% O_2（リザーバー付マスク），患者を左下側臥位＆軽度のTrendelenburg体位，高圧酸素療法，再加圧にそなえての輸液蘇生（尿量1.5 mL/kg/hr）
- 再加圧のゴールは，気泡による機械閉塞↓，組織への酸素供給↑
- 支持療法：気管挿管（カフは生理食塩液で膨らませる），穿刺による減圧（訳注：緊張性気胸など），痙攣コントロール

■方針
- （転院搬送するなら）陸上輸送or低空での航空輸送（航空機内圧＜1,000フィート）
- 高圧酸素療法が可能な医療機関に入院

■パール
- 疾患概念：血中・組織中での微細な窒素ガスの気泡形成
- 気泡形成の部位・程度による
- 潜水の時間・深度が増えるほど，基礎疾患（COPD，CAD，卵円孔開存，喘息）があるほど，発症しやすい
- 麻痺の後遺症，心筋壊死，その他の虚血性障害を起こしうる．早期診断・早期治療が不可欠
- 潜水から飛行機旅行までの時間は＞12〜48時間は空けること．減圧症タイプⅠの後，7日間は運転しない，減圧症タイプⅡでは28日間

減圧症の種類	
タイプⅠ：痛み （いわゆる「the bends（潜函病）」）	・局所の圧痛も紅斑も認めない四肢/関節の痛み（「niggles（ささいな痛み）」と呼ばれる） ・皮膚：瘙痒，皮疹，皮膚の斑紋状・紫色変化 ・リンパ管，静脈のうっ滞 ・血圧計カフを痛みがある関節の上に巻き，150 mmHgまで膨張させると，痛みが軽減→診断が確定
タイプⅡ：CNS or肺へのガス塞栓	・肺症状：胸膜痛，呼吸障害，乾性咳嗽 ・血液量減少性ショック：頻脈，起立性低血圧，チアノーゼ ・神経症状：脊髄損傷に類似した症状．四肢脱力＆知覚鈍麻，近位へと症状進行，神経局所症状，麻痺，意識障害，痙攣

中耳への圧外傷

■病歴
- 通常は潜水（下降）してゆくときに発症する．鼓膜への水圧↑につれて痛み↑．耳管を介して中耳内圧を周囲の圧と同じに保ったか（いわゆる「耳抜き」をしたか）．鼓膜破裂は通常5〜17フィート（1.5〜5.2 m）潜水時点で起こる→鼓膜破裂すると痛みは和らぐが，めまい，悪心・嘔吐，難聴が出現

■所見
- 重症例では，顔面神経への圧負荷による可逆性のBell麻痺もきたす

■評価
- 内耳の圧外傷の合併がないかも評価

■治療
- 鼻粘膜血管収縮薬を鼻腔に滴下/スプレーしたり，鼻をつまんで唾を飲み込ませたりすることで，中耳内に流入した液体を耳管を介して排出させる．抗ヒスタミン薬，鎮痛薬

■方針
- 耳鼻咽喉科で2週間後にフォロー

■パール
- 抗菌薬の有効性なし．鼓膜が治癒するまでは，ダイビング・シャワーの際は閉塞式の耳栓を使用

その他の減圧症	
内耳の圧外傷	・潜水時に生じる。悪心、めまい、耳鳴、難聴 ・耳鏡を用いて外耳道にガスを注入すると眼振が生じる ・保存的治療。1週間のベッド上安静、頭部挙上。Valsalva法はしない
窒素酔い	・組織の窒素濃度↑による、いわゆる「rapture of the deep（深海の狂喜）」 ・多幸感、全能感、混乱、判断力の喪失、見当識障害、場に不相応な笑い、運動調節能↓、感覚異常 ・100フィート（約30.5 m）前後から生じる。浮上に伴い改善
顔面の圧外傷	・顔面マスクの空気の部分が陰圧になることで発症 ・鼻から努力して息を吐き出さなければ、結膜浮腫・結膜下出血、顔面の点状出血を生じる
動脈ガス塞栓	・ダイバーが浮上中に適切に息を吐き出さない場合に発症する。いわゆる「the chokes（減圧による胸痛）」 ・水面浮上後10分以内に突然発症の脳梗塞症状、呼吸困難、血疾・喀血 ・卵円孔開存（PFO）を検索、今後ダイビング禁止、緊急の再加圧治療
気胸/縦隔気腫	・圧外傷によって生じる。CXRで認める ・胸膜痛、呼吸困難、皮下気腫/捻髪音 ・血行動態破綻or緊張性気胸でなければ、致死性ではない

電撃損傷

■背景
- 電流とは：物体を流れる電気エネルギー量。単位はアンペア（A）

■アプローチ
- 不整脈検出のため、速やか＆継続的に心電図モニタリング
- 同時に他の受傷（転落、外傷）がないか評価。頸椎保護を継続
- 低電圧（＜500V）と高電圧に分類される

■病歴
- 受傷機転は明白で目撃ありの場合がほとんど（例：電気工・便利屋が仕事中に受傷など）
- 家庭電気器具を使用中に小さなショック（しびれ）を受けて受診することも
- 電気を動力とする鉄道などの「third rail（第3軌条・送電線）」に接触
- 幼児の口角の熱傷（電線を噛んでいた）、手の熱傷（コンセントで遊んでいた）
- 二峰性分布：ほとんどが＜6歳or成人の労働者

■所見
- 心室細動は低電圧の交流電流（AC）で起こりやすい。心静止は直流電流（DC）or高電圧のACで起こりやすい
- 呼吸停止は、胸郭の麻痺or脳の呼吸中枢の障害で起こると考えられている
- 皮膚損傷は軽微なことも多い。電流の流入創と流出創を認めることも（∴足底部に電流の流出創がないか診察）。深部組織が損傷されている場合が多く、外見より重症なことが多い
- 長管骨骨折、肩甲骨骨折、肩関節脱臼、脊椎骨折（これらは、全身強直性痙攣or後ろに投げだされたことによる外傷）
- 鼓膜穿孔。6％の症例で遅発性白内障

■評価
- 心電図、血算、Chem-7、心筋逸脱酵素、横紋筋融解、尿検査（ミオグロビン）

■治療
- 蘇生、外傷評価、頸椎保護、持続的心電図モニタリング
- 大量の晶質液（生理食塩液）
- 尿道カテーテルを留置し、目標尿量0.5〜1mL/kg/hrを保つ
- 横紋筋融解（CPK↑、尿検査で潜血反応陽性）をきたした場合➡尿潜血陰性化まで尿量を多く維持
- 目標血清 pH7.45〜7.55
- 尿のアルカリ化（pH＞6.5）により、酸性であるミオグロビンの溶解度が上がり、排泄が促進される。（5％ブドウ糖液＋150 mEq NaHCO₃）or（（5％ブドウ糖加1/4生理食塩液or 5％ブドウ糖加1/2生理食塩液）＋100mEq NaHCO₃）（訳注：エビデンスは弱い）
- 利尿：適宜ラシックス®20〜40mg IV or マンニトール25g IV（その後12.5g/kg/hr）
- 熱傷と同様に創処置を行う（10-6参照）
- コンパートメント症候群の症状があれば、筋コンパートメント内圧測定±筋膜切開
- 患肢を副子固定で「良肢位」に（拘縮を最小限に予防）

■方針
- 無症状で、診察・検査に異常なければ帰宅可
- 軽微な皮膚熱傷のみで、心電図正常、尿検査正常であれば、2時間経過観察し帰宅
- 心電図変化、ミオグロビン尿、流入創/流出創あり、Ⅱ度以上の熱傷があれば、熱傷センターへの入院

■パール
- 電撃損傷は軽微な受傷であることが多いが、初診時の印象よりも重症化することもある。心配な点があれば、6〜12時間経過観察

- 小児の咬創熱傷では遅発性唇動脈出血（2〜3週間後）をきたすことあり

電流の種類	
直流電流（DC）	業務中に受傷、高電圧：電流は一方向に流れる。多くの患者は電流の衝撃で跳ね飛ばされて、鈍的外傷も受傷
交流電流（AC）	家庭で受傷、低電圧：交互に向きを変えて電流が流れるため、連続的に筋収縮/テタニーをきたす。∴同じ電圧のDCに比べて3倍危険。患者は「感電源から手を離せない」状態になる
電弧損傷（arc injury）	患者が電弧＝arc（2つの物体の間の電流）に捕まってしまった状態になる。鈍的外傷のリスク↑ & 2,500〜5,000℃の熱傷のため多くは重症

高山病

■背景
- 急激に低圧低酸素（低い酸素分圧）に曝露されることで起こる。通常は標高8,000フィート（約2,440m）以上で発症
- 「高山病」は、意識障害から高地脳浮腫（HACE）に至るまでの一連の病態の総称とみなされている
- 生体は低酸素の影響を小さくするために順応しようとする。RR↑（Paco$_2$↓）、心拍出量（CO）↑、造血↑ & 2,3-DPG産生↑（組織へのO$_2$供給を促しやすくする）
- 順応の効果が十分にでるまで5〜7日間かかる。順応能力には個人差がある

■アプローチ
- O$_2$、下山、支持療法。高地肺水腫（HAPE）は治療しないと数時間以内に死亡しうる

■病歴
- 標高＞8,000フィートへの急激な登山。激しい労作や過去の高山病の既往でリスク↑
- 感冒様症状、「二日酔い」、頭痛、倦怠感、労作性呼吸困難、睡眠障害、ふらつき、悪心・嘔吐、知覚鈍麻
- 症状は登山後6〜12時間で出現。1〜2日で症状軽減することが多いが、ときにHAPEやHACEに進行する場合あり
- 症状出現に注意：HAPE（乾性咳嗽、発熱、安静時息切れ）、HACE（運動失調、嘔吐、意識消失）

■所見
- 高山病の重症度による
- HAPE：頻脈、頻呼吸、ラ音/喘鳴、発熱、起座呼吸、ピンク色/泡沫状痰
- HACE：傾眠、運動失調、痙攣、ろれつ不良、昏迷、昏睡、脳ヘルニアによる死亡

■評価
- 臨床診断である
- HAPE：CXR（斑状の浸潤影）、エコー（comet tail sign）、パルスオキシメータ（相対的低酸素）
- HACE：頭部CT陰性、MRI（脳浮腫を示唆する白質の変化）

■治療
- 最優先は下山！　下山不可能ならば、O$_2$、支持療法、ベッド上安静
- 高圧酸素療法：下山までの一時治療として使用される
- 薬物：有効性ははっきりしないが、リスクも低いものがいくつかある
  - アセタゾラミド：125〜250mg PO 12時間ごと。予防として登山の1日前に内服開始
  - デキサメタゾン：8mg PO 1回、その後4mg PO 6時間ごと
- HAPEでは
  - ニフェジピン（肺血管拡張）：10mg PO 6時間ごと、またはニフェジピン徐放剤30mg PO 8〜12時間ごと（＜90〜120mg/日）
- β作動薬吸入（サルメテロール、肺胞液のクリアランス）：12時間ごと吸入
- PDE-5阻害薬（タダラフィル、シルデナフィル）はHAPEの予防効果が示されており、治療に用いても妥当：タダラフィル10mg 12時間ごと、シルデナフィル50mg 8時間ごと

■方針
- 低酸素、安静時呼吸困難があれば入院。生存者の予後は良好

■パール
- 急激に登るのは避ける。中間部で1〜2泊過ごす。睡眠は低地でとる
- 基礎疾患（COPD、CAD、高血圧、洞不全症候群、妊娠）があればより発症しやすい
- 他の原因による症状でないか鑑別：肺炎（通常HAPEでは発熱を認めない）、PE、SDH、脳卒中
- どの症状であれ、治療の大原則は下山

高山病のまとめ			
病型	徴候＆症状	高度＆経過	治療
急性高山病（AMS）	感冒様症状、頭痛＋消化器症状、不眠、倦怠感、ふらつき、高山病症状スコア（Lake Louise Scoring system）	標高8,000〜10,000フィート（約2,440〜3,050m）。発症：6〜12時間、ピーク：1〜2日、持続：3〜5日	アセタゾラミド、O$_2$、イブプロフェン。それ以上登るのを避ける

高地肺水腫 (HAPE)	安静時息切れ, 倦怠感, 頭痛, 食欲不振, チアノーゼ, ラ音, 頻呼吸, 頻脈	標高＞14,500フィート（約4,420m）. 発症：2～4日, 下山後1～2日で軽快	O_2, 下山, 安静, ニフェジピン. 重症なら高圧酸素療法
高地脳浮腫 (HACE)	頭痛, 運動失調, ろれつ不良, 意識障害(幻覚), 不眠, 昏迷, 昏睡	標高＞12,000フィート（約3,660m）. 発症：1～3日, ピーク：5～9日. 下山後3～7日で軽快	O_2, 下山, 安静, デキサメタゾン. 重症なら高圧酸素療法
高地網膜出血	通常無症状, 時に中心暗点	標高＞17,500フィート（約5,330m）. 発症とピークには諸説あり, 1～3週間で軽快	緊急治療不要

低体温

■背景
- 重症度や病因にもとづいた複数の分類がある

■アプローチ
- 詳細な病歴聴取：低体温の誘因を特定. 環境曝露 vs. 基礎疾患の有無
- 環境性低体温は極寒環境でなくても起こりうる（低栄養, 高齢者）
- 様々な基礎疾患が誘因となりうる：甲状腺機能低下症（粘液水腫性昏睡）, 低血糖, 副腎不全, 敗血症, 視床下部病変（例：外傷, 腫瘍, 脳卒中などによる）, 体温保持を妨げる皮膚状態（熱傷, 紅皮症）
- 意識障害を認めたら, 血糖測定し50%ブドウ糖液投与. ナロキソン2mg投与（訳注：ビタミンB_1も投与）

■病歴
- 環境曝露, 薬物使用, 外傷, 基礎疾患の有無

■所見
- 低体温の程度による（下表参照）

■評価
- 深部温測定（膀胱, 直腸, 食道：いずれも不確実なことあり）
- 心電図モニタリング, 血算（体温1℃↓ごとにHct 2%↑）, Chem-7（高Kは悪徴候）, 肝機能, 薬物中毒スクリーニング, 凝固, CXR, リパーゼ（寒冷誘発膵炎）, CPK, 尿検査（横紋筋融解）, ABG, 頭部CT
- 心電図：Osborn波＝J波ともいう「J点（QRS波とST部分の接合点）でQRSと同方向に振れる波」, ＜32℃（90°F）で認める
- 心電図の各間隔延長（PR, QRS, QT）. 心室リズムの遅い心房細動を認めることが多い

■治療
- 復温（下表）. 適応があれば気管挿管, 濡れた衣服を脱がせる
- 水平位を維持, 体動を避ける. 必要不可欠なこと以外は患者に処置をしない. ただし, CPRや必須の処置は必ず行う
- 心電図モニタリング, 脈拍チェック（1分ごと）. 胸骨圧迫は心室性不整脈を起こしうるので, 脈が触れない場合にのみ行う
- 心停止になれば, CPR開始
  - 心室細動or心室頻拍：除細動（最大3回まで）
  - 深部温＜30℃なら, 胸骨圧迫/復温を継続. ACLSの薬物投与/除細動は30℃を超えるまで行わない
  - 深部温＞30℃なら, 薬物投与/除細動を含めたACLSプロトコル施行. 薬物投与間隔は長くしてもよい
  - 深部体温＞32℃（90°F）となるまで蘇生を続ける
  - 上記で復温が得られない場合, ヒドロコルチゾン250mg IV or レボチロキシン（訳注：日本に静注薬はない）250～500μgを考慮してもよい

■方針
- 低体温の重症度による（下表参照）

■パール
- 低体温性徐脈はアトロピンに不応性（迷走神経経由ではないので）. 一時的ペーシングの適応なし
- 深部温再低下（afterdrop）：四肢復温後の毛細血管拡張によって冷たい末梢の血液が体幹部へ戻るため
- 心臓への刺激を避けるため, CVラインの必要があれば大腿動脈路を考慮
- 復温しても死んでいるのでなければ, 患者を死んでいるとみなさない（Patients are not dead until they are warm & dead.）. 蘇生中止前に積極的に復温を行う

低体温の分類		
	生体反応	臨床所見
軽症〔32～35℃（90～95°F）〕	上昇：HR, 血圧, 心拍出量（CO）, RR, 代謝, 戦慄（シバリング）, 寒冷利尿	めまい, 傾眠, 混乱, 健忘, 無気力, 構音障害, 悪心, 運動失調, 巧緻運動稚拙化

中等症〔30〜32℃（86〜90℉）〕		低下：HR，血圧，CO，RR，代謝．寒冷利尿．戦慄止まる	譫妄（寒いにもかかわらず脱衣する），昏迷，散瞳，腱反射低下
重症〔＜30℃（86℉）〕		低下：HR，血圧，CO，RR，代謝．戦慄消失	反応なし，瞳孔固定＆散大，硬直，皮膚冷感著明，昏睡，肺水腫．心室細動／心静止のリスク↑

低体温の復温ストラテジー（重症度別）

	復温ストラテジー	治療	方針
軽症〔32〜35℃（90〜95℉）〕	保温（＝passive rewarming）	温めた毛布，加温ランプ，心停止ならACLS	おそらく帰宅可能
中等症〔30〜32℃（86〜90℉）〕	保温，表面加温（＝active external rewarming. 体幹部にのみ行う）	温湯のボトル（45〜65℃）を腋窩と鼠径，心停止ならACLS	入院，心電図モニタリング
重症〔＜30℃（86℉）〕	保温，表面加温，中心加温（＝active internal rewarming）	温かい輸液（生理食塩液45℃），加温加湿O_2（45℃）．心停止なら電気ショックのみ施行（ACLS薬物投与はしない）．体外循環，胸腔内灌流，中心静脈に加温カテーテル	入院，心電図モニタリング

凍傷

■病歴
- 寒冷曝露，患部の知覚鈍麻 ➡ 無感覚

■所見
- 多くは遠位部（手指，足趾，鼻，耳）が障害される
- (1) 寒冷による即座の細胞死と，(2) 炎症反応による遅発性損傷の両者が関与
- 皮膚は最初白く，ろう様，感覚消失 ➡ 復温後48〜72時間：発赤，浮腫，疼痛 ➡ 水疱形成，数週間かけて生き残った組織の境界が明瞭化してくる

■評価
- 深部温をチェックし，全身の低体温でないかを評価
- 表層性：障害部位は浮腫状，蒼白or発赤，局所知覚鈍麻．透明な水疱形成をみることも．組織脱落なし
- 深達性：出血性水疱，焼痂．重症例では筋／骨に達したりミイラ化することも

■治療
- 患部を優しく扱う．四肢挙上，非粘着性の滅菌被覆材
- 凍った四肢を愛護的に40〜42℃の湯につけて急速に復温する．浴槽での関節リハビリ．湯温が40〜42℃より下がらないように注意．表層性なら30分，深達性なら60分
- 重症例ではtPA動注を考慮
- アロエ軟膏を6時間ごと
- 透明な水疱なら吸引＆デブリドマン．出血性水疱では，乾燥・深部組織感染を避けるために吸引のみとする（デブリドマンをしない）
- 破傷風予防．予防的抗菌薬も考慮
- 全周性の四肢病変（きわめて稀）に対する減張切開以外は早期の外科的介入は不要

■方針
- 熱傷チームにコンサルト．病状進行の経過観察目的に24〜48時間の入院を考慮

■パール
- 長期合併症：寒冷，知覚鈍麻，しびれ，爪喪失，関節拘縮
- 再凍結を避ける：患部の保温ができない状況（例：病院到着前）では，復温しない

高体温

■背景
- 高温関連疾患は，汗疹（あせも）から，熱痙攣，熱失神，熱射病に至るまで多岐

■アプローチ
- 詳細な病歴聴取：高体温の原因検索．外因性（環境）or内因性（中毒／代謝性）．環境性高体温は労作なしでも起こりうる（低栄養，慢性疾患，高齢者）
- 高体温をきたす薬物の有無：MH，悪性症候群など
- 深部温評価のため直腸温を測定

外因性熱関連の救急

■熱痙攣 (heat cramp)
病歴
- 短く間欠的な,重度の筋痙攣。たいてい激しい運動の中止後に起こる。腹部や腓腹筋に頻発

所見
- 正常体温,脱水所見

評価
- Chem-7 (Na↓, Cl↓)。尿電解質検査を行ってもよい(発汗により尿Na↓,尿Cl↓)

治療
- 経口で塩分・電解質補充の食品や飲料(ゲータレード®)を投与。点滴による脱水補正は通常不要

方針
- 症状改善後に帰宅

パール
- 電解質欠乏には,電解質を含むスポーツドリンクも有用。ただし,糖分過多による下痢を起こすことも

■熱浮腫 (heat edema)
病歴
- 下腿や足首の腫脹。長時間の座位/立位によって,静水圧↑,血管拡張,下腿へ静脈血液がプールされる
  →血管漏出し間質液が蓄積
- 原因となる疾患(肝疾患,リンパ管疾患,心疾患,静脈疾患など)がない

所見
- 正常体温。CHFや腎不全などの原因がない両下肢の圧痕性浮腫

評価
- Chem-7,尿検査(蛋白尿除外),CXR(肺水腫除外),心電図(LVHやRH strainの除外)

治療
- 下肢挙上,弾性ストッキング
- 利尿薬が有効とのエビデンスはなし

方針
- 安心させて帰宅。かかりつけ医でフォロー

パール
- 除外診断である

■熱皮疹 (heat rash) (あせも,汗疹,熱苔癬)
病歴
- 局所の炎症による汗腺の閉塞
- 亜熱帯/熱帯に新しく来た人や酷暑時に起こりやすい

所見
- 正常体温。瘙痒のある水疱を伴う紅斑が,皮膚が接触する場所に主に生じ,その部位は発汗しなくなる
- ときに二次感染,通常はブドウ球菌

評価
- なし

治療
- 瘙痒感の治療:ジフェンヒドラミン(Benadryl®)25〜50 mg PO or ヒドロキシジン(アタラックス®)25 mg PO
- 表皮剝離した皮膚はクロルヘキシジン抗菌石鹸orサリチル酸含有石鹸で洗う

方針
- 帰宅。かかりつけ医でフォロー

パール
- タルカムパウダー(ベビーパウダー)は汗腺を閉塞してしまう可能性があるので,習慣的使用は避ける

■熱失神 (heat syncope)
病歴
- 失神のエピソード(高温多湿の天候時or強い労作後)
- 熱→血管拡張→末梢血管内に血液がプールされる→中心静脈還流↓

所見
- 正常体温。身体所見で異常なし

評価
- 他の失神の原因の有無(1-28参照)
- 失神/前失神症状は30分以内に改善するはず。そうでなければ他の原因検索

治療
- 経口or点滴での脱水補正

方針
- 帰宅。かかりつけ医でフォロー

パール
- 除外診断である。診断は若く健康で心疾患がない患者に限る

■熱疲労（heat exhaustion）
病歴
- 緩徐発症。激しい疲労（高温多湿の天候下での強い労作後），大量発汗，めまい，悪心・嘔吐。しばしば顔面蒼白で，冷たく湿った皮膚となる
- 不十分な経口摂取

所見
- 中等度高体温。40℃（104°F）に達する場合も。意識は清明

評価
- Chem-7（電解質異常の有無），尿検査（横紋筋融解は稀）

治療
- 輸液：生理食塩液（高Naであれば1/2生理食塩液）。可能なら経口水分摂取も

方針
- 体温が正常化し，十分な尿量がでるまで，輸液継続して経過観察

パール
- 解熱薬には有効性はない

■熱射病（heat stroke）
病歴
- 熱疲労と比較し，急性発症
- 古典的：酷暑の際に発症。
- 高リスク患者に発症：高齢者，慢性疾患，強皮症，嚢胞性線維症，熱傷，アルコール依存症，ホームレス，精神疾患，利尿薬や抗コリン薬使用
- 労作性：大量の熱産生負荷により発症：アスリート，軍隊入隊者，甲状腺クリーゼ，褐色細胞腫，交感神経作用薬中毒

所見
- 高体温＞41℃（106°F）。CNS障害：昏迷，見当識障害，譫妄
- 古典的：無汗，頻呼吸
- 労作性：「汗腺が限界に達する」まで発汗
- 熱射病では筋肉は弛緩する場合がほとんど。筋硬直あれば悪性症候群などを考慮

評価
- Chem-7（電解質異常，Glu↓），肝機能（肝障害頻発），凝固（稀だがDICとなることも），CPK＆尿検査（横紋筋融解は労作性熱射病では多い）

治療
- 積極的な輸液蘇生：冷却処置だけでも血管収縮して血圧↑。∴尿量，エコー，CVPなどのボリューム評価を輸液量の指標にする
- 急速冷却が必要：0.2℃／min↓で39℃（102.2°F）にする（冷やし過ぎを避ける）
- 水風呂に入れる：中枢熱を10～40分で下げることが可能
- 気化冷却：水の噴霧と扇風機。この方法なら皮膚血管を拡張させたままにでき，シバリングによる熱産生を回避できる。氷パックより7倍有効で2倍速い
- その他の冷却方法：大血管の近く（前頸部，腋窩，鼠径）に氷パック。冷たい生理食塩液200 mL/hrで胃洗浄
- マンニトール50～100 g IV：腎血流↑，脳浮腫↓
- 横紋筋融解の治療：輸液。無尿であれば血液透析。凝固障害があればFFP

方針
- 継続治療＆クーリングのために入院

パール
- アルコール綿清拭はしない。ダントロレンは投与しない
- 解熱薬は使用しない（アセトアミノフェンは肝障害をきたし，サリチル酸は出血を助長するから）
- αアドレナリン作動薬は使用しない（血管収縮により肝／腎障害↑，心拍出量は変わらない）
- 発汗↓作用があるのでアトロピン・抗コリン薬は使用しない。シバリングを止めるにはベンゾジアゼピンを使用
- 神経遮断薬（クロルプロマジン）は使用しない：痙攣の閾値↓，体温調整を阻害するなど

内因性熱救急

■悪性高熱症（MH）
病歴
- 吸入麻酔薬やスキサメトニウム投与後の急激な体温↑
- 骨格筋の筋小胞体の先天的・遺伝的異常➡不適切なCa放出➡重症テタニー＆筋痙攣（発熱）。麻酔薬副作用の家族歴があることも多い

所見
- 麻酔薬投与後の急激な高体温，高CO_2血症（早期所見），筋硬直，咬筋痙攣，アシドーシス，頻脈，横紋筋融解

評価
- 深部温測定，電解質，CPK

治療
- 原因薬物の中止，換気量↑。ダントロレン 2.5 mg/kg ボーラス IV し，追加量 1 mg/kg を症状が落ち着くまで（MH プロトコル）

方針
- 多くは手術室で起こる。支持療法のため入院

パール
- MH ホットライン（米国）：1-800-MH-HYPER（1-800-644-9737）に問い合わせ

■ 神経遮断薬による悪性症候群（NMS）

病歴
- 抗精神病薬使用（フェノチアジン類，ブチロフェノン類，チオキサンテン類，リチウム，TCA）。最近の開始 or 増量（2/3 の症例で 1 週間以内）
- 抗 Parkinson 病薬からの離脱
- ドパミン受容体阻害 ➡ 重度筋攣縮＆ジストニア，熱過剰産生，病態は MH と同様

所見
- 三徴：高体温，筋硬直（鉛管様），自律神経不安定
- 意識障害，ジスキネジア，頻脈，呼吸困難，発汗，嚥下障害，振戦，失禁

評価
- 尿検査（ミオグロビン尿），CPK（横紋筋融解），WBC↑，Chem-7，薬物中毒スクリーニング

治療
- 原因薬物の中止，ダントロレン（MH と同様），気化冷却で全身クーリング
- 抗ドパミン薬（ブロモクリプチン 2.5 mg PO 8 時間ごと，アマンタジン 200 mg PO 12 時間ごと）
- 支持療法：輸液，血圧コントロール，ベンゾジアゼピン
- 横紋筋融解の治療：輸液，尿のアルカリ化（pH＞6.5）でミオグロビン排泄↑（訳注：エビデンスは弱い）
- 輸液の Na 濃度は 154 mEq/L 近くに。NaHCO$_3$ の追加

方針
- 入院。致死率 10〜20%

パール
- NMS ホットライン（米国）：1-888-667-8367

■ セロトニン症候群（SS）

病歴
- 薬物＆食物相互作用：MAO 阻害薬＋チラミン（熟成したチーズ・ワインなどに含まれる）。脊髄や脳にセロトニンが過剰に作用することで引き起こされる

所見
- Hunter 基準：クローヌス，高体温，興奮，発汗，眼球クローヌス，腱反射亢進，振戦，筋緊張亢進の項目の組み合わせ
- 下痢，筋痙攣，唾液↑（NMS と同様），自律神経不安定

評価
- 尿検査（ミオグロビン），CPK（横紋筋融解），血算，Chem-7，薬物中毒スクリーニング
- 臨床診断である。2 つのセロトニン作動物質の病歴が必須。薬物中毒・代謝疾患・感染の除外必要

治療
- 原因薬物の中止，支持療法，血圧コントロール，全身クーリング，輸液による横紋筋融解治療
- ベンゾジアゼピン：ロラゼパム 2 mg IV 20〜30 分ごとを必要に応じて（訳注：日本には注射薬はない）
- ダントロレンは推奨されない：中枢でのセロトニン代謝↑・産生↑の可能性
- 非特異的セロトニン阻害薬：シプロヘプタジン 12 mg PO，その後 2 mg PO 2 時間ごと

方針
- 入院：治療開始後 24〜36 時間で，多くは後遺症なく改善

パール
- SSRI 開始の 6 週間前には MAO 阻害薬を中止しなければならない

神経遮断薬による悪性症候群（NMS）とセロトニン症候群（SS）の鑑別		
	NMS	**SS**
病因	・抗精神病薬に関連 ・通常治療量でも発症しうる特異体質的反応	・セロトニン作動薬に関連 ・中毒症状：2 つのセロトニン作動物質併用で引き起こされる
タイミング	・緩徐発症（数日➡数週） ・緩徐進行（24〜72 時間）	・急性発症＆急性進行
症状	・運動緩慢，鉛管様筋硬直	・運動亢進。硬直は少ない
治療	・ダントロレン ・抗ドパミン薬（ブロモクリプチン，アマンタジン）	・ベンゾジアゼピン（痙攣・硬直に対して） ・セロトニン阻害薬 ・注：ダントロレンは使用しない

雷撃傷

■背景
- 雷撃傷（lightning injury）では，雷撃は直流電流（DC）として作用 ➡ 心静止となるが，心臓の内因性自己調律によって洞調律で自己心拍再開することが多い．しかしCNS損傷や脳振盪によって呼吸停止となり二次的に心停止となることも

■アプローチ
- 速やかに＆持続的に不整脈のモニタリング
- 同時に受けた外傷（転落など）の評価．頸椎保護を継続
- 現場でのトリアージは避ける：雷撃被害者は，脈なしで瞳孔散大固定でもかなりの生存率があるので，死亡状態に見えても直ちにCPR開始すべきである

■病歴
- 通常明らか．患者がいた場所付近に落雷した．倒れるところを目撃されていることも多い

■所見
- 鼓膜破裂，一過性血管攣縮（冷たい四肢），交感神経不安定
- 様々な熱傷パターン
  - 線状：汗が溜まった皮膚部分のみに「flashover（＝電流が体表面だけを流れる現象）」が起こると，蒸気で線上の熱傷となる
  - 斑点状：火のついたタバコを押し付けたような形態の熱傷が多数
  - feathering（羽毛状の皮膚紋様で電紋とも呼ばれる）：厳密には「熱傷」ではない．放電が皮膚を這った跡として皮膚にシダ状紋様ができる（Lichtenberg図形）
  - 通常の熱傷：衣類が燃えて受傷することが多い
- 眼病変：角膜損傷，前房出血，硝子体出血，網膜剥離，長期的に白内障
- 雷撃麻痺 keraunoparalysis：一過性麻痺をきたしうる．血管攣縮によると考えられている．頻度は下肢＞上肢．数時間で改善することが多いが，外傷による脊髄損傷でないかを必ず並行して評価

■評価
- 心電図，血算，Chem-7，CPK（横紋筋融解），尿検査（ミオグロビン尿），反応がなければ頭部CT

■治療
- 蘇生，外傷評価，頸椎保護，持続心電図モニタリング
- 大量晶質液輸液（生理食塩水）．電撃損傷と同様に治療（10-10参照）
- 尿道カテーテル留置：目標尿量1〜1.5 mL/kg/hr（or 200〜300 mL/hr）
- 横紋筋融解（CPK↑，尿潜血反応陽性）であれば，尿潜血反応が陰性化するまで高尿量を維持
- 通常の熱傷（10-6参照）と同様に対応：創処置，破傷風予防など
- 四肢に骨折があれば「良肢位」に副子固定（拘縮＆浮腫を最小限に）

■方針
- 無症状で診察でも正常であれば，帰宅可．現場で生存すれば予後良好
- 心電図変化，ミオグロビン尿，流入創/流出創，Ⅱ度/Ⅲ度熱傷などあれば，熱傷センターに入院

■パール
- 米国では雷撃により毎年約50〜300人が死亡．25〜30％の雷撃被害者は死亡．生存者のうち約75％に後遺症あり

溺水

■背景
- AHAガイドラインでは，溺水drowningを下記を含めて広く定義することを勧めている：溺死death from drowning．溺水near drowning（訳注：near drowningの用語は使用しないようにとAHAガイドライン2005でも述べられている），湿性溺水wet drowningなど
- 現在も慣習的に使用されている古典的な定義
  - 溺死drowning＝水没して液体を肺に吸入することによって起こる窒息死
  - 乾性溺水 dry drowning＝重度喉頭痙攣による窒息．液体の肺への吸入は高度ではない
- 米国での溺死者は年間4,000人以上．よちよち歩き（1〜3歳児）と10代男子が最高リスク
- 真水・海水・塩素処理されたプールの水の違い：理論的な違いのみで，臨床上の違いはない
- 主に肺を障害：水が肺胞-毛細血管膜を通過．肺胞サーファクタントを破壊（真水）or 流しだす（海水）➡ 低酸素
- 潜水反射 diving reflex＝顔が＜20℃（68℉）の水に浸される ➡ 末梢血管が収縮し脳＆心へ血流維持しようとする．無呼吸，徐脈，低体温にもなる ➡ 代謝↓によって重篤な脳低酸素の出現を予防/遅延させることも

■アプローチ
- 詳細な病歴聴取：飛びこみ外傷（頸椎・頭部外傷）の可能性vs.溺水が主病態．薬物中毒の有無，既往歴，浸水時間，水温，初期対応の有無（ACLS）
- 現場から救出し，濡れた衣服の脱衣，ABC，ACLS，必要なら気管挿管

- 意識障害があれば簡易血糖測定 or 50%ブドウ糖液投与
- 頭頸部損傷の可能性があれば頸椎保護（特に飛びこみやプールでの事故の場合）

■ **病歴**
- 水没していた病歴（前述）

■ **所見**
- 覚醒，昏睡，心停止まで様々
- 喘鳴 / ラ音 / いびき様音，斑状皮下出血 / 握雪感 / その他の外傷所見の有無を診察

■ **評価**
- 血算，Chem-7，肝機能，薬物中毒スクリーニング。2〜6時間後にCXRで肺水腫や誤嚥の所見。外傷の疑いor意識障害があれば頭部・頸椎CT

■ **治療**
- ABC，挿管 or O_2 投与，CPR/ACLS，尿道カテーテル留置
- 深部温測定，＜30℃（86℉）であれば低体温の治療
- 肺内シャント↓目的で，人工呼吸器PEEP 5〜10mm H_2O で管理

■ **方針**
- 入院させ継続加療。ARDS/人工呼吸器関連肺損傷の徴候に注意
- 軽症の浸水であっても，肺障害をきたすことも。無症状でも少なくとも8時間経過観察

■ **パール**
- 予防的抗菌薬＆ステロイドの適応はない
- 人為的な低体温療法を行っても予後を改善しない

ボツリヌス中毒

■ **背景**
- 嫌気性グラム陽性桿菌であるボツリヌス菌 *C. botulinum* が産生する神経毒が原因
  - 土壌や水辺にみられる芽胞形成菌，特にカリフォルニア，ユタ，ペンシルバニアの各州
- 神経筋接合部＆自律神経節（ニコチン性受容体）でのアセチルコリン放出を阻害

■ **アプローチ**
- 早期に気道確保＆人工呼吸管理
- （米国なら）抗毒素に関してはCDCボツリヌスセンターに連絡（1-404-639-2206/3311）

■ **病歴**
- 3つの主病因：（1）乳幼児，（2）食物由来，（3）創傷部からの侵入。他には生物テロの可能性も
- 乳幼児：殺菌処理をしていない蜂蜜を食べた or 土壌にいた芽胞に曝露（例：地面に落ちた哺乳瓶の吸い口，土遊びした後の手を指しゃぶり）
- 食物由来（成人）：芽胞で汚染された食物の摂取，自家製の缶詰のことが多い
- 創傷部からの侵入：芽胞が皮膚の傷から侵入，芽胞が発芽し毒素を血液に放出

■ **所見**
- 脱力，弛緩麻痺，呼吸停止，自律神経不安定。CNSが最初に障害される
- 乳幼児：弱い泣き声，哺乳力低下，弛緩 / 筋緊張低下
- 食物由来（12〜36時間）＆創傷部由来（数日）：自律神経不安定，下行性対称性運動麻痺。感覚は正常

■ **評価**
- 介入しないのであれば特殊検査は不要
- 血清，便，創傷部，食事サンプルを集めCDC検査に提出

■ **治療**
- ABC，気管挿管 or O_2 投与
- 抗毒素1バイアル（米国）IV（大人，子どもとも）
- 乳児には支持療法のみ行う。抗毒素は投与しない

■ **方針**
- ICU入院とし，人工呼吸管理

■ **パール**
- 乳幼児敗血症症例では必ずボツリヌス中毒も念頭におく
- 人為的な低体温療法を行っても予後を改善しない
- アミノグリコシドやマグネシウムは神経筋遮断を助長する可能性があるため，禁忌
- 筋力回復には約4カ月かかるかもしれない：数カ月人工呼吸管理を要することも

アレルギー反応，アナフィラキシー，血管性浮腫

■アプローチ
- アナフィラキシーは直ちに評価＆治療
- 臨床経過を予測し，早期から気管挿管も念頭に

アレルギー・アナフィラキシー関連疾患の鑑別	
病態生理	鑑別診断
アナフィラキシー	IgE介在性反応 ➡ 蕁麻疹，低血圧，気管支攣縮．過去にそのアレルゲンへの曝露歴がないと発症しない
アナフィラキシー様反応	IgE非介在性反応．アナフィラキシーと症状は似ているが，過去にそのアレルゲンへの曝露歴がなくても発症する（例：ヨウ素系造影剤）
血管性浮腫	皮下／粘膜下浮腫．顔面，気道，消化管に起こることが多い．原因：ACE阻害薬，C1エステラーゼ欠損症，特発性

■定義
- アナフィラキシー：急性発症の皮膚，粘膜，消化管症状．さらに，呼吸不全，低血圧，臓器不全のうち少なくとも1つを伴う

■病歴
- 曝露：ナッツ，貝・甲殻類，薬物（抗菌薬，NSAID，ヨウ素系造影剤），昆虫，ACE阻害薬（血管性浮腫）
- 既往歴：遺伝性血管性浮腫の有無
- 症状：呼吸困難，舌／咽喉の腫脹，嗄声，蕁麻疹，悪心・嘔吐，腹部疝痛，失神

■所見
- 蕁麻疹，結膜充血，びまん性紅斑，腫脹（顔面，舌，口腔），嗄声，流涎，stridor，血圧↓

■評価
- 気道・挿管の必要性を評価．アナフィラキシーショックなら静脈路確保＆急速輸液

アレルギー反応，アナフィラキシー，血管性浮腫の治療	
反応	治療
ほとんどのアレルギー反応	アレルゲンの除去
	ジフェンヒドラミン25〜50mg PO/IV
	ラニチジン150mg PO or 50mg IV
	プレドニゾロン60mg PO or メチルプレドニゾロン125mg IV
アナフィラキシー（*J Allergy Clin Immunol* 2005; 115:S485; *Ann Emerg Med* 2006;47:373）	気管挿管：早期に考慮
	上記アレルギー反応治療のすべて（IV）
	急速輸液（IV）
	アドレナリン（必要に応じ反復，±持続静注） IM：0.3〜0.5mg（1,000倍希釈液） IV：0.1〜0.25mg（1万倍希釈液）➡ 重症の場合 ETT内投与：IVと同量（静脈路がないとき） ネブライザー：2.25% 0.5mLを生理食塩液2.5mLに溶解してネブライザー（静脈路がないとき）
血管性浮腫（*Ann Allergy Asthma Immunol* 2007; 98:383; *NEJM* 2008;359:1027）	C1エステラーゼ欠損症：FFP
	ACE阻害薬誘発性：ACE阻害薬の中止
	安定状態：喉頭ファイバーでの評価＆挿管
気道浮腫	不安定状態：輪状甲状間膜切開

- 蕁麻疹に対してはH_1拮抗薬単独よりもH_1拮抗薬・H_2拮抗薬併用が有効（*NEJM* 2004;351:2203）
- アドレナリンはIMがSCより吸収が早いため（*J Allergy Clin Immunol* 2001;108:871）
- 心疾患患者へのアドレナリン投与時はモニター管理すべき．CAD＝相対的禁忌（訳注：ただしCADの既往があっても，重篤なアナフィラキシー症例では利益が危険性を上回ると判断する．アドレナリン投与が遅れることがないように）
- グルココルチコイドはアナフィラキシーの二相性反応や症状継続を減らすかもしれないが，決定的なエビデンスはない

■方針
- 帰宅
  - （1）局所症状のみで気道症状はなかった場合，（2）全身反応があったが曝露後数時間経過後に救急外来へ搬送された場合
- 2本のエピペン®を処方し常備させる（自宅用と携帯用．訳注：日本では通常1本処方）
- 観察ベッド・一般病棟に入院させ経過観察：**アドレナリンを必要とした症例全例**
- ICU入院：**重症アナフィラキシー反応，気道狭窄・閉塞例**

■パール
- ACE阻害薬は使用期間にかかわらずいつでも血管性浮腫を起こしうる
- ペニシリンアレルギー：IgE介在性反応がセファロスポリン系との交叉反応をきたすリスクは低い（約1%）が、ペニシリンへのアレルギー反応が重篤であった場合は避けるべき（*NEJM* 2006;354:601）

オンコロジック・エマージェンシー

発熱性好中球減少症（FN）

■アプローチ
- 可及的速やかに静脈路の確保，輸液蘇生，抗菌薬。敗血症治療は可及的速やかに開始すること。急速に悪化しうる

■定義
- 「体温＞38.3℃が1回でもありor体温＞38℃が1時間持続」＋「好中球絶対数（ANC）＜500 or ANC＜1,000で＜500への低下が予測されるor機能的好中球減少（例：急性骨髄性白血病）」
- 感染徴候をほとんど示さないにもかかわらず，急速に重症化の転帰をたどりうる

オンコロジック・エマージェンシーの鑑別	
臓器別	鑑別診断
呼吸器	肺炎
消化器	粘膜炎，腸炎，閉塞（消化管，胆道）
腎尿路生殖器	UTI，腎盂腎炎，尿路閉塞
皮膚	ライン感染，膿瘍（例：肛門周囲膿瘍）
神経	髄膜炎，脳炎，硬膜外膿瘍
頭頸部	副鼻腔炎

■病歴
- 発熱の発症日，化学療法の投与日（ANCは化学療法後10～14日で最低値）

■所見
- 皮膚，口腔，肺，腹部，カテーテル挿入部／手術部位，直腸周囲（直腸診を除く）

■評価
- 血算＋WBC分画，Chem-7，肝機能，凝固，尿検査／尿培養，血液培養（最低2カ所＋留置カテーテル部すべてから採取），±CXR
- ±その他の検査：培養（便，喀痰，腹水，髄液）
- 画像検査：胸部，腹部／骨盤，副鼻腔，脳の画像検査を考慮

発熱性好中球減少症の低リスク判定基準	
成人（*J Clin Oncol* 2000;18:3038）	＜60歳，症状軽度，血圧↓なし，固形癌。COPD／真菌感染／脱水がないこと
小児（≦16歳）（*J Clin Oncol* 2000;18:1012）	単球≧100，合併症がないこと，CXR正常

■治療
- 経験的抗菌薬投与
  - 低リスク例：シプロフロキサシン＋アモキシシリン-クラブラン酸
  - 高リスク例：培養検体採取後，緑膿菌をカバーする抗菌薬
    - 単剤：セフタジジム，セフェピム，カルバペネム（ertapenemを除く）
    - 併用（グラム陰性桿菌への相乗効果）：アミノグリコシド＋（緑膿菌カバーのペニシリンorセフタジジムorセフェピムorカルバペネム）
    - バンコマイシン：カテーテル関連感染，MRSA保菌，血圧↓の場合に検討
    - ペニシリンアレルギー：レボフロキサシン＋（アズトレオナムorアミノグリコシド）
    - 抗ウイルス薬：アシクロビル（ヘルペス／VZVに合致する皮膚病変があるとき）

■方針
- 発熱性好中球減少症をきたした全患者で入院を考慮

■パール
- FN症例の≧50%に潜在性感染があり，約60～70%ではグラム陽性菌（*Clin Infect Dis* 2002;34:730）
- 非定型病原菌感染や髄膜炎は稀

腫瘍崩壊症候群（*Oncology* 2011;25(4):378）

■アプローチ
- 直ちに12誘導心電図＆心電図モニター（高Kの変化はないか）

■定義
- 癌細胞の急激な破壊➡細胞内の尿酸，K，PO_4の放出
- 定義：下記3つを満たす。(1) 化学療法の開始3日前〜開始7日後，(2) K↑，PO_4↓，Ca↓（いずれも変化率＞25%）のうち≧2項目，(3) 腎機能障害（GFR≦60），不整脈，痙攣のうち≧1つ
- 化学療法開始後48〜72時間後に生じるのが典型的。腫瘍容量が大きく，増殖が急速で，治療反応性が高い腫瘍で起こりやすい（特に急性白血病，非Hodgkinリンパ腫，Burkittリンパ腫）

■病歴
- 悪心・嘔吐，傾眠，浮腫，CHF，血尿，不整脈，痙攣，筋痙攣，テタニー，失神，突然死

■評価
- Chem-7＋電解質（Ca, MG, P），尿酸（尿酸測定時は検体氷冷），LDH，尿検査（尿pH）
- 腫瘍崩壊症候群の所見：尿酸↑，K↑，PO_4↑，Ca↓

■治療
- 高K・高PO_4の治療，症候性低Caの治療
- 尿量＞100 mL/hrを維持するよう輸液蘇生。血管内容量が不足していることが多い
- 等張性$NaHCO_3$輸液➡尿アルカリ化➡尿酸の腎臓での結晶化防止
- アロプリノール
- ラスブリカーゼ：腫瘍内科にコンサルト➡尿酸代謝を促し透析の必要性↓の可能性。アロプリノールとは併用しない（J Clin Oncol 2001;19:697）
- 血液透析：治療抵抗性の高K，重度のアシドーシス，肺うっ血・CHF，尿毒症，重度の高PO_4 or 低Ca持続

■方針
- 入院（重症度に応じて一般病棟or ICU）

鎌状赤血球症

(BMJ 2008;337:a1397)

■アプローチ
- O_2投与（低酸素血症，疼痛時）
- 鎮痛薬：早期に開始（投与量を血液内科医にコンサルト）
- 抗菌薬：感染症が疑われる場合。発熱があれば特に（機能性無脾であることが多い）

■定義
- 病態生理：βグロビン変異（常染色体劣性遺伝）➡構造異常をもつヘモグロビン（HbS）➡脱酸素化したHbSが重合➡RBCが鎌状化➡溶血／微小血管閉塞をきたす
- 貧血：慢性（鎌状赤血球の溶血），急性（パルボウイルスB19感染，脾臓での急性の赤血球捕捉splenic sequestration）
- 微小血管閉塞：疼痛発作，急性胸部症候群，脳卒中，脾臓での急性の赤血球捕捉，腎臓壊死，無菌性壊死，持続勃起症
- 感染：脾梗塞発症後は莢膜をもつ細菌による敗血症（肺炎球菌，髄膜炎菌，インフルエンザ菌）になりやすい。骨髄炎（Salmonella，黄色ブドウ球菌）

■病歴
- 胸痛，息切れ，骨痛（背部，四肢）

■所見
- 骨の圧痛，頻呼吸，±発熱。脳卒中・持続勃起症の所見がないか

■評価
- 血算＋WBC分画（ベースラインと比較），Chem-7，網赤血球数（骨髄無形成クリーゼや重度の溶血が疑われるとき），肝機能（ビリルビン含む）
- 胸痛発作：CXR（浸潤影），ABG，心電図
- その他必要に応じて：X線/MRI（骨髄炎），胸部CTA（PE），CTA/MRI（脳卒中）

■治療
急性
- RBCが鎌状化するのを減らすために：O_2投与，輸液，オピオイドによる鎮痛（投与量は血液内科医にコンサルト）
- 感染症に対する抗菌薬投与
- 輸血（骨髄無形成クリーゼ，脾臓での急性の赤血球捕捉，持続勃起症に対して）
- 交換輸血：急性の脳卒中，重症の急性胸部症候群

慢性
- ヒドロキシウレア製剤：HbF↑，疼痛発作↓，入院の頻度と期間↓，急性胸部症候群のリスク↓（NEJM 1995;1332:1317)，死亡率↓（NEJM 2003;1289:1645）

■方針
- 帰宅：疼痛コントロール良好例
- 入院：敗血症・急性胸部症候群，溶血発作の懸念のあるとき

■パール
- 急性胸部症候群：肺血管系での血管閉塞➡肺梗塞，浸潤影，ARDSに類似した肺炎

異常出血（血小板疾患と凝固障害）

■アプローチ
- 患者の安定化（ABC、静脈路確保、モニター管理）
- 出血原因の鑑別→血小板疾患か凝固障害か
- 出血性疾患の既往や疑いのある患者の重症出血は、血液内科にコンサルト

異常出血の原因		
病態生理		鑑別診断
血小板	血小板減少症	薬物性（HIT）、ITP、MAHA（DIC、HUS、TTP）、感染症（敗血症、HIV）、SLE、再生不良性貧血、悪性腫瘍、大量輸血、HELLP症候群、脾臓での急性の赤血球捕捉
	血小板機能異常	vWD、尿毒症、肝疾患、薬物（アスピリン/NSAID、クロピドグレル、GPⅡb/Ⅲa阻害薬）
凝固障害		薬物（例：ワルファリン）、血友病、肝疾患、DIC、大量輸血

病歴	
臓器別	所見
皮膚	点状出血、斑状皮下出血
筋骨格系	筋肉内血腫、関節血腫
頭頸部	歯肉出血、鼻出血
呼吸器	血痰・喀血
消化器	吐血、下血、血便
腎尿路生殖器	血尿、月経過多
CNS	ICH、EDH

■所見
- 紫斑
  - 触診で皮膚が平坦な紫斑 non-palpable purpura：血小板減少症、血小板機能異常、DIC、TTP、コレステロール/脂肪塞栓、壊血病、外傷
  - 触診で隆起を認める紫斑 palpable purpura：血管炎、Henoch-Schönlein 紫斑病、結節性多発動脈炎、ロッキー山紅斑熱、髄膜炎菌血症、細菌性感染性心内膜炎

■評価
- 血算＋WBC分画、Chem-7、凝固。必要に応じて、肝機能、末梢血スメア、DICパネル（フィブリノゲン、Dダイマー、LDH、ハプトグロビン）

血小板減少症と血小板機能異常

■アプローチ
- 血小板単独減少：ITP、免疫性、薬物性、感染
- 血小板減少＋異常な血算値/スメア：DIC、HUS、TTP、再生不良性貧血、悪性疾患

■定義
- Plt数による分類
  - <15万/μL：血小板減少症
  - >10万/μL：出血リスク↑なし
  - <5万/μL：軽度出血のリスク、外傷時の出血増加リスク
  - <2万/μL：自然出血のリスク
  - <1万/μL：GIBやICHなどの重度出血リスク

■病歴
- アルコール依存、HIV、悪性疾患、妊娠、薬物、感染症

■所見
- 脾腫、リンパ節腫脹、出血

■評価
- 血算＋WBC分画。必要に応じて以下を検査
  - 溶血精査：網赤血球数、LDH、ハプトグロビン、ビリルビン、末梢血スメア、凝固、フィブリノゲン、Dダイマー、直接Coombs試験

免疫性血小板減少性紫斑病（特発性血小板減少性紫斑病）（ITP） (Blood 2010;115(2):168)

■アプローチ
- 本症は除外診断である→他の原因の精査が先決（TTP/HUS、他の免疫関連疾患、薬物、HIV、HCV）

- ＞60歳では骨髄異形成症候群（MDS）を考慮

■**定義**
- 抗体を介した免疫性の血小板破壊（Plt＜10万/μL）で，原発性（原因不明）と二次性（ウイルス，薬物性，自己免疫疾患，ワクチン）に分けられる

■**病歴**
- 緩徐出現の点状出血，鼻出血，易出血性，月経過多，血尿，GIB，直近のウイルス感染

■**評価**
- 血算＋WBC分画，末梢血スメア，血液型＆不規則抗体試験，免疫グロブリン，HIV，HCV，H. pylori，直接Coombs試験

■**治療**
- Plt＞5万/μLはほとんどの場合治療不要（出血リスク増大例，手術症例を除く）
- 成人例は血液内科コンサルトを検討（Plt↓↓となり治療を要することが多い）
  - ステロイド：プレドニゾロン0.5〜2mg/kg/日で開始し漸減 ➡ 短期的に有用。活動性出血時はメチルプレドニゾロン1g/日IV
  - 活動性出血時orステロイドに抵抗性の場合：抗D（Rho）ヒト免疫グロブリン75μg/kg/日 IV〔Rh（D）陽性の非摘出例に限る〕，IVIG 1g/kg/日×1〜2日
  - 血小板輸血（出血例やPlt↓↓の場合）➡ IVIG or 抗D（Rho）ヒト免疫グロブリンと併用する
- 小児例：軽症例は経過観察。Plt＜2万/μL or 活動性出血例では治療
  - ステロイド：プレドニゾロン4 mg/kg/日PO×4日
  - 抗Rh（D）Ig：75μ/kg IV×2日
  - IVIG：0.8〜1g/kg IV 1回

■**方針**
- 帰宅：Plt＞2万/μLで活動性出血なし
- 入院：Plt＜2万/μL &/or活動性出血の全例

■**パール**
- 50〜75％がステロイドに反応するが，漸減後に寛解が持続するのは＜20％
- 約50％のITPは小児に発症

ヘパリン起因性血小板減少症（HIT） (Chest 2012;141(2 suppl):e495S)

■**定義**
- 直接（Ⅰ型）or 抗体介在性（Ⅱ型）の血小板活性化
- Ⅱ型HITの病態生理：血小板第4因子（PF4）＆ヘパリンの複合体に抗体が結合し免疫複合体形成 ➡ この免疫複合体が血小板表面に結合 ➡ Pltが活性化し，PF4をさらに放出 ➡ Plt由来のマイクロパーティクルが形成され，トロンビンも放出 ➡ 血栓形成・血小板減少

■**診断**
- Plt＜15万/μL or ベースラインより30〜50％↓
- 血管床全体にわたる血栓症：PE，DVT，四肢虚血，脳卒中，MI ➡ 約50％の患者にみられる
- ヘパリン抵抗性の増大
- HIT抗体（PF4−ヘパリンELISA）：PPVは低い（10〜93％）がNPVが高い（＞95％）ので，検査前確率が中程度 / 高度の場合に測定，±血小板凝集試験で確定

■**病態**
- Plt低値±血栓症。出血をきたすことは稀。ヘパリン開始後5〜10日に発症。ヘパリン開始後5日以内の発症は稀だが，最近（＜30日）のヘパリン曝露歴があれば起こりうる

■**治療** (NEJM 2006;355:809)
- ヘパリン中止，ヘパリン含有のルートフラッシュ・ヘパリンコーティーングのデバイスもすべて中止
- 血液内科にコンサルト
- 治療目的のヘパリンの場合：代替薬へ変更（アルガトロバン，bivalirudin，lepirudin）
- 出血しているor出血の高リスクでなければ，血小板輸血は避ける
- 将来のヘパリン使用（NEJM 2001;344:1286）：HIT診断後＞100日経過し，PF4抗体が陰性なら低リスク

■**方針**
- 入院

溶血性尿毒症症候群（HUS），血栓性血小板減少性紫斑病（TTP）

(J Intensive Care Med 2007;22(2):82; Br J Haematol 2012;158(3):323; NEJM 2006;354:1927)

■**定義**
- 血小板凝集による全身性（TTP）or 腎性（HUS）の血管閉塞性病態 ➡ 微小血管性溶血性貧血（MAHA）＝血小板減少症＋溶血。TTPとHUSの原因・発症機序は異なることが多い
- ADAMTS-13欠乏を伴う ➡ vWFの切断ができない ➡ 微小血栓形成

■**鑑別診断**
- 敗血症，DIC，HELLP症候群

■**病歴**
- HUS
  - HUSの三徴：MAHA，血小板減少症，腎不全

- 血性下痢を伴う小児→腸管出血性大腸菌（EHEC）の志賀毒素に起因
- TTP
  - TTPの五徴（一般的ではない）：MAHA，血小板減少症，腎不全，意識障害，発熱
  - 成人→特発性or薬物性（クロピドグレル，化学療法，キニジンなど）が多い

■**評価**
- 血算＋WBC分画，Chem-7，末梢血スメア，凝固，肝機能，LDH，ハプトグロビン，フィブリノゲン，Dダイマー，尿検査
- 診断：MAHA＋血小板減少症（HUS・TTPともに）
- MAHA：破砕赤血球，LDH↑，間接ビリルビン↑，Cr↑（HUS＞TTP），ハプトグロビン↓などを診断根拠とする

■**治療**
- 血液内科にコンサルト，早期の腎臓内科コンサルトも検討
- TTP
  - 血漿交換：TTPの全例→6カ月生存率↑（NEJM 1991;325:393）
  - FFP：血漿交換まで時間を要する場合
  - ステロイド：プレドニゾロン1〜2mg/kg/日，メチルプレドニゾロン1g/日（最大3日間）（ただし，有効性を評価した質の高いエビデンスはない）
  - Plt回復時の低用量アスピリン（症例報告レベルのエビデンス），葉酸補充
- HUS：主に支持療法±透析

■**方針**
- 入院

■**パール**
- 血小板輸血は禁忌→微小血管血栓症↑
- 無治療のTTPの死亡率は90％（NEJM 2006;354:1927）。一方でHUSはしばしば無治療で軽快

von Willebrand病（vWD）(NEJM 2004;351:683; Haemophilia 2008;14(2):171)

■**定義**
- vWF欠損or低下。vWFの機能＝血小板凝集と第Ⅷ因子運搬体
- 常染色体優性or劣性，後天性（悪性疾患，薬物など）

■**病歴**
- 血小板減少症＆/or凝固障害と同様の症状（vWFが血小板と第Ⅷ因子両方の機能に関連しているため）
- 粘膜・皮膚出血＆外科処置後の出血，月経過多，易出血性，鼻出血。(稀だが重症例では) 関節血腫，血腫

■**評価**
- 血算＋WBC分画（Plt↓），Chem-7，凝固（aPTT↑），第Ⅷ因子量↓，vWF抗原↓，vWF活性↓

■**治療**
- デスモプレシン（DDAVP）：効果は様々。血管内皮からのvWF放出を起こす
- vWF補充：クリオプレシピテート投与（8〜12袋を要する），血漿由来vWF/第Ⅷ因子複合体製剤（Humate-P®），組換え型vWF，抗線維素溶解性アミノ酸（補助的）

■**方針**
- 患者の状態やvWDの重症度＆出血部位による

■**パール**
- 最も高頻度の遺伝性出血性疾患

凝固障害

■**アプローチ**
- 遺伝性か後天性かの鑑別。原疾患の治療

凝固障害の鑑別	
病態生理	鑑別診断
後天性	薬物性（ワルファリン，ヘパリン），肝疾患，DIC，ビタミンK欠乏，凝固因子インヒビター
遺伝性凝固因子欠乏	血友病（A，B），vWD，フィブリノゲン欠乏症，第Ⅱ因子欠乏症，第Ⅶ因子欠乏症

■**評価**
- 血算，PT，aPTT，肝機能，フィブリノゲン，凝固因子インヒビター

播種性血管内凝固（DIC）(Br J Haematol 2009;145(1):24)

■**アプローチ**
- DICは後天性疾患→原因検索（下表参照）

■**定義**
- 広範な凝固系の亢進→フィブリン形成→小/中血管の血栓症。重症で，凝固の進行→Plt↓/凝固因子↓→出血

DICの原疾患の鑑別	
病態生理	鑑別診断
感染症	敗血症，ウイルス血症
外傷	重症外傷，頭部外傷，脂肪塞栓
癌	固形癌，骨髄増殖性疾患，転移
産科疾患	羊水塞栓，常位胎盤早期剥離，HELLP症候群
免疫疾患	重症アレルギー反応，輸血反応，移植片拒絶反応

■ **評価**
- 上記の原疾患の診断＋Plt↓（通常＜10万/μL），PT↑・aPTT↑，Dダイマー↑，フィブリノゲン↓，LDH↑，フィブリン分解物（FDP）↑，アンチトロンビン，臓器障害

■ **治療**
- 原疾患の治療
- ヘパリン：血栓塞栓症が主体ならば，低用量ヘパリンのIV（賛否両論）
- アンチトロンビン（AT）-Ⅲ製剤：重症敗血症 & DIC合併例の死亡率を減らす可能性あり．ただし出血リスク↑（*Blood Coagul Fibrinolysis* 2006;17(7):521）
- （状況により）輸血：血小板，クリオプレシピテート，FFP，プロトロンビン複合体製剤（prothrombin complex concentrate）（体液量↑の場合）

■ **方針**
- ICU入院

■ **パール**
- 重症肝障害との鑑別が困難なことがある

血友病 (*NEJM* 2001;344:1773)

■ **アプローチ**
- 血友病の型，重症度，出血に対するこれまでの治療を把握
- 出血の疑いがあれば，早期に血液内科コンサルト

■ **定義**
- X染色体関連の第Ⅷ因子欠損（血友病A），第Ⅷ因子に対するインヒビター形成（後天性血友病A）
- X染色体関連の第Ⅸ因子欠損（血友病B）

血友病の重症度分類	
重症度	凝固因子濃度（正常値に対する%）
軽症	5〜40
中等症	1〜5
重症	<1

■ **所見**
- 出血（消化管，腎尿路生殖器，粘膜），血腫，関節血腫，あざができやすい

■ **評価**
- aPTT↑，PT正常，血算

■ **治療**
- デスモプレシン点鼻＋トラネキサム酸を考慮（軽症血友病の軽症の出血に対して）
- 凝固因子（Ⅷ or Ⅸ）濃縮製剤投与：投与量は凝固因子の欠乏レベルと出血の程度/部位により決定．投与量の詳細は，製剤の添付文書 or *Haemophilia* 2013 Jan;19(1):e1 を参照
- 凝固因子インヒビター（後天性血友病）症例では，出血を減らすために，遺伝子組換え第Ⅶa因子製剤 or anti-inhibitor coagulant complex〔訳注：乾燥人血液凝固因子抗体迂回活性複合体（ファイバ®）の使用を検討〕

輸血

■ **アプローチ**
- 輸血を行う可能性のある全例で血液型＆不規則抗体試験を行う
- 外傷に対する輸血は18章を参照

■ **定義**
- FFP：すべての凝固因子を含有
- クリオプレシピテート：凍結FFPの沈殿物（フィブリノゲン，vWF，第Ⅷ因子，第ⅩⅢ因子を含有）
- 放射線照射製剤：ドナーのT細胞を破壊し，GVHDを防ぐ
- CMV陰性製剤：妊婦，移植レシピエント候補者，AIDS患者に使用
- WBC除去製剤：血液製剤中のWBCは発熱性輸血反応を引き起こし，CMVを伝搬しうる．WBC除去により，

発熱反応↓，CMV感染リスク↓

■赤血球濃厚液（PRBC）輸血 (Ann Intern Med 2012)
アプローチ
- 適応：(1) 急性&/or進行性の血液喪失，または症候性or血行動態不安定（HR↑，血圧↓）な慢性貧血，(2) Hct＜30の活動性のCAD症例，(3) Hct＜21 or 外科術後患者でHct＜24の場合も考慮

治療
- 成人：PRBC輸血1U（米国単位）ごとにHb 1 g/dL↑or Hct 3%↑（訳注：日本のPRBC 2単位でHb約1.5g/dL↑）
- 新生児：PRBC輸血10〜15 mL/kg投与ごとにHb 3 g/dL↑

パール
- 緊急時は，女性にはO型Rh（−）製剤を投与，男性にはO型Rh（＋）製剤を投与
- PRBC大量輸血➡血液希釈➡出血となる
  - 大量出血時は，FFP &/or血小板輸血を考慮
  - これらの輸血は，K↑，Ca↓を起こしうる
- PRBC輸血の必要性は慎重に検討．ICU患者ではPRBC輸血を受けると死亡率↑（JAMA 2002;288:1499; JAMA 2004;292:1555）（訳注：内科ICU症例ではHb＜7.0でPRBC輸血）
- 原疾患の治療（例：凝固障害による急激な血液喪失のある患者では，FFPも必要）

■血小板輸血
アプローチ
- 適応：(1) Plt＜5万/μLで活動性出血あり/侵襲的手技を行う場合，(2) Plt＜1万/μL，(3) Plt＜10万/μL+眼科や脳外科の手技/手術を行う場合，(4) Plt＜2万/μLで非出血性の状態不安定な場合（高リスクな癌患者）

治療
- 血小板1U（米国単位）でPlt 5,000〜1万/μL↑

■新鮮凍結血漿（FFP）輸血 (Transfusion 2010;50(6):1227)
アプローチ
- 適応：(1) 凝固障害，(2) ワルファリン/ヘパリンのリバース，(3) TTP/HUS，(4) DIC

治療
- FFP 1U（米国単位）で凝固因子は2%↑

■クリオプレシピテート輸血
アプローチ
- 適応：(1) フィブリノゲン欠乏＜100 mg/dL，(2) 第XIII因子欠乏症，(3) 血友病 or vWD

治療
- 投与量：1U（米国単位）/体重5〜10 kgで，フィブリノゲン＞100 mg/dLを維持

リバース：抗凝固薬・抗血小板薬作用の拮抗 (Stroke 2007;38:2001)

■アプローチ
- 適応：PT↑・aPTT↑の患者or抗血小板薬（アスピリン，クロピドグレルなど）内服例で，(1) 重篤な出血（例：腹腔内出血，ICH）or (2) 侵襲的手技・手術が必要な例

■治療
- PT-INR↑の場合
  - ビタミンK：緊急時はIVが好まれる（アナフィラキシーのリスクあり．効果発現には≧4時間かかる）
  - FFP：15 mL/kg（ビタミンKより速効性あり，高用量が必要）
  - その他：プロトロンビン複合体製剤＆遺伝子組換え第Ⅶa因子〔投与量（mL）は少なくてすむが，血栓塞栓症のリスク↑〕
- aPTT↑の場合
  - プロタミン：投与量は最終ヘパリン投与時間による
- 抗血小板薬の場合（例：アスピリン，クロピドグレル）
  - 血小板輸血：6U（米国単位）から開始

輸血合併症

■アプローチ
- 輸血前には可能な限り同意を得ること

輸血合併症の頻度 (JAMA 2003;289:959; NEJM 1999:340:438)			
感染症	頻度（Uあたり）	非感染性	頻度（Uあたり）
CMV	よく起こる	発熱	1：100
HBV	1：220,000	アレルギー反応	1：100
HCV	1：1,600,000	遅発性溶血	1：1,000
HIV	1：1,800,000	急性溶血	＜1：250,000
細菌感染（PRBC輸血）	1：500,000	致死性溶血	＜1：100,000
細菌感染（血小板輸血）	1：12,000	輸血関連急性肺障害（TRALI）	1：5,000

- どの合併症でも，輸血を中止し，輸血バッグ/ラベルを確認し，残りの血液製剤は血液センターに送り返す
- 発熱時は，血算，スメア，直接Coombs試験，尿検査，グラム染色，患者血/輸血製剤両方の血液培養

■**定義と治療**
- 急性発熱性溶血反応：受血者側にもともと存在した抗体 ➡ ドナー血が溶血（ABO型不適合が多い）
  - 症状：発熱，血圧↓，腎機能障害が24時間以内に発生
  - 治療：輸液，利尿薬（尿量↑），昇圧薬
- 遅発性溶血反応：急性発熱性溶血反応と同様だが，マイナー組織適合抗原による（ABO型ではない）
  - 1週間後までに出現。輸血に応じたHb上昇を認めない。特定の治療は不要
- 発熱性非溶血反応：血液製剤中のWBC or Plt上の抗原&サイトカインによる（除外診断である）
  - 症状：発熱，悪寒戦慄が輸血6時間以内に出現
  - 対応：アセトアミノフェン投与。溶血と感染を除外すること
- アレルギー反応：受血者側にもともと存在した抗体（典型的なのはIgA欠損症患者の抗IgA抗体）が，ドナー血の蛋白を攻撃
  - 症状：蕁麻疹，気管支攣縮，上気道浮腫，血圧↓，アナフィラキシー
  - 治療：11-1参照
- 輸血関連急性肺障害（TRALI）：ドナー血の抗体が受血者のWBCに結合 ➡ 肺毛細血管で凝集 ➡ 血管透過性↑を引き起こす ➡ 肺水腫
  - 治療：必要に応じてO_2投与，NPPV，人工呼吸管理。2-5，A-1参照
- 輸血関連循環過負荷（TACO）：循環血液量過多により肺水腫が起こる ➡ O_2投与，フロセミドで対応

移植患者へのアプローチ

(Fish RM, Massad MG. Chapter 295. The transplant patient. In: Tintinalli JE, Stapczynski JS, Cline DM, Ma OJ, Cydulka RK, Meckler GD, eds. Tintinalli's Emergency Medicine: A Comprehensive Study Guide. 7th ed. New York, NY: McGraw-Hill; 2011)

■**アプローチ**
- 患者の移植の主治医に連絡をとる
- 急性&亜急性感染がないか，常に疑う
- 新規に薬物を投与する前に，移植の主治医にコンサルト

移植関連の合併症		
病態生理	鑑別診断	
感染症（*NEJM* 1998;338:1741)	移植後0〜1カ月	創部感染，肺炎，UTI，ライン感染，腹部感染，HSV，*Candida*
	移植後1〜6カ月	肺炎，髄膜炎，UTI，*Nocardia*，*Listeria*，CMV，EBV，HSV，VZV，肝炎（HAV，HBV，HCV），*Aspergillus*，*Candida*，PCP，結核，トキソプラズマ症
	移植後＞6カ月	肺炎，UTI，*Listeria*，CMV，VZV，肝炎（HBV，HCV），*Cryptococcus*，PCP
免疫関連	拒絶反応	

■**定義**
- 実質臓器の拒絶反応：移植臓器に対する免疫介在性炎症反応
- GVHD：造血幹細胞移植後に起こる，レシピエント組織に対する免疫介在炎症性攻撃（実質臓器移植後に起こることは稀）
- 拒絶反応もGVHDも，感染と鑑別が難しい場合や，感染と併発することがある
- 移植後リンパ増殖性疾患（PTLD）：成人の実質臓器移植後に生じる，T細胞リンパ腫・Hodgkin病様の病態。発生率は10%

■**病歴**
- 発熱（拒絶or感染），内服薬リスト（免疫抑制薬），服薬コンプライアンス，移植の時期，皮膚病変，運動耐容能，尿量，拒絶反応の既往，病人との接触，渡航歴

■**評価**
- 血算，Chem-7。免疫抑制薬の血中濃度（シクロスポリンなど）。移植器官に応じた追加検査（肝移植後 ➡ 肝機能，心臓移植後 ➡ 心筋逸脱酵素），発熱の有無（血液培養，LP，腹水穿刺）

■**治療**
- 敗血症の懸念があれば，早期に広域抗菌薬開始。ストレス量のステロイド投与も考慮
- 拒絶反応やGVHDの可能性があれば，メチルプレドニゾロンIVの適応を移植の主治医にコンサルト
- 救急外来でも，移植患者には，適応があれば常用している免疫抑制薬のPO or IVを行うことが重要
- PTLDは免疫抑制薬の減量によって治療

■**方針**
- 一般的には入院管理が望ましい。複雑な病態の場合や，適切な病院リソースがない場合は，高度医療機関への搬送を検討

■ パール
- 拒絶反応の確定診断には生検が必要
- 心臓移植：おおむねHR 90〜100 bpm，ACSでも胸痛を欠く。拒絶反応はCHFで発症
- 肺移植：合併症には閉塞性細気管支炎，PTLD，拒絶反応などがある
- 腎移植（*Ann Emerg Med* 2004;44:330）：拒絶反応は移植腎部の疼痛，尿量↓，Cr↑で発症→腎エコー（Dopplerを含む）施行。腎移植患者は体液量に影響を受けやすく，シクロスポリン腎毒性をきたしやすい
- 肝移植（*Ann Emerg Med* 1998;31:507）：拒絶反応は肝の圧痛，肝機能↑で発症。合併症としては，胆管閉塞，肝動脈or門脈血栓症→右上腹部エコー（Doppler含む）

下肢痛と浮腫

■アプローチ
- 詳細な病歴聴取：解剖学的分布，片側 vs. 両側，急性 vs. 慢性，紅斑など皮疹を伴っているか，外傷歴
- 感覚異常，感覚過敏，神経障害の評価
- 漏れのない神経学的所見と血管系の診察，筋力低下の有無を評価

鑑別

病態生理	鑑別診断
循環器系	CHF（浮腫，静脈うっ滞）
血管系	DVT（1章参照），PVD，動脈塞栓，血流障害による皮膚潰瘍，血栓性静脈炎
感染症	骨髄炎，壊死性筋膜炎，感染性関節炎，蜂窩織炎／膿瘍（4章参照）
筋骨格系	骨折，捻挫，脱臼，血腫，コンパートメント症候群，脊柱管狭窄症（神経性跛行 or 偽間欠性跛行と呼ばれる）
体液・電解質・栄養，腎尿路生殖器	電解質異常，糸球体腎炎，ネフローゼ症候群
産婦人科系	妊娠，妊娠 HELLP 症候群
神経系	Guillain-Barré 症候群，末梢神経障害
環境	熱浮腫（熱中症に伴う浮腫）
悪性新生物	肉腫，上大静脈症候群

末梢血管疾患（PVD）

■（血管性）跛行
病歴
- 労作による虚血性筋肉痛：再現性があり，休むと改善
- 血流を改善するために，患者は下肢を下げた位置にすることが多い
- 1〜2%は慢性重症下肢虚血になる：安静時痛，難治性潰瘍，乾性壊疽

所見
- 安静時には所見を認めないことも。末梢拍動↓していることもあるが，しないこともある

評価
- 足関節上腕血圧比（ABI）＜ 0.9 なら PVD の診断は確定的（感度・特異度ともに）
- 注意深く末梢動脈拍動の触診を。触知しにくい場合は Doppler 検査を
- 重篤な虚血の徴候を見逃さない（安静時痛，難治性潰瘍）

管理
- 重篤な虚血や急性の血流障害なら，血管外科コンサルト

方針
- 急性の血流障害は入院
- 慢性なら，血管外科を予約し帰宅。悪化すれば必ず再診するように指示

■急性四肢動脈閉塞症
病歴
- PVD の既往 ± 危険因子（高血圧，喫煙，虚血性心疾患（CAD），心房細動）
- 末梢の感覚異常を伴う，突然発症の疼痛
- 末期所見（憂慮すべき所見）：疼痛，蒼白，感覚異常，拍動消失

所見
- 冷たい，網状皮斑を認める四肢，動脈拍動↓，筋力低下，± 雑音
- 所見に不釣り合いに強い圧痛，感覚↓

評価
- 四肢すべての動脈拍動をベッドサイドでの Doppler 検査で評価。患肢以外の四肢も。ABI
- どこまで閉塞しているかをエコーで評価
- CTA or 血管造影
- 不整脈評価の心電図，血栓源の検索のため心エコーも必要だろう

治療
- 血栓除去術の可能性もあり，血管外科へ緊急コンサルト
- （血管外科と話し合ってから）抗凝固療法：ボーラス投与はなしで，ヘパリン 18 U/kg/hr IV

方針
- 施設内に血管外科がなければ，血管外科手術のできる施設へ搬送

パール
- 虚血による組織壊死は 4 時間以内にはじまる。慢性動脈不全の患者では，さらに短い

	足関節上腕血圧比（ABI）の測定
1	仰臥位で足首＆同側の手首のSBPを測定 カフは，手首のSBPを測定するときには上腕二頭筋に巻き，足首のSBPを測定する際にはふくらはぎに巻く Dopplerは，手首の測定の際には橈骨動脈上，足首の測定の際には後脛骨動脈か，足背動脈におく 拍動が聞こえなくなるまでカフをふくらませてゆき，その血圧を記録する
2	足首SBPを手首SBPで割る 正常ABI＝1であり，＜0.9ならPVD ABI＜1は下肢の血流が減少している ABI＞1は上肢の血流が減少している

外傷

■コンパートメント症候群（別名：筋区画症候群）

病歴
- どんな筋膜の閉鎖腔にも起こりうるが，遠位下肢（ふくらはぎ）に最も多い
- 外傷歴（特に挫滅），熱傷，横紋筋融解，きつい包帯・ギプス包帯，血腫（抗凝固薬，凝固障害），虚血後の腫脹，ヘビ咬傷，IVDU

所見
- 診察時，身体所見からかけ離れた強い疼痛．筋の受動的伸展時，痛みが筋コンパートメント（下表参照）へ放散，感覚異常，蒼白な末梢，緊張した硬い筋コンパートメント．末期：拍動↓，感覚／運動障害

評価
- 筋コンパートメント内圧を測定する：正常＜8mmHg，＞30mmHgなら緊急筋膜切開術
- 筋コンパートメント測定器具Stryker®：それぞれのコンパートメントに垂直に刺入して測定する
- 動脈圧モニターで測定する：18G針に動脈ライン圧モニターを装着してコンパートメント圧を測定する．測定している部位と圧力計トランスデューサが同じ高さになっているか確認

治療
- 筋膜切開術のため，整形外科or外科へ緊急コンサルト

方針
- 筋コンパートメント内圧＜30mmHgでも今後コンパートメント症候群になっていくことが危惧されるなら，整形外科入院にて動脈圧と神経血管所見を継続的にモニター

パール
- 正常コンパートメント内圧であってもコンパートメント症候群は除外できない．臨床症状で診断する
- 脛骨開放骨折の6％，脛骨閉鎖骨折の1％，動脈損傷の30％，静脈損傷の14％でコンパートメント症候群をきたす

下肢コンパートメントと関連する筋肉	
深後方コンパートメント	長趾屈筋，後脛骨筋，長母趾屈筋
浅後方コンパートメント	ヒラメ筋，腓腹筋
側方コンパートメント	長腓骨筋，短腓骨筋
前方コンパートメント	前脛骨筋，長母趾伸筋，長趾伸筋

腰背部痛

■アプローチ

- 詳細な病歴聴取：解剖学的な分布，片側vs.両側，急性vs.慢性，発熱，腹痛，鼠径部痛，失神，外傷歴，安静時や夜に悪化？　失禁？

よく知られている腰背部痛の危険信号（red flag）	
骨折を疑う	＞70歳，外傷（＞50歳），ステロイド長期使用，骨粗鬆症，癌の症状（例：体重減少）
悪性疾患を疑う	高齢者，癌の症状，仰臥位で悪化，症状継続＞1カ月
感染を疑う	発熱，IVDU，免疫抑制状態，結核の既往
動脈／血管疾患を疑う	腹痛，「裂けるような」痛み，失神，尿路の症状

- 身体診察，漏れのない神経診察，下肢伸展挙上試験（SLR），末梢の脈拍，直腸診での肛門括約筋緊張，歩行
- 妊娠可能年齢の女性では必ず妊娠反応をチェック
- X線検査は常に適応とは限らない：上記の危険信号，異常所見，局所の圧痛がある場合に撮影
- ほとんどが鎮痛薬のみで再診へ．しかし，生命と下肢を脅かす疾患を常に念頭に

鑑別	
病態生理	鑑別診断
消化器系(3章参照)	腹部大動脈瘤/解離,膵炎,胆嚢炎,PUD(±穿孔)
外傷	急性腰仙部捻挫,椎骨圧迫骨折,後腹膜出血(抗凝固薬使用中では軽微な外傷でも)
感染	脊髄硬膜外膿瘍,椎間板炎,骨髄炎,腎盂腎炎/腎周囲膿瘍
神経系	馬尾症候群,椎間板ヘルニア,脊柱管狭窄症
リウマチ性疾患	線維筋痛症,慢性関節リウマチ,強直性脊椎炎,OA
体液・電解質・栄養,腎尿路生殖器	腎・尿路結石
悪性新生物	悪性疾患(高齢者では多発性骨髄腫),骨転移

外傷

■急性腰仙部捻挫(ぎっくり腰)
病歴
- 通常きっかけとなった出来事がある:ひねる,持ち上げる,新しいトレーニング。急性/亜急性発症
- 発熱・神経根症状は認めない

所見
- 傍脊柱筋のスパスムと圧痛。神経所見は正常

評価
- 急性期に画像検査は必須ではない

治療
- NSAID。痛みがひどければ短期のオピオイドやベンゾジアゼピン。早期離床(ベッド上安静にしない)
- 筋弛緩薬が有効であるエビデンスはなく,むしろ(抗コリン作用など)副作用が多い

方針
- 悪化すれば必ずかかりつけ医を再診するように指示して帰宅

パール
- 急性腰仙部捻挫は救急外来での腰背部痛の原因として最多だが,除外診断である

■椎体圧迫骨折
病歴
- 急性発症の腰背部痛。骨減少症,喫煙,ステロイド使用の高齢者に多い

所見
- 椎骨棘突起の局所の圧痛。神経所見の異常は伴わないことが多い

評価
- 痛みのある胸椎,腰椎,仙椎の単純X線

治療
- たいていは安定型骨折:鎮痛薬±痛み軽減のための腰痛バンド/装具
- >50%の圧迫や多発骨折の場合:整形外科or脊椎外科コンサルト

方針
- 難治性疼痛,神経所見の異常あり,>50%の圧迫,多発骨折の場合→入院

パール
- 悪性腫瘍(病的骨折)でないかも念頭におく:他の危険因子や既往がない症例,特に高齢者

神経損傷

■馬尾症候群
定義
- 椎間板の大きな正中脱出ヘルニアが遠位脊髄を圧迫:脳神経外科救急である

病歴
- ひどい腰背部痛があって片側or両側の足に電撃痛&神経症状:サドル領域(会陰,臀部,大腿内側)の感覚異常,溢流性尿失禁を伴う尿貯留,便失禁/便秘や性機能障害。最近の外傷歴,転移の可能性のある癌

所見
- 肛門括約筋緊張↓,尿閉,サドル領域の感覚消失,反射消失,筋力低下

評価
- MRIがベスト
- 排尿後残尿量が最も感度が高い初期の所見

方針
- 緊急に脳神経外科にコンサルト,入院

■腰椎脊柱管狭窄症
定義
- 変性,椎間関節炎,亜脱臼などによる腰椎脊柱管の狭小化

病歴
- \>40歳，両側腰背部痛，偽間欠性跛行（歩行で痛み），休息と前屈で軽快（腰背部の前屈を維持するために猫背で歩く）

所見
- 正常身体所見，SLRも正常，腰の後屈/伸展で痛みがでる

評価
- 神経所見が正常なら緊急画像評価は必要なし。CT，MRIで診断確定

治療
- NSAIDによる疼痛コントロール。臀部屈筋＆腹筋エクササイズ。痛みが重篤であれば手術

方針
- かかりつけ医に早めに再診を

■ 椎間板ヘルニア

病歴
- 30〜40代，増悪・軽減する背部痛で（膝を超えて）下肢に放散±感覚異常
- 前屈，咳嗽，くしゃみ＆ひねり（神経根を伸展する動作）で増悪

所見
- 下表参照（L4/5が最も多い）
- SLRで，再現性をもって膝から下まで症状がでるときのみ，神経根刺激症状と相関する。同側は感度が高く，対側は特異度が高い

管理
- 神経所見正常：鎮痛薬を処方して帰宅。4〜6週で改善しなければ，MRIやCTミエログラフィ
- 神経所見異常あり（or急性の外傷性椎間板ヘルニア）：MRIで脊髄への影響を評価

方針
- 脊髄異常所見がなければ帰宅。そうでない場合は脳神経外科コンサルト

パール
- 坐骨神経痛とは，腰椎椎間板ヘルニアが坐骨神経を強く圧排している病態である

腰椎神経根圧迫部位と症状			
根	疼痛	感覚障害	筋力低下
L4	臀部，大腿前面	大腿前面内側から足内側	大腿四頭筋↓，膝蓋件反射↓
L5	大腿外側/ふくらはぎ，足背，母趾	ふくらはぎ外側，足背，母趾	長母趾伸筋↓
S1	大腿後面外側，ふくらはぎ，踵	大腿後面＆ふくらはぎ，足趾，踵外側	腓腹筋↓，アキレス腱反射↓
S2〜4	会陰	会陰	肛門/膀胱括約筋，精巣挙筋

感染

■ 脊髄硬膜外膿瘍

病歴
- 古典的三徴：発熱，局所の脊椎圧痛，四肢の神経所見異常
- 高リスク群：IVDU，免疫不全患者，最近の処置や器具挿入，DM

所見
- 古典的病状進行：背部痛 ➡ 根の痛み/根症状 ➡ 筋力低下/感覚変化/膀胱直腸障害 ➡ 麻痺

評価
- MRIがベスト。症例の95〜100%の症例でESR上昇

治療
- ブドウ球菌，レンサ球菌，グラム陰性菌をカバーする：(nafcillin 2g or oxacillin) と (セフトリアキソン 2g or シプロフロキサシン) ±バンコマイシン。器具挿入後なら緑膿菌もカバー
- 脳神経外科コンサルト。±ステロイド。抗菌薬開始前に生検が好ましいことも

方針
- 脊椎外科に入院のことが多い。手術により洗浄

パール
- 髄膜炎が疑われている場合以外はLPは行わない（髄液へ病原菌を入れないように）

新生物

■ 骨転移

病歴
- \>50歳，>1カ月の症状，体重減少。頻度が高いのは，乳癌，肺癌，腎癌，前立腺癌，甲状腺癌

所見
- 触診で脊椎に圧痛

評価
- 単純X線。それで診断がつかないときはCT/MRI/骨シンチ
- 脊髄症状・所見があれば，MRI ＆ 脳神経外科/腫瘍内科コンサルト

治療
- 疼痛コントロール，腫瘍内科コンサルト
- 脊髄圧迫があれば，デキサメタゾン10 mg IV or メチルプレドニゾロン30 mg/kg IV，緊急コンサルト

方針
- 脳神経外科指示に従って治療。外科的減圧が必要な場合も

パール
- 骨原発の悪性腫瘍（例：多発性骨髄腫）も考慮を。特に高齢者
- 骨転移の多くは初回の単純X線で見落とされる。骨転移疑いと伝えて放射線科医と再読影を

関節痛

■アプローチ
- 詳細な病歴聴取：解剖的な分布，単関節vs.多関節，急性vs.慢性，発熱・皮膚症状・外傷歴の有無
- 主訴の関節痛評価と並行して全身症状の有無も評価
- 感染性関節炎を疑ったら，関節穿刺の適応も評価

鑑別	
病態生理	鑑別診断
外傷	骨折，脱臼，関節内出血，骨壊死，腱滑膜炎
感染	非淋菌性感染性関節炎，淋菌性感染性関節炎，反応性関節炎，腱鞘滑膜炎，ライム病（4章参照）
膠原病	痛風，偽痛風，慢性関節リウマチ，OA
筋骨格系	滑液包炎，腱炎

よくある関節痛の原因（部位別）		
部位	タイプ	所見
肩	回旋筋腱板損傷	直達外傷or使い過ぎによる回旋筋腱板断裂or炎症 肩の三角筋領域の痛み，頭上への上肢挙上or直接圧迫（睡眠）で悪化 触診で圧痛 "empty can test（缶ジュースをコップに注ぐ動き）"：上肢90°挙上，30°前方内転，抵抗を与えた外転での疼痛&筋力低下 治療：NSAID，疼痛が増悪する動作は避ける，理学療法，改善しなければ肩峰下にステロイド関節注射
	凍結肩（五十肩），癒着性肩関節包炎	関節包滑膜の病理的原因（慢性炎症）により，上腕（肩）関節窩の（自動myと他動myの）可動域が徐々に↓。原因として外傷などの損傷を認めない 可動で増す強い疼痛 治療：NSAID，理学療法，2〜4週の経口ステロイド
	肩鎖関節症候群	肩鎖靭帯の関節炎or損傷 急性or慢性，外傷の病歴があるかもしれない 肩鎖関節の圧痛&腫脹，下への牽引or he動的内転で疼痛は悪化 治療：急性損傷は三角巾（スリング固定）
肘	外側上顆炎（テニス肘）	前腕伸筋腱付着部の外側上顆に沿った疼痛 手首の背屈に抵抗を加えると疼痛↑ 治療：安静，NSAID，±ステロイド注射
	内側上顆炎（ゴルフ肘）	テニス肘より頻度は低い 屈筋腱群挿入部の内側上顆に沿った痛み 肘を伸展し，手首屈曲に抵抗を加えると疼痛↑ 治療：安静，NSAID，±ステロイド注射
股関節	大転子滑液包炎	股関節痛の最も多い原因（外側面） 歩行，スクワット，階段ののぼりで疼痛↑，安静で疼痛↓ 抵抗を加えた股関節の外転で疼痛再現 治療：NSAID，ステロイド注射
膝	膝蓋腱炎（ジャンパー膝）	反復性ランニング，ジャンプ，キックで膝蓋骨下面の疼痛 治療：安静，NSAID，膝装具（brace），理学療法，大腿四頭筋とハムストリング筋の強化運動
足首	アキレス腱炎	アキレス腱上の疼痛，腫脹，圧痛，反復性外傷&使い過ぎによる顕微鏡的断裂（バレエ，長距離走，バスケットボール） 他動的背屈で疼痛↑ 治療：安静，温める，NSAID，靴の調整，装具を使用して踵を浮かしアキレス腱の伸展を軽減する，理学療法，ストレッチ運動

腱鞘滑膜炎（腱鞘炎）

■定義
- 腱と腱鞘の炎症。慢性の運動障害，可動域↓，慢性疼痛を生じることがある。適切に治療しないと肢切断の場合も

腱鞘滑膜炎のタイプ		
タイプ	病歴と所見	治療と方針
de Quervain腱鞘炎	母指＆手指の反復性つまみ運動 安静で疼痛↓。急性外傷歴なし 中年女性に最も多い 手首橈側の疼痛。母指の他動的可動や，母指を入れた握りこぶしをつくって手首を尺側に曲げると疼痛悪化（Finkelstein試験）	安静，NSAID 母指スパイカ副子 ステロイド注射 必要なら手術 予後良好 再診予約をとり帰宅
狭窄性指屈筋腱鞘炎（ばね指）	親指や薬指の屈曲でロッキング，続いて，突然の軽快，痛みが手指に放散する 中年女性，DM患者に最も多い 手掌遠位にある腱鞘近位端に疼痛 土壌の肥厚や結節腫瘤を触知 痛み軽減のため，腱鞘切開術が必要なことも	NSAID 副子4～6週 ±ステロイド注射 注射が無効なら外科手術 予後良好 再診予約をとり帰宅
化膿性指屈筋腱鞘炎	手掌側の穿刺創，裂場，咬傷，裂けた皮膚，高圧損傷。通常は黄色ブドウ球菌，レンサ球菌 **Kanavel徴候**： 1. 紡錘（「ソーセージ」）状の指のびまん性腫脹 2. 指の軽度屈曲拘縮 3. 指の他動的伸展時の激痛 4. 指屈筋腱鞘に沿う圧痛	整形外科・手の外科へ**入院** 抗菌薬 副子＆挙上 抗菌薬投与し手術しても，予後はあまり良好ではない

痛風

■病歴
- 中年患者，突然（しばしば再発性）。単関節の疼痛，腫脹，発赤，熱感。軽微な外傷や病気によって誘発される場合も
- 危険因子：高血圧，脂質異常症，DM，肥満。全身疾患：癌，溶血
- 75％が単関節，古典的には第1趾MTP関節（別名「足痛風」）

■所見
- 発赤，腫脹，疼痛，熱感を呈する関節（MTP＞足関節＞足根骨部＞膝）。蜂窩織炎に似ている
- 今回痛くなった関節上に痛風結節も認める場合は，慢性痛風を示唆

■評価
- 関節穿刺：初発（以前に穿刺したことがない），不確かな診断，感染性関節が考慮される場合
- 関節液：針状，負の複屈折性結晶（訳注：偏光顕微鏡所見）。培養も必ず提出
- 血清尿酸値は意味がない。30％は尿酸値正常
- 慢性痛風の単純X線所見：骨糜爛，骨打ち抜き像，石灰化した痛風結節

■治療
- NSAID（アスピリンは不可）。例えば，インドメタシン50mg PO 1日3回，発作中（3～10日）
- 代替薬：コルヒチン（0.5mg PO 1時間ごと，腎機能正常なら8mgまで）or ステロイド
- アロプリノールは慢性期の予防薬だが，急性の痛風発作には無効

■方針
- 難治性疼痛でなければ，鎮痛薬を処方して帰宅

■パール
- 痛風はナトリウム尿酸塩結晶沈着の結果である

偽痛風

■病歴
- 高齢者，突然発症，単関節の疼痛・腫脹・発赤・熱感。軽微な外傷や病気によって誘発される場合も。（痛風とは違い）大関節に多い

■所見
- 関節の発赤，腫脹，圧痛，熱感（膝＞手首＞足首＝肘）

■評価
- 診断が不確かor感染性関節炎が疑われるときは関節穿刺を
- 関節液：菱形で，正の複屈折性結晶（訳注：偏光顕微鏡所見）
- X線所見：関節軟骨石灰化，肋軟骨下硬化症，X線不透過性石灰化

■ **治療**
- 痛風と同じ

■ **方針**
- 鎮痛薬を処方して帰宅

■ **パール**
- 偽痛風はピロリン酸カルシウム結晶沈着症が原因である
- ＞60歳の新規の単関節炎の原因として最多
- 危険因子：Ca↑，Mg↓，PO_4↓，ヘモクロマトーシス，ヘモジデリン沈着症，副甲状腺疾患

滑液包炎

■ **定義**
- 滑液包（動きをスムーズにする滑液を包みこむ扁平な嚢）の炎症．滑液包炎は通常，使い過ぎ，外傷やOAが原因となるが，感染性のこともありうる

■ **病歴**
- 明瞭な孤立性の病変．関節の痛み，腫脹，発赤，熱感
- 感染性のものは半数以下．感染性滑液包炎の70%には先行する外傷がある
- 反復するストレスを受けやすい関節（肘，膝）に最も起こりやすいが，特に器具挿入（例：針治療）などでは深い関節（股関節）にも起こりうる

■ **所見**
- 熱感，腫脹を伴う液体貯留を関節外に認める±発赤
- 疼痛，発熱，蜂窩織炎の合併→感染性滑液包炎を示唆
- 他動的可動では痛み誘発はほとんどないはず．痛み誘発が強ければ，感染性関節炎を疑う

■ **評価**
- 感染性滑液包炎が少しでも疑われたら，滑液を穿刺吸引する（WBC＞5,000/μLなら疑わしい）
- 深い関節は整形外科や放射線科（IVR）に穿刺吸引を依頼
- 感染性関節炎との鑑別は臨床的に難しいことが多い．関節穿刺が必要となることも多い

■ **治療**
- 安静，冷却，挙上，鎮痛薬，±ステロイド注射
- 感染性滑液包炎なら，ブドウ球菌をカバーした抗菌薬（例：ドキシサイクリン，ST合剤orクリンダマイシン）
- 外来治療でうまくいかず，外科的滑液包切除術や，穿刺吸引を繰り返し要することが多いので，再診のため整形外科コンサルト

■ **方針**
- 整形外科処置がなければ，鎮痛薬±抗菌薬を処方して帰宅
- 重篤な感染，免疫不全患者，周囲の著明な蜂窩織炎の場合→入院

■ **パール**
- 膝蓋前滑液包炎（カーペット敷き職人の膝）と肘頭部滑液包炎（学生肘）は，局所の外傷によるブドウ球菌感染のことが多い

感染

■ **感染性関節炎（非淋菌性）**

病歴
- 急性発症の疼痛，腫脹，熱感，圧痛のある関節，しばしば発熱も伴う
- 顕著な特徴は，どんな他動的可動にも伴う重篤な痛み
- あらゆる関節に起こりうるが，成人では，膝＞股関節，小児では股関節が最も多い
- 高リスク群：IVDU，免疫不全患者

所見
- 単関節が多いが，播種性淋菌感染では多関節になりうる
- わずかな他動的可動や，長軸方向の圧力で疼痛悪化．熱感，発赤，腫脹

評価
- 液体貯留，異物の可能性，骨折，骨髄炎の評価のためX線
- 関節穿刺：グラム染色&培養，細胞数，蛋白&糖，結晶評価．陽性：多核球優位なWBC＞50,000/μL
- 検査：ESR，CRP，起因菌同定のために血液培養．感染症評価のための尿検査，CXR

管理
- 関節穿刺〔股関節は整形外科or放射線科（IVR）〕，整形外科コンサルト，良肢位に副子固定
- 支持療法：水分補給，解熱薬，疼痛コントロール
- 関節穿刺と血液培養施行後に抗菌薬．黄色ブドウ球菌が最多
- 成人：バンコマイシン&（第3世代セファロスポリンかキノロン）
- 小児＜14歳：バイコマイシン&第3世代セファロスポリン
- 人工関節や免疫不全患者：バンコマイシン&緑膿菌薬（ピペラシリン-タゾバクタムorシプロフロキサシン）

方針
- 抗菌薬投与のため入院，整形外科的に観察，外科的洗浄が必要となる可能性が高い

パール
- 化膿性股関節炎は古典的な症状を示さない。症状が非常に軽微なことも多い
- 関節液中に結晶が存在しても感染性関節炎が除外できるわけではない
- 蜂窩織炎と重なる部位は,関節穿刺の相対的禁忌。蜂窩織炎の病変部を避ける
- 人工関節がある場合は,関節穿刺の前に,整形外科医と危険性・有効性を話し合う
- 感染性関節炎に対して痛み軽減のための関節内ステロイド注射は,禁忌である

■ 淋菌性感染性関節炎
病歴
- 若い,性交渉のある患者。1つの関節に疼痛,腫脹,熱感＆圧痛をきたすことが多い
- 多関節であったり,関節炎が移動性のこともある。小さめの関節(膝,手首,足首)に起こることが多い
- 淋菌感染による尿道分泌やおりもの/帯下があることもある

所見
- 淋菌感染の何らかの症状(女性:子宮頸管炎,悪臭のある膿性の帯下,男性:排尿困難,ペニスからの分泌物)
- 腫脹,圧痛,熱感＆痛みの強い小関節。通常,安静時はわずかに屈曲していて,可動で痛みが悪化。腱鞘滑膜炎を合併することもある
- 無痛性で,中心部が壊死性/膿疱性のびまん性斑丘疹を伴うこともある
- 右上腹部痛は Fitz-Hugh-Curtis 症候群のこともあり

評価
- 非淋菌性感染性関節炎と同様である。(女性は)頸管,(男性は)尿道分泌物の培養。確定診断率を上げるため咽頭＆直腸培養も追加

治療
- 関節穿刺,整形外科コンサルト,痛み軽減のため生理的良肢位に副子固定
- 第3世代セファロスポリン(セフトリアキソン1g IV 1日1回) or キノロン。クラミジア混合感染に対しドキシサイクリン追加
- 支持療法:水分補給,解熱薬,疼痛コントロール

方針
- 抗菌薬投与のため入院,整形外科的に観察,外科的洗浄が必要となることも

パール
- 淋菌性感染性関節炎は,必ずしも外科的洗浄を必要としない唯一の感染性関節炎。しかし関節液を除去するため,頻回の関節穿刺が必要となることも
- 淋菌性感染性関節炎からのグラム染色＆培養は,非淋菌性感染性関節炎に比べ陰性である頻度が高い
- 感染性関節炎に対する疼痛軽減のための関節内ステロイド注射は禁忌である

耳痛

■アプローチ
- 痛みの性状・期間，随伴症状，発熱，難聴，DMの有無

耳痛の鑑別	
部位	鑑別診断
外耳	外耳炎，悪性外耳炎，外傷，異物，Ramsay-Hunt症候群（耳帯状疱疹）
中耳	急性/慢性中耳炎，外傷
乳突蜂巣	乳突洞炎

■外耳炎（俗称 swimmer's ear）
定義
- 自然の防御機構の破綻による外耳道の感染（緑膿菌，黄色ブドウ球菌）

病歴
- 夏，水への曝露，耳かきによる傷，補聴器，痛み / かゆみ / 耳漏

身体所見
- 耳珠 / 耳輪を動かすと痛い，外耳道の発赤 / 滲出液，白色 / 灰色の耳垢，±緑色の滲出液 / 黄色の痂皮，±膿瘍

治療
- 耳垢の除去，吸引して外耳道を乾かす，膿瘍が認められる場合はドレナージ
- 軽度の感染症：2%酢酸 or 生理食塩液で洗浄する（エビデンスはなし）
- 重症の感染症：抗菌薬入りの軟膏（例：オフロキサシン）＋ステロイド×7日間
  - 薬物が到達するように，耳栓（綿 or ガーゼ or セルロースを10〜12 mm外耳道に挿入）を2〜3日留置
- 水泳を48時間禁止。1週間はシャワー中も耳の乾燥を保つ（耳栓 or ワセリンガーゼで覆う）

方針
- 帰宅。単純な外耳炎でもDM患者なら，外来で頻回の経過観察が必要

■悪性（壊死性）外耳炎
定義
- 外耳道から頭蓋底・骨性部分にまで至る重篤感染症（95%は緑膿菌）。DM / 免疫不全患者に起こることがほとんど

病歴
- 顎関節（咀嚼時の痛み）にまで波及する耳の痛み，腫脹，耳漏

身体所見
- 肉芽組織，重症な炎症所見。脳神経の麻痺を呈することも

評価
- 感染深度と頭蓋内合併症を評価するためにCT検査

治療
- シプロフロキサシンの点滴静注。第2選択：セフタジジム or イミペネム or ピペラシリン-タゾバクタム
- HIV / 免疫不全患者では，*Aspergillus*感染の可能性に対して，アムホテリシンBも考慮

方針
- 入院させ，抗菌薬点滴静注±外科的デブリドマン

パール
- 死亡率10%
- 合併症：脳・硬膜外膿瘍，硬膜静脈洞血栓性静脈炎，髄膜炎

■中耳炎
定義
- 中耳の炎症
- 急性中耳炎：感染（肺炎球菌50%，インフルエンザ菌20%，*M. catarrhalis* 10%，ウイルス性50〜70%）＋滲出液（＜3週間）
- 慢性中耳炎：感染のない滲出液

病歴：片側の耳痛，発熱（25%），冬 / 春，2〜10歳，上気道炎

身体所見：鼓膜の膨隆。光錐消失 / 鼓膜可動性低下（最も感度が高い）（訳注：光錐とは，正常鼓膜であれば耳鏡観察下で光の円錐形の反射を認める部分）。中耳の滲出液。鼓膜の発赤（この所見のみでは中耳炎診断に不十分）。膿性の耳漏

治療
- ほとんどは，抗菌薬を使用しなくても合併症なく改善する
- 疼痛管理：アセトアミノフェン / イブプロフェン。Auralgan®（訳注：米国の市販外耳用局所鎮痛薬）
- 非重症急性中耳炎：2〜3日以内に症状の改善が認められなければ，アモキシシリンを開始する
- 重症（6カ月未満児，両側，鼓膜の膨隆，耳漏，発熱＞39℃，全身状態不良）＝直ちに抗菌薬を開始
  - 小児：アモキシシリン80〜90 mg/kg/日（第1選択）7〜10日。アモキシシリン-クラブラン酸（最近の抗菌薬使用歴や結膜炎を合併している場合）（*Pediatrics* 2010;125(2):384）
  - 成人：セフポドキシム or セフロキシム

方針：基本的に帰宅。2〜3日後にかかりつけ医でフォロー

パール
- 合併症（稀）：髄膜炎, 乳突洞炎, 持続する滲出液→難聴
- 鼓膜穿孔があっても治療方針は同じでよい

■乳突洞炎（乳突蜂巣炎）
定義：中耳から乳突蜂巣への感染の波及
病歴：片側の耳痛, 発熱, 頭痛
身体所見：乳様突起の圧痛, 発赤, 動揺. 耳介が外側へ膨隆
評価：感染の深達度と乳突蜂巣破壊の評価のためCT検査, 耳鼻咽喉科コンサルト
治療
- 抗菌薬：nafcillin/セフロキシム/セフトリアキソン
- ±鼓膜切開術. 乳突洞削開術（感染が乳突蜂巣の50%に及ぶ場合）

方針：入院. 外科的デブリドマンになることも
パール：合併症としては髄膜炎, 硬膜静脈洞血栓症, 脳膿瘍, 難聴

難聴

■アプローチ
- 性状, 正確な発症時期, 片側/両側, 疼痛/全身症状の有無

難聴の鑑別	
原因	鑑別診断
感染性	ムンプス, 麻疹, インフルエンザ, 単純ヘルペス, 帯状疱疹, CMV, 単核球症, 梅毒（突然発症）, ウイルス性蝸牛炎, 髄膜炎
血管性	鎌状赤血球症, Buerger病, 白血病, 多血症, 脂肪塞栓, 過凝固状態, 脳卒中
代謝性	DM, 妊娠
伝導障害	耳垢塞栓, 異物, 中耳炎, 外耳炎, 圧損傷（barotrauma）, 外傷, 鼓膜穿孔, 中耳真珠腫, 外傷性耳小骨離断, Ménière病
薬物性	アミノグリコシド, フロセミド, サリチル酸, 抗腫瘍薬
腫瘍性	聴神経腫瘍

■耳垢塞栓/異物
定義：外耳道内への耳垢蓄積or異物
病歴：片側性難聴, 耳へ異物を入れた, 耳漏, 疼痛
身体所見：耳内に耳垢/異物を認める
治療
- 外耳道を室温の生理食塩液で洗浄する（温/冷生理食塩液では眼振/めまい/悪心を誘発しうる）. 可能な限り異物の奥まで洗浄
- 耳垢の場合：コハク酸製剤 or cerumenex or 過酸化水素水を耳垢が柔らかくなるまで15分間注入した後に掻きだす
- 異物の場合：鰐口鉗子で除去orシアノアクリレート（糊）をつけた綿棒で対象物を60秒保持後に除去or 表面が滑らかな物質の場合は吸引を試みる

方針：帰宅

■鼓膜穿孔
定義：鼓膜の穿孔. 原因は外傷（耳部分への平手打ち）, 異物（綿棒, 耳掃除）, 圧損傷（高地, 潜水）, 感染（中耳炎）など
病歴：疼痛, 難聴
身体所見：鼓膜の穿孔±外耳道内の出血
治療
- 耳を乾燥状態に保つ（シャワー中は耳栓. 水泳禁止）
- 先行感染があれば抗菌薬投与：通常の中耳炎に準じる. 感染がなければ抗菌薬の有用性は示されていない
- ＞1/4の鼓膜が障害されていれば手術による修復

方針
- 帰宅. 2～4日後にオージオグラム（聴力図）のための耳鼻咽喉科外来フォロー. 穿孔は2～3カ月で大概は治癒する
- 顔面神経損傷を伴う外傷症例や重篤な回転性めまいは入院

咽頭痛

■アプローチ
- 性状, 発症時期, 期間, 随伴症状（咳嗽, 発熱, 流涎, 声の変化, 嚥下障害, 呼吸困難）

咽頭痛の鑑別	
原因	鑑別診断
感染性	ウイルス（ライノウイルス，アデノウイルス，コロナウイルス，HSV，インフルエンザ，CMV，EBV，水痘，HIV），細菌（溶血性レンサ球菌（30%），淋菌，髄膜炎菌，M. pneumoniae，クラミジア，黄色ブドウ球菌，インフルエンザ菌，C. diphtheriae, Legionella, Candida），扁桃周囲膿瘍，咽後膿瘍，Ludwigアンギーナ，Lemierre症候群，（訳注：急性喉頭蓋炎も）
全身性	川崎病，Sjögren症候群，亜急性甲状腺炎
外傷性	穿通，異物，喉頭部骨折，外傷，腐食性物質の誤飲，後咽頭間隙血腫
腫瘍性	舌癌，喉頭癌，甲状腺癌，白血病

■A群溶血性レンサ球菌性咽頭炎（"strep throat"）
定義：A群β溶血性レンサ球菌（GABHS）による中咽頭の感染
病歴：咽頭痛，嚥下痛，筋肉痛，発熱。咳嗽なし
身体所見：咽頭の発赤，扁桃の白苔，頸部リンパ節腫脹
評価
- Centorスコア：（1）発熱＞38℃，（2）扁桃の白苔，（3）圧痛を伴う前頸部リンパ節腫脹，（4）咳嗽なし
- 溶血性レンサ球菌迅速検査：感度60～90%，特異度90%（迅速検査は感度が低いことを考慮し，陰性の場合は培養を提出）
- A群β溶血性レンサ球菌の培養：感度90%
- 淋菌の培養も考慮（オーラルセックスありの場合）。EBV感染評価のためのモノスポット検査（訳注：カード凝集法。日本にはない）

治療
- 複数の互いに矛盾するガイドラインがある（NEJM 2011;364:648）。1つの論理的なアプローチとしてCentor基準（以下）がある
  - 0～1項目陽性：検査も治療も不要
  - 2～3項目陽性：溶血性レンサ球菌迅速検査施行。陽性なら治療開始かつ培養陽性を確認
  - 4項目すべて陽性：検査不要。治療する
- 抗菌薬
  - benzathine penicillin 25,000 U/kg（最大で120万U）IM 1回（訳注：日本では筋注できるペニシリン製剤としてベンジルペニシリンカリウムがあるが，一般的にはstrep throatの治療としては使用されない）or penicillin VK orアモキシシリンorアジスロマイシン。治療抵抗性なら：クリンダマイシンorアモキシシリン-クラブラン酸
  - デキサメタゾン（8 mg 1回投与）は疼痛改善を早めるかもしれない（J Emerg Med 2008;35(4):363）

方針：帰宅
パール：リウマチ熱・合併症予防のために抗菌薬は投与期間をすべて飲み切ること

■クループ（喉頭気管気管支炎）
定義
- 声門下粘膜に炎症／滲出／浮腫をきたす，子ども（6カ月～6歳児）に起こる上気道炎で，パラインフルエンザウイルスによることが多い

病歴：犬吠様咳嗽，夜間に悪化，微熱などが上気道感染から2～3日後に発症
身体所見：かん高い吸気時のstridor，嗄声，頻脈，頻呼吸

クループ重症度スコア（Westleyスコア）	
吸気時のstridor	なし=0点，興奮時に聴取=1点，安静時にも聴取=2点
陥没呼吸	なし=0点，軽度=1点，中等度=2点，重度=3点
肺へのエア入り	正常=0点，軽度減少=1点，重度に減少=2点
チアノーゼ	なし=0点，興奮時に認める=4点，安静時にも認める=5点
意識状態	正常=0点，意識障害あり=5点
≦2点=軽症，3～5点=中等症，＞6点=重症	

評価：診断に確証がない場合は，頸部の軟X線も撮影→声門下の気管の狭窄を認める="steeple sign"（訳注：尖塔のように狭窄した主気管）

治療
- 子どもを落ち着かせ，SpO_2をモニタリングする
- コールド・スチーム噴霧器（有益性は証明されてはいない）
- デキサメタゾン0.3～0.6 mg/kg（症状改善までの期間を短縮）（Cochrane Syst Rev 2004;(1):CD001955）
- 中等症～重症or安静時にもstridor聴取：ラセミ体アドレナリン吸入（2.25%溶液を0.5 mL）（訳注：日本ではボスミン®吸入）を行う

方針
- 以下は入院：救急外来で改善せず，低酸素，安静時にもstridor聴取，生後＜6カ月
- クループ重症度スコア≦4点は帰宅可能なことが多く，＞6点はICU入院が必要なことも

パール：アドレナリンを投与した場合，リバウンドで浮腫をきたす可能性があるため＞3時間の経過観察が必要

■急性喉頭蓋炎
定義
- 喉頭蓋の炎症で、起因菌はインフルエンザ菌＞＞ブドウ球菌/レンサ球菌
- 急速進行性の生命を脅かす気道閉塞をきたしうる

病歴
- 咽頭痛、嚥下痛、"hot potato voice"（熱いポテトを口にしているようなくぐもった声）、呼吸困難、発熱
- ワクチンにより小児期の発症は減少し、現在は成人のDM患者に多い

身体所見：発声困難、stridor、流涎、起座・前傾姿勢（tripod position）

評価
- 側面の頸部X線（感度90%）：喉頭蓋＞7mm（「母指圧痕像」）、喉頭蓋谷の消失
- 成人：X線正常→間接orファイバー喉頭鏡（外科的気道確保の準備をしたうえで）
- 小児：不穏（気道閉塞のリスク↑）になるのを防ぐ。救急外来で喉頭観察を試みてはならない。直達喉頭鏡で観察するなら、手術室に行き麻酔科＆耳鼻咽喉科/外科のいる状況で行う

治療：抗菌薬（セフトリアキソン、アンピシリン-スルバクタム）。ステロイド併用の有用性は証明されていない

方針：ICU入院

■百日咳（whooping cough）
定義：*B. pertussis*（グラム陰性桿菌）による下気道の感染症

症状
- 通常は臨床経過が長い（「百日咳」と呼ばれる所以）
- 病期分類：(1) カタル期（最も感染性あり）：2週間の軽度の上気道炎症状、(2) 痙咳期：1～2週間の強い発作性の咳嗽±咳嗽後の嘔吐、whoop（百日咳特有の犬吠様咳、吸気時の笛中音）、(3) 回復期：数週間の慢性咳嗽
- ワクチン未接種はリスク↑。ただしワクチン接種歴ありでも、ワクチンでついた免疫力が12歳以降は減衰してゆく。6カ月未満児では重篤化する

評価
- 迅速PCRは流行期には特に有用である
- 肺炎に進展することあり。抗菌薬で改善乏しなければCXRも考慮

治療
- 飛沫感染予防×7日間、抗菌薬（カタル期のみ効果あり）
- アジスロマイシンorクラリスロマイシン。必要に応じてサルブタモール吸入。家族で接触した人も治療
- 乳児・妊婦・医療従事者へは、閾値を低くして経験的治療を開始

方針：＜1歳or見た目が重篤→入院

■Lemierre症候群
定義
- *F. necrophorum*による内頸静脈の化膿性血栓症
- 肺への敗血症性塞栓症を頻繁に認める（右心系の感染性心内膜炎と間違うことも）

病歴
- 普段はまったく健康な若い成人の高熱、咽頭痛±咳嗽
- 典型的な臨床経過：咽頭炎がいったん改善し、その後に重症敗血症となる

身体所見：片側の頸部腫脹、圧痛、硬結
評価：頸部の造影CT
治療：抗菌薬：アンピシリン-スルバクタムorカルバペネム。抗凝固療法は賛否両論
方針：入院

副鼻腔炎

■急性副鼻腔炎
定義
- 副鼻腔の炎症
- ウイルス性orアレルギー性が多い
- 頻度の高い起因菌：肺炎球菌、NT（nontypable）株のインフルエンザ菌、*M. catarrhalis*
- HIV、嚢胞性線維症、副鼻腔処置後では緑膿菌も
- DM or免疫不全患者ではムーコル症は侵襲性真菌性副鼻腔炎（*Rhizopus*属）になる

症状
- 粘液膿性鼻汁、後鼻漏、咳嗽、副鼻腔圧迫感、頭痛、±発熱
- 典型的には7～10日かけて進行し自然に改善する
- 症状継続＞7日or症状悪化傾向orいったん改善後に再増悪する場合→細菌性を示唆する
- 前屈時に増悪する頭痛、考えると副鼻腔炎を考える
- 蝶形骨洞の副鼻腔炎は診断が難しく、しばしば診断が遅れる。典型例は頭部後屈時に頭痛が増悪

評価
- 臨床診断である。ルーチンの画像検査は不要。CTは感度は高いが特異度は低く、合併症の除外になら有

用
- 合併症として注意すべきもの：眼窩蜂窩織炎，骨髄炎，海綿静脈洞血栓症，脳膿瘍，髄膜炎，前頭骨膿瘍（Pott腫脹性腫瘍）

治療
- 支持療法［鎮痛薬，解熱薬，鼻閉除去薬（局所投与の血管収縮薬），アレルギー性なら抗ヒスタミン薬］
- 鼻閉除去薬：Neo-Synephrine®鼻内噴霧1日3回×3日間，オキシメタゾリン（Afrin®，ナシビン®）鼻内噴霧1日2回×3日間
- 抗菌薬はルーチンでの適用なし。以下の患者にのみ使用：症状継続>7日，症状が増悪傾向，発熱，膿性鼻汁，重症感染症・合併症の高リスク
  - アモキシシリン500mg PO 1日3回×10日間 or ST合剤 or アジスロマイシン
  - 改善しない場合：アモキシシリン-クラブラン酸，フルオロキノロン，クリンダマイシン

方針
- 大半の患者は外来管理可
- 以下は入院：重篤感あり，重度の頭痛，高熱，免疫不全患者，フォロー困難症例

パール
- 蝶形骨洞/篩骨洞の副鼻腔炎は上顎洞の副鼻腔炎より稀だが，重篤な合併症の可能性がある（例：眼窩蜂窩織炎，海綿静脈洞血栓症）

鼻出血

定義：鼻からの出血。90%が鼻中隔の前方から出血しており，Kiesselbach部位を含む。10%の症例は後方から出血しており，蝶口蓋動脈の枝からの出血である

病歴
- 原因：上気道炎（最多），外傷，鼻ほじり，環境による刺激（乾燥した空気），鼻腔内への薬物使用，腫瘍，異物，ポリープ，抗凝固薬／血小板減少症
- 危険因子：アルコール依存症，DM，抗凝固薬，高血圧，血液疾患

身体所見
- 患者に鼻をかませて，血餅を除去後に前鼻鏡で観察

評価
- 前方からの出血源は診察で同定できることが多い。後方からの出血は急速に大量出血し，気道緊急をきたしうる
- 前方をパッキングした後も出血が続く→後方の出血源を疑う
- 大量or持続出血ならHct測定。ワルファリン内服者ならINR測定

治療
- 極端に高血圧なら，止血を早めるために降圧薬を考慮
- 前方：オキシメタゾリン（Afrin®，ナシビン®）を3回スプレー後15分間圧迫する
  - コカイン／リドカイン／アドレナリン／フェニレフリンなどを浸した綿ガーゼを挿入してもよい
  - いったん血管収縮すれば，出血部位の同定を試み，出血部位周辺を硝酸銀焼灼（出血持続部位には効果なし。鼻中隔は注意して焼灼）
  - 止血できれば，60分経過観察。再出血すれば，鼻タンポン挿入（ゼリーをつけて）
  - 鼻タンポンで止血できなければ，対側も詰めてしまう。それでも止血できない場合は，両側鼻孔を前方リボンガーゼパッキング（ワセリンなどの軟膏付き鼻用長ガーゼをアコーディオン状に詰める）
- 後方：出血により気道緊急&生命の危険をきたしうる
  - ダブルバルーンor尿道カテーテルを咽頭後部まで挿入→バルーンを膨らませる→弱い力で牽引した状態で固定

方針
- 前方：帰宅。48時間後にフォロー。TSS予防目的で抗菌薬処方が一般的（効果は証明されていないが）。処方例：クリンダマイシン，アモキシシリン-クラブラン酸，dicloxacillin
- 後方：入院のうえ，耳鼻咽喉科コンサルト

眼痛・眼充血

■アプローチ
- 以下を聴取：異物，化学物質，外傷，コンタクトレンズ使用，淡水（河川）への曝露歴
- 常に痛みを確認する。診察のために局所麻酔（テトラカイン，proparacaine）を用いる
- 目の診察：視力（矯正視力），視野，目の視診，眼周囲の軟部組織＆骨，眼球運動，瞳孔〔求心性瞳孔反応の評価も含む（訳注：例えば右眼に光をあてて左瞳孔が縮瞳するかを評価する）〕，眼圧測定，細隙灯顕微鏡（眼瞼，結膜，強膜，角膜を蛍光染色で確認する。前房，虹彩，水晶体），眼底検査

■急性閉塞隅角緑内障（急性緑内障発作）
定義：房水の流出↓が原因で起こる眼圧の亢進。散瞳した虹彩が線維柱帯網に押しあたることにより，隅角（の広さ）がより狭くなることで引き起こされるのが典型例

病歴
- 突然発症・片側性の強い眼痛,頭痛,悪心・嘔吐,霧視,虹視症(訳注:電灯などの周囲に虹のような輪=haloが見える)
- 薄暗い場所,散瞳薬使用,ストレス,交感神経作用薬などで惹起されることあり

身体所見
- 片側の角膜輪部(黒目の周り)の充血,視力低下,角膜混濁,中等度散瞳〔対光反射のなくなった中間サイズ(5〜7mm)の瞳孔のこと〕,浅前房,眼圧の上昇>21mmHg,硬い眼球

治療
- 直ちに眼科コンサルト
- 房水産生を低下させる:チモロール0.5% 1〜2滴を30分ごとに繰り返す(β遮断薬が禁忌であれば使用を避ける)or アセタゾラミド500mg IV,続いて250mgを6時間ごと
- 房水の流出を促す(縮瞳薬):縮瞳するまでピロカルピン2% 1滴15分ごと
- 硝子体積を小さくする(浸透圧薬):マンニトール1〜2mg/kg IV 30〜60分かけて

方針
- 眼科の指示に従う。制御できない嘔吐or全身投与薬が必要など→入院

重篤な病態		
診断	**臨床所見**	**管理**
腐食性物質による損傷・化学損傷	病歴:化学物質への曝露 身体所見:角膜腐食(特にアルカリ曝露時),疼痛,眼瞼痙攣	緊急眼科コンサルト pH=7になるまで直ちに大量洗浄(2〜4L)
急性閉塞隅角緑内障	上記参照	上記参照
球後出血(眼球後方の出血)	病歴:外傷性が多いが,凝固障害や腫瘍に伴う自然出血のことも 身体所見:視力↓,眼球突出,求心性瞳孔反応消失±視神経乳頭の蒼白化	眼圧>20(訳注:単位はmmHg)は眼コンパートメント症候群を示唆 緊急眼科コンサルト 以下の状況で外側角切開術検討: ・意識清明,眼圧↑&視力↓ ・意識障害,眼圧>40&眼球突出
穿通性眼外傷(眼球破裂)	病歴:鈍的外傷(眼窩や眼球の打撲)or穿通性外傷 身体所見:視力↓,求心性瞳孔反応消失,典型例は涙滴様瞳孔,Seidel徴候(眼表面の蛍光染色が房水の漏出で流れる現象)	眼を被覆する 緊急眼科コンサルト 抗菌薬点滴静注 破傷風予防
角膜潰瘍・角膜炎	病歴:疼痛,異物感,羞明,流涙,霧視,最近のコンタクトレンズ使用歴,紫外線曝露,Bell麻痺や擦過傷 身体所見:蛍光染色:境界明瞭な「掘りとられたような」上皮欠損およびその周囲の角膜浸潤(角膜の白点(混濁) ・角膜ヘルペス:樹枝状潰瘍 ・紫外線角膜炎(電気性眼炎ともいう):多数の点状潰瘍(降雪パターン)	緊急眼科コンサルト 抗菌薬開始前にデブリドマンor培養を要することも ・シプロフロキサシン ・散瞳薬(=毛様体筋麻痺薬) ・HSVの可能性があればアシクロビル
眼窩蜂窩織炎(眼窩隔膜前蜂窩織炎と鑑別する)	眼窩蜂窩織炎:眼窩隔膜よりも後方に位置し,血流は海綿静脈洞へと流れ込む 眼窩蜂窩織炎&眼窩隔膜前蜂窩織炎はともに: ・発熱,WBC↑をきたしうる ・眼瞼の腫脹・発赤・熱感 ・眼の圧痛 ・±結膜炎,結膜浮腫 以下の所見があれば眼窩蜂窩織炎を疑う: ・見た目が重篤,高熱 ・外眼筋運動(EOM)で疼痛 ・眼筋麻痺/複視 ・視力障害 ・眼球突出	眼窩蜂窩織炎は緊急眼科コンサルト 眼圧>20:眼科緊急 眼窩CT:異物・膿瘍除外目的 血液培養採取 点滴抗菌薬開始(セフトリアキソンorアンピシリン-スルバクタム) DM患者ならムーコル真菌症も考える 眼窩蜂窩織炎はすべて入院適応 眼窩隔膜前蜂窩織炎の場合:アモキシシリン-クラブラン酸を処方,帰宅→翌日眼科再診
緊急の病態		
前房出血	病歴:疼痛,視力↓,鈍的外傷後が多い 身体所見:肉眼的or顕微鏡的な血液のたまり(鏡面形成(ニボー))を前房内に認める。瞳孔は固定or散瞳していることも	まず眼球破裂を除外 眼科コンサルト 眼圧>30:緑内障として治療 眼圧>20:散瞳薬を使用し虹彩の動きを抑制する 鎌状赤血球症の家族歴を確認 多くの場合は1〜2日後の再診を調整して帰宅 疼痛↑or視力↓があれば再診を

角膜上皮剥離 / 異物	病歴：瞬目で痛み↑，羞明，異物感 身体所見：結膜充血，眼瞼を外反させて異物チェック。蛍光染色で評価 　• リング状の鉄さび＝金属の異物 　• 角膜穿孔がないことを確認するためのSeidelテスト	高エネルギー外傷であった場合：X線検査や眼球穿通性外傷を否定するためのCT検査 異物が角膜に埋没しているのであれば，拡大鏡下で25G針or眼科用ドリルを用いて除去 破傷風予防 抗菌薬（エリスロマイシン），コンタクトレンズ使用や淡水曝露時はキノロンを選択 帰宅とし，1〜2日以内に眼科再診。必要ならリング状の鉄さび除去。治癒するまでコンタクトレンズ使用禁
前部ぶどう膜炎 / 虹彩炎	定義：前房，虹彩，毛様体，脈絡膜に起こる炎症 病歴：外傷，自己免疫疾患，感染症（HSV，ライム病）などが原因として多い。片側性の疼痛を伴う眼充血，「眼の奥のほうが痛い」，霧視，羞明 身体所見：黒目の周りの充血，羞明（健側で光を見てもつらければ虹彩炎を示唆する）±視力↓，細隙灯顕微鏡で前房細胞＆フレアを認める	• 外傷性虹彩炎：症状緩和目的に散瞳薬投与，1〜2日以内に眼科再診 • 炎症性：散瞳薬を投与，ステロイドの適応を眼科コンサルト
その他の充血眼の原因		
結膜炎（アレルギー性・ウイルス性＞細菌性）	定義：強膜〜眼瞼の粘膜の炎症。たいていはウイルス性 病歴：流涙・眼脂，異物感，瘙痒感，同時期に上気道炎 身体所見：充血/浮腫，角膜輪部は正常に保たれていることが多い それ以外の身体所見正常 淋菌性＝大量，緑色の膿性滲出物	新生児orクラミジアや淋菌感染の懸念ある場合は培養提出 微温湯で洗う，人工涙液投与 アレルギー性であれば抗ヒスタミン薬投与 細菌感染の懸念があれば抗菌薬投与： 　• エリスロマイシン，Polytrim® 　• コンタクトレンズや淡水曝露歴があればキノロンを使用 帰宅→症状改善がなければ2日目に眼科フォロー 淋菌の疑いがあれば眼科コンサルト
眼瞼の疾患〔眼瞼炎，霰粒腫，涙嚢炎，麦粒腫（＝ものもらい）〕	眼瞼炎：眼瞼縁の炎症 霰粒腫：マイボーム腺の炎症（眼瞼皮下にできる小結節） 涙嚢炎：下涙腺の炎症（発赤・疼痛） 麦粒腫：睫毛毛包や眼瞼縁（外側・内側どちらにも起こる）の小膿瘍	眼瞼炎：warm compress（温めたタオルなどで軽く圧迫） 霰粒腫：warm compress, ゆるくマッサージ 涙嚢炎：眼窩周囲蜂窩織炎と眼窩蜂窩織炎を除外する。軽症であればアモキシシリン-クラブラン酸処方，warm compressを指示して帰宅。全身状態不良であれば入院 麦粒腫： 　• 眼瞼の外側：warm compress±ブドウ球菌に対する抗菌薬含有軟膏 　• 眼瞼の内側：ブドウ球菌に対する経口抗菌薬

視力低下・失明

■ アプローチ
- 詳細な眼の診察を行う：視力（矯正視力），視野，目の視診，眼窩周囲の軟部組織＆骨，眼球運動，瞳孔（求心性瞳孔反応を評価するための交互対光反射試験を含む），眼圧測定，細隙灯顕微鏡（眼瞼，結膜，強膜，角膜を蛍光染色で確認する。前房，虹彩，水晶体），眼底検査，詳細な神経学的診察

視力低下・視力消失の鑑別	
	鑑別診断
疼痛あり	外傷，緑内障，ぶどう膜炎，角膜潰瘍，側頭動脈炎，視神経炎
疼痛なし	一過性黒内症/TIA，網膜中心動脈/静脈閉塞（CRAO/CRVO），硝子体出血，網膜剥離，高血圧性脳症，下垂体腫瘍，黄斑疾患，有害物の摂取（有毒アルコール類，重金属）

複視の鑑別	
	鑑別診断
単眼での複視	乱視，白内障，水晶体脱臼
両眼での複視	外眼筋の絞扼，脳神経麻痺，頭蓋内占拠性病変によるmass effect，甲状腺疾患，微小血管の疾患

■ 網膜中心動脈閉塞
定義：網膜中心動脈の閉塞。塞栓性が最も多い
病歴
- 突然発症，無痛性，片眼性の視力消失（or 網膜動脈の分枝の場合は視野部分欠損）。完全に視力消失する前に一過性の視力消失（一過性黒内障）を認めることも
- 危険因子：高血圧，DM，CVA，心房細動，頸動脈疾患，過凝固状態，血管炎，心内膜炎，鎌状赤血球症

身体所見
- 求心性瞳孔反応消失。眼底所見では，網膜中心窩に cherry-red spot を認める
- 頸動脈雑音，脈不整，心雑音を認めることも。側頭動脈炎の除外が必要

評価
- 血算，ESR
- 塞栓源の評価：神経学的画像検査（CT/CTA or MRI/MRA），頸動脈の画像検査，心エコー，心電図

治療
- 直ちに治療開始（＞2時間で不可逆的な視力消失となる）
- 直ちに眼科コンサルト
- 間欠的眼球マッサージ（詰まっている血栓を浮遊させ＆より末梢側へ移動させられないか試みる）
- 緑内障と同様の眼圧を低下させる治療（例：アセタゾラミド，マンニトール，チモロール）
- 前房穿刺・前房水の除去
- 外科的減圧術，抗凝固療法，血栓溶解薬動注，高圧酸素療法

方針：入院
パール：原因は，＞40歳→心原性塞栓が最多。＜30歳→凝固障害・血液性素因が最多

■ 網膜中心静脈閉塞
定義：網膜静脈の閉塞。たいていは血栓性である
病歴
- 突然発症，無痛性，片眼性の視力消失（緩徐進行のこともあり）
- 危険因子：心血管病変，高血圧，緑内障，静脈うっ滞，過凝固状態，DM，血管疾患

身体所見：求心性瞳孔反応消失。眼底鏡所見：網膜出血/視神経乳頭の浮腫（"blood & thunder"所見）
管理：直ちに眼科コンサルト，アスピリン開始，外来で血栓性素因の精査
方針：帰宅

■ 側頭動脈炎（巨細胞動脈炎）
定義：中/大血管に起こる肉芽腫性炎症性血管炎
病歴
- 片側性の頭痛，顎/舌跛行，全身倦怠感，微熱，視力低下
- 通常は＞50歳（90%が＞60歳），女性＞男性，リウマチ性多発筋痛症の病歴（患者の50%）

身体所見：側頭動脈の圧痛，視力低下
評価：ESR↑，CRP↑，側頭動脈生検
管理
- プレドニゾロン80mg/日（視力低下の危険があれば，生検結果を待たずに開始）
- 視覚症状がない場合：2週間以内に生検，リウマチ科と眼科にコンサルト

方針：視力低下の場合のみ入院
パール
- 診断と治療が遅れると失明することもある
- 片眼の視力低下を呈する患者のうち75%は，3週間以内に対側の眼にも症状出現
- 胸部大動脈瘤のリスクが20倍高まる

■ 視神経炎
定義
- 視神経の炎症。局所的脱髄が原因のことが多い
- 多発性硬化症との関連あり（1/3の患者が将来多発性硬化症と診断される）。サルコイドーシス，SLE，白血病，アルコール依存症，梅毒，特発性，ウイルス感染後と関連することもあり

病歴：視力低下（軽度視力低下から失明まで），色覚↓，眼球運動時の疼痛
身体所見
- 視力低下，求心性瞳孔反応消失，中心暗点，眼底鏡検査
- 視神経乳頭の腫脹/蒼白

評価：MRI所見：視神経の炎症，症例の20%では視神経以外の脱髄病変も認める
治療：直ちに眼科/神経内科コンサルト，ステロイド
方針：入院

■ 網膜剝離
病歴
- 疼痛なし，典型例では「カーテンが下りてきたような」視野障害，飛蚊症，光視症（火花様）
- 危険因子：近視，外傷，手術歴（白内障手術），DM，高血圧，悪性腫瘍（乳癌，悪性黒色腫，白血病），鎌状赤血球症，子癇，未熟児

身体所見：視野欠損。「うねっているような」網膜。色素沈着した硝子体や剝離境界線を認めることも（倒像眼底鏡で認めることが多い）
評価：救急外来でベッドサイド眼球エコー検査：網膜剝離検出の感度が高い

管理
- 疑えば,直ちに眼科コンサルト
- 炎症性網膜剥離のほとんどは薬物治療(NSAID,ステロイド)。しかし原因,剥離の大きさ,部位により緊急手術を要することも

方針:急性期であれば入院

歯痛

歯痛の鑑別	
外傷性	歯の破折,歯の亜脱臼・脱落
非外傷性	齲歯,根尖周囲膿瘍・歯周膿瘍,急性壊死性潰瘍性歯肉炎,歯槽骨骨髄炎

歯の表記法	
右上部 1, 2, 3, 4, 5, 6, 7, 8(正中)	左上部 (正中)9, 10, 11, 12, 13, 14, 15, 16
右下部 32, 31, 30, 29, 28, 27, 26, 25(正中)	左下部 (正中)24, 23, 22, 21, 20, 19, 18, 17

■ 歯の破折
定義:Ellis Ⅰ:エナメル質,Ellis Ⅱ:エナメル質+象牙質,Ellis Ⅲ:歯髄に及ぶ(+出血)
評価:外傷症例では,歯の破片の誤嚥も考慮してCXR
管理:歯科麻酔&経口鎮痛薬
- Ellis Ⅰ:必要なら鋭端を滑らかに削る。2〜3日以内に歯科フォロー
- Ellis Ⅱ:水酸化カルシウムの詰めもの,酸化亜鉛の詰めもの,グラスアイオノマーセメントなどで覆う。症例の1〜7%で歯髄壊死が起こる。24時間以内に歯科フォロー
- Ellis Ⅲ:水酸化カルシウムの詰めもの,酸化亜鉛の詰めもの,グラスアイオノマーセメントなどで覆う。症例の10〜30%で歯髄壊死が起こる
  - 感染の高リスク。抗菌薬処方する
  - 早急に(<24時間の)歯科フォローが必要
  - 出血があれば→アドレナリンを浸したガーゼ,歯髄内にアドレナリン入りのリドカインを注射

■ 歯の亜脱臼・脱落
定義:外傷により歯がぐらつくか脱落すること
評価:動揺性から歯槽骨折を疑う場合は,X線撮影
管理
- 歯科麻酔&経口鎮痛薬
- 歯の動揺性がほとんどない場合:軟らかい食事で1〜2週間経過をみる,2〜3日以内に歯科フォロー
- 明らかに動揺性ありの場合:歯周ペーストor添え木(副子)で安定化させ24時間以内に歯科フォロー
- 歯の脱落:Hanks液or牛乳(8時間まで保存可能)に浸して運ぶ。抜けた歯を洗わない。脱落後<60分なら歯槽骨に歯を戻して固定する。緊急で歯科コンサルトし,24時間以内フォロー

■ 齲歯
定義:歯の硬い部分(エナメル質,象牙質,セメント質)への細菌感染
病歴:歯痛,口腔内衛生不良
管理:歯科麻酔&経口鎮痛薬,1〜2日以内に歯科フォロー

■ 根尖周囲膿瘍
定義:根尖周囲の歯槽骨の細菌感染
病歴:歯の激痛,波動性のある膿瘍を認めることも多い
管理:歯科麻酔。波動性のある膿瘍を認めたら切開排膿。抗菌薬(penicillin V or クリンダマイシン),温生理食塩液でうがい,1〜2日以内に歯科フォロー

■ 急性壊死性潰瘍性歯肉炎(塹壕口内炎)
定義
- 歯肉への複数菌感染症:出血,深い潰瘍,歯肉壊死をきたす
- 危険因子:口腔内衛生不良,歯肉への外傷,喫煙,免疫不全

症状
- 急性発症のびまん性の口腔の疼痛,口臭,発熱,歯肉出血
- 歯肉の発赤/腫脹,歯間乳頭の潰瘍,灰色の偽膜

管理
- 口腔内鎮痛薬溶液(リドカインゼリー),希釈した過酸化水素水で1日4回すすぐ,重症or全身症状ありの場合は抗菌薬投与(ペニシリン,エリスロマイシン),1〜2日以内に歯科フォロー

■ 歯槽骨炎("dry socket")
定義:抜歯後の傷が治る前に血餅がなくなってしまい,歯槽骨が口腔内に露出することで起こる痛み。抜歯後3〜4日

病歴：突然発症，抜歯後，激痛，悪臭・悪味を感じる
管理：歯科麻酔，経口鎮痛薬，歯槽骨の洗浄。薬用歯磨粉 or オイゲノールをヨードホルムガーゼにつけて歯槽骨部に詰める。抗菌薬（ペニシリン，クリンダマイシン）。1～2日以内に歯科フォロー

蘇生

Broselowテープ（患児の身長に応じた医療器具のサイズと薬物投与量）

■気道：迅速導入気管挿管（RSI）（17-1参照）
- 前投薬：徐脈には必要に応じてアトロピン（0.01〜0.02 mg/kg）。ICP↑には必要に応じてリドカイン（1.5 mg/kg）
- 鎮静：etomidate（0.3 mg/kg），チオペンタール（3〜5 mg/kg），ケタミン（1〜2 mg/kg）
- 筋弛緩：スキサメトニウム（1〜1.5 mg/kg），ロクロニウム（0.6〜1 mg/kg）
- ETTサイズ：3 mmカフ付（新生児），（年齢/4＋4）−0.5 mmカフ付（月齢＞1），深さ（cm）＝ETTサイズ×3
- 喉頭鏡サイズ：0（体重＜2.5 kg），1（＜3歳），2（3〜12歳），3（12歳〜成人）

■ショック
- SBP正常下限（mmHg）＝70＋（年齢×2）（1〜10歳に適用）
- 生理食塩液20 mL/kgのボーラス投与を3回まで
- ドパミン（2〜20μg/kg/min），末梢が冷たいショックにはアドレナリン（0.05〜1μg/kg/min），末梢が温かいショックにはノルアドレナリン（0.05〜1μg/kg/min），心原性ショックにはドブタミン（2〜20μg/kg/min）
- 副腎不全のリスクがあればヒドロコルチゾン投与を考慮
- 外傷では生理食塩液20〜40 mL/kgから開始し，PRBC輸血10〜20 mL/kg投与

腹痛

■アプローチ
- 痛みの性状：部位，持続的か間欠的か，食事との関連，関連症状
- 既往歴：腹部手術の既往，未熟児出生の既往
- 診察：精巣捻転除外のため，男児には必ず性器診察を行う
- 検査：血算，CRP，Chem-7，尿検査，肝機能。上腹部痛ではリパーゼ

腹痛の鑑別

部位	幼児期	学童/思春期
機械的	中腸軸捻転を伴う腸回転異常症，腸重積，ヘルニア，Meckel憩室，Hirschsprung病	便秘，ヘルニア，Meckel憩室，腸閉塞（3-5）
炎症/感染	壊死性腸炎	胃腸炎，虫垂炎，Henoch-Schönlein紫斑病，膵炎，胃炎，胆道疾患（3-1），大腸炎（3-7）
尿路生殖器	UTI（14-26）	UTI（14-26），腎疝痛（6-7），妊娠/子宮外妊娠（7-1），PID（7-5），精巣/卵巣捻転（6-11, 7-4）
その他	コリック，外傷（虐待）	DKA（14-22），外傷，鎌状赤血球症（11-3），毒物誤飲，肺炎，溶血性レンサ球菌性咽頭炎

虫垂炎

■定義
- 虫垂の炎症

■病歴
- びまん性/臍周囲の痛み➡右下腹部（RLQ）に限局した痛み，食欲不振，悪心・嘔吐，不機嫌（＜2歳では唯一の症状となることも），発熱

■身体所見
- RLQの圧痛，反跳痛/筋性防御，Rovsing徴候〔左下腹部（LLQ）を圧迫するとRLQに痛みがでる〕，腸腰筋徴候（股関節の伸展でRLQ痛），obturator徴候（右股関節を屈曲した状態で内転したときに痛みがでる）

■評価
- 検体検査：血算，尿検査（無菌性膿尿/顕微鏡的血尿），hCG
- 画像検査：エコー検査（感度90％，穿孔/肥満/技師の不十分な技量で感度↓），単純腹部X線（10％で糞石），CTスキャン（感度/特異度とも95％）

■治療
- 外科的治療に関して外科コンサルト。抗菌薬：〔（アンピシリン50 mg/kg or ゲンタマイシン1 mg/kg）＋メトロニダゾール15 mg/kg〕or cefoxitin 20〜40 mg/kg

■方針
- 入院

■ パール
- ＜2歳の90%は受診時すでに穿孔（腸管壁が薄い・大網もゆるい➡穿孔↑）
- 年齢が低い児では食欲不振がないことも

腸重積

■ 定義
- 腸管が他部位の腸管にはまりこんだ状態（＜6歳の小腸閉塞の原因として最多）。部位は回結腸腸重積が最も多い

■ 病歴
- 生後3カ月〜3歳（生後5〜9カ月にピーク），元気低下，嘔吐，間欠的な不機嫌/啼泣，胸に下肢を引き寄せるような姿勢でなだめようがなく苦しがる，腹痛（疝痛）

■ 身体所見
- エピソード間は圧痛なし，腹部圧痛，右上腹部にソーセージ様腫瘤，血便，イチゴゼリー状便（＜1/3の患者で遅発性に出現）

■ 評価
- フリーエア除外のため立位腹部X線：小腸閉塞/腹腔内エア/正常のことも
- エコー（確定的）：target sign, bull's eye, ドーナッツ像, pseudokidney sign
- バリウム・空気・水を用いた注腸造影：診断的/治療的（成功率90%）

■ 治療
- バリウム・空気・水による注腸，NGT，バリウム注腸整復が不可能な場合は外科的介入に関して外科コンサルト，脱水補正（重度脱水のことが多い），NPO

■ 方針
- 24時間の経過観察のため入院

■ パール
- ＜3歳は特発性が多い
- 腹膜刺激徴候がある場合はバリウム注腸は禁忌

中腸軸捻転を伴う腸回転異常症

■ 定義
- 胎生期の腸の回転異常＆十二指腸・大腸の固定の緩さ➡腸間膜が捻じれ十二指腸閉塞・上腸間膜動脈圧迫が生じる➡壊死

■ 病歴
- 新生児（早期乳児も），急性腹痛，胆汁性嘔吐，土腹部膨満，不機嫌/活気低下，発育不全，ほとんど1歳までに発症

■ 身体所見
- 見た目が重篤/脱水，便潜血陽性/肉眼的血便，腹部圧痛，しばしば腹膜刺激症状あり

■ 評価
- 立位単純X線：ダブルバブル徴候（拡張した胃と十二指腸のガス像），腸管壁ガス，小腸閉鎖
- エコー検査：whirpool sign
- 上部消化管造影（診断的）：corkscrew sign（空腸がコルクの栓抜き状に造影される）

■ 治療
- 直ちに外科的介入に関して外科コンサルト，NGT，NPO，抗菌薬，輸液

■ 方針
- 入院

嵌頓ヘルニア/絞扼性ヘルニア

■ 定義
腹壁の欠損であり，鼠径管を通じて腹腔内容物が突出する

■ 病歴
男児に多い。腹痛/鼠径部痛/精巣痛，長時間の立位や咳嗽で鼠径部が膨隆，嘔吐，乳児の不機嫌

■ 身体所見
- 陰嚢で腸の触知・腸管蠕動音聴取

■ 評価
- 身体所見が不明瞭なら，陰嚢/腹部エコー検査。フリーエア除外のためX線も検討

■ 治療
- 整復：Trendelenburg体位/愛護的に圧迫±氷冷による鎮痛/ベンゾジアゼピン。＞12時間経過している場合は穿孔/壊疽の懸念あり➡外科コンサルト

■ 方針
- 手術が必要なら入院管理

Meckel憩室

■定義
- 臍腸管遺残。60%が異所性胃組織（80%）or 膵組織を伴う

■病歴
- あらゆる年齢（＜2歳で症状を呈することが多い），±左下腹部（LLQ）痛，黒色便（酸分泌→潰瘍/粘膜糜爛），嘔吐，小腸閉塞所見，腸重積

■身体所見
- LLQ腫瘤，便潜血陽性/下血，腹部膨満

■評価
- テクネチウムスキャン（Meckelスキャン）：異所性胃組織を同定（感度90%）

■治療
- 血液型＆交差試験/輸血（下血時），Meckel憩室切除術に関して外科コンサルト

■方針
- 入院

Meckelの2のルール
人口の2%
Meckel憩室をもつ人の2％に症状がでる
2インチ（約5 cm）の長さ
回盲弁より2フィート（約60 cm）口側
2歳までに症状を呈する
2種類の上皮：胃＆膵臓

壊死性腸炎（NEC）

■定義
- 腸管壁の炎症

■病歴
- 早産児（10%は正期産児），胆汁性嘔吐，腹部膨満，血便，哺乳不良

■身体所見
- 見た目が重篤，低血圧，活気低下，腹部圧痛，血便，下痢

■評価
- 腹部X線：腸管気腫（75%）。X線で所見が明らかでなければバリウム注腸造影

■治療
- NPO，輸液/輸血，NGT，抗菌薬（アンピシリン/ゲンタマイシン/メトロニダゾール），外科コンサルト

■方針
- 入院

■パール
- Bellのstage分類：Ⅰ期＝嘔吐/腸閉塞，Ⅱ期＝X線で腸管拡張/腸管気腫，Ⅲ期＝ショック/穿孔
- 合併症：DIC，狭窄，閉塞，瘻孔，短腸症候群

Hirschsprung病

■定義
- 大腸の筋層間神経叢の神経節細胞の欠損→持続する収縮＆口側の拡張→便秘（4:1で男児に多い）

■病歴
- 慢性便秘，初回胎便の遅れ，発育不全，腹部膨満，嘔吐

■身体所見
- 腹部で便塊触知，硬い肛門括約筋，左下腹部の便塊，直腸内に便がない，直腸診後に指を抜くと排便が「噴出」する

■評価
- 腹部X線：拡張した大腸/便栓/鏡面形成（ニボー）
- バリウム注腸造影
- 診断→生検（神経節細胞欠損）or 肛門内圧検査

■治療
- 外来で外科的評価

■方針
- 中毒性巨大結腸症，穿孔，腸炎などの合併症がなければ退院

チアノーゼ

■アプローチ
- 中枢性チアノーゼ(粘膜,舌,体幹,右左シャントに起因)か末梢性チアノーゼ(足,手,唇,末梢性血管収縮に起因)かを区別する

■定義
- 先端チアノーゼ:四肢の灌流状態により,新生児の手/足部のみに見られる青色→正常&生後2〜3日以内に消失
- 憤怒痙攣(息止め発作):疼痛・憤怒・恐怖からの激しい啼泣に関連して無呼吸が遷延→良性だが除外診断

チアノーゼの鑑別	
病態生理	鑑別診断
低換気	無呼吸,憤怒痙攣(息止め発作),痙攣
呼吸性	上気道閉塞,原発性肺疾患,細気管支炎/気管支喘息
心血管性	チアノーゼ性先天性心疾患
その他	敗血症,低体温,メトヘモグロビン血症,新生児の先端チアノーゼ

■病歴
- 発症年齢,中枢性か末梢性か,内服歴,最近の罹患
- 啼泣に伴う変化:啼泣で改善→呼吸性(肺胞換気↑),啼泣で増悪→心血管性(心拍出量↑)

■所見
- 見た目(不良or元気),バイタルサイン,呼吸困難,心雑音

■評価
- O_2投与,CXR,心電図
- 高濃度酸素負荷試験:室内気でのABGと,100% O_2を10分間投与後の(訳注:右上肢の)ABG分析を実施。$Po_2 > 250$になれば先天性心疾患による低酸素血症は除外できる
- O_2投与でSpo_2が改善,心雑音がない,心電図正常→呼吸性
- O_2投与でSpo_2が変化しない,心雑音,心電図異常→心原性→心エコー検査

■治療
- O_2投与。基礎疾患を治療
- 生後<2週の循環不全ではPGE_1投与を考慮

■方針
- 見た目が重篤,Spo_2 or Pao_2が低い場合は入院
- 先天性心疾患が疑われる場合はすべて循環器科コンサルト

小児の発熱

■アプローチ
- 発熱〔>38℃(100.4°F)〕の管理は成人と異なる
- ABC,Spo_2の確認,直腸温
- 抗菌薬と入院加療の必要性は,年齢,全身状態・重篤感,感染源への曝露歴,免疫状態,同定された熱源,原疾患の重症度による
- HIBワクチンと肺炎球菌ワクチンの導入により,小児発熱性疾患の発症率と病因は変化した

発熱の鑑別	
病態生理	鑑別診断
呼吸器	細気管支炎,クループ,百日咳,咽頭炎,肺炎
消化器	虫垂炎,胃腸炎,ロタウイルス感染症
腎尿路生殖器	UTI,腎盂腎炎
非感染性疾患	鎌状赤血球症,川崎病,リウマチ性・腫瘍性疾患
その他の感染症	蜂窩織炎,HIV,敗血症,水痘,喉頭蓋炎,麻疹,髄膜炎,ムンプス,中耳炎,齲歯,突発性発疹,風疹,猩紅熱,骨髄炎,HSV,エンテロウイルス,細菌性結膜炎,非特異的ウイルス感染

日齢90までの乳児の発熱

■病歴
- 病歴から熱源を特定することは困難。重症細菌感染症を診断するため標準的な精査施行
- 感染源への曝露歴(渡航歴,家族の罹患歴)&予防接種歴は有用

■ 所見
- 直腸温＞38℃（100.4°F）が発熱の基準として一般的。泣き止まない，不機嫌，哺乳不良
- 脱水の程度を推定するため，排尿（濡れたオムツ）の頻度＆回数，CRT，大泉門，流涙を評価
- あらゆる発疹の有無を問診（ウイルス性発疹，髄膜炎菌感染症）

■ 評価
- 敗血症精査（sepsis workup）：表参照

■ 治療
- 生後＜1カ月：セフォタキシム 50 mg/kg IV 12時間ごと＋アンピシリン 25〜50 mg/kg IV 8時間ごと
- 生後1〜3カ月：セフトリアキソン 50 mg/kg IV 24時間ごと or 帰宅させるならセフトリアキソン 50 mg/kg IM
- 髄膜炎が疑われる場合は高用量投与とし，アシクロビル 20 mg/kg 点滴静注の追加を検討（14-15参照）
- 他の細菌感染源が同定されれば，適切に治療する
- LPを実施していない場合，全身状態が良好でWBC値が正常の児には，抗菌薬投与しないことを検討

■ 方針
- 日齢＜90で見た目が重篤な場合と日齢＜30は，すべての検査値が正常であっても入院させ培養結果確認
- 敗血症精査が陰性で，全身状態/哺乳が良好な日齢30〜90の児は，セフトリアキソン1回投与後に帰宅可。24時間後にフォロー

■ パール
- 感染源特定の難しさ，免疫系の相対的未熟性，潜在性菌血症の可能性があるため，すべての患児に敗血症精査を施行する

生後3〜36カ月の児の発熱

■ 病歴
- 弱い免疫系，特に莢膜をもつ細菌に対して
- 感染源への曝露歴（渡航歴，家族の罹患歴）＆予防接種歴は有用

■ 所見
- 不機嫌，哺乳不良。排尿（濡れたオムツ）回数，流涙，大泉門，CRTで脱水の状態を評価
- あらゆる発疹の有無を問診（ウイルス性発疹，髄膜炎菌感染症）

■ 評価
- 下表参照

■ 治療
- 発熱があり，見た目が重篤であれば，セフトリアキソン1回投与（80 mg/kg IV ＆培養結果確認のため24時間入院）
- 同定された感染源を適切に治療

■ 方針
- 精査陰性で全身状態良好であれば
  - WBC＞15,000（ANC＞9,000）：経験的抗菌薬投与（セフトリアキソン IV or IM）＆ 24時間の観察入院
  - WBC＜15,000（ANC＜9,000）：抗菌薬なしで帰宅。ただし24〜48時間後に必ずフォロー

■ パール
- 全身状態が良好なく36カ月の児では潜在性菌血症の罹患率は0.25〜0.4%であった（*Acad Emerg Med* 2009;16(3):220; *Arch Dis Child* 2009;94(2):144）
- 救急外来では，インフルエンザ迅速抗原検査を行うことで，乳児・小児の発熱例への検査・介入を減らすことができるかもしれない（*Pediatr Infect Dis J* 2006;25(12):1153）

小児発熱の年齢別評価

年齢	体温	全身状態	評価
日齢0〜90	＞38℃	全身状態によらず	カテーテル尿＆尿培養 血算＋WBC分画，血液培養，CRP 頻呼吸や呼吸器症状があればCXR 髄液培養，細胞数，Glu/蛋白，±HSV/エンテロウイルスPCR 下痢があれば便培養
生後3〜36カ月	＜39℃	全身状態によらず	尿検査＆尿培養 頻呼吸や呼吸器症状があればCXR
	＞39℃	良好	尿検査＆尿培養 血算＋WBC分画，血液培養，CRP 頻呼吸や呼吸器症状があればCXR
		不良	尿検査＆尿培養 血算＋WBC分画，血液培養，CRP 上記が陰性ならばLP 頻呼吸や呼吸器症状があればCXR

黄疸

■定義
- 皮膚/組織/体液の黄色がかった変色で，ビリルビン生産↑or排出↓に起因する

■アプローチ
- ビリルビン：ヘモグロビン分解により生成➡血中アルブミンと結合（非抱合型/間接型）➡グルクロン酸転移酵素によって肝臓で抱合（抱合型/直接型）➡胆汁へ排出

■病歴
- 鑑別疾患は，齢（生後<4週の新生児かどうか），在胎週数，母乳栄養の状態による
- 症状（皮膚黄染，暗赤色尿）の出現時期

■身体所見
- 強膜黄染，黄疸

■検査
- 総ビリルビン/ビリルビン分画（新生児では>5mg/dLで身体所見上黄疸が認識可能），肝機能，血算（溶血/貧血➡Coombs試験，塗抹鏡検，ABO/Rh血液型），網赤血球数，血清ハプトグロビン
- 新生児➡非抱合型（生理的黄疸の可能性あり，核黄疸予防のために治療）/抱合型（常に病的）

小児の非抱合型ビリルビン血症の鑑別診断	
溶血の異常	ABO型不適合
	G6PD欠損症
	鎌状赤血球貧血
	サラセミア
	遺伝性球状赤血球症
	HUS
腸肝循環	Hirschsprung病，肥厚性幽門狭窄症，消化管閉塞
その他	頭血腫，分娩外傷，甲状腺機能低下症，Down症候群，赤血球増多症，Gilbert症候群，Crigler-Najjar症候群（グルクロン酸転移酵素欠損）

生理的黄疸

■定義
- 生後1週間までにみられる非抱合型ビリルビンの上昇。グルクロン酸転移酵素活性が低いことに起因する。新生児の60%が黄疸を呈する（日齢2〜5がピーク）

■評価
- 総ビリルビン/ビリルビン分画，血算（溶血/貧血➡Coombs試験，塗抹鏡検，ABO/Rh血液型）。通常，総ビリルビン<6mg/dL，早産児では12mg/dLまで上昇しうる

■治療
- 治療不要

■方針
- 帰宅

■パール
- 病的黄疸：生後24時間以内に出現する黄疸。母乳栄養児ではビリルビン>17mg/dL，人工乳栄養児では>15mg/dL。生後1週間をすぎても持続する場合や，ビリルビン値上昇速度>5mg/dL/日の場合
- 重度高ビリルビン血症の合併症：核黄疸（大脳基底核にビリルビン蓄積➡神経発達障害）
- 敗血症が黄疸で発症することは稀

母乳栄養性黄疸

■定義
- 母乳栄養性黄疸（breast-feeding jaundice）は，母乳栄養児の非抱合型ビリルビン血症で，ホルモンの影響や，腸での胆汁分泌・吸収過程の変化に起因する。出生後早期に生じる

■評価
- 総ビリルビン/ビリルビン分画，血算

■治療
- ビリルビン<17mg/dLであれば治療不要，母乳栄養継続，光線療法

■方針
- 帰宅

母乳性黄疸

■**定義**
- 母乳性黄疸（breast milk jaundice）は，母乳中に含まれる，ビリルビンの抱合と排泄を妨げる物質による黄疸
- 日齢3〜5に出現し，数週間持続する

■**評価**
- 総ビリルビン/ビリルビン分画，血算

■**治療**
- ビリルビン＜17mg/dLなら，母乳栄養継続，光線療法
- ビリルビン＞17mg/dLなら，母乳栄養を中止する。母乳再開後に再発はしない

■**方針**
- 帰宅

ABO型 & Rh型不適合/溶血性疾患

■**定義**
- 胎児のA型 or B型蛋白質に対する母体の抗体，またはRh陽性の胎児に対する（前回の妊娠で感作された）母体Rh抗体によって生じる溶血性疾患

■**病歴**
- 生後24時間以内に生じる皮膚黄染，暗赤色尿，活気低下

■**身体所見**
- 重度黄疸，強膜黄染，見た目が重篤

■**評価**
- 総ビリルビン/ビリルビン分画，血算（溶血/貧血➔Coombs試験，塗抹鏡検，ABO/Rh血液型）

■**治療**
- 光線療法，交換輸血（表参照）

■**方針**
- 入院

非抱合型ビリルビン血症の治療適応				
出生後時間	光線療法を考慮	光線療法を行う	光線療法で改善なければ交換輸血を考慮	交換輸血を行う
≦24時間	—	—	—	—
25〜48時間	≧12mg/dL	≧15mg/dL	≧20mg/dL	≧25mg/dL
49〜72時間	≧15mg/dL	≧18mg/dL	≧25mg/dL	≧30mg/dL
≧72時間	≧17mg/dL	≧20mg/dL	≧30mg/dL	≧30mg/dL

抱合型ビリルビン血症

■**定義**
- 黄疸が生じる，直接ビリルビンの病的上昇（抱合型ビリルビン＞総ビリルビンの20%，または＞2mg/dL）

■**病歴**
- 皮膚黄染，暗赤色尿，活気低下，±遺伝性疾患/代謝性疾患/敗血症

■**臨床所見**
- 重度黄疸，強膜黄染，見た目が重篤

■**評価**
- 総ビリルビン/ビリルビン分画，血算，血液培養，血液塗抹鏡検，肝機能，血液型，閉塞が疑われたら腹部X線，エコー（胆管閉塞），尿定性，尿培養

■**治療**
- 輸液，原因の治療（下記参照）

■**方針**
- 入院

小児の抱合型ビリルビン血症の鑑別診断	
胆管閉塞	胆道閉鎖症
	総胆管嚢胞
	原発性硬化性胆管炎（PSC）
	胆石（鎌状赤血球/サラセミアの溶血による色素結石が多い）

感染症	TORCH症候群〔toxoplasmosis（トキソプラズマ症），rubella（風疹），CMV，herpes virus（ヘルペスウイルス）〕
	細菌性敗血症
	UTI
	ウイルス性肝炎
代謝性	嚢胞性線維症
	ガラクトース血症
	α_1アンチトリプシン欠損症
	Wilson病
薬物性	アスピリン
	アセトアミノフェン
	鉄剤
	サルファ薬
その他	Reye症候群
	新生児ループス
	新生児肝炎，自己免疫性肝炎

跛行

■アプローチ
- 腹部，性器，脊椎，股関節，長管骨，膝，足首，足を診察。歩行を観察
- 患児と保護者から詳細な病歴聴取：急性か慢性か，発熱，皮膚の変化。外傷の有無
- X線撮影（疼痛は関連痛であることも多く，撮影部位の注意が必要。古典的には，膝痛は腰部からの関連痛）
- 関節痛が主訴となる全身疾患を考慮

跛行の鑑別	
病態生理	**鑑別診断**
外傷	骨折，脱臼，捻挫，関節内血腫，背部痛
血液学的	鎌状赤血球貧血（11-3，14-1），血友病
神経・筋	末梢神経障害，筋ジストロフィー，筋炎
感染性	化膿性関節炎，単純性股関節炎，骨髄炎，PID，椎間板炎
リウマチ性	若年性特発性関節炎（若年性関節リウマチ），痛風，偽痛風，ループス，リウマチ熱
消化器／腎尿路生殖器	腸腰筋膿瘍，精巣捻転，精巣炎
筋骨格系	Legg-Calvé-Perthes病，大腿骨頭すべり症，Osgood-Schlatter病
新生物	白血病，Ewing肉腫，骨肉腫，骨軟骨腫

感染性

■化膿性股関節炎
病歴
- あらゆる年齢で発生するがく3歳で最多
- 跛行or歩行拒否，発熱＆不機嫌の病歴（乳児の場合は症状が乏しいこともある）

所見
- 発熱＆見た目が重篤
- 屈曲，外旋，外転位の股関節：有痛性歩行（歩行可能であれば）
- 関節運動により疼痛。熱感・腫脹・発赤は伴わないこともある

評価
- WBC↑，CRP↑，ESR↑。関節液のWBC↑，グラム染色＆培養が陽性
- X線，エコーで関節液を認めることも

治療
- 手術室でのドレナージと洗浄に関して整形外科コンサルト
- 抗菌薬：βラクタマーゼ耐性ペニシリン（nafcillin or oxacillin 50〜100 mg/kg/日 分4 IV）＆第3世代セファロスポリン（セフォタキシム or セフトリアキソン50 mg/kg）。バンコマイシンも考慮
- 疼痛管理

方針
- 外科的洗浄のため入院

パール
- 小児では股関節＞膝関節＞肘関節の順で感染性関節炎の可能性がある

■ 単純性股関節炎（一過性股関節滑膜炎）
病歴
- 3～6歳の男児に，急性or慢性の片側の股関節，大腿部，膝関節の痛みとして発症
- 微熱や最近の上気道炎の既往があることも

所見
- 全身状態は良好
- 疼痛による股関節の可動域制限。外転＆内旋での受動的可動域の軽度制限。log rollテスト（訳注：仰臥位で，下腿全体を内向き外向けに回転させる）が最も感度が高い
- 有痛性歩行，触診時の疼痛

評価
- X線で股関節は正常，関節液を呈することも
- WBC＆ESRは正常or軽度↑。検査所見正常で発熱のない児に関節穿刺は行わない
- エコーで関節液を診断できるが，原因の鑑別はできない

治療
- NSAIDを用いた疼痛管理，温める＆マッサージ

方針
- 整形外科フォロー，痛みが和らぐまで松葉杖で股関節を免荷

パール
- 3～10歳の急性股関節痛の最多の要因。股関節滑膜の一過性炎症による関節痛＆関節炎
- 再発率＜20％，多くは6カ月以内に生じる。若年性慢性関節炎のリスクは上昇しない

感染性関節炎の予測確率（％）		
該当項目数	修正Kocher基準 （*J Bone Joint Surg Am* 2006;88(6):1251)	Kocher基準 （*J Bone Joint Surg Am* 1999;81(12):1662)
0	16.9	0.2
1	36.7	3
2	62.4	40
3	82.6	93.1
4	93.1	99.6
5	97.5	

項目：体温＞38.5℃，WBC＞12,000，ESR＞40，体重をかけたがらない±CRP＞20（修正Kocher基準を用いる場合）

筋骨格系

■ Legg-Calvé-Perthes病（Perthes病，無血管性大腿骨頭壊死）
病歴
- 5～7歳児の跛行の原因として最多。鼠径部・大腿・膝の痛み。運動時に痛みが増強
- 発熱や不機嫌なし，外傷歴なし

所見
- 全身状態は良好，有痛性歩行
- 疼痛のため股関節可動域↓，大腿部萎縮を伴うことあり，内旋＆外転で疼痛増強

評価
- WBC＆ESR正常
- 股関節X線で進行度がわかる。カエル脚様肢位での撮影は有用
  - 軟骨スペース開大，骨端核の減少
  - 大腿骨頭の軟骨下ストレス骨折。大腿骨頭骨端の線状透亮像
  - 大腿骨頭の不明瞭化＆平坦化（扁平股として知られている所見）
  - 亜脱臼＆寛骨臼からの大腿骨頭の突出

治療
- 目標は重度OAの回避と関節可動域の維持・免荷
- 整形外科的評価。X線よりも骨シンチ（bone scan）＆ MRIで速やかに診断可能

方針
- 整形外科フォロー，痛みが和らぐまで松葉杖で股関節を免荷

パール
- 大腿骨頭の骨端核の特発性骨壊死。15～20％は両側性
- 大腿骨頭への血流途絶 ➡ 骨梗塞
- 発症年齢が若いほど予後はよい。X線所見の程度に比例

■ 大腿骨頭すべり症
病歴
- 12～15歳の男児 or 10～13歳の女児，主訴は跛行＆鼠径・大腿・膝の痛み
- 症状持続が＞3週間なら慢性と考える

- 荷重不可能なら不安定と考える（合併症発症率がより高い）

所見
- 患側下肢は外旋し，短縮している。屈曲時に疼痛。有痛性歩行

評価
- 体温，WBC，ESRは正常
- X線：大腿骨頸部と比較して，大腿骨頭が寛骨臼内で後下方に転位。AP & カエル脚様肢位で撮影

治療
- 外科的内固定術のため整形外科コンサルト。治療目標は大腿骨頭の無血管性壊死を予防すること

方針
- 整形外科的手術のため入院

パール
- 肥満は危険因子である。遺伝的影響もある。両側性は代謝/内分泌疾患がある低年齢の患者に多い
- 明らかな下肢外旋&短縮を伴う股関節外傷の際は，骨端変位が増悪するため，関節可動域検査を無理に行わない

■Osgood-Schlatter病

定義
- 下肢の動作中に生じる脛骨結節粗面骨端への微細外傷

病歴
- ＜13歳の男児の膝痛で，運動時増悪&安静時軽快

所見
- 脛骨結節の浮腫&疼痛。拡大し硬くなった脛骨結節
- 膝関節前面に圧痛，特に肥厚した膝蓋腱の直上
- 次の行為で疼痛が生じる。抵抗に反して膝関節を伸展させる，大腿四頭筋へ負荷をかける，膝関節を完全に屈曲させてしゃがむ，走る，ジャンプ，ひざまずく，スクワット，階段昇降

評価
- 膝関節X線：脛骨結節&膝蓋腱周囲の軟部組織腫脹。関節液なし

治療
- 重症度によって異なる：軽症なら活動を抑える，重症なら安静
- NSAIDによる疼痛管理，冷却，±松葉杖

方針
- 鎮痛薬処方し，帰宅

パール
- 思春期の児の膝痛の最多の原因の1つ：良性&自然軽快
- 25％で両側発症。50％に外傷歴がある

小児の痙攣

■定義
- CNSニューロンの異常な発作的電位変化により，異常な神経学的作用が生じる

■アプローチ
- ABC，SpO_2の確認，体温
- 直ちに簡易血糖測定実施，ブドウ糖の経験的投与も考慮
- 痙攣が持続している場合，速やかに痙攣を止める薬物を投与
- 詳細な病歴聴取：痙攣の前後のようす，関連症状（頭痛，羞明，嘔吐，視覚変化，眼痛），神経局所症状
- 頭頸部外傷，髄膜刺激症状，点状出血の評価
- 詳細な神経学的診察：Todd麻痺（痙攣後の一過性麻痺）
- 血算，Chem-7，肝機能，薬物中毒スクリーニング，尿検査，CXR，抗痙攣薬濃度，感染症精査
- 持続する意識障害，神経局所所見，外傷がある場合はCT考慮
- 持続する意識障害，発熱があり，抗痙攣薬の血中濃度が治療域にある場合，頭部CT撮影後にLP考慮
- 初回痙攣の精査：頭部CT，脳波，血算，Chem-7，肝機能，薬物中毒スクリーニング，LPを考慮
- 非痙攣性てんかん重積状態の疑いがなければ，脳波は痙攣の数日〜数週間後に施行
- 痙攣重積とは，意識状態の回復なく＞30分続く，反復性or持続性痙攣である
- 低酸素脳症，乳酸&呼吸性アシドーシス，高CO_2血症，低血糖症を起こすことがある
- 方針：神経学的異常所見があれば入院，その他は神経内科フォロー

痙攣の鑑別	
病態生理	鑑別診断
神経	原発性痙攣，痙攣重積，熱性痙攣，退行性CNS疾患（神経線維腫症，結節性硬化症，Sturge-Weber症候群），てんかん，脳性麻痺
頭部外傷	脳実質内出血，SAH，SDH，EDH (18-4)
感染	髄膜炎 (5-6, 14-15)，脳炎 (5-7)，脳膿瘍，トキソプラズマ症，破傷風，神経嚢虫症

代謝	低血糖, 高血糖, 低Na血症, 高Na血症, 低Ca血症, 低Mg血症, アルカローシス (9-1), ピリドキシン (ビタミンB_6) 欠乏
中毒	鉛, phencyclidine, アンフェタミン, コカイン, アスピリン, 一酸化炭素, 有機リン化合物, テオフィリン, リドカイン, リンデン, 薬物離脱症状 (抗痙攣薬), DTaP (ジフテリア, 破傷風, 百日咳, 不活化) ワクチン後
新生物	脳腫瘍
小児特有疾患	Reye症候群, 先天性CMV感染症, 先天梅毒, 母体風疹感染, フェニルケトン尿症
血管性	脳塞栓症, 脳梗塞, 高血圧性脳症, 脳血管奇形
その他	精神的要因, 過換気, 憤怒痙攣 (息止め発作), 不十分な抗痙攣薬血中濃度, 神経皮膚症候群, 先天代謝異常症

■ 原発性痙攣

病歴
- 前兆 (aura) の有無, 突発的に発症&頓挫する痙攣, 目的のない同じ動作を繰り返す, 便・尿失禁, 痙攣後の混乱や活気低下

所見
- 痙攣の種類による。大脳皮質全体の同時活性化による意識消失

評価
- 上述

治療
- 急性期vs.慢性期の薬物, 気道管理 (たいていは経鼻エアウェイのみで有効), O_2投与
- **痙攣頓挫のための治療**
  - ベンゾジアゼピンが第1選択薬〔ロラゼパム0.1 mg/kg, 最大4 mg IV (訳注:日本には注射薬はない)〕
  - ベンゾジアゼピン:ジアゼパム (半減期15〜20分), ロラゼパム (半減期12〜24時間), ミダゾラム (半減期<12時間)
  - フェニトイン〔1時間かけて1g IV (訳注:1gは成人量)〕, 成人での第2選択薬, 小児での第3選択薬
  - フェノバルビタール (200〜600 mg IV, 最大20 mg/kg), 低血圧と徐呼吸に注意
  - 痙攣が頓挫しない場合, ピリドキシン (ビタミンB_6) 100 mg IV。思春期の児ではチアミン (ビタミンB_1) 100 mg IVも考慮
- **長時間作用型抗痙攣薬**
  - 痙攣性疾患の既往があり抗痙攣薬血中濃度が治療域以下ならば, 抗痙攣薬のローディング
  - フェニトイン:ローディング (1g or 10〜20 mg/kg 点滴静注), ホスフェニトイン:ローディング (15〜20 mg/kg IM or IV)
  - 初回の誘因のない痙攣には長時間作用型抗痙攣薬はルーチンで投与しない

方針
- 運転・危険が伴う機械操作・痙攣が再発した場合に安全でない場所で作業をしないよう, 明確な指示を与える。米国ではDMV (車両管理局) への報告を義務づける州もある

パール
- 痙攣の既往があっても鑑別を広く考えること (特に抗痙攣薬血中濃度が治療域の場合)
- 髄膜炎が疑われる場合には, 確定診断の前に抗菌薬を先行投与する
- 偽痙攣は除外診断
- アルコール離脱による痙攣は, 抗痙攣薬が無効なので, ベンゾジアゼピンで治療
- 初回痙攣で長時間作用型抗痙攣薬を新たに開始する場合は小児神経内科医にコンサルト (しっかりしたフォローを要する)

小児の痙攣治療のステップ		
痙攣の治療		
ステップ	抗痙攣薬	投与量
1	ロラゼパム (緩徐投与)	0.1 mg/kg IV or 必要に応じて, 5分ごとに0.05 mg/kgずつ反復投与 (訳注:日本には注射薬はない)
2 (>30分)	フェノバルビタール (気管挿管が必要)	20 mg/kg (<20 kg) or 10 mg/kg (>20 kg) IV
	フェニトイン	20 mg/kg IV (1 mg/kg/minの速度で)
	ホスフェニトイン	20 mg PE/kg (3 mg PE/kg/minの速度で。PE=フェニトイン当量)
	レベチラセタム	20 mg/kg IV
3 (>1時間)	フェノバルビタール, ミダゾラム, バルプロ酸, プロポフォール, 全身麻酔	

■ てんかん

病歴
- その児に特有の痙攣が反復する。口唇自咬, 便・尿失禁を伴ったり, 痙攣後に活気低下/攻撃的な態度&混乱を生じることもある (=発作後昏睡状態)

所見
- 痙攣の種類による。大脳皮質全体の同時活性化による意識消失

評価
- 上述

治療
- 急性期 vs. 慢性期の薬物,気道管理(たいていは経鼻エアウェイのみで有効),O_2投与

方針
- 必要なら,薬物調整のため神経内科フォロー

パール
- 痙攣の既往があっても鑑別を広く考えること(特に抗痙攣薬血中濃度が治療域の場合)
- 上気道炎や発熱などの全身性疾患は痙攣の閾値を下げうる

■脳性麻痺
病歴
- 脳の発達過程を通じて非進行性の脳病変➡運動・言語・学習障害,痙攣の高リスク(50%)。早期産は最大の危険因子

所見
- 脳性麻痺のタイプによる
  - Ⅰ. 四肢麻痺:体幹の低緊張&痙性四肢
  - Ⅱ. 両側麻痺:痙性下肢,腱反射亢進,クローヌス&はさみ足
  - Ⅲ. 片麻痺:片側の痙性,通常は上肢>下肢
  - Ⅳ. アテトーシス:身もだえするような四肢の不随意運動
  - Ⅴ. 運動失調:不安定で非協調性の運動
  - Ⅵ. 低緊張:筋緊張の欠如

評価
- 新規発症の痙攣or最近の外傷既往があれば頭部CT
- 新規発症の痙攣or痙攣のパターン・頻度の変化があれば外来で脳波検査

治療
- 通常どおりの痙攣の治療

方針
- 必要なら,薬物調整のため神経内科フォロー

パール
- 脳性麻痺患者では,breakthrough seizure(抗てんかん薬服用中の発作)&低い痙攣閾値を認めることが多い。原因となっている疾患(上気道炎,肺炎,UTIなど)を探し,かかりつけ小児神経内科で常用薬の調整をする
- 脳性麻痺患者は,慢性誤嚥,肺炎,摂食困難,胃瘻機能不全,UTIなどで救急外来をよく受診する

小児の痙攣のタイプ	
痙攣のタイプ	臨床所見
全般性欠神発作	運動/発語の消失を伴う,宙をみつめる発作。短時間の意識消失を伴う
全般性強直-間代発作	硬直した姿勢の後,四肢のリズミカルでがくがくした動きを認める。意識障害を伴う
ミオクローヌス発作	反復性のリズミカルな筋収縮
単純部分発作	片側の強直間代性運動。意識障害は伴わない
複雑部分発作	片側の強直間代性運動。意識障害を伴う。両側大脳半球が関与
体性感覚発作	しびれ,チクチク感,感覚異常or視力の変化
自律神経発作	脈拍や瞳孔径の変化,発汗,失語
精神運動発作	拍手,発語,咀嚼,嚥下などの反復性行動。痙攣後には記憶していない

■熱性痙攣
病歴
- 6カ月~5歳の小児で>38.3℃(101°F)
- 痙攣の既往なし。急速な体温上昇に伴う全身性痙攣で,15分以内に頓挫する

所見
- 通常は15分以内に頓挫する全身性痙攣。高熱。発作後昏迷状態あり
- 複雑型熱性痙攣:>15分続く,24時間以内に≧2回,神経局所所見あり

評価
- 原因となった疾患(感染症)を評価:CXR,尿検査,血液,簡易血糖測定,±LP

治療
- 解熱薬,児が通常の状態に回復するまで観察,保護者を安心させる
- ベンゾジアゼピン&フェノバルビタールなどの抗痙攣薬は不要

方針
- 初回熱性痙攣,神経局所所見なし,救急外来での精査で異常なしなら帰宅とし,神経内科フォロー

パール
- 焦点発作は単純型熱性痙攣として現れない
- 熱性痙攣はてんかんや脳障害と関連がない

- 熱性痙攣の再発率は35%
- ≧2回/年の熱性痙攣or合計≧3回の熱性痙攣は，他の要因がないか評価が必要

悪心・嘔吐

■アプローチ
- 多くの疾患で生じる頻度の高い症状（例：腹腔内疾患，代謝障害，毒物誤飲，神経疾患）

■病歴
- 食事との関係，胆汁性嘔吐の有無（通過障害の評価が必要），経口摂取できるか，尿量（オムツの濡れ具合），血便の存在，頭痛，意識障害

■検査
- Chem-7（HCO$_3^-$＜16mEq/Lでは入院を考慮），Glu（低血糖のリスク↑）

■治療
- 原因の治療，制吐薬，脱水補正（PO or IV）

悪心・嘔吐の鑑別診断

原因	乳児期	幼児／学童／思春期
機械的	GERD，中腸軸捻転を伴う腸回転異常症（14-2），腸重積（14-2），肥厚性幽門狭窄症	便秘，ヘルニア（14-2），Meckel憩室（14-3），消化管閉塞（3-5）
炎症性／感染症	壊死性腸炎（14-3），腸間炎，敗血症（14-4），髄膜炎（14-15），肺炎，中耳炎	胃腸炎，中耳炎，虫垂炎（14-1），膵炎（14-1），Henoch-Schönlein紫斑病（14-26），胆道疾患（3-1）
腎尿路生殖器	UTI（14-26）	UTI（14-26），腎疝痛（6-7），妊娠／子宮外妊娠（7-1），PID（7-5），精巣／卵巣捻転（6-11, 7-4）
CNS（全身／消化管の症状を伴わない持続性嘔吐）	水頭症，頭蓋内損傷／腫瘍	水頭症，頭蓋内損傷／腫瘍，片頭痛（5-4）
代謝性	DKA（14-22），先天性代謝異常（尿素サイクル異常，脂肪酸酸化異常，アミノ酸代謝異常，有機酸代謝異常）	DKA（14-22），先天性代謝異常（尿素サイクル異常，脂肪酸酸化異常）
その他	毒物誤飲，外傷，Reye症候群	毒物誤飲，外傷，鎌状赤血球症（14-1）

肥厚性幽門狭窄症

■定義
- 胃前庭部の肥大，男：女＝5：1

病歴
- 生後2〜5週（生後3カ月以降は稀），出生後は正常に哺乳→哺乳後の噴水状嘔吐（非胆汁性／±血液混入），体重減少，活気低下

身体所見
- 右上腹部にオリーブ大腫瘤，脱水（皺のよった皮膚，くぼんだ眼，粘膜乾燥）

評価
- Chem-7（高Cl性代謝性アルカローシス），エコー（感度95%，第1選択），上部消化管造影：string sign，腹部X線：胃拡張

治療
- 輸液，幽門筋切開術について外科コンサルト

方針
- 入院

胃食道逆流症（GERD）

定義
- 食道括約筋が緩い→食物の食道内への逆流

病歴
- ＜2歳，食事中・食後の非胆汁性嘔吐・吐き出し．人工乳の種類（牛乳vs.豆乳）

所見
- Sandifer症候群：食後に仰臥位にすると，びっくりしたような／痙攣のような動きをする

評価
- 外来での精査：24時間pHモニター（最も感度が高い），核医学ミルクスキャン，バリウム嚥下，便潜血陽性（食道炎がある場合）．血性下痢があれば人工乳アレルギーの可能性も

治療
- 途中でゲップをさせながら少量ずつ摂食・授乳，食後30～40分は半座位を維持．穀類を加え食物の粘性を高める
- 制酸薬：ラニチジン4～5 mg/kg/日を8時間ごとに分割投与，PPI，メトクロプラミド0.1～0.2 mg/kg 6～12時間ごと

方針
- 帰宅

パール
- 合併症：発育不良，無呼吸，喉頭痙攣，食道炎，肺炎
- 1歳までに自然治癒することが多い

胃腸炎

定義
- 感染症によって引き起こされる嘔吐と下痢

病歴
- 嘔吐，下痢，病人との接触歴，先行抗菌薬，渡航歴

身体所見
- 活気低下，脱水所見（皮膚ツルゴール，CRT，口腔粘膜，涙，バイタルサイン）

評価
- Chem-7（重度脱水の場合），便培養/虫卵/寄生虫（遷延する下痢/血性の下痢）

治療
- 電解質補正，脱水補正（POが望ましい，必要に応じIV），多くは自然治癒，蠕動運動抑制薬は避ける（腹満↑/症状の長期化）
- オンダンセトロン頓用．亜鉛補給（10～20 mg/日×10～14日）によって<5歳の小児では重症度，有症期間，下痢性疾患発生率が減少する（WHO: Treatment of Diarrhea: A Manual for Physicians and Other Healthcare Providers. 4th rev ed. 2005）

方針
- 帰宅or入院（重症脱水，HCO_3^-<16 mEq/L，経口摂取困難）

胃腸炎の症状と治療（病因別）			
病原体	典型的症状＆所見	救急外来での介入	臨床パール
ウイルス性			
ロタウイルス	水様性下痢，秋期（米国南西部）/冬期（米国東北部）に流行，集団保育に通う小児に多い	補液	下痢による脱水で入院する2歳以下の約70%がロタウイルス感染，感染力が強い
アデノウイルス	呼吸器症状を伴う水様性下痢，春・初夏に多い	補液	
ノーウォークウイルス（ノロウイルス）	発熱，頭痛，筋肉痛を伴う水様性下痢	補液	流行性下痢の主な原因
細菌性			
C. jejuni（カンピロバクター）	水様性or血性の下痢．発熱＆腹痛（疝痛）を伴う	補液．アジスロマイシン，エリスロマイシン，シプロフロキサシン	汚染された食物や水を介し感染
赤痢菌	血液/粘液/膿が混入することもある下痢．発熱，頭痛，腹痛を伴う	補液．フルオロキノロン，ST合剤，アンピシリン，アジスロマイシン	汚染された食物や水を介して感染，耐性菌が増加
Salmonella	血性下痢．発熱を伴う	補液．シプロフロキサシン，アジスロマイシン，アンピシリン，ST合剤	抗菌薬は，保菌者になりやすくする可能性がある　重症化のリスクがある場合のみ治療する（月齢<3，鎌状赤血球症，免疫抑制）
大腸菌	水様性下痢	補液．フルオロキノロン，アジスロマイシン，ST合剤	大腸菌O157感染の児では抗菌薬による治療がHUS発症の引き金となりうる（賛否両論）
V. cholerae（コレラ菌）	水様性下痢	補液．テトラサイクリン，エリスロマイシン	
V. parahaemolyticus	米のとぎ汁様下痢．加熱が不十分な魚介類を摂食	ST合剤（トリメトプリム量で10 mg/kg/24hr）．重症例では1日2回×7～10日間	
Y. enterocolitica	血液/粘液/膿が混入することもある下痢．発熱，嘔吐，右下腹部痛を伴う	補液	急性虫垂炎に似た症状

C. difficile	最近の抗菌薬使用後の下痢	メトロニダゾール15～30mg/kg/24hr PO 1日3回orバンコマイシン40mg/kg/24hr PO 6時間ごと	小児では中毒性巨大結腸症は非常に稀だが可能性はある
黄色ブドウ球菌	急性毒素型食中毒、食後2～6時間で急激な発症	補液、支持療法	
寄生虫			
ランブル鞭毛虫	水様性下痢＆悪臭のある過度の放屁、集団保育or渓流に曝露された児	補液＆支持療法。メトロニダゾールPO 15～30mg/kg/24hr 1日3回×5日間	
赤痢アメーバ	血液＆粘液が混入した下痢便	補液。メトロニダゾール15～30mg/kg/24hr 1日3回	肝膿瘍を合併する

小児の髄膜炎（5-6参照）

■ **病歴**
- 頭痛、発熱、項部硬直、活気低下（意識障害）、悪心・嘔吐、発疹、不機嫌、痙攣、傾眠

■ **身体所見**
- 生後＜18カ月の小児では髄膜刺激症状（項部硬直）の出現＜15%、点状出血性皮疹、不機嫌／活気低下、血行動態不安定、発熱、痙攣

■ **評価**
- 細菌性が疑われたら直ちに抗菌薬を投与し、その後LP（5-6参照）

■ **治療**
- 初回抗菌薬投与前にデキサメタゾン 0.15mg/kg IV（ICP↓, インフルエンザ菌感染による難聴のリスク↓）
- 抗菌薬
  - 生後＜1カ月：アンピシリン（100mg/kg）＋〔ゲンタマイシン（2.5mg/kg）or セフォタキシム（50mg/kg）〕
  - 1～2カ月：アンピシリン＋〔セフトリアキソン（100mg/kg）or セフォタキシム〕
  - ＞2カ月：バンコマイシン（15mg/kg）＋〔セフトリアキソンorセフォタキシム〕
- アシクロビル 20mg/kg点滴静注の追加を考慮

■ **パール**
- 乳児では *Listeria* をカバーするためにアンピシリンが必要

新生児の主訴

■ **アプローチ**
- 本当に疾患のある児なのか、心配の強い親なのかを区別する

一般的な新生児の症状	
病態生理	主訴
消化管	哺乳不良、GERD/吐き戻し、嘔吐、下痢、便秘、黄疸
感染症	発熱
その他	啼泣/コリック、ALTE、乳児突然死症候群（SIDS）
呼吸器	stridor、無呼吸、チアノーゼ

■ **病歴**
- 妊娠中・分娩時のイベント、在胎週数＆出生時体重、覚醒度、栄養、尿回数（オムツ交換頻度）、啼泣パターン、皮膚色変化。家族歴

■ **身体所見**
- 体重、バイタルサイン、皮膚色。児の服を脱がして全身診察

■ **パール**
- 多くの徴候／症状は非特異的：筋緊張の異常、吸啜力低下、経口摂取量低下、黄疸、異常な呼吸、末梢チアノーゼ、嘔吐

哺乳不良

■ **アプローチ**
- 体重増加が適切か確認（生後1週間は出生体重の5～10%減少、生後3カ月まで1オンス（約28g）/日の増加）。何らかの異常がないか慎重に病歴／身体所見をとる

■治療
- 体重増加が適切＆他に問題がないならば，授乳方法をいろいろ試してみる

■方針
- 救急外来では，適切な体重増加があり経口摂取が可能な児は帰宅可。この場合，両親を安心させ外来でフォロー。これ以外の児はさらなる評価を要する（下記「啼泣とコリック」の項を参照）

便秘

■アプローチ
- 機能的便秘（基礎疾患を認めない）と病的便秘を区別する

便秘の鑑別	
病態生理	鑑別診断
閉塞	腸管閉塞，鎖肛，胎便性イレウス，腸閉塞を伴うウイルス疾患
代謝性	甲状腺機能低下症，高Ca血症，重金属中毒
神経性	脳性麻痺，Down症候群，潜在性二分脊椎
その他	脱水，直腸脱，裂肛，ボツリヌス，Hirschsprung病

■病歴
- 症状の時間経過，便の性状の変化，もとの排便パターン，出生後最初の胎便排泄（＞24～48時間なら異常），最近の疾病，嘔吐・下痢，発熱，蜂蜜摂取

■身体所見
- 腹部（膨満），直腸診（開通しているか，直腸内の便），神経学的所見（脳神経，筋緊張）

■評価
- 腹部X線（閉塞が疑われる場合）。Chem-7，TSH，Ca，重金属のスクリーニング検査を考慮

■治療
- 機能的便秘：グリセリン座薬で便塊除去，食間の飲水量を増やす，ビサコジルを考慮，ラクツロース，浣腸。月齢が上がった児では高繊維食

■方針
- 機能的便秘→帰宅，かかりつけ医でフォロー。病的な原因があればさらに精査＆入院も必要かもしれない

啼泣とコリック

■定義
- コリック：なだめられないほどの啼泣と不機嫌が，＞3時間/日かつ＞3日/週にわたり反復する。生後3週間～3カ月に生じる。良性消化管コリックは除外診断

■アプローチ
- 過度の啼泣/コリックは非特異的な主訴であり，問題のない消化管症状からきている場合（＝良性消化管コリックと呼ばれる）もあれば，重篤な疾患の徴候の場合もある

過度の啼泣の鑑別	
病態生理	鑑別診断
CNS	髄膜炎/脳炎，ICH
頭頸部	眼内異物，角膜剥離，中耳炎，咽頭炎
心臓	CHF，上室性頻拍
消化管	胃腸炎，腸重積，虫垂炎，裂肛，GERD，嵌頓ヘルニア，良性消化管コリック，便秘，ミルクアレルギー
腎尿路生殖器	精巣捻転，UTI
その他	髪の毛のからまりによる絞扼（指，爪先，陰茎），外傷，小児虐待，四肢骨折，感染性関節炎，薬物誤飲，電解質異常，ワクチン反応

■病歴
- 啼泣のタイミング，外傷，発熱，薬物誤飲，食事歴，ROS＆既往歴を詳細に聴取

■身体所見
- 行動観察，漏れのない身体診察

■評価
- 尿検査。特定の病因を除外するためにさらなる検査（例：腹部エコー，X線，LP，薬物中毒スクリーニング）を考慮

■治療
- 原因となった疾患の治療

■方針
- 帰宅：病因が良性と考えられ，救急外来で患児が泣き止む時間がある場合
- 入院：病因を明らかにできず，救急外来でも泣き続ける場合

乳幼児突発性危急事態（ALTE）(Emerg Med J 2002;19:11)

■定義
- 見ていた人を恐れさせるエピソードで，次の1項目以上を認める場合：無呼吸，皮膚色変化，筋緊張変化，窒息orむせ
- 病態はSIDSとは区別され，様々な病因から生じうる

ALTEの鑑別	
病態生理	**鑑別診断**
心臓	不整脈，心筋炎，出血
消化管	GERD
感染	UTI，敗血症
代謝	低血糖，先天性代謝異常
神経	痙攣，頭部外傷，水頭症，髄膜炎/脳炎
その他	毒物/薬物，小児虐待，正常な間欠呼吸，代理Munchausen症候群
呼吸	気道感染，気道閉塞，憤怒痙攣（息止め発作）

■病歴
- 可能な限り目撃者から直接病歴聴取，小児の外見（中枢性vs.末梢性チアノーゼ，蒼白など），無呼吸or窒息・むせの有無，筋緊張，痙攣様の動き，自然に回復したかor対応・処置で回復したか

■身体所見
- 漏れのない身体診察

■評価
- 標準的な診断手順はない。病歴＆身体所見によって検査を考える。以下を考慮：血算，Chem-7，Ca，尿検査，尿/血液培養，心電図，RSV迅速検査，頭部CT/LP（臨床的に疑う場合），ABG，血清/尿の薬物検査，百日咳検査，脳波も考慮

■方針
- 救急外来で経過観察：真のALTEを否定できる児は24時間後のフォローを予定して帰宅可
- 無呼吸，蒼白，チアノーゼ，ぐったり感，刺激していないと傾眠，CPRのエピソードがあったor適切なフォローができない児は，経過観察＆精査のため入院

■パール
- ALTEの病因を特定できるのは約50%のみ

乳児突然死症候群（SIDS）

■定義
- 詳細な精査，剖検，死亡現場検証，病歴を合わせても，死因が特定できない生後＜12カ月の児の死。生後2～4カ月に最多

■アプローチ
- SIDSでは小児虐待は稀（＜1～5%）であり，SIDS児の両親には同情をもって接する

SIDSの危険因子	
区分	**危険因子**
乳児	男児，早期産or多産，低出生体重，Apgarスコア低値，ICU治療，先天性疾患，新生児期呼吸障害，最近のウイルス感染，ALTEの既往，SIDSの同胞，うつぶせ寝，厚着
母親	＜20歳，未婚，低い社会経済状況，低い教育レベル，不十分な妊婦健診，妊娠中の疾患，妊娠中の喫煙，違法薬物の使用，添い寝

■予防
- リスクを減らすために，仰臥位で寝かせること，禁煙すること，頭部や顔を覆う衣服・柔らかい寝具の使用・厚着を避けること，を両親に伝える

先天性心疾患

■アプローチ
- 急性発症のチアノーゼ，低酸素血症＆/orショックを呈する児では先天性心疾患を考慮する。通常は生後1～2週間で発症。生後数週～数年後に症状を呈することもある
- チアノーゼ性vs.非チアノーゼ性，動脈管依存vs.非依存を鑑別する
- 高濃度酸素負荷試験：室内気のABGと100% O_2 10分間投与後のABGを比較。$PaO_2 > 250$なら先天性心疾患による低酸素を除外できる
- 動脈管依存性病変の疑い＆血行動態不良ならばPGE_1を投与

■定義
- チアノーゼ性病変:右左シャントを伴う先天性心疾患
- 動脈管依存性病変:全身or肺血流障害のため,生命がPDAに依存している先天性心疾患

先天性心疾患の鑑別	
病変部位	鑑別診断
チアノーゼ性	Fallot四徴症, 大血管転位症*, 総動脈幹遺残, 肺動脈閉鎖*, 重症肺動脈弁狭窄*, 三尖弁閉鎖*/Ebstein奇形*, 総肺静脈還流異常, 左心低形成症候群*, 大動脈弓離断症*
非チアノーゼ性	PDA, ASD, VSD, AS, 大動脈縮窄症*, 肺動脈狭窄

*:動脈管依存性

■病歴
- チアノーゼ,不機嫌,経口摂取不良
■身体所見
- Spo_2↓,チアノーゼ,血圧↓,心雑音,肝腫大,四肢の血圧確認
■評価
- ABG, O_2への反応, CXR, 心電図, 心エコー
■治療
- O_2投与,動脈管依存性病変が疑われる場合はPGE$_1$(アルプロスタジル)を考慮:0.05~0.1μg/kg/min,副作用:徐脈,高体温,血圧↓,無呼吸
- ミルリノン,ドパミン,ドブタミンによる心収縮サポート,必要に応じて気管挿管
■方針
- 循環器科コンサルト,±心臓血管外科コンサルト,入院
■パール
- 動脈管依存性病変の児は,生後1~2週間で循環不全の症状がでてくることが多い
- 非チアノーゼ性病変では心不全症状を呈することもある

Fallot四徴症

■アプローチ
- 四徴発作(tet spell)を認識・治療する
■定義
- 肺動脈弁閉鎖, VSD, RVH, 大動脈の右方への偏位(騎乗)。重症度は右室流出路閉塞の程度で決まる
■病歴
- 通常2~3歳までに発症するが,成人するまで気づかれないことも
- チアノーゼ(食事中が多い),経口摂取低下,興奮,RR↑,労作時に増悪する症状,痙攣,CVA
- **「四徴」発作**(tet spell):漏斗部攣縮→右室流出路閉塞↑→チアノーゼ,呼吸困難
■身体所見
- Spo_2↓,収縮期駆出性雑音,チアノーゼ,蹲踞位
■評価
- 上記参照。心電図(右軸偏位, RVH, 右房拡大, RBBB), CXR(木靴型心),血算, VBG
■治療
- 上記参照。100% O_2,患児を落ち着かせる,蹲踞姿勢(膝を胸につける)。モルヒネを考慮。循環血液量低下・低血糖を補正。プロプラノロール・フェニレフリン・気管挿管を考慮
■方針
- 循環器科コンサルト,心臓血管外科コンサルト,入院
■パール
- 緩徐に進む漏斗部肥厚によって発症の時期が決まる→右室流出路閉塞↑→RVH↑→右左シャント↑。∴発症年齢が進むほど長期予後が悪い

呼吸器系の主訴

肺炎

■病歴
- 発熱,咳嗽。喀痰の性状は確認できないことが多い(小児は分泌物を飲み込んでしまう)。上気道炎の先行,全身倦怠感,活気低下,悪心・嘔吐,息切れ,鼻翼呼吸&うめき声(grunting)
- 年長児:腹痛,項部硬直
- 乳児/新生児:経口摂取困難,頻呼吸,落ち着きのなさor活気低下(JAMA 1998;279:308)
- 危険因子:予防接種歴なしor不完全,渡航歴,集団保育

細菌性肺炎(10~40%)
- 突然発症,上気道炎の先行,全身状態不良,通常<5歳

非定型肺炎
- 発熱,倦怠感&筋肉痛,頭痛,羞明,咽頭痛,徐々に増悪する痰を伴わない咳嗽

ウイルス性肺炎
- 全身状態は悪くない,上気道症状も呈す(鼻汁,鼻閉)

■身体所見
- 発熱,頻呼吸(最も感度が高い),SpO_2。詳細な呼吸器所見(ラ音,いびき様音,呼吸音減弱)

■評価
- **検体検査**:Chem-7(高度脱水),血算(WBC↑),血液培養(重症の場合)。ウイルスパネル(RSVを含む)を考慮
- **画像検査**:CXR

■治療
- 支持療法:輸液(脱水の場合),SpO_2モニター&O_2投与
- ウイルス性:支持療法
- 抗菌薬(新生児では14日間,その他は7〜10日間),重症ならバンコマイシンを加える
  - 新生児:入院患者ではアンピシリン+(第3世代セファロスポリンorゲンタマイシン)
  - 1〜3カ月児:入院患者では第3世代セファロスポリン+マクロライド
  - 3カ月〜5歳児:入院患者では第3世代セファロスポリン+マクロライド,外来患者では高用量アモキシシリン
  - 5〜18歳児:入院患者では第3世代セファロスポリン+マクロライド,外来患者ではマクロライド単剤

■方針
- 帰宅:月齢・年齢に応じた予防接種がすべて済み,血行動態安定,室内気,生後>3カ月
- 入院:生後<3カ月,体温>38.5℃,呼吸(<12カ月では>70回/min,それより年長児では>50回/min),陥没呼吸(乳児の場合),呼吸困難,鼻翼呼吸,チアノーゼor低酸素血症($SpO_2<92\%$),間欠的無呼吸,うめき声,経口摂取不良,脱水所見,社会的境遇への懸念,不十分なフォロー,敗血症,免疫抑制状態,基礎疾患,合併症,病原性の強い病原体(*Thorax* 2002;57(suppl 1))

気管支喘息と細気管支炎

■病歴
気管支喘息
- 咳嗽(通常は早期),呼吸困難&喘鳴(一般的には夜間に悪化)。聴取すべきこと:発作の頻度,重症度,持続時間,自宅での治療,過去の治療歴,普段のピークフロー値,救急外来受診回数,入院歴,ICU入院歴,気管挿管歴
- 誘因:運動,感染,冷気,アレルゲン,気道刺激物質

細気管支炎
- 発熱(通常≦38.3℃),咳嗽,喘鳴,軽度呼吸困難。ウイルス感染が原因(RSVが多いが,パラインフルエンザウイルス,アデノウイルス,インフルエンザウイルス,ライノウイルスの可能性もある)。鼻閉や軽度咳嗽が1〜3日先行することが多い
- 重症となる危険因子:早期産児,低出生体重,生後<12週,先天性疾患

■身体所見
気管支喘息
- 頻呼吸,頻脈,吸気/呼気性喘鳴,air movement不良or不能,呼吸補助筋使用,不安/興奮,脱水徴候

細気管支炎
- 気管支喘息と同様。ラ音を聴取したり,中耳炎などの他の感染徴候を認めることも

■評価
- **SpO_2モニター**:症状が非常に軽度な場合を除いて継続モニタリングする
- **検体検査**:通常は不要,入院の場合はRSV検査(細気管支炎)を考慮
- **画像検査**:肺炎合併が疑われる場合か初回喘鳴発作の場合のみCXR
- **ピークフロー**(気管支喘息):>6歳の小児(身長にもとづく予測値と比較)

■治療
- 支持療法:ABC,O_2投与($SpO_2>90\%$)

気管支喘息
- 軽症/中等症
  - **サルブタモール**:0.15mg/kg(最大5mg)20〜30分ごと×3回(短時間作用型β作動薬)
  - **イプラトロピウム臭化物水和物**:1回250μg(<20kg)or 1回500μg(>20kg)20〜30分ごと×3回。入院の必要性が低下しうる
  - **ステロイド**:プレドニゾロン2mg/kg PO(最大60mg)or メチルプレドニゾロン1〜2mg/kg IV(最大125mg)or デキサメタゾン0.6mg/kg PO(最大16mg)
- 重症(上記に追加して)
  - **サルブタモール**:上記のごとくだが持続的に使用可
  - **マグネシウム**:75mg/kg IV(最大2.5g)を20分かけて(最適量は不明)
  - **ヘリオックス**:80%ヘリウム/20% O_2。SpO_2が90%以上に維持できる場合にのみ使用
  - **テルブタリンorアドレナリン**:テルブタリン0.01mg/kg SC(最大0.4mg)20分ごと×3回&/orアドレナリン0.01mg/kg SC(最大0.4mg)20分ごと×3回,その後4〜6時間ごと
  - 人工呼吸

- **非侵襲的**（NPPV）：呼吸疲労を減少＆酸素化／換気を改善しうる
- **気管挿管**：呼吸不全に陥りそうな場合。太いETTを使用。高CO_2血症の容認（permissive hypercapnia）を考慮（圧外傷予防のため呼気時間を長くして＆1回換気量を減らす）。導入にはケタミンを考慮（気管拡張作用）

細気管支炎
- 支持療法が中心：加湿酸素，吸引，経口補液
- サルブタモールを試す➡反応があった場合のみ継続可
- 高張食塩溶液入は症状を改善させ入院日数を短縮させる
- ラセミ体アドレナリンは有用かもしれない
  - ＜2歳：2.25％溶液0.25mLを生理食塩液3mLで希釈してネブライザー投与
  - ≧2歳：2.25％溶液0.5mLを生理食塩液3mLで希釈してネブライザー投与
- RSV細気管支炎と診断され，重症度が高いor免疫抑制状態&/or血行動態が不安定ならば，リバビリンを考慮

■方針
気管支喘息
- 吸入，ステロイド，酸素療法を行い3時間後に再評価（重症ならもっと頻回に）
- 帰宅：ピークフロー値の改善（予測値の＞70％），RR/Spo_2の著明な改善。β作動薬吸入薬と経口ステロイドを5日分処方し（図2-1を参照），かつ近日中のフォローを指示して帰宅
- 入院
  - 一般病棟：鼻翼呼吸・頻呼吸・低酸素を伴う持続する喘鳴，経口摂取不可
  - ICU：重度喘鳴／ピークフロー値＜50％でair movement不良が持続＆増悪する頻呼吸or呼吸筋疲労が切迫している可能性，Pco_2＞42mmHg，挿管されている，持続吸入・ヘリオックス・テルブタリンを要する

細気管支炎
- 帰宅：生後＞2カ月，気管挿管歴・湿疹歴なし，RR＜45，陥没呼吸はないか軽度，Spo_2＞93％，経口摂取可能，最初の1時間でのサルブタモール／アドレナリンの使用頻度が低い（*Pediatrics* 2008; 121(4):680）
- 入院：生後＜6週，低酸素，持続する呼吸困難，重症の合併症や免疫抑制状態

気管支肺異形成症（BPD）

■定義
- 以下の既往のある早期産新生児の慢性肺疾患：ICU入院，低栄養，高濃度酸素への曝露，炎症，感染（敗血症，絨毛膜羊膜炎，臍帯炎，出生後感染），陽圧換気➡肺／肺血管の発達が障害される

疾患重症度	
BPDの重症度	在胎期間にして36週以降の時点での酸素療法の必要性
軽症	O_2投与なし
中等症	必要な吸入酸素濃度＜30％
重症	必要な吸入酸素濃度＞30％&/or陽圧呼吸を要する

■病歴
- 早期産，ICU入院歴・人工呼吸歴，最近の気道感染，哺乳不良，酸素必要量の増加

■身体所見
- バイタルサインの異常，鼻翼呼吸，陥没呼吸，うめき声，喘鳴，ラ音，呼吸音減弱

■評価
- CXR：過膨張，瘢痕像。RSV検査で入院を要する児を同定

■治療
- 支持療法。O_2，気管支拡張薬（小児の気管支喘息の項を参照）。ステロイドの吸入＆全身投与，抗菌薬（小児の肺炎の項を参照），フロセミド（1mg/kg 6～12時間ごと，効果がでるまで用量調整）を考慮

■方針
- 入院：呼吸困難増悪，低酸素血症，高CO_2血症，新たな肺浸潤影の出現，経口補液不能，RSV感染など

上気道緊急

■定義
- 上気道が完全に閉塞or閉塞しかけている状態

■アプローチ
病歴
- 興奮しているor落ち着きがない，チアノーゼ，意識障害，窒息，息切れ，呼吸仕事量増加，パニック，意識不明，異常な呼吸音
- ROS（発熱，流涎，既往歴／内服歴（鑑別疾患を参照）

診断
- CXR or 頸部X線，特にSpo_2と体温が異常な場合

治療
- O₂、患児を落ち着かせる、頭部後屈、顎先挙上、「最も楽な体位（上半身を起こして前方にもたれる）」

方針
- 血行動態の安定性と気道の問題によって判断する場合がほとんど

上気道緊急の鑑別	
病態生理	鑑別診断
構造上の問題	気管軟化症、喉頭軟化症、腫瘍、巨舌
感染	扁桃周囲膿瘍、喉頭蓋炎、咽後膿瘍、細菌性気管炎、クループ
その他	アレルギー反応、化学熱傷、異物誤嚥、外傷

上気道異物 / 上気道閉塞

(2-5参照)

■クループ（喉頭気管気管支炎）

定義
- 喉頭＆気管のウイルス感染（多くはパラインフルエンザウイルス）、生後6カ月〜6歳

病歴
- 嗄声、犬吠様咳嗽＆吸気時 stridor、様々な程度の呼吸困難を呈する。非特定的な呼吸器症状（鼻汁、咽頭痛、咳嗽）が先行。発熱は微熱が多い

身体所見
- 吸気時 stridor、陥没呼吸、肺へのエア入り低下

評価
- 検体検査＆画像検査：必ずしも必要ない
- CXR：PA像で steeple sign（声門下狭窄）、側面像で吸気時に下咽頭の拡張（バルーニング）を認めることがある

治療
- 支持療法：加湿空気、O₂、可能な限り患児が安楽になるように配慮
- ステロイド：デキサメタゾン（0.6 mg/kg 1回、最大10 mg）
- ラセミ体アドレナリン：下記の用量を3 mLの生理食塩液に混ぜて吸入（20〜30分ごとに繰り返し投与可）、安静時に stridor のある児に使用。「リバウンド stridor」の可能性があるので2〜3時間は要観察
  - ＜20 kg：0.25 mL
  - 20〜40 kg：0.5 mL
  - ＞40 kg：0.75 mL

方針
- 帰宅：SpO₂が維持できる場合。アセトアミノフェン＆加湿空気を用いた支持療法を指示する
- 入院：低酸素、意識レベル低下、中等度〜重症の呼吸困難、安静時 stridor、経口摂取不良、脱水がある場合

■喉頭蓋炎

定義
- 古典的にはインフルエンザ菌による喉頭感染。小児での発生率はインフルエンザ菌ワクチン導入後低下している。現在、最も一般的な病原菌はA群溶血性レンサ球菌、黄色ブドウ球菌、肺炎球菌、Moraxella 属である

病歴
- 通常は発熱が最初の症状で、突然発症の咽頭痛、stridor、努力呼吸、流涎、くぐもった声 / 嗄声を伴う。2〜7歳。咳嗽なし。

身体所見
- 全身状態不良、不機嫌、不安、tripod position（訳注：三脚のように両手をついて前のめりで座っている）or sniffing position（下顎過伸展＆前傾）で座る、流涎、陥没呼吸、リンパ節腫脹。口腔内診察で浮腫状の喉頭蓋が見えることもある

評価
- 検体検査：気道確保されるまで検査や採血を待つ。血算、血液培養、Chem-7
- 画像検査：頸部側面X線：腫脹した喉頭蓋（「母指圧痕像」）、披裂喉頭蓋襞肥厚、喉頭蓋谷消失＆下咽頭拡張

治療
- 支持療法：酸素療法、可能な限り患児が安楽になるように保つ。評価 / 治療を完全に行えるよう患児と母親を静かで管理された場所に移す
- 気道：手術室での整った環境下で気道確保するのが望ましい。不可能な場合は、意識下鎮静＆内視鏡下挿管を考慮。緊急の外科的気道確保のために輪状甲状間膜切開キットをベッドサイドに用意する。気管切開
- 抗菌薬：セフトリアキソン100 mg/kg IV 12時間ごと（最大2 g/日）
- コンサルト：手術室での緊急気道確保のために耳鼻咽喉科or麻酔科にコンサルト

方針
- 入院：必ずICU入院とする

パール
- 患児の苦痛の原因となり，それによって気道が危うくなるような手技は避ける
- 分泌物を取り除き＆関連する不安を軽減するために，患児or親に口腔内吸引器具を与える

■ **細菌性気管炎**

定義
- 声門下部分の感染で，浮腫，偽膜形成を起こす。複数菌感染症（黄色ブドウ球菌，肺炎球菌，インフルエンザ菌，*Pseudomonas*，*Moraxella*）。患者の平均年齢は3歳

病歴
- 上気道炎が先行した後，急激に症状悪化，高熱，生後3カ月〜5歳児

身体所見
- stridor，陥没呼吸，頻呼吸，犬吠咳嗽，喘鳴，高熱，見た目が重篤

評価
- 検体検査：なし
- 画像検査：X線では声門下＆気管の狭窄，気管辺縁の不整化，肺炎像

治療
- 支持療法：O_2，頻回吸引，1サイズ小さいETTの選択
- 広域抗菌薬（第3世代セファロスポリン，バンコマイシン）

方針
- ICU入院

糖尿病性ケトアシドーシス（DKA）

■ **病歴**
- 倦怠感＆活気低下，悪心・嘔吐，腹痛，多飲，多尿，過食，体重減少，意識障害（脳浮腫の徴候の可能性），発熱/感染徴候（咳嗽，上気道症状，排尿困難，発疹）。1〜3歳児では古典的な症状を呈さないことも
- 危険因子：感染，インスリンのコンプライアンス不良，思春期，保護者の監督不十分

■ **身体所見**
- 意識障害，頻脈，頻呼吸，Kussmaul呼吸，血圧は正常範囲内or低血圧，CRTの延長，斑状皮膚，活気低下/脱力，発熱，悪心・嘔吐，呼気アセトン臭（代謝性アシドーシス）

■ **評価**
- 検体検査：簡易血糖測定，Chem-7＋電解質（Ca，Mg，P）＝（AG開大性アシドーシス，偽性低Na血症，測定値にかかわらず体内総カリウムは通常は低下している，P↓，Mg↓）。尿中/血清ケトン，β-ヒドロキシ酪酸塩，尿検査，血算，乳酸値，リパーゼ，肝機能，尿中hCG，VBG。血行動態が不安定or昏睡状態ならばABG。発熱があれば血液培養・尿培養
  - 補正Na＝実測Na濃度＋[2.4×（血清Glu値−100）]
  - 定義：Glu＞200，静脈血pH＜7.3 or HCO_3^-＜15，ケトン血症＆ケトン尿
- 心電図：T波変化（高/低K血症）
- 画像検査：局所感染が疑われる場合

■ **治療**
- 支持療法：持続心電図モニター，SpO_2モニター，静脈路を2本確保（太い留置針で），必要なら気管挿管，感染源の評価＆治療
- 電解質モニタリング：1時間ごとの簡易血糖測定（目標はおよそ150）。2時間ごとのChem-7＋電解質（Ca，Mg，P）

急性期の治療	
薬物	用量/頻度
輸液	生理食塩液10〜20mL/kgを1〜2時間かけてゆっくり投与＋維持輸液（体重に応じて）（脱水の程度によって補正する） Glu＜250mg/kgになったら糖入り輸液に変える
インスリン	0.1 U/kg/hr AGが開大したまま：インスリン持続点滴継続 AGが正常化したら：インスリンSCへ変更（SCと持続点滴は2〜3時間オーバーラップさせる）
電解質補充	K：インスリンはKの細胞内への移行を促進するため，輸液に20〜30mEq/L（K^+：3.5〜5）or 40mEq/L（K^+＜3.5）のKを加える HCO_3^-：血行動態不安定かつpH＜6.9，HCO_3^-＜5の場合に補充 P：＜2なら補充，低Ca血症をモニター
マンニトールor高張食塩液（脳浮腫徴候がある場合）	マンニトール：0.25〜1.0g/kgを20分かけて点滴静注（改善がなければ2時間後に再度使用可） 高張食塩液：5〜10mL/kgを30分かけて点滴静注1回

■ 方針
- DKA症例はすべて入院。血行動態が不安定，脳浮腫 / 意識障害あり or DMと新たに診断された児はICU入院

■ パール
- 小児は成人より脳浮腫をきたしやすい。死亡率は25%。インスリンのボーラス投与と等張液の大量急速投与は避ける

低血糖

■ 定義
- 生後3〜24時間の児：Glu＜40。出生後＞24時間の乳児：Glu＜45。小児：Glu＜50

低血糖の鑑別	
病態生理	鑑別診断
先天性	グリコーゲン貯蔵障害，糖新生障害，脂肪酸 or アミノ酸代謝障害
自己免疫 / 内分泌 / 新生物	甲状腺機能低下症，インスリノーマ，下垂体機能低下症，副腎不全，グルカゴン欠乏
消化管	肝疾患，Reye症候群
その他 / 薬物性	経口血糖降下薬，ペンタミジン，アルコール摂取，β遮断薬，サリチル酸，INH，敗血症，熱傷，心原性ショック

■ 患児へのアプローチ
病歴
- 不機嫌，発汗，落ち着きのなさ，摂食の問題，活気低下，チアノーゼ，頻呼吸，低体温。敗血症，先天性心疾患，脳室内出血，中毒，呼吸促迫症候群と関連することもある。既往歴 / 薬物（表参照）

身体所見
- 筋緊張低下，活気低下，チアノーゼ，低体温，無呼吸，頻脈，蒼白，嘔吐，振戦，運動失調，痙攣，複視，脳血管障害の徴候

評価
- 検査：簡易血糖測定，Chem-7，肝機能，血清インスリン，尿検査（ケトン），C-ペプチド（外因性インスリンでは低値，インスリノーマやSU薬では高値）。成長ホルモン，コルチゾール，グルカゴン。可能性があれば薬物中毒スクリーニング

治療
- ブドウ糖補充療法
- PO：ブドウ糖ペースト，フルーツジュース（望ましい）
- 乳児：ボーラス点滴静注：10%ブドウ糖液2mL/kgを急速静注後，6〜9mg/kg/minで持続
- 小児：ボーラス点滴静注：10%ブドウ糖液5mL/kgを急速静注後，6〜9mg/kg/minで持続
- IM：グルカゴン0.03〜0.1mg/kg 1回，必要に応じて20分ごとに筋注で使用する。1回量として1mgを超えないこと

方針
- 帰宅：明らかな原因があり治療された，症状が消失した，高炭水化物食摂取後
- 入院：明らかな原因が特定できない，経口血糖降下薬中毒，長時間作用型インスリン，症状が継続している

体液・電解質異常

■ 定義
- 病因に関しては成人の代謝異常の項を参照

■ 病歴
- 低Na血症：倦怠感，脱力，活気低下，興奮，痙攣。腎疾患 or 消化管症状の有無を聴取
- 高Na血症：不機嫌，活気低下，痙攣，発熱，排尿の増加 or 欠乏
- 低K血症：脱力，平滑筋機能障害，活気低下，混乱，消化管蠕動運動低下，呼吸不全，横紋筋融解，多尿
- 高K血症：無症状〜全身の脱力，麻痺，感覚異常
- 低Ca血症：テタニー，脱力，倦怠感，感覚異常，喉頭痙攣，痙攣，不機嫌
- 高Ca血症：脱力，呼吸困難，無呼吸，頭痛，痙攣，腹痛，活気低下，食欲不振，便秘，骨痛，尿路結石症状，膵炎，嘔吐，精神症状
- 低Mg血症：食欲不振，悪心，脱力，非特異的精神症状
- 高Mg血症：活気低下，混乱，呼吸困難

■ 身体所見
- 低Na血症：循環血液量は正常・脱水・溢水のどれもありうる。重症低Na血症＝活気低下，腱反射減弱，Cheyne-Stokes呼吸
- 高Na血症：皮膚ツルゴール低下，筋緊張亢進，意識障害。重症高Na血症＝痙性・腱反射亢進，活気低下，

呼吸筋麻痺
- 低K血症：骨格筋筋力低下，腱反射低下，活気低下，混乱
- 高K血症：麻痺，腱反射低下，
- 低Ca血症：テタニー，喘鳴／吸気時stridor，Chvostek徴候/Trousseau徴候
- 高Ca血症：呼吸困難，無呼吸，腱反射低下，心窩部圧痛，血圧↑
- 低Mg血症：食欲不振，悪心，脱力，クローヌス，テタニー，Chvostek徴候/Trousseau徴候
- 高Mg血症：活気低下，腱反射低下，血圧↓，呼吸不全

■ 評価
- 検体検査：検査エラーでないことを確認する，溶血（高K血症），血算，Chem-7＋電解質（Ca，Mg，P），尿電解質。アシドーシス＆呼吸障害があればABG，尿検査，リパーゼ
- 心電図：U波（低K血症），T波先鋭化／幅広QRS／心室頻拍（高K血症），QT延長（低Ca血症），QT短縮（高Ca血症），心室性不整脈/torsades de pointes（低Mg血症）

■ 治療
- 支持療法：持続心電図モニター，Spo₂モニター，静脈路を2本確保（太い留置針で）
- 電解質モニタリング：Chem-7＋電解質（Ca，Mg，P）を4時間ごと
- 電解質補正
  - 低Na血症：成人の代謝異常の項を参照。循環血液量を評価。小児では脱水時に＞10mEq/L/日の補正はすべきではない。＜48時間の急性発症の低Na血症では24時間かけてより迅速に補正できる。重度の神経症状がある場合，3％生理食塩液を6mL/kgで1〜2時間かけて投与する。ループ利尿薬を考慮。原因に対する治療
  - 高Na血症：Na補正に関しては成人の代謝異常の項を参照（生理食塩液で開始し，1/2生理食塩液に切り替えてNa正常域まで治療する。目標のNa低下率は0.5〜1mEq/kg/hr）。尿崩症にはバソプレシン/DDAVP（酢酸デスモプレシン）を考慮
  - 低K血症：アルカローシスと低Mg血症を補正
    - 点滴静注：投与速度0.3〜0.5mEq/kg/hrを超えないように0.5〜1mEq/kg（最大40mEq/1回）で補正。致死的状況下では≧0.5mEq/kg/hrで投与（心電図モニターが必要）
    - PO：2〜4mEq/kg/日を何回かに分けて経口投与
  - 高K血症
    - グルコン酸カルシウム：50〜100mg/kg/1回IV。成人量まで投与可
    - 塩化カルシウム（急変時に使用）：10〜25mg/kg/1回を2〜5分かけてゆっくりIV。成人量まで投与可
    - ブドウ糖＋インスリン：25％ブドウ糖液1g/kg＋インスリン0.25U/kgをIV
    - NaHCO₃：1〜2mEq/kg/1回を5〜10分かけてゆっくりIV
    - サルブタモール：2.5〜5mg吸入
    - フロセミド：1〜2mg/kg IV/PO。ヒドロクロロチアジド：1mg/kg PO（200mgまで）
    - ケイキサレート：1〜2g/kg PO
    - 透析
  - 低Ca血症：イオン化カルシウムを測定
    - 有症状時
      - 10％グルコン酸カルシウム：痙攣コントロールのために50〜100mg/kgを5〜10分かけてゆっくりIV。50〜75mg/kg/日を24時間かけて持続点滴静注。急変時は塩化カルシウムを使用（高K血症での使用量と同様）
    - 無症状時
      - 炭酸カルシウム：新生児：30〜150mg/kg/日PO分4。小児：20〜65mg/kg/日PO分2/分4
  - 高Ca血症：イオン化カルシウムを測定
    - 生理食塩液：（体重から計算したボーラス量＋維持量の1.5倍）。フロセミド
    - ビスホスホネート：エチドロン酸（訳注：日本に点滴静注製剤はない）7.5mg/kg/日を2時間かけて点滴静注orパミドロン酸1〜1.5mg/kg 1日1回点滴静注
    - カルシトニン：3〜6μg/kgを6時間ごとに点滴静注
    - 透析：重度高Ca血症＆腎不全時
  - 低Mg血症
    - PO：グルコン酸マグネシウム10〜20mg/kgを1日3〜4回
    - IV：硫化マグネシウム25〜50mg/kgを2〜4時間かけて点滴静注
  - 高Mg血症
    - 生理食塩液
      - ＜10kg：100mL/kg/日
      - 10〜20kg：50mL/kg/日
      - ＞20kg：20mL/kg/日
    - フロセミド：1mg/kg/1回を6〜12時間ごと。効果によって量を調節
    - グルコン酸カルシウム/塩化カルシウム（高K血症での使用量と同様）
    - 透析：重症腎不全，心機能障害or神経筋機能障害時

■ 方針
- 帰宅：軽度で無症状の電解質異常は帰宅とし，血液検査再検のため1〜2日後にかかりつけ医でフォロー
- 入院：有症状の電解質異常は全例入院させモニターする。血行動態が不安定or循環・神経学的障害が重度の場合はICUを考慮

小児の発疹

丹毒

■ **定義**
- A群溶血性レンサ球菌（最も多い）による感染症

■ **病歴**
- どの年齢でも罹患するが，＜3歳により多い

■ **身体所見**
- 赤い／熱い圧痛のある皮膚部位。菌の侵入部に膿／滲出液，±発熱

■ **治療**
- ペニシリンG，dicloxacillin

■ **方針**
- 帰宅

ウイルス性発疹

■ **定義**
- ポリオ以外のエンテロウイルス（コクサッキーウイルス，エコーウイルス，エンテロウイルス）＆呼吸器系ウイルス（アデノウイルス，パラインフルエンザウイルス，インフルエンザウイルス，RSV）による，びまん性の皮疹

■ **病歴**
- どの年齢でも罹患する。最近のウイルス性疾患

■ **身体所見**
- 体幹・四肢の，圧迫により消褪するびまん性の紅斑

■ **治療**
- 支持療法

■ **方針**
- 帰宅

手足口病

■ **定義**
- コクサッキーウイルスBが原因

■ **病歴**
- 夏と秋，1～4歳児

■ **身体所見**
- 軟口蓋に潰瘍性病変。手掌／足底に生じる斑 ➡ 膿疱性 ➡ 痂皮化。5～6日で消褪

■ **治療**
- 支持療法

■ **方針**
- 帰宅

伝染性膿痂疹（とびひ）

■ **定義**
- 皮膚疾患を基礎にもつ児の，黄色ブドウ球菌やA群溶血性レンサ球菌による二次感染

■ **病歴**
- 高温多湿の夏。どの年齢でも罹患する

■ **身体所見**
- 丘疹／小水疱 ➡ 黄金色の痂皮化病変（口・頬周囲に多く生じる）

■ **治療**
- 抗菌薬外用（ムピロシン2%軟膏，dicloxacillin，第1世代セファロスポリン，アジスロマイシン）

■ **方針**
- 帰宅

川崎病

■ **定義**
- 機序不明の全身性細血管炎。多くは自然軽快する

■ **病歴**
- 熱性疾患，発症のピークは生後18～24カ月，通常は＜5歳の児

■ **身体所見**
- 診断には，他に原因のない5日間の発熱と以下の項目のうち4つが必要
  - 四肢の浮腫／落屑
  - 眼球結膜炎
  - 多形性発疹
  - 頸部リンパ節腫脹
  - 粘膜変化（いちご舌など）

■ **評価**
- 血算（WBC↑，Plt↑），肝機能↑，ESR↑，CRP↑，無菌性膿尿，心電図，心エコー，右上腹部エコー検査

■ **治療**
- 高用量アスピリン100 mg/kg/日 分4
- IVIG 2 g/kgを8〜12時間かけて単回使用（未治療なら25〜50%に生じる冠動脈瘤形成のリスクを低減する）

■ **方針**
- 入院

■ **合併症**
- 冠動脈瘤，CHF，MI，不整脈，弁機能不全，胆嚢水腫，ぶどう膜炎

血清病

■ **定義**
- 免疫複合体を介するⅢ型過敏反応

■ **病歴**
- どの年齢にも起こりうるが，＜5歳の小児に多い。発熱，関節痛，皮疹。可能性のある病因としては血液製剤，抗毒素（クモ毒orヘビ毒），*Clostridium* 感染，薬物

■ **身体所見**
- リンパ節腫脹，皮疹

■ **治療**
- 支持療法：2〜3週で自然軽快する。原因物質を中止する
- 重度の関節痛にはステロイドの短期投与も可

■ **方針**
- 帰宅

Henoch-Schönlein紫斑病

■ **定義**
- 小血管の血管炎

■ **病歴**
- 2〜11歳。先行する呼吸器感染症（A群β溶血性レンサ球菌）。発熱，関節痛，腹痛，血便，血尿

■ **身体所見**
- 荷重のかかる部位に触知可能な紫斑，発熱，関節腫脹，便潜血陽性，陰嚢浮腫

■ **診断**
- 臨床診断である。血算（WBC↑，Plt↑，貧血），ESR↑，抗ストレプトリジンO抗体（ASO）（50%で陽性），尿検査（血尿，蛋白尿，膿尿），腹部エコー（腸重積），陰嚢エコー

■ **治療**
- 大部分は数週間で自然軽快する。支持療法，NSAID，原因物質の除去，原因となった感染症の治療
- ステロイドは再発を予防せず，再発は50%で起こる。ただし重度関節痛，腎合併症，消化器・陰嚢・CNSの合併症がある場合はステロイドを使用してもよい

■ **方針**
- 合併症がなければ帰宅可。合併症：高血圧，乏尿，腸重積・腸管閉塞，GIBなど

■ **合併症**
- 腸閉塞・穿孔・腸重積，腎不全，高血圧性脳症，急性陰嚢症（捻転に類似），CNS合併症（痙攣，昏睡，神経局所所見）

尿路感染症（UTI）

(*Pediatrics* 2011;128;595)

■ **病歴**
- 思春期：排尿困難，尿意切迫，頻尿，血尿，発熱，側腹痛・腹痛
- 思春期より若い小児：夜尿，尿の悪臭，腹痛，悪心・嘔吐
- 乳児：発熱，不機嫌，哺乳不良，嘔吐，黄疸，発育不良

■ 身体所見
- 発熱，恥骨上部の圧痛，膀胱膨満感，CVA叩打痛。膣炎の評価が必要なら内診

■ 評価
- 検体検査：尿検査 / 尿培養（清潔な検体を得るために尿道カテーテルが必要なことも）。Chem-7（脱水），血算 / 血液培養（敗血症が疑われる場合）
- 初回のUTIで発熱している生後2月～2歳の児では腎エコー
- 以下の場合は排尿時膀胱尿道造影（VCUG）施行：繰り返すUTI，尿勢低下，腎を触知，非典型的な病原菌，抗菌薬に反応しない菌血症or敗血症，非典型的な症状，腎エコーで水腎症 / 瘢痕を認める

■ 治療
- 支持療法：可能なら経口補液，不可能なら静脈路確保して補液
- 抗菌薬（通常は大腸菌）
  - IV：セフォタキシム，セフトリアキソン，ゲンタマイシン
  - PO：アモキシシリン-クラブラン酸，ST合剤，セフィキシム，セフポドキシム

■ 方針
- 帰宅：安定しており，経口摂取可能，全身状態不良ではない。2～3日後にかかりつけ医でフォロー
- 入院：生後<2カ月，見た目が重篤，経口摂取不能，尿路閉塞の所見，敗血症疑い，基礎に合併症がある場合，Cr↑

精神疾患の患者

(Emerg Med Clin N Am 2009;27:669)

■アプローチ
- 身体疾患も常に念頭におく ➡ 特に精神疾患の既往歴のない場合
- 精神科コンサルトと抑制(薬物, 身体的)の必要性を早めに予測する

■定義
- medical clearance(「身体的疾患は否定的」の意):患者の精神症状に対し, 器質的な原因を認めないことを示唆する, 曖昧な用語。ただし, 器質的疾患(薬物乱用や感染症)がもともとの精神疾患の症状を悪化させている可能性も念頭におく
- focused medical assessment(焦点をしぼった身体疾患の評価):急性期対応を必要とする身体疾患を除外して, 身体的には安定していることを確認すること (Lukens TW, Wolf SJ, Edlow JA, et al. Clinical policy: Critical issues in the diagnosis and management of the adult psychiatric patient in the emergency department. Ann Emerg Med. 2006;47:79)

精神疾患に似た症状を起こす「器質的(=身体的)」異常	
病態生理	鑑別診断
神経系	脳腫瘍, 頭部外傷, 脳炎, てんかん, 認知症, 水頭症, CVA, ICH, 片頭痛, 血管炎
その他	ポルフィリン症
感染	髄膜炎, 脳炎, UTI, 肺炎
医薬品	多剤併用, ベンゾジアゼピン, 抗コリン薬, SSRI, オピオイド, ジゴキシン, フロセミド, ワルファリン, サイアザイド
中毒・毒物	アルコール, 乱用薬物, 急性薬物中毒(多量摂取), 薬物離脱
代謝・内分泌	低/高血糖, 低酸素, 甲状腺, 副甲状腺疾患, 電解質異常, Cushing症候群, 副腎不全

■病歴
- open-ended question(自由回答形式の質問)で下記を問診する:思考, 感情, 人間関係, 薬物使用, 入院歴, 精神疾患歴, 精神科の処方, 身体的/性的虐待
- 自殺(希死)念慮・他殺念慮:武器が手近にあるか, 具体的な計画の有無, 以前の自殺・他殺念慮or自殺・他殺企図, 自殺・他殺を命令してくる幻覚
- 躁状, うつ症状
- 統合失調症状(psychosis):妄想, 幻聴, 奇異な行動, 混沌とした会話

■所見
- バイタルサイン, 外見の印象, 意識レベル
- 頭からつま先までの診察:外傷所見の有無, 瞳孔, 眼振, 甲状腺, 肺/心血管系/腹部, 皮膚
- 神経:脳神経所見, 腱反射, 運動・感覚系, 小脳系, 羽ばたき振戦, 歩行, 筋緊張亢進(カタトニー, NMSを疑う)

■評価
- 病歴と身体診察で重篤な器質的疾患が否定的なら, 精神疾患患者に対して, 血液・尿などのルーチン検査を支持するデータはない
- 妊娠反応(妊娠可能なすべての女性に), 心電図, 向精神薬の血中濃度測定を考慮(例:リチウム)
- 薬物中毒スクリーニング:薬物乱用を隠していたり, 大量内服が疑われる場合(例:アセトアミノフェン)
- 精神科コンサルト:入院の検討が必要, 自殺・他殺企図, 自傷他害の恐れがある場合
- 他の検査:器質的疾患が懸念される場合or精神科入院に必要な場合は, 血算, Chem-7, 肝機能, 尿検査, TSH, アンモニア, CXR
- 精神疾患と新規に診断する患者にはさらに抜けのない精査が必要:梅毒検査(RPR), 頭部CT, LP, 脳波などを考慮

■治療
- 器質的疾患があればまず治療する
- 薬物
  - ハロペリドール(IM/IV), リスペリドン(PO/IM), ziprasidone(IM), オランザピン(PO/SL/IM)。副作用はQT延長, アカシジア(静止不能), ジストニア(筋緊張異常)
  - ロラゼパム(訳注:日本には注射薬はない)/ジアゼパム(PO/IV/IM):中毒薬物による興奮にはよい適応だが, 高齢者には避ける
- 身体抑制:布製/革製の抑制帯(1~4点固定), Posey社の抑制セット。身体抑制は, 薬物療法&1人対1人の看護要員をつけたうえで, 一時的な手段として使用すること

■パール
- 器質的疾患を疑うべき状況:>40歳でそれまでに精神疾患の既往なし, バイタルサインの異常, 最近の記憶障害, 意識レベル低下
- 家族・友人・パートナーに, 可能な限りかかわってもらう

中毒患者への一般的アプローチ

■アプローチ
- (1) ABC, 蘇生/安定化 ➡ (2) 除染 (消化管, 皮膚, 目) / 排泄促進 (活性炭, 透析) ➡ (3) 拮抗薬 (利用可能 & 適応があれば)
- 意識障害症例では経験的にナロキソン, ブドウ糖, チアミン (ビタミンB_1) の投与を考慮。フルマゼニル投与時は注意 (痙攣を誘発しうる)
- (米国なら) National Poison Control Center (PCC) へ連絡:1-800-222-1222 (訳注:日本なら「大阪中毒110番」072-726-9923,「つくば中毒110番」029-851-9999)

一般的な中毒症候群 (toxidrome)	
病態生理	中毒症候群
抗コリン薬	体温↑, HR↑, 皮膚乾燥, 散瞳, 粘膜乾燥, 意識障害, 尿閉, 痙攣, 昏睡
交感神経作用薬	体温↑, HR↑, 皮膚湿潤, 散瞳, 興奮, 不整脈, 痙攣
交感神経遮断薬	HR↓, 血圧↓, 縮瞳, 腸管蠕動↓
オピオイド	意識障害, RR↓, 縮瞳
コリンエステラーゼ阻害薬	DUMBELS*& 筋力低下, 意識障害, 痙攣, 昏睡
催眠・鎮静薬	血圧↓, RR↓, 意識障害, 体温↓, ろれつ不良, 運動失調
αアドレナリン作動薬	血圧↑, RR↓, 散瞳, 皮膚湿潤

＊:Defecation (便失禁), Urination (尿失禁), Miosis (縮瞳), Bronchorrhea (気管支からの過剰分泌), Bronchospasm (気管支攣縮), Bradycardia (徐脈), Emesis (嘔吐), Lacrimation (流涙), Salivation (流涎)

■病歴
- 摂取の時間・曝露した時間・量, 家庭用化学製品・他薬品の入手状況, 一緒に飲んだもの, 腸溶剤/徐放剤

■身体所見
- バイタルサイン, 瞳孔, 皮膚, 神経学的所見 (意識障害, 眼振, ミオクローヌス, 振戦), 腸管蠕動, 臭い

■評価
- 心電図, 簡易血糖測定, 血算, Chem-7, 肝機能, 尿検査, ABG, hCG, 浸透圧/AG
- 薬物濃度
- 血中濃度測定が有用なもの:アセトアミノフェン, サリチル酸, テオフィリン, リチウム, ジゴキシン, エタノール (EtOH), 一酸化炭素ヘモグロビン (COHb), メトヘモグロビン, 鉄, メタノール, エチレングリコール, 鉛, 水銀, ヒ素, 有機リン, 抗痙攣薬

■治療

消化管除染			
治療	適応	用法・用量	相対的禁忌
活性炭	内服後1時間以内の投与が理想的	50g (成人) 25g (小児) 制吐薬も投与	腸管穿孔・閉塞, 誤嚥の懸念時。酸/アルカリイオン, EtOH, リチウム, 鉄は吸着が悪い
腸管洗浄	活性炭で吸着されない薬物の大量服用や, 違法薬物を袋ごと内服など	NGTからGoLYTELY® (ポリエチレングリコール含有電解質溶液) 投与。2L/hr (小児は500mL/hr) で直腸から透明の液体がでてくるまで	危険性の低い中毒症例, 誤嚥のリスク, 活性炭が有効な中毒, イレウス, 腸閉塞, 意識障害

皮膚除染
- 大量の水での洗浄 (金属Na, K, リン以外)

眼除染
- 大量の水での洗浄

排泄促進
- $NaHCO_3$ での尿のアルカリ化 (例:サリチル酸, フェノバルビタール, 蟻酸)
- 血液透析 (例:エチレングリコール, メタノール, リチウム, サリチル酸)

一般的な中毒治療	
治療	中毒物質
抗毒素	ヘビ, クロゴケグモ (black widow spider), ドクイトグモ (brown recluse spider), サソリによる刺傷
ボツリヌス抗毒素	ボツリヌス菌
カルシウム	Ca拮抗薬, K↑, Mg↑, Ca↓, フッ化水素酸
EDTAカルシウム	鉛
シアン中毒キット (亜硝酸アミル, 亜硝酸ナトリウム, チオ硫酸塩), シアノコバラミン	シアン化物
デフェロキサミン	鉄

ジゴキシン抗体	ジゴキシン
ジメルカプロール	ヒ素，鉛，水銀
エタノール (EtOH)	エチレングリコール，メタノール
フルマゼニル	ベンゾジアゼピン類
ホメピゾール	エチレングリコール，メタノール
グルカゴン	β遮断薬，Ca拮抗薬
高インスリン-正常血糖療法 (GI療法)	β遮断薬，Ca拮抗薬
N-アセチルシステイン	アセトアミノフェン
ナロキソン	オピオイド
オクトレオチド	SU薬
physostigmine	抗コリン薬
プラリドキシム (パム®)	有機リン
プロタミン	ヘパリン
NaHCO$_3$	TCA
DMSA (通称 succimer，金属キレート薬)	ヒ素，鉛，水銀
ビタミンK	ワルファリン

■ **方針**
- 大量内服/曝露では入院。複雑症例や対応困難なら高度医療機関へ転送を考慮

■ **パール**
- 薬物中毒スクリーニング検査に含まれている項目は各医療機関で異なる→自施設のスクリーニング項目を把握して診療すること

抗コリン薬中毒

■ **定義**
- コリン作動性受容体のうちのムスカリン受容体に拮抗作用→副交感神経系の抑制

強い抗コリン作用をもつ薬	
分類	**薬物**
ベラドンナアルカロイド類	アトロピン，スコポラミン，イプラトロピウム
抗Parkinson病薬	benztropine
抗ヒスタミン薬	ジフェンヒドラミン (Benadryl®)，メクリジン (Antivert®)，プロマタジン (Phenergan®)，ヒドロキシジン (アタラックス®)，ジメンヒドリナート (ドラマミン®)
環状構造をもつ薬物	cyclobenzaprine (Flexeril®)
精神科薬	TCA，フェノチアジン類

■ **病歴**
- 視力障害，口渇，発熱，意識障害，顔面潮紅=「blind as a bat，dry as a bone，hot as a hare，mad as a hatter，red as a beet (コウモリのように盲目，骨のように乾燥，野ウサギのように熱く，奇人のように気が狂っている，赤かぶのように赤い)」

■ **鑑別診断**
- 交感神経作用薬中毒，EtOH・ベンゾジアゼピン離脱症状，甲状腺クリーゼ，敗血症・髄膜炎

■ **所見**
- HR↑，体温↑，散瞳，粘膜/皮膚乾燥，腸管蠕動音↓，尿閉，筋緊張，舞踏病様運動失調，混乱状態/譫妄，痙攣

■ **評価**
- 心電図 (**QTc延長→TCA，抗精神病薬**)，電解質，CPK (横紋筋融解)，薬物中毒スクリーニング (その他の中毒の除外)，SpO$_2$モニタリング，心電図モニタリング

■ **治療**
- **支持療法**：輸液，体表冷却
- **除染/排泄**：活性炭 (1～2時間以内に1回投与)，血液透析
- **ベンゾジアゼピン** (IV)：興奮・痙攣に対して
- **physostigmine** (IV)：アセチルコリンエステラーゼ阻害作用で抗コリン作用に拮抗する
  - 難治性痙攣，房室ブロック，心静止のリスクがあるため，ルーチンでは使用しない

■ **方針**
入院。血行動態不安定or痙攣→ICU

■ **パール**
- 重篤な高体温がない限り，致死的になることは少ない

向精神薬中毒

■ 選択的セロトニン再取り込み阻害薬(SSRI)とセロトニン症候群

アプローチ
- セロトニン中毒症状は軽度の傾眠からセロトニン症候群まで多岐
- セロトニン活性のある薬物を内服しているすべての患者でセロトニン症候群を念頭に。特に2種類以上内服の場合
- 新規に内服開始後orもともとの内服を増量後,数分・数時間以内が最も危険

定義
- SSRI=選択的セロトニン再取り込み阻害薬,SRI=セロトニン再取り込み阻害薬(アドレナリン,ノルアドレナリン,ドパミンの再取り込みも阻害する)

セロトニン再取り込みを抑制する薬	
SSRI	SRI
fluoxetine,パロキセチン,セルトラリン,シタロプラム	ベンラファキシン,ミルタザピン,bupropion

セロトニン活性のある薬物		
抗うつ薬	違法薬物	その他
SSRI,SRI,MAO阻害薬,リチウム	アンフェタミン,コカイン,LSD,MDMA	buspirone,レボドパ,カルビドパ,トリプタン,トラマドール,デキストロメトルファン,トラゾドン,ミルタザピン

セロトニン中毒の鑑別	
病態生理	鑑別診断
薬物中毒	交感神経作用薬(16-7),MAO阻害薬,リチウム,サリチル酸(16-11),抗コリン薬(16-2),NMS
薬物離脱	EtOH(16-6),催眠・鎮静薬(16-7)
感染	CNS感染症(5-6),SIRS(1-37)
その他	甲状腺中毒症(9-12),破傷風(4-13),MH(10-15)

病歴
- アカシジア,意識障害,痙攣

所見
- HR↑,体温↑,反射↑,発汗,散瞳,血圧↑↓,**振戦**,**クローヌス**,神経筋硬直,運動失調

評価
- バイタルサイン,血算,Chem-7,CPK(横紋筋融解),心電図(QRS↑,QTc↑,torsades de pointes),SpO₂モニタリング,心電図モニタリング

治療
急性過量内服
- 活性炭,経過観察目的で入院

セロトニン症候群
- 支持療法:輸液,電解質補正,体外冷却(体温を十分下げるためには鎮静/筋弛緩を要することも)
- ベンゾジアゼピン(IV):興奮,硬直,痙攣に対して
- (症例報告レベルのエビデンスだが)重症例では,シプロヘプタジン(初回投与:12 mg PO 1回→その後4 mg PO 1時間ごと),クロルプロマジン25~50 mg IV

パール

セロトニン症候群(SS)と神経遮断薬による悪性症候群(NMS)の特徴		
徴候と症状	SS	NMS
発症	突然	数日・数週かけて発症
回復	24時間以内	1週間程度かけて
高体温	よくある	非常によくある
意識障害	よくある	非常によくある
自律神経不安定	よくある	非常によくある
筋硬直	よくある	非常によくある
CPK↑	稀	非常によくある
代謝性アシドーシス	稀	非常によくある
腱反射亢進	非常によくある	稀
ミオクローヌス	非常によくある	稀

抗精神病薬および神経遮断薬による悪性症候群（NMS）

■定義
- D_2受容体拮抗作用±**セロトニン受容体拮抗作用**を特徴とする

一般的な精神病薬		
古典的抗精神病薬	非定型抗精神病薬	制吐薬
クロルプロマジン，ハロペリドール	アリピプラゾール，クロザピン，オランザピン，クエチアピン，リスペリドン，ziprasidone	プロメタジン，プロクロルペラジン，ドロペリドール

■病歴
- ろれつ不良，鎮静，抗コリン中毒症状，錐体外路症状（ジストニア，アカシジア，Parkinson症候，遅発性ジスキネジア）
- **NMS**：HR↑，筋硬直，意識障害，痙攣，自律神経不安定，代謝性アシドーシス，横紋筋融解

■評価
- 血算，Chem-7＋電解質（Ca，Mg，P），肝機能，血液ガス分析，CPK（横紋筋融解），心電図（QTc↑，torsades de pointes），尿検査（ミオグロビン）

■治療
- ジストニア/アカシジアに対して：ジフェンヒドラミン，benztropine，ベンゾジアゼピン
- **NMS**：冷却，輸液，ベンゾジアゼピン，非脱分極性神経筋遮断薬，ダントロレン，ブロモクリプチン，アマンタジン

リチウム

臨床作用			
臓器	副作用	急性中毒症状	慢性中毒症状
消化器	悪心・嘔吐，下痢，腹痛	悪心・嘔吐，下痢	悪心・嘔吐
神経	振戦，脱力	振戦，筋硬直，クローヌス，腱反射亢進，傾眠，痙攣，昏睡	振戦，筋硬直，偽性脳腫瘍，耳鳴，運動失調，視力障害，昏睡
心血管	洞結節機能不全	血圧↓	血圧↓，T波↓，ST↓，洞結節機能不全，QTc↑
腎	多尿	—	腎性尿崩症（Na↑），間質性腎炎，腎性アシドーシス
内分泌	甲状腺腫，甲状腺機能↓	—	甲状腺腫，甲状腺機能↑or↓，Ca↑

■病歴
- 急性中毒：初期は消化器症状→のちに神経所見・症状がでることも
- 慢性中毒：神経症状

リチウム中毒の重症度		
中毒レベル		治療
1	悪心・嘔吐，振戦，運動失調，筋力低下	輸液，ケイキサレート
2	筋硬直，筋緊張亢進，血圧↑，昏迷	輸液，ケイキサレート，±血液透析
3	昏睡，痙攣→死亡	血液透析

■評価
- バイタルサイン，心電図，血算，Chem-7＋電解質（Ca・Mg・P），TSH，free T_4，尿検査
- リチウム濃度：急性中毒では役立たない（神経症状のほうが中毒レベルをより反映する）。慢性中毒では＞1.5 mEq/Lは有意
- リチウム排泄が低下した原因の検索：例えば，脱水，腎機能↓

■治療
- 輸液：毒性を下げる，リチウムの排泄の促進。生理食塩液ボーラス投与後，1/2生理食塩液
- 消化管除染：活性炭は無効，腸管洗浄が有効かもしれない
- ポリスチレンスルホン酸ナトリウム（ケイキサレート）。腎性尿崩症にはサイアザイド，インドメタシン，amilorideを考慮
- 痙攣にはベンゾジアゼピン（フェニトインは，**リチウムの腎排泄を減少させるため避ける**）
- 血液透析：重症の神経症状&/or臨床的に悪化している患者

■方針
- 徐放製剤内服，リチウム濃度＞1.5 mEq or 新規の神経学的所見がある患者はすべて入院
- 少量内服の患者は治療して4〜6時間経過観察→意識レベル再評価±精神科的評価

■パール
- リチウムは治療域が狭い：AKIや尿量低下患者ではリチウム中毒を考慮

三環系抗うつ薬（TCA）

■アプローチ
- 中毒症状は服薬から**6時間以内**に起こることがほとんど

TCA中毒の生理学的機序	
受容体	臨床症状・所見
ヒスタミン拮抗	鎮静，昏睡
アセチルコリン（ムスカリン）拮抗	HR↑，血圧↑，散瞳，皮膚乾燥，イレウス，尿閉
$α_1$アドレナリン拮抗	鎮静，起立性低血圧，縮瞳（ムスカリン作用の散瞳と打ち消しあう）
アミン再取り込み阻害	HR↑，ミオクローヌス，腱反射亢進
Naチャネル拮抗	PR間隔↑/QRS幅↑，右軸偏位，心収縮↓，心伝導障害
Kチャネル拮抗	QT間隔↑→torsades de pointes
$GABA_A$拮抗	痙攣

TCA中毒の重症度	
中毒レベル	臨床症状・所見
軽症～中等症	傾眠，混乱，ろれつ不良，運動失調，粘膜乾燥，洞性頻脈，尿閉，ミオクローヌス，腱反射亢進
重症	QRS↑，PR↑，QT↑，上室性頻拍・心室頻拍，血圧↓，痙攣，昏睡

■評価
- **心電図**，血算，Chem-7＋電解質（Ca，Mg，P），CPK，尿検査，薬物中毒スクリーニング，SpO_2モニタリング，心電図モニタリング

■治療
- 支持療法：輸液
- 消化管除染／排泄：活性炭±**胃洗浄**，クロミプラミン中毒に対してはイントラリピッド輸液®
- **$NaHCO_3$**：1～2mEq/kgボーラスし，pH7.45～7.55を保つ
  - 適応：QRS＞100，新規の右軸偏位，血圧↓&/or 心室性不整脈
- ベンゾジアゼピン：痙攣に対して
- リドカイン：$NaHCO_3$に不応性の心室性不整脈に対して。プロカインアミドや他のⅠa群，Ⅰc群抗不整脈薬は避ける

■方針
- 心毒性がでているor痙攣があればすべて入院。服用6時間後で症状のない患者は帰宅可

■パール
- TCA過量内服患者に抗ムスカリン作用を認めることは稀

アルコール類

■定義
- 中毒性のアルコール摂取

■アプローチ
- 病歴
- 摂取したアルコールの種類，摂取時間，一緒に摂取したもの
- 身体所見：気道の評価，外傷の合併がないか（頭部外傷）
- 検査：簡易血糖測定（これだけで十分かもしれない），アルコール〔＝エタノール（EtOH）〕血中濃度（時間経過とともに20mg/dL/hrで血中濃度は低下する），AG，血液/尿の薬物中毒スクリーニング（同時服用薬が疑われる場合），EtOH以外のアルコールの評価のため浸透圧ギャップ計算
- 予測浸透圧＝（2×Na）＋Glu/18＋BUN/2.8＋EtOH/4.6
- 浸透圧ギャップ＝実測浸透圧－予測浸透圧
- 治療：活性炭はアルコールを吸着しない，±チアミン（ビタミンB_1）・葉酸

アルコール摂取の鑑別		
アルコールの種類	毒性代謝産物	AG開大性アシドーシス
エタノール（EtOH）	アセトアルデヒド	なし（ケトアシドーシス以外）
メタノール	蟻酸	あり
エチレングリコール	シュウ酸	あり
イソプロピルアルコール	アセトン	なし

エタノール（EtOH）

■ 病歴
- EtOH摂取歴，倒れているのを発見，傾眠，悪心・嘔吐，±随伴する外傷，±誤嚥，胃炎

■ 身体所見
- CNS症状，呼吸抑制，ろれつ不良，運動失調，眼振

■ 評価
- 簡易血糖測定（アルコール依存症患者では低血糖はよく認める），±血中アルコール濃度（飲酒歴が不明なら），±血算／Chem-7／肝機能／リパーゼ，±心電図（脈不整があれば），±マグネシウム濃度

■ 治療
- 気道保護，継時的に診察，±輸液／チアミン（ビタミンB_1）／葉酸（投与してよいが必須ではない）

■ 方針
- 運動失調なく歩行可能＋会話明瞭 → 帰宅

■ パール
- 以下を除外：頭部外傷，CNS感染症，Wernicke脳症，AKA，低血糖，アルコール離脱／振戦譫妄，併用摂取物質の有無，自傷他害の恐れ
- 以前にも同様のEtOH中毒歴がある患者では検査不要，酔いが覚めるまで経過観察でよい

メタノール

■ 定義
- メタノールの摂取（30〜60分で最高血中濃度，半減期24〜30時間，肝代謝）

■ 病歴
- 以下を飲んだ：塗料溶解液／不凍液／車のウォッシャー液／携帯燃料／ガソリン添加剤，セラック／コピー機の溶液／家庭用暖房燃料

■ 身体所見
- CNS抑制，嘔吐，視神経乳頭浮腫／充血，視力障害・失明，胃炎

■ 評価
- メタノール濃度↑，浸透圧ギャップ↑，AG↑（著明），Chem-7，ABG

■ 治療
- メタノール血中濃度の結果がすぐ得られない場合は推定診断で治療開始．気道確保
- ホメピゾール：初回ローディング量（15 mg/kgを5%ブドウ糖液100 mLに溶解し30分かけて投与）→ 維持量（10 mg/kgを12時間ごとに4回投与→15 mg/kgを12時間ごとに投与．メタノール濃度＜20 mg/dLになるまで）
- 酸血症acidemiaが改善するまで葉酸50 mg IV 4時間ごと（蟻酸をCO_2＋H_2Oに変換する補酵素）
- 血液透析：絶対適応は，(1) 視力障害＋メタノール濃度検知可能，(2) ＞50 mL/dL，(3) 浸透圧ギャップ＞10，(4) ＞1 mg/kgの服用，(5) 重症のアシドーシス，(6) 腎不全のいずれか

■ 方針
- 入院

エチレングリコール

■ 定義
- エチレングリコールの摂取（30〜180分で最高血中濃度，半減期3〜7時間，70%は肝代謝）

■ 病歴
- 以下を飲んだ：不凍液，冷却剤，塗料，光沢剤，洗浄剤，消火剤

■ 身体所見
- 3相あり：(1) ＜12時間：CNS↓（EtOHと同様），胃炎，(2) 12〜24時間：HR↑／RR↑／血圧↑／息切れ，(3) ＞12時間：ATN（シュウ酸結晶の沈着）

■ 評価
- エチレングリコール血中濃度，浸透圧ギャップ↑，AG↑，尿中シュウ酸結晶，βヒドロキシ酪酸（AKAとの鑑別に使われる）

■ 治療
- 血中濃度の結果がすぐ得られない場合は推定診断で治療開始．気道確保
- ホメピゾール：初回ローディング量（15 mg/kgを5%ブドウ糖液100 mLに溶解し30分かけて投与）→ 維持量（10 mg/kgを12時間ごとに4回投与→15 mg/kgを12時間ごとに投与．エチレングリコール濃度＜20 mg/dLになるまで）
- 葉酸／チアミン（ビタミンB_1）（シュウ酸代謝の補酵素）：酸血症が改善するまで100 mg IV 6時間ごと／ピリドキシン（ビタミンB_6）50 mg IV 6時間ごと
- 血液透析：重症アシドーシス（pH＜7.25）＋浸透圧ギャップ＞10，腎不全（Cr＞1.2 mg/dL），エチレングリコール血中濃度＞50 mg/dL，支持療法にもかかわらず悪化

■ 方針
- 入院

■ パール
- 摂取後初期なら，不凍液に添加されている蛍光色素によって，尿/胃内容物がWood灯で光る

イソプロピルアルコール

■ 定義
- イソプロピルアルコールの摂取（30～180分で最高血中濃度，半減期3～7時間，80%は肝代謝，致死量2～4mL/kg）

■ 病歴
- 以下を飲んだ：消毒用アルコール，塗装用シンナー，有機溶媒，化粧品/整髪料，マニキュア除光液

■ 身体所見
- 著明なCNS抑制（EtOHの2～4倍），呼気の果実臭，呼吸抑制，血圧↓，胃炎

■ 評価
- Chem-7，尿検査，簡易血糖測定，イソプロピルアルコール血中濃度，正常AG，浸透圧ギャップ↑，偽性Cr上昇（アセトンによる）

■ 治療
- 血中濃度の結果がすぐ得られない場合は推定診断で治療開始
- 支持療法（致死的になることは稀）
- 血液透析：難治性低血圧，血中濃度＞500mg/dL

■ 方針
- 入院

アルコール離脱

■ 定義
- アルコール摂取の突然の中止 or 急激な減量（最終飲酒から6～24時間で発症，48～72時間で極期）

■ 病歴
- 大量のアルコール飲酒歴と中止．不眠，食欲不振・悪心・嘔吐，不穏・発汗，痙攣

■ 身体所見
- 震え，痙攣（6～48時間で25%の患者に認める），譫妄，幻覚（幻視＞幻聴），自律神経系活動亢進（頻脈，高血圧，易刺激性，反射亢進），振戦譫妄（稀，重症，最終飲酒から24時間～5日後）：振戦/自律神経系活動亢進/混乱/幻覚/微熱

■ 評価
- 簡易血糖測定，血算，Chem-7，肝機能/凝固（肝機能障害を疑う場合），血中アルコール濃度

■ 治療
- ブドウ糖（低血糖時），チアミン（ビタミンB_1），痙攣に対しロラゼパム2mg IV（訳注：日本には注射薬はない），長時間作用型ベンゾジアゼピンをIV/IM/PO（鎮静されるまでロラゼパム1～4mg IVを10～30分ごと or ジアゼパム5mg IV 5～10分ごと or クロルジアゼポキシド），フェノバルビタールは第2選択

■ 方針
- IVでの薬物投与が必要 or 振戦譫妄 ➡ 入院±ICU

■ パール
- 適切に治療すれば死亡は稀（痙攣による誤嚥で死亡率↑）
- 離脱症状コントロール・治療のために大量のベンゾジアゼピンIVを要することも

薬物乱用

主な鑑別診断

分類	薬物	作用
催眠・鎮静薬	ベンゾジアゼピン，バルビツレート，γヒドロキシ酪酸（GHB），オピオイド	鎮静，運動失調，ろれつ不良，無呼吸，低血圧，低体温，不整脈
興奮薬/交感神経作用薬	コカイン，アンフェタミン，メタンフェタミン，MDMA，カフェイン，エフェドリン，デキストロメトルファン，LSD，バスソルト	高血圧，頻脈，不穏，血管攣縮・虚血（CVA/ACS），意識障害，不安，躁状態，精神異常，痙攣，横紋筋融解，筋硬直，高体温

ベンゾジアゼピン

■ 定義
- GABA受容体作動薬

■病歴
- 自殺企図 or 薬物乱用。鎮静 / 睡眠薬（zaleplon，ゾルピデム，エスゾピクロン）は過量内服でベンゾジアゼピンと同様の作用を起こす

■身体所見
- CNS・呼吸抑制，ろれつ不良，運動失調，腱反射低下，瞳孔は正中位・縮瞳，低体温，低血圧

■評価
- Glu，Spo$_2$・ABG，血液 / 尿の薬物中毒スクリーニング，呼気終末二酸化炭素濃度（ETco$_2$）モニター，心電図モニタリング

■治療
- 支持療法（必要があれば気道確保）
- フルマゼニル：0.1～0.2 mg，トータル3 mgまで繰り返す。ただし痙攣を誘発することがあり，適応は稀。医療処置時の鎮静でベンゾジアゼピンの投与量が多かった場合で，生命にかかわる状況の拮抗に限る。1～2時間後に再鎮静を認めることもあり経過観察が必要。フルマゼニルの追加投与が必要になることも
- 消化管除染：服用後30分以内であれば活性炭投与

■方針
- ある程度の時間，経過観察をした後，症状が改善すれば帰宅（入院が必要なことは稀）

■パール
- ベンゾジアゼピン離脱症状に注意。EtOH離脱と症状（興奮，痙攣）・治療とも同様に
- ベンゾジアゼピン単独過量内服では致死的になることは稀。ただし他の薬物も過量内服していることが多い

γ-ヒドロキシ酪酸（GHB）

■定義
- GABA & GHB受容体作動薬

■身体所見
- 初期は多幸感➡CNS抑制 / 意識低下，低体温，徐脈，低血圧，痙攣，呼吸抑制，ミオクローヌス，誤嚥。稀に肺水腫

■評価
- 血液 / 尿の薬物中毒スクリーニング（速やかに代謝される➡GHB血中濃度測定は困難）

■治療
- 支持療法，気道確保。2～4時間以内に回復しはじめ，8時間以内には症状消失する

■方針
- 帰宅

オピオイド

■定義
- オピオイド受容体作動薬

■病歴
- オピオイド使用の目撃 or 報告（ヘロイン，メサドン，モルヒネ，ヒドロモルホン，フェンタニル，オキシコドン）

■身体所見
- CNS↓，RR↓・無呼吸，血圧↓，±縮瞳，注射痕，誤嚥，非心原性肺水腫

■評価
- Glu，血液 / 尿の薬物中毒スクリーニング（同時服用薬の確認），呼気終末二酸化炭素濃度（ETco$_2$）モニター，心電図モニタリング，Spo$_2$モニタリング

■治療
- 気道確保
- ナロキソン（効果があるまで調節）0.2～0.4 mg IV➡1 mg IV➡2 mg IV➡点滴静注（1～2時間）
- 活性炭（服用して間もない場合），腸管洗浄（長時間作用型オピオイド）

■方針
- 長時間作用型オピオイドの場合，入院が必要なことも

■パール
- 病院到着前に無呼吸で死亡することもある
- 低酸素・チアノーゼのある患者は誤嚥／ARDSのリスクあり
- ナロキソン投与後も再度無呼吸になる患者は長時間作用型オピオイドを使用している可能性大

■オピオイド離脱
定義
- オピオイド依存者の麻薬の中止 or 急激な減量

病歴
- オピオイドの慢性的な使用，不安，悪心・嘔吐，腹痛・下痢，筋肉痛

身体所見
- あくび，鼻汁，散瞳，立毛・鳥肌，頻脈

治療
- クロニジン 0.1 mg PO 30〜60分ごと（中枢性α受容体作用）➔ 離脱症状の持続時間↓。メサドン（救急外来では使用されない）

方針
- 帰宅 or 薬物中毒リハビリ施設

パール
- 生命の危険はなく，入院の必要はなし。ナロキソン投与でオピオイド離脱症状がでることもある。麻薬を追加投与する場合は注意が必要

コカイン

■定義
- コカイン摂取：鼻からの吸引，注射，喫煙での吸引，袋ごと飲込み（ボディパッカー）
- 5〜15分で最高血中濃度，持続時間1〜4時間，ノルアドレナリン放出／再取り込み阻害

■病歴
- コカイン使用，不安，胸痛，局所の脱力（CVA/ICH），痙攣，精神異常

■身体所見
- HR↑，血圧↑，高体温，発汗，興奮，鼻中隔穿孔

■評価
- 血液／尿の薬物中毒スクリーニング，心筋逸脱酵素（胸痛があれば），心電図（QRS↑，虚血），Cr（腎不全），CPK（横紋筋融解），頭部CT（ICHが疑われれば）。大動脈解離・腸管梗塞・脳卒中も念頭に

■治療
- 支持療法：不安／興奮／胸痛に対してベンゾジアゼピン，高体温の治療（氷パック，冷却ブランケット，水などを体表に噴霧して冷却），β遮断薬は使用しない（拮抗されないαアドレナリン受容体刺激となる）
- 活性炭（服用して間もない場合），腸管洗浄（ボディパッカー）

■方針
- コカイン乱用の合併症症状により異なる

■パール
- コカインウォッシュアウト症候群：コカインの大量摂取後に傾眠・意識障害。24時間持続しうる

メタンフェタミン（俗称 "meth"）

■定義
- ノルアドレナリン放出，ドパミン作動性（依存性の原因となる）

■病歴
- メタンフェタミン＆誘導体（LSD，"bath salt"）やADHD/ナルコレプシーの治療薬を摂取：内服，鼻からの吸引，喫煙での吸引，注射，挿肛

■身体所見
- HR↑，血圧↑，高体温，発汗，興奮，歯科衛生不良（"meth mouth"），不衛生，強迫的に掻きむしった傷（"meth mites"），振戦，痙攣

■評価
- 血液／尿の薬物中毒スクリーニング，心電図，頭部CT考慮（ICH），尿検査，CPK（横紋筋融解），Chem-7，心筋逸脱酵素（胸痛），心電図モニタリング

■治療
- 支持療法：不安／興奮／胸痛に対してベンゾジアゼピン，高体温なら冷却（氷パック，冷却ブランケット，水などを体表に噴霧して冷却）
- 活性炭（服用して間もない場合），腸洗浄（ボディパッカー）

メチレンジオキシメタンフェタミン（MDMA，俗称 "ecstasy"），リセルグ酸ジエチルアミド（LSD）

■定義
- セロトニン作動性

■病歴
- MDMA，LSD，その他の幻覚誘発薬の摂取

■身体所見
- HR↑，血圧↑，高体温，不安，散瞳，幻覚，痙攣，発汗，歯ぎしり

■評価
- 血液／尿の薬物中毒スクリーニング，Chem-7（過剰な水分摂取によりNa↓），心電図，頭部CTを考慮（ICH），INR，尿検査，CPK（横紋筋融解），心筋逸脱酵素（胸痛），心電図モニター

■治療
- 支持療法：興奮に対してベンゾジアゼピン＆ハロペリドール，高体温なら冷却（氷パック，冷却ブランケット，水などを体表に噴霧して冷却）
- 活性炭（服用して間もない場合）

鎮痛薬過量内服

アセトアミノフェン（APAP）中毒

■病歴
- アセトアミノフェン含有薬物の服用の目撃or報告（米国の商品名は"cet"で終わること多い）
- しばしば他の物質も同時に服用している

■所見
- アセトアミノフェン中毒の4つのstage
  - Ⅰ．無症状（0～24時間）
  - Ⅱ．消化器症状，悪心・嘔吐，腹痛（24～72時間）
  - Ⅲ．黄疸，劇症肝不全，肝性脳症（3～5日）
  - Ⅳ．Ⅲ期or多臓器不全から生存すれば回復（1週間後）

■評価
- 内服4時間後のアセト・アミノフェン血中濃度，同時服用薬の薬物中毒スクリーニング，ベースラインの肝機能・凝固能，AGの計算のためのChem-7，肝移植の必要性・可能性がありそうなら術前検査，心電図

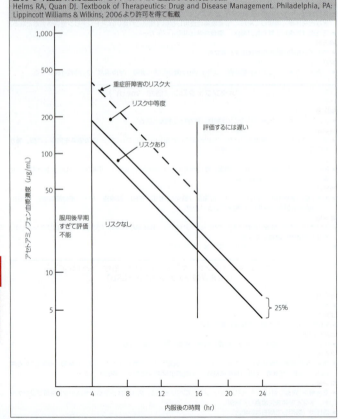

図16-1　内服後の時間と血漿アセトアミノフェン濃度および肝毒性の関係
Helms RA, Quan DJ. Textbook of Therapeutics: Drug and Disease Management. Philadelphia, PA: Lippincott Williams & Wilkins; 2006より許可を得て転載

■ **治療**
- N-アセチルシステイン（NAC）はアセトアミノフェン解毒薬として使用されるグルタチオン前駆物質
- 心電図モニター，静脈路を2本確保（太い留置針で）．NAC投与のための経鼻胃管（NACの経口摂取は不快），制吐薬
- NAC投与の目安は以下：「服用して間もない，アセトアミノフェン濃度＞140μg/mL」，「慢性服用で＞200mg/kg×1日，150mg/kg×2日，100mg/kg×3日間以上，肝機能↑，検出可能な血清アセトアミノフェン，高リスク患者」
- NAC投与量：（1）140mg/kgをNGTより1回投与，その後70mg/kg NGT投与，または，（2）150mg/kg IV 1回投与，その後50mg/kg IV 4時間ごと5回投与．最初の20時間を超えても血清アセトアミノフェンが検出可能or肝機能↑であれば，肝機能が改善するまで治療を継続
- 活性炭（服用して間もない場合），血液透析（アセトアミノフェン＞1,000mg/L＋昏睡/低血圧）

■ **方針**
- 臨床像に応じて一般病棟orICUに入院．肝移植できる施設への搬送を考慮
- 精神科的評価も考慮

■ **パール**
- アセトアミノフェンの安全量は15mg/kg 1日4回，最大4g/24hrまで
- アセトアミノフェンは代謝されてNAPQI（毒性代謝物）となる→直接肝細胞障害
- NAPQIはグルタチオン抱合されると無毒化し尿中に排泄される．アセトアミノフェン中毒では，グルタチオン貯蔵を上回るグルタチオン需要・枯渇によって肝障害をきたす
- 意図しないアセトアミノフェン過量内服の多くは，米国市販のアセトアミノフェン小児用製剤と乳児用製剤のとり違えによる（訳注：米国では2011年降は乳児用製剤・小児用製剤とも同じ濃度160mg/5mLに統一された）

サリチル酸（アスピリン，ASA）中毒

■ **病歴**
- サリチル酸orサリチル酸を含む薬物の服用の目撃or報告
- しばしば他の薬物も内服している．不注意によることも（高齢者）
- 耳鳴を訴える患者ではサリチル酸中毒を疑う

■ **所見**
- 最初の8〜12時間：発熱，過換気・深く早い呼吸（呼吸性アルカローシス＋代謝性アシドーシス），頻脈，低血圧，発汗，不整脈，悪心・嘔吐，上腹部痛，混乱
- 24時間までに：昏睡，脳浮腫，痙攣，非心原性肺水腫，DIC

■ **評価**
- サリチル酸血中濃度と同時服用薬の血清薬物中毒スクリーニング，AGの計算のためにChem-7，血算，ベースラインの凝固能，ABG，CXR，心電図
- サリチル酸濃度測定4時間ごと．胃内で塊になったりサリチル酸腸溶剤の服用であったりした場合に，血中濃度が遅れて上昇することがあるため
- ベッドサイド塩化鉄テスト（感度は高いが特異度は低い）も可能だが，血清定量分析が望ましい
- 10%塩化鉄2〜4滴を尿2mLに加える：青紫色に変化すればサリチル酸陽性．アセトン＆フェニルピルビン酸は偽陽性を起こす（DM，AKAの患者）
- 塩化鉄テストは24時間前にサリチル酸を2錠内服しただけでも陽性になる．サリチル酸は内服してから腎排泄されはじめるのに2時間かかる

■ **治療**
- 呼吸性アルカローシスを保つために過換気・呼吸筋疲労状態なら気道確保
- 心電図モニタリング，静脈路を2本確保（太い留置針で），尿道カテーテル（尿量＆尿pHモニター目的），低血糖にブドウ糖
- サリチル酸の排泄促進のために尿のアルカリ化
- NaHCO3を5%ブドウ糖液or1/2生理食塩液に混注して30分で点滴投与
- NaHCO3点滴投与を，7.45＜血漿pH＜7.55，尿量1.5mL/kg/hrを保つように継続
- 20〜40mEqのカリウムを補液に加える．K⁺はH⁺イオンと交換に細胞内へ移動する．低K血症は効果的なアルカリ利尿を妨げる（訳注：血清K⁺およびK⁺投与速度を厳重注意）
- 活性炭（内服して間もない場合），腸管洗浄を考慮
- 血液透析：症状のある患者．「慢性服用患者でサリチル酸血中濃度＞60mg/dL or 急性服用患者で＞100mg/dL」＋重症のアシドーシスあり

■ **方針**
- 一般病棟or（症状があれば）ICU入院．最低6時間の経過観察（無症状・腸溶剤でない製剤・少量内服の場合）

■ **パール**
- サリチル酸は酸化的リン酸化反応を障害する（脱共役させる）ことで，一次性（primary）代謝性アシドーシスをきたす．呼吸中枢刺激による一次性（primary）呼吸性アルカローシスをきたす
- メチルサリチル酸〔米国市販の筋肉痛外用薬（BENGAY®，IcyHot®など），ウィンターグリーン油などに含まれる〕は非常に少量でもサリチル酸中毒を起こす〔ウィンターグリーン油は小さじ1杯（訳注：5mL）で7gのサリチル酸を含む〕
- アセトアミノフェン中毒と同様に作成されたサリチル酸のノモグラムが以前は使用されたが，サリチル酸

中毒は代謝の幅が大きく不正確で臨床上有用でないため現在は使われない

1回のサリチル酸の内服で予想される重症度	
内服量	影響・毒性
<150 mg/kg	なし〜軽症
150〜300 mg/kg	軽症〜中等症
301〜500 mg/kg	重症
>500 mg/kg	致死的になりうる

循環作動薬過量内服

β遮断薬中毒

■病歴
- β遮断薬の過量服用の目撃 or 報告
- 処方薬を内服中の大人の身内がいる子どもなど

■所見
- 症状のある徐脈，低血圧，意識障害，脱力，気管支攣縮
- 脂溶性β遮断薬（プロプラノロール）➡ 痙攣。ソタロール➡QTc↑，torsades de pointes
- 低血糖，悪心・嘔吐，高K血症をきたすことも

■評価
- 心電図で徐脈，房室ブロック or 心室内ブロック，心静止
- 心筋逸脱酵素，Chem-7。血中濃度は測定できない

■治療
- 持続心電図モニタリング，静脈路を2本確保（太い留置針で），経皮的ペーシングパッドの装着
- 経静脈的ペーシングの適応があれば，右内頸静脈 or 左鎖骨下静脈にシース挿入
- 症候性 or 難治性のβ遮断薬中毒では，以下を投与
  - 重症の徐脈 &/or 低血圧があればアトロピン0.5〜1 mg IV（ACLSプロトコル）
  - 低血圧があればグルカゴン5〜10 mgボーラス点滴静注，その後1〜5 mg/hrで持続点滴
  - 適応があれば昇圧薬投与（アドレナリン）。必要に応じて心臓ペーシング
  - wide QRS complexの伝導障害に対してNaHCO$_3$ 1〜2 mEq/kg投与
  - 高インスリン-正常血糖療法（GI療法）&/or 脂肪乳剤IV（動物実験と症例報告で有効性の報告あり）
- 活性炭，腸管洗浄は，多量内服して間もない場合以外は意義なし
- 血液透析は以下の場合にのみ有用：分布容積が小さいβ遮断薬（アセブトロール，アテノロール，ナドロール，チモロール，ソタロール）で，内科的治療に反応不良 or 血圧を保つために昇圧薬／グルカゴンが必要な場合

■方針
- 一般病棟 or（症状があれば）ICU入院
- 臨床的に問題となるβ遮断薬中毒は内服後6時間以内に症状が出現する。経過を通して無症状でかつ徐放剤内服でなければ，24時間の経過観察後に帰宅可

カルシウム（Ca）拮抗薬中毒

■病歴
- Ca拮抗薬の過量内服の目撃 or 報告
- 処方薬を内服中の大人の身内がいる子どもなど

■所見
- 症状のある徐脈，低血圧，意識障害，悪心・嘔吐，脱力
- 一過性の低血糖。痙攣は稀

■評価
- 心電図：徐脈，心室補充調律，2度 or 3度房室ブロック。QRS群は正常なことが多い（β遮断薬過量内服と異なる）
- 心筋逸脱酵素，Chem-7。血中濃度は測定できない

■治療
- 持続心電図モニタリング，静脈路を2本確保（太い留置針で），経皮的ペーシングパッドの装着
- 経静脈的ペーシングの適応があれば，右内頸静脈 or 左鎖骨下静脈にシース挿入
- 支持療法を継続：血圧↓，心収縮力低下に対して輸液蘇生・昇圧薬など
- 症状のあるβ遮断薬中毒 or Ca拮抗薬中毒では，いずれも以下を投与
  - アトロピン0.5〜1 mg IV（ACLSプロトコル）
  - 低血圧があればグルカゴン5〜10 mgボーラス点滴静注，その後1〜5 mg/hrで持続点滴
  - 必要に応じてグルコン酸カルシウム3 gをゆっくりIV or 塩化カルシウム1 g IV 5〜10分ごと適宜

- 心収縮力の低下を改善させうる。洞結節機能低下・毛細血管拡張には作用しない。房室結節伝導への作用は様々
- 適応のIVとして昇圧薬投与（ドパミン，ノルアドレナリン，amrinone）
- Ca拮抗薬の過量内服に対して高インスリン-正常血糖療法（GI療法）は，心収縮力を改善するかもしれない
  - Glu＜200mg/dLであれば，25%ブドウ糖液0.25g/kgまたは50%ブドウ糖液1アンプル
  - K^+＜2.5mEq/LならばK^+40mEq点滴補正。Kフォロー／必要に応じてK^+補正（訳注：血清K^+およびK^+投与濃度・速度を厳重注意）
  - レギュラーインスリンを0.5〜1U/kgボーラス点滴静注，その後0.5〜1U/kg/hr
  - 10%ブドウ糖加1/2生理食塩液を維持速度の80%で投与
  - 血糖測定を20分ごとに1時間行う➡その後1時間ごと。Glu 100〜200mg/dLになるようにインスリン投与量を調節
- 脂肪乳剤のIVを考慮（動物実験と症例報告では効果が期待できる）。グルカゴン
- 活性炭・腸管洗浄は，徐放製剤を多量内服して間もない場合以外は意義なし。徐放剤大量内服後間もない場合なら，活性炭複数回投与を行う
- Ca拮抗薬は蛋白結合性がとても高いため，血液透析は有効ではない

■方針
- 一般病棟 or（症状があれば）ICU入院
- Ca拮抗薬中毒は6時間（徐放製剤であれば24時間）経過観察する

ジゴキシン中毒

■病歴
- ジゴキシン長期内服患者での発症がほとんど。ときに意図的な過量内服・急性中毒症例も
- 脱力，倦怠感，動悸，失神，意識障害，悪心・嘔吐，下痢，頭痛，感覚異常
- 視界が黄緑色に見えるorその他の視覚障害は慢性中毒症例に特徴的（常に認めるわけではないが）
- 誘因：最近腎機能が悪化，脱水，電解質異常，最近新規薬物が追加された

■所見
- 消化器症状（一般的），全身の神経症状，客観的所見に乏しい視力の変化
- 不整脈や急性CHFに伴う血行動態の不安定

■評価
- 心電図では多様な不整脈を認めうる（下表参照）
- ジゴキシン血中濃度，心筋逸脱酵素，Chem-7（急性中毒ではK↑，慢性中毒ではK・Mgは正常or↓）

■治療
- 心電図持続モニタリング，ジゴキシン＆血漿Kの推移を，心電図＆臨床症状と合わせてフォロー
- 電解質異常の補正
- 急性過量内服
  - K↑は予後不良徴候：カルシウム製剤，ブドウ糖／インスリン（GI療法）＆$NaHCO_3$で速やかに治療する（ジゴキシン過量内服に対してカルシウム投与禁忌という概念・通説は，動物実験レベル由来であり，エビデンスはきわめて弱い）
  - ジゴキシン特異抗体（拮抗薬）が投与できるまでマグネシウム，リドカインなど抗不整脈薬（訳注：本邦訳出版時点でジゴキシン特異抗体は日本にはない）
  - ジゴキシン特異抗体の適応：ジゴキシン血中濃度＞6，K＞5，高度房室ブロック，心室性不整脈，意識障害，血行動態不安定
  - ジゴキシン特異抗体1バイアルあたり，0.5mgのジゴキシンと結合する
  - ジゴキシン特異抗体の投与バイアル数＝（血清ジゴキシン濃度［ng/mL］）×TBW［kg］/100〔訳注：体内総水分量（TBW）＝体重×0.6〕
  - 内服量／血中濃度が不明の場合は，急性中毒では経験的に10バイアル投与し，必要に応じて1回繰り返す。慢性中毒では6バイアル投与する
  - 頻脈性不整脈のコントロールにフェニトイン＆リドカインが安全に使用できる
  - 活性炭（内服して間もない場合）。血液透析は分布容積が大きいため有用性なし
- 慢性中毒
  - ジゴキシンの中止
  - ジゴキシン特異抗体の必要性の評価，Cr，電解質検査

■方針
- 一般病棟 or（血行力学的不安定，難治性不整脈があれば）ICU入院
- 無症状で，不整脈がなく，K＆ジゴキシン血中濃度正常から6時間の経過観察後に帰宅可

■パール
- 他の薬物との相互作用が多い（ベンゾジアゼピン，β遮断薬，Ca拮抗薬，利尿薬，スキサメトニウム，一部の抗菌薬）

ジゴキシン中毒を示唆する不整脈
心室期外収縮(最多)。2段脈 or 3段脈
心室調律が整となった徐脈性心房細動(房室解離)
NPJT(非発作性接合部頻拍), HR 70〜130
ブロックを伴った心房頻拍
両方向性心室頻脈(訳注:QRSが交互に正・負になる心室頻拍)
心静止 or 心室細動

腐食性物質の摂取

■ 背景
- 酸性 or アルカリ性化学物質による組織障害
- pH＜2が強酸性,pH＞12が強アルカリ性とされる
- 酸性 or アルカリ性物質の接触した時間,pH,濃度,形状(液体 or 個体)によって組織障害の程度は異なる

■ アプローチ
- 詳細な病歴聴取:摂取物質の特定,摂取量,摂取時間・タイミング,pH,同時に摂取したもの
- 自殺企図であることが多い。身体面だけでなく精神面も評価
- 迅速に身体診察:呼吸状態,stridor,嗄声,中咽頭熱傷,流涎,皮下気腫,腹膜刺激症状(消化管穿孔を示唆),吐血
- 嘔吐を誘発させない:再曝露により障害が悪化しうる
- 中和物質を投与しない:発熱反応(中和熱を発する)が起こりうるため

酸性 / アルカリ性物質の摂取

■ 病歴
- アルカリ:アンモニア,洗浄液類(排水溝,オーブン,プール,食洗機,漂白剤,床洗浄剤),ストレートパーマ溶液の摂取
- 酸:バッテリー液,便器洗浄剤,金属・鋳用研磨剤,排水溝洗浄剤,床洗浄剤の摂取

■ 所見
- アルカリ:液状壊死:摂取直後(接触後数分以内)から重篤な組織障害がはじまる。アルカリ性物質がはじめに接触した組織が最も障害を受ける(中咽頭,下咽頭,食道)。組織浮腫も直後からはじまり48時間持続・進行することも→気道閉塞。2〜4週で組織瘢痕・肥厚→狭窄(化学熱傷の深度による)
- 酸:凝固壊死→乾燥・焼痂形成。胃が最も障害されやすい,続いて小腸が障害されることも。焼痂が3〜4日ではがれ肉芽組織が形成される。焼痂が3〜4日目にはがれ落ちるのでこの時期に消化管穿孔をきたしうる。瘢痕組織が2〜4週間かけて収縮することで胃流出路閉塞。(酸摂取により)幽門括約筋がスパスムをきたし胃排泄時間が遅れることあり→接触時間が長く(90分)なることも
- フッ化水素摂取では,Ca↓から不整脈,突然の心停止をきたしうる
- 酸・アルカリいずれも食道穿孔を起こしうる

■ 評価
- 摂取物質のpHと唾液のpHを調べる。血算,Chem-7,ABG,ベースラインの肝機能,尿検査,術前採血,薬物中毒スクリーニング,心電図モニター,12誘導心電図,X線,フリーエア検索のため腹部CTも考慮
- 症状あり,小児,意識障害ありなら内視鏡。ただし消化管穿孔や気道浮腫の所見があれば行わない

■ 治療
- 気道確保,静脈路を確保(太い留置針で)。外科コンサルト,制吐薬
- 胃洗浄は賛否両論
- 活性炭では吸収されず,適応なし
- 摂取後30分以内であれば,少量の水/牛乳を飲んで希釈することは有効な可能性あり
- 消化管穿孔所見があれば抗菌薬,鎮痛薬

■ 方針
- 症状があればICU入院

細胞呼吸阻害

■ 病因
- ニトロプルシドの副生成物,アクリロニトリル(マニキュア液,プラスチック類,タトゥーインク),シアン配糖体(アンズの種,キャッサバ),シアンガス(住宅火災)
- 機序:シトクロムオキシダーゼに結合,好気性代謝を阻害,細胞呼吸阻害をきたす

■ 病歴
- 呼吸困難，混乱，頭痛，悪心・嘔吐，意識障害，失神，痙攣，循環虚脱
- 気体吸入曝露の場合は即時に症状出現。ニトロプルシド，アクリロニトリル，シアン配糖体，シアン酸塩に曝露の場合は遅れて症状出現

■ 身体所見
- SpO_2 正常。呼吸困難／頻呼吸，混乱，頻脈。重症中毒では死戦期呼吸＆循環虚脱
- 「苦いアーモンドのような臭い」（あてにならないが）

■ 評価
- 血液検査：Chem-7，乳酸値↑↑，ABG（代謝性アシドーシス），VBG（静脈血の酸素飽和度高値），シアン値，（煙を吸引している場合は）一酸化炭素ヘモグロビン（COHb）

■ 治療
- 支持療法：気道確保，O_2 投与，輸液
- 活性炭（摂取後＜2時間）
- シアン拮抗薬
  - シアノコバラミンを成人は5g（小児は70 mg/kg）IV 15分かけて
  - シアン中毒キット（亜硝酸アミル，亜硝酸ナトリウム，チオ硫酸ナトリウム）→メトヘモグロビンをつくる（訳注：メトヘモグロビンにシアンが結合し，シアノメトヘモグロビンを形成する）

■ 方針
- すべて入院。痙攣，昏睡，アシドーシス，低血圧症例はICU入院を考慮

一酸化炭素（CO）中毒とメトヘモグロビン血症

■ 病因
一酸化炭素
- 煙の吸入，塩化メチレンへの曝露
- 機序：酸素運搬能低下，酸素解離曲線の左方移動

メトヘモグロビン血症
- ニトロ製剤，ジアフェニルスルホン，サルファ薬，リドカイン／ベンゾカイン（アミノ安息香酸エチル），抗マラリア薬，汚染した水
- 機序：メトヘモグロビンとヘモグロビンの不均衡。メトヘモグロビン還元酵素が追いつかない状態

■ 病歴
一酸化炭素
- 軽症：軽い頭痛，労作性呼吸困難。中等症：頭痛，悪心・嘔吐，めまい，集中力低下。重症：胸痛，失神，昏睡，意識消失，回復しない意識障害

メトヘモグロビン血症
- 息切れ，頭痛，ふらつき，疲労感，悪心，頻脈，胸痛，失神

■ 身体所見
一酸化炭素
- 傾眠，痙攣発作，頻脈，頻呼吸，ラ音，精神錯乱，皮膚潮紅，チアノーゼ

メトヘモグロビン血症
- 「チョコレート様」チアノーゼ，頻脈。重症では昏睡，痙攣，死亡

■ 評価
- ABG＆パルスオキシメータ：SpO_2 は偽りの正常値となることも

検査
- 一酸化炭素
  - COオキシメータ，CO血中濃度（軽症：10～20％，中等症：20～40％，重症：＞40％），尿中 hCG
  - 中等／重症：ABG（代謝性アシドーシス），Chem-7，血算，心筋逸脱酵素，尿検査，CPK，乳酸値，シアン濃度測定も考慮
  - 心電図：不整脈，ACSの所見
- メトヘモグロビン血症
  - COオキシメータ，メトヘモグロビン血中濃度
  - 重症：ABG，溶血検査（LDH，末梢血スメア，ハプトグロビン，網赤血球），血液型＆交差適合試験
  - ベッドサイド検査：白いフィルター紙に血液を1滴落とすとチョコレート色になる（正常の静脈血に比べて）

■ 治療
一酸化炭素
- O_2：症状が改善するまでリザーバー付マスクで100% O_2 投与
- 高圧酸素療法：痙攣，呼吸不全，意識消失，CO濃度＞25％（妊娠中なら＞15％），乳児，重症アシドーシス，神経障害，循環不全，曝露が＞24時間，≧36歳

メトヘモグロビン血症（症状あり，血中濃度＞25％）
- メチレンブルー（還元作用の物質）：1％溶解液1～2 mg/kg IV を1時間ごとに2回投与
- 交換輸血／高圧酸素療法：メチレンブルーに不応性の重篤な症状 or メチレンブルーが禁忌の場合（例：G6PD欠損症）

■ 方針
- CO濃度＞25％，メトヘモグロビン濃度＞20％，ジアフェニルスルホン中毒，意識消失，循環・神経・

呼吸に基礎疾患ある症例→入院

■ パール
- G6PD欠損症にはメチレンブルーを使わない（溶血性貧血）
- メチレンブルー高用量では，メトヘモグロビン血中濃度がむしろ高くなることあり

血糖降下薬

■ 病歴
- SU薬，グリニド（メグリチニド）系薬（例：レパグリニド）の経口摂取。インスリンSC/IV（インスリンを経口摂取しても中毒性はない）
- 興奮・混乱，昏睡，痙攣，霧視，悪心・嘔吐，頻脈，発汗，舌・口唇のピリピリ感，振戦，めまい，食欲不振。小児では経口摂取後5分以内に症状が出現することも

■ 危険因子：高齢者・乳幼児，多剤服用，肝・腎疾患
■ 身体所見
- 意識障害，全身脱力，発汗，頻脈，頻呼吸，TIA症状，蒼白・チアノーゼ，痙攣，昏睡，低体温

■ 評価
- 検査：簡易血糖測定を1時間ごと，Chem-7，尿中hCG，薬物中毒スクリーニング（意図的過量内服の場合や，内服歴が不明の場合），C-ペプチド（内因性インスリン分泌に伴い産生される）

■ 治療
- 支持療法：ABCの安定化，（内服して間もない場合は）活性炭投与
- ブドウ糖
  - PO：ブドウ糖ペースト，ジュース
  - IV：50%ブドウ糖液を0.5～1g/kg IV（成人），25%ブドウ糖液（小児），10%ブドウ糖液（新生児）を1回。持続する低血糖：10%ブドウ糖液を0.5g/kg/hr（Glu＞100になるよう調整）
- グルカゴン：1回1mg IV/IM/SC（体重20kg以下なら1回0.5mg）
- オクトレオチド：SU薬やグリニド系薬の中毒の場合

■ パール
- 帰宅：インスリン単独を誤って過剰に使用した場合は，インスリン効果がきれてから帰宅
- 入院：SU薬の大量内服の場合は最低8時間モニタリングする

その他の誤飲例

その他の中毒の原因物質，病歴&症状

中毒	原因物質	急性中毒症状
殺虫薬	有機リン系神経ガス（サリン，タブン）	SLUDGE：salivation（流涎），lacrimation（流涙），urinary incontinence（尿失禁），defecation（便失禁），gastrointestinal（消化器症状），emesis（嘔吐） その他：筋力低下/麻痺，発汗，気管支攣縮，縮瞳，気道過剰分泌，頻脈，高血圧，痙攣，呼吸不全，呼気ニンニク臭。スキサメトニウムを避ける
	カーバメート［重症筋無力症の治療薬（訳注：ネオスチグミンにも含まれる）］	有機リン中毒に類似するが作用時間が短く&神経症状はでない可能性
	有機塩素化合物（DDT, chlordane, lindane）	振戦，麻痺，痙攣，意識障害，筋攣縮，高体温，不整脈，横紋筋融解，化学性肺臓炎
鉄	Feサプリメント，毒性＞20mg/kg	＜12時間：消化器症状（嘔吐・下痢/腹痛。重症：血性の嘔吐・下痢，高度脱水） 6～24時間：症状のない潜伏期間 6～48時間：多臓器不全 1～4日：劇症肝不全
フェニトイン/ホスフェニトイン		傾眠，構音障害，運動失調，めまい，昏迷，水平眼振，悪心・嘔吐
炭化水素/揮発性物質	ベビーオイル，ミネラルオイル，つやだしワックス，塗装用シンナー，ワセリン，有機溶媒，ガソリン，灯油，軽油	炭化水素臭，シンナー中毒による発疹，化学性肺臓炎・誤嚥，混乱，抑うつ症状，痙攣，不整脈，悪心・嘔吐，肝不全，熱傷，小脳機能不全
除草剤	パラコート，ジクワット（ダイコート），グリホサート（ラウンドアップ®），グルホシネート，アトラジン，メコプロップ，アセトクロール，dicamba, pentachlorophenol，クロロフェノキシ，ニトロフェノール系，メトラクロール	皮膚刺激性，縦隔炎，腹膜炎，嘔吐・下痢，肝不全，ショック，昏睡，痙攣，筋力低下，腎不全/ATN/ミオグロビン尿，横紋筋融解，肺水腫，肺線維症（パラコート），ICH（ジクワット）

重金属	ヒ素, ビスマス, カドミウム, クロム, コバルト, 銅, 鉛, マンガン, 水銀, ニッケル, セレン, 銀, タリウム, 亜鉛	摂取化合物により様々。一般的に悪心・嘔吐, 消化管障害, 腎不全/ATN, 化学性肺臓炎, 脳症, 腹痛。亜鉛は魚のような臭い
殺鼠剤	海葱(カイソウ), ストリキニーネ, 黄リン, ワルファリン様物質/brodifacoum	海葱:強心配糖体のような症状 ストリキニーネ:伸展肢位で痙攣様, 横紋筋融解 黄リン:ニンニク臭, 口内灼熱感, 嘔吐, 蛍光色の悪臭の糞便, GIB, 電解質異常, 痙攣, 不整脈, 腎/肝不全 ワルファリン様物質/brodifacoum:長時間作用型の抗凝固薬
家庭用品	酸(便器洗浄剤), アルカリ(漂白剤, アンモニア), 洗剤, 汎用クリーナー(ガラスクリーナー, 松根油, テレピン油), 塩素, 化粧品	アルカリ/酸共通:消化器に刺激物として作用 アルカリ:化学性肺臓炎, 縦隔気腫 香水/マウスウォッシュ:アルコール濃度による 松根油/テレピン油:出血性肺水腫 洗剤:消化器刺激/腐食性障害, 肺水腫 ガラスクリーナー:眼への障害, それ以外は障害を受けにくい

その他の誤飲例に対する評価&治療		
中毒	採血/画像	治療
有機リン	Chem-7, 心電図, 血清コリンエステラーゼ, 乳酸値, CPK, 肝機能, CXR	除染。アトロピン:(2~5mg) IV 5分ごと(終了基準=分泌物↓), 2-PAM:1~2g IV 30~60分かけて, 500~1,000mg/hr(骨格筋には作用しない)。ベンゾジアゼピン(痙攣/興奮に対して適宜)
カーバメート	有機リンと同じ	支持療法, 除染, アトロピン(投与量は有機リン中毒と同じ)
有機塩素化合物	電解質(代謝性アシドーシス, ATN), 心電図(不整脈), CPK(横紋筋融解)	支持療法, 除染, 活性炭, コレスチラミン(腸閉塞があれば使用しない), ベンゾジアゼピン(興奮痙攣に対して適宜), β遮断薬
鉄	血清Fe濃度4時間ごと。有症状の場合は, Chem-7, 肝機能, 凝固。腹部X線でX線不透過の錠剤確認できることも。乳酸値, 血算	支持療法・輸液, 除染, 腸管洗浄。デフェロキサミン15mg/kg/hr(最大1g/hr)を6時間かけて(重症例は低血圧をきたすことも)
フェニトイン/ホスフェニトイン	血中濃度測定, 遊離フェニトイン濃度を計算, アルブミン濃度, 心電図, Chem-7	支持療法, 活性炭, 低血圧には補液・昇圧薬
炭化水素&その他の揮発性物質	Chem-7 (RTA, 低K), 心電図, 肝機能↑, CXR(浸潤影)	曝露した衣服を除去。支持療法, O₂投与, 挿管管理となるならPEEPが有益
除草剤	Chem-7 (ATN, Na↑), リパーゼ, CPK, 尿中ミオグロビン, 心電図(不整脈), 肝機能, CXR	曝露箇所をすべて洗浄(皮膚, 目, 胃洗浄), 輸液, 電解質補正, ベンゾジアゼピン(痙攣, 興奮), 活性炭 パラコート/ジクワット(ダイコート)/グルホシネート:血液灌流 クロロフェノキシ:NaHCO₃で尿アルカリ化, +カリウム補正, 尿量目標は4~6mL/kg/hr pentachlorophenol/ニトロフェノール系:強力に冷却, 高K血症/横紋筋融解を治療
重金属	各金属の血中濃度測定, Chem-7(電解質異常, 腎不全), 血算(Hct値), CXR(化学性肺臓炎)	支持療法, 挿管管理が必要なことも ジメルカプロール(バル®):金, ヒ素, 鉛, 水銀 N-アセチルシステイン:クロム, コバルト D-ペニシラミン:銅 EDTA(エチレンジアミン四酢酸):コバルト, 鉛 MDAC:タリウム プルシアンブルー:タリウム セレン:銀 DMSA(通称succimer):鉛, 銅, ヒ素
殺鼠剤	CXR, Chem-7, 肝機能, CPK, 心電図, 尿中hCG, PT/aPTT, 各殺鼠剤の血中濃度測定を考慮	除染, 活性炭, 腸管洗浄, 支持療法。腎不全では血液透析を要することも, 重症溶血には血漿交換
家庭用品	Chem-7(漂白剤でNa↑), CXR(吸入による肺炎)	支持療法:輸液, 必要なら挿管管理。目・皮膚を大量の水で洗浄 経口摂取:水や牛乳で刺激軽減。松根油/テレピン油:消化管除染, 内視鏡

気道管理

■ **アプローチ**
- 気管挿管の必要性を評価

気管挿管の適応
気道の開存を維持できないとき（真の緊急である）
気道の保護ができないとき
非侵襲的手法で換気or酸素化ができないとき

- 今後状態が悪化する危険性のある患者では気道管理の必要性を前もって予測すること
- 挿管困難を前もって predict する
- 急性呼吸不全の患者ではBVM換気or非侵襲的陽圧換気法（NPPV）は気管挿管までのつなぎとなりうるが、挿管の代替とはならない
- **適切な挿管アルゴリズムを選択する**

気道アルゴリズム	
臨床徴候	アルゴリズム
標準	RSI
予測された挿管困難	意識下鎮静し、気道を評価する
挿管不能	BVM＋経口エアウェイ、声門上デバイス（EGD）
挿管不能・マスク換気不能	輪状甲状間膜切開
クラッシュ気道（致死的状態）	BVM、どの手段でもよいので挿管

- **適切な挿管器具を選択**
  - ビデオ喉頭鏡：使用可能なら第1選択。標準的な直達喉頭鏡よりも失敗率は低い
  - 直達喉頭鏡：最も一般的（Macintosh型or Miller型ブレード）
  - 意識下鎮静・気道評価：静脈麻酔or吸入麻酔や喉咽頭に局所麻酔ののち、ビデオ喉頭鏡やファイバースコープガイド下に挿管を試みる→患者の協力が得られること・クラッシュ気道でないことが前提

■ **パール**
- 次の手段・機器を手もとに準備しておくこと：EGD、輪状甲状間膜切開キット
- 熟練したBVM手技は患者を救う

迅速導入気管挿管（RSI）

7つのP
Preparation（準備）、Preoxygenation（挿管前の酸素化）、Pretreatment（前処置）、Paralysis with induction（鎮静導入と筋弛緩）、Positioning（体位）、Placement with proof（確実な留置）、Postintubation management（挿管後管理）

- 準備
  - 経皮的酸素飽和度（SpO_2）、血圧、心電図モニタリング、1本以上の静脈路確保
  - BVM、**吸引**、呼気終末二酸化炭素濃度（$ETCO_2$）モニター、経口エアウェイ、ブジー
  - 挿管器具（喉頭鏡など）：ブレード、予備のブレード、ビデオモニターや光源がつくことを確認
  - 気管チューブ（ETT）：男性8mm、女性7mm。カフ確認・10mLシリンジを接続、スタイレット挿入。小児チューブ径（mm）＝4＋（年齢/4）、またはBroselowテープで確認
  - RSIの薬物の準備・投与量の確認
  - BVM換気困難、挿管困難、輪状甲状間膜切開困難を評価➡適切に準備する

BVM困難の評価➡MOANS	
項目	内容
M—mask seal（マスクの密着性）	髭、下顔面外傷
O—obesity/obstruction（肥満/閉塞）	血管性浮腫、口底蜂窩織炎（Ludwigアンギーナ）なども含む
A—age（年齢）	＞55歳
N—no teeth（歯がない）	マスクの密着が困難
S—stiff（肺の硬さ）	肺が硬い（気管支喘息/COPD、肺炎、ARDSなど）

挿管困難の評価➡LEMON	
項目	内容
L—look externally（見た目）	挿管が難しそうな全体的な形態

E—evaluate the 3-3-2 rule（3-3-2ルールを評価）	開口3横指，顎先-舌骨3横指，舌骨-甲状軟骨2横指が可能か？
M—Mallampati分類	開口時に：Ⅰ度（軟口蓋，口蓋垂，口蓋弓が見える）からⅣ度（硬口蓋しか見えない）まで
O—obesity/obstruction（肥満/閉塞）	くぐもった声，分泌物喀出困難，stridor，呼吸困難感などがないかを評価
N—neck mobility（頸部の可動性）	頸椎固定や強直性脊椎炎などがないか評価

輪状甲状間膜切開困難の評価→SHORT	
項目	内容
S—surgery（手術）	ハローベスト装着，甲状腺手術直後など
H—hematoma（血腫）	首の解剖を変形させるあらゆるもの（感染，膿瘍も含む）
O—obesity（肥満）	短頸，皮下気腫などもここに入る
R—radiation distortion（放射線治療後）	正常解剖から変形している
T—tumor（腫瘍）	正常解剖から変形している。出血のリスク↑

- 挿管前の酸素化：BVM（F_{IO_2} 100%を投与できる）換気を3分間or深呼吸を8回
- 受動的酸素化も考慮：挿管操作中に鼻カニューレから高流量のO_2投与を行い，SpO_2低下を遅らせる
- 前処置：挿管の3分前に投与。リドカイン1.5 mg/kg IV（脳圧亢進患者のICP↓，気道過敏性の強い患者で気管支攣縮を防ぐ），フェンタニル3μg/kg IV（脳圧亢進患者のICP↓。心筋虚血，大動脈解離，脳出血のある患者で血圧↑を防ぐ）
- 鎮静導入と筋弛緩：筋弛緩の前に必ず鎮静すること
- 鎮静導入：etomidate（0.3 mg/kg IV），ミダゾラム（0.3 mg/kg IV），ケタミン（1.5 mg/kg IV），チオペンタール（3 mg/kg IV）
- 筋弛緩：スキサメトニウム（禁忌でなければ1.5 mg/kg IV），ロクロニウム（1 mg/kg IV）
  - スキサメトニウムの禁忌：広範囲熱傷，麻痺，圧挫損傷（3日〜6カ月以内），腹腔内感染に伴う敗血症（3日間以上），ICP亢進，眼圧亢進，MHの既往，神経疾患（筋ジストロフィー，多発性硬化症，ALS）
- 体位：挿管操作から挿管完了の確認までの間の輪状甲状軟骨圧迫（胃内容物逆流予防のため，ただし直達喉頭鏡での視野を悪化させる可能性あり）を加えることも
- 確実な留置：声帯を直視下に確認しつつETTを挿入し，カフを膨らませる
- 留置の確認：呼気終末二酸化炭素検出器，肺野の聴診（右の片肺挿管になっていないか評価）
- ETTを固定し，輪状軟骨圧迫を解除
- 挿管後管理：経口胃管留置，CXR，長時間作用性の鎮静薬〔ロラゼパム0.05 mg/kg IV（訳注：日本には注射薬はない），プロポフォール〕±筋弛緩薬（ベクロニウム0.1 mg/kg IV），人工呼吸管理の開始

輪状甲状間膜切開

■目的
- 気道確保できない場合（挿管もBVM換気も不可）。重症顔面外傷，開口障害，上気道閉塞
■器具
- メス（ブレード11），Trousseauダイレーター（訳注：気管切開用ダイレーター，日本では曲Pean鉗子），気管フックtracheal hook（訳注：日本では細い鈎），ブジー，気管切開チューブ（手もとになければETTで代用可）
■体位
- 仰臥位。禁忌でなければ頸部を過伸展
■手技
- 時間的猶予があれば滅菌操作。準備と挿管後管理については「迅速導入気管挿管（RSI）」の項を参照
- **外科的手技**
  - 利き手ではないほうの手で喉頭を固定
  - 甲状軟骨〜輪状軟骨（輪状甲状間膜部分）に利き手で2〜3 cmの**正中縦切開**を加える（皮膚と軟部組織を切開）
  - 皮切創に利き手ではないほうの手の示指を入れ，輪状甲状間膜を触知する。**直視下に確認するわけではない**
  - 輪状甲状膜に＜1 cmの**横切開**を加える
  - 指を切開口に挿入し，気管フックを尾側にかけて指と入れ替える。かけた気管フックを頭側へ180度まわす
  - あるいは気管フックの代わりにブジーを切開口から十分深く気管内に留置し，その上からETTをスライドさせて挿管する
  - Trousseauダイレーターを使用する場合は，ダイレーターのもち手が頸部に**垂直**になるように挿入し，開口部を**縦方向**に拡張する。ダイレーターのもち手が頸部に**平行**になるように回転し，気管切開チューブ〔オブチュレーター（内筒）はつけたまま〕or ETTを留置する

- （気管切開チューブの場合は）オブチュレーターを抜去する。カフを膨らませる

■合併症
- 出血，チューブの迷入，声帯損傷

■パール
- 輪状甲状間膜切開処置で最も難しいのは，輪状甲状間膜切開を行うという決断をすることである➡∴日ごろから気道管理アルゴリズムの中でこの手技を選択肢として常に念頭におくこと

プライマリー・サーベイ

■定義
- 外傷患者に対して,生命を脅かすような損傷を速やかに発見するための初期診察手順

■アプローチ
- ABCDEの順に評価(気道,呼吸/換気,循環,CNS障害,体温/環境)

プライマリー・サーベイ	
頸椎固定下での気道確保	会話可能:気道は開通している。頻回に再評価 会話不能:異物/顔面骨骨折/気管・喉頭損傷/その他の閉塞評価➡下顎引き上げ・下顎挙上(訳注:頭部後屈は行わない)で閉塞が解除不能 or GCS<8➡頸椎固定下で気管挿管 重症の顔面/頸部外傷の場合は外科的気道確保の準備(17章参照)
呼吸/換気	両肺野の呼吸音/胸壁運動の評価〔フレイルチェスト,握雪感(皮下気腫),胸部開放創,気管損傷〕➡換気を脅かす損傷の固定/処置:緊張性気胸(穿刺減圧,用手的に指を胸腔内に入れて脱気or胸腔チューブ留置),肺挫傷を伴ったフレイルチェスト,大量血胸(胸腔チューブ留置後に>1,500mL or >200mL/hrの出血&/or血行動態不安定なら手術室へ),開放性気胸
循環	低血圧/意識障害/昏迷/網状皮斑/微弱な脈/脈の消失=出血/循環血液量減少と判断(それ以外の診断がつかない限り)➡静脈路を複数確保(太い留置針で)/外出血を止血➡生理食塩液2Lで輸液蘇生➡低血圧持続ならPRBC輸血(男性はO型Rh(+),女性はO型Rh(−)(訳注:日本では男女ともO型Rh(+)を使用),輸血が絶え間なく必要な状況なら大量輸血プロトコル(PRBC:FFP:Pltを1:1:1で投与)も考慮。許容される低血圧(SBPを70~100mmHg)の方針にのっとるほうが死亡率↓(J Trauma 2002 June;52(6):1141) FASTによる腹腔内出血の評価➡FAST陽性+持続する低血圧=手術室へ
CNS障害	直ちに意識状態を評価。AVPU(**A**lert:意識清明,responds to **V**erbal stimuli:呼びかけに反応,responds to **P**ainful stimuli:痛み刺激に反応,**U**nresponsive:反応なし),GCS
体温/環境	脱衣。低体温(大量輸液や外気曝露による)は凝固障害をきたすので回避する(温めた毛布・加温した輸液)

Glasgow Coma Scale(GCS)
開眼
4−自発開眼
3−呼びかけで開眼
2−痛み刺激で開眼
1−開眼せず
最良の体動
6−命令に従う
5−疼痛部位に手をもってゆく
4−痛み刺激で手足を引っこめる(逃避屈曲)
3−除皮質肢位(異常な屈曲)
2−除脳肢位(異常な伸展)
1−反応なし(弛緩)
発語
5−見当識あり,流暢な会話
4−混乱した会話
3−不適切な単語を発する
2−理解できない声を発する
1−発声がみられない

最良のスコア=15,最悪のスコア=3

頭部外傷

■背景
- <25歳の外傷死亡原因として最多
- 80%が軽症(GCS 14~15),10%が中等症(GCS 9~13),10%が重症(GCS<9)の頭部外傷
- CPP(脳還流圧)=MAP(平均動脈圧)−ICP(頭蓋内圧)。CPP<70mmHgでは予後不良,MAPが50~160mmHgの範囲ではCPPは一定

- 一次的脳損傷：機械的な細胞障害による，機械的・不可逆的な脳損傷
- 二次的脳損傷：脳血流の変動➡脳虚血，細胞膜損傷，脳浮腫，フリーラジカルの発生

■**アプローチ**
- 詳細な病歴聴取：随伴症状（羞明，嘔吐，視覚変化，眼痛），神経局所症状
- 頭頸部外傷評価，内服歴，薬物乱用歴
- 簡易血糖測定：意識障害の原因として低血糖を除外
- 神経画像評価を考慮すべき危険な徴候：ひどい頭痛，嘔吐，症状が日ごとに増悪する，症状が労作やValsalvaで増悪，項部硬直，意識障害，神経学的所見の異常，眼窩周囲や眼窩後方の痛み

■**頭蓋骨骨折**
病歴
- 頭部への直達外力，頭痛の訴え

所見
- 頭蓋骨陥没
- 頭蓋底骨折：眼窩周囲の斑状皮下出血（raccoon eyes），耳介後部の血腫（Battle徴候），耳漏・鼻漏（髄液漏），顔面神経麻痺，鼓室内出血

評価
- 頭部単純CT，血算，Chem-7，凝固，血液型＆交差試験，薬物中毒スクリーニング．頭部単純X線は不適
- 頭蓋底骨折があればCTAで血管損傷を評価

治療・方針
- 気道管理．脳損傷の状態によって管理を決める
- 頭蓋骨線状骨折：他の頭蓋内損傷がない場合は6時間の経過観察後に帰宅も可
- 頭蓋骨陥没骨折：脳外科に入院．陥没の深さが頭蓋骨の厚さよりも深ければ外科的に陥没修復を．破傷風予防を必要に応じて行う．予防的抗菌薬や抗痙攣薬も考慮
- 頭蓋底骨折：脳外科に入院

パール
- GCSは脳損傷や出血を示唆するよい指標となる

■**頭皮裂創**
病歴
- 頭部への直達外力，頭皮から直接出血している

所見
- 救急外来到着時にはすでに止血していて，失血量が判断できないことも多い
- 現場で大量失血していることもあり，現場での失血量評価が重要

評価
- 適応があれば頭部単純CT．多量の失血があれば血算，Chem-7，凝固，血液型＆交差試験，薬物中毒スクリーニング
- 頭蓋骨の陥没や大きな裂創がないかを，詳細に評価・探索する

治療
- 止血＆洗浄：血流豊富だが，創部は汚染していることが多い．静脈洞へ直接流れ込むと重大なCNS感染症をきたしうる
- 帽状腱膜を含まないのであればステープラーも使用可
- 3-0ナイロン糸やプロリン糸で結節縫合or垂直マットレス縫合を行う
- 帽状腱膜が損傷している場合は吸収糸を使用すべき．出血が継続➡帽状腱膜下血腫をきたす（感染しやすい）

方針
- 他に損傷がなければ退院．そうでなければ入院・観察

パール
- かなりの汚染創でなければ，適切に処置した頭部外傷に抗菌薬は必要ない

頭部外傷の分類			
	軽症	中等症	重症
GCS	15～14	13～9	≦8
病歴	一過性の意識消失，受傷時のことを覚えていない	意識消失，受傷時のことを覚えていない	病歴を聴取できない
症状	軽度の頭痛，悪心	意識混濁or傾眠．命令に従えないことが多い	昏迷．簡単な命令にも従えない
頭部CT	頭部CT画像評価ルールの適応がある場合のみ撮影（CTで異常所見はないことが多い）	すべての症例に適応	すべての症例に適応
評価	診察，頸椎評価．他の検査は不要	血算，Glu，Chem-7，薬物中毒スクリーニング，凝固，尿検査，hCG	血算，Glu，Chem-7，薬物中毒スクリーニング，凝固，尿検査，hCG
治療	神経所見をフォローしつつ経過観察．悪化すれば必ず再診するように指示して帰宅	頭部CTに所見がなくとも24時間経過観察入院．GCS↓や意識障害があればCT再評価	気管挿管，脳外科診察，輸液，厳密な血圧コントロール（SBP＞90），ICP↑を治療（マンニトール，高張食塩液，痙攣治療）

Canadian Head CT Imaging Rule（対象：初療時GCS 13～15でなければならない）

頭部CTの適応

受傷後2時間たってもGCS＜15
頭蓋骨の解放骨折or陥没骨折が疑われる
≧65歳
受傷の前＞30分のことを覚えていない（逆行性健忘）
頭蓋底骨折の何らかの所見がある
≧2回の嘔吐
危険な受傷機転

■脳振盪後症候群

病歴
- 非開放性頭部外傷，意識消失があることも（あっても短時間）。頭痛，記憶障害，浮動性めまいなどの症状が約6週間継続することあり

所見
- 神経学的所見は正常，軽度だが様々な神経学的訴えがある

評価
- 単純CTでは出血は認めないが，臨床的には重篤でない微小なSAHが起こっていた可能性はある

治療
- 頭痛に対する支持療法

方針
- 頭部外傷後の注意事項を丁寧に指導して帰宅
- 脳振盪の症状が完全に回復して2週間すればスポーツ再開OK

パール
- 受傷時の白質線維の伸展によって起こると考えられている
- 2回目の頭部外傷時は1回目よりも危険

■脳内出血

病歴
- 出血の大きさと部位によって決まる

所見
- 頭痛や悪心・嘔吐を訴えることが多い

評価
- 頭部単純CT，血算，Chem-7，凝固，血液型＆交差試験

治療
- 気道管理
- ほとんどの患者に保存的治療を行うが，緊急脳外科評価は必要。出血が多ければICPモニター
- ICP亢進に対してマンニトール。すべての外傷性脳内出血患者に抗痙攣薬使用
- 緊急の凝固障害補正：ビタミンK 5～10 mg IV 1回 ± FFP ＆/or 凝固因子濃縮製剤

方針
- 経過観察

パール
- 前頭葉の血腫は脱抑制や人格の変化をきたすことがある

■くも膜下出血（SAH）（訳注：本項には内因性・外傷性SAH両者の記載がなされている）

病歴
- （訳注：内因性SAHでは）「人生で最悪の頭痛」。突然発症で急速に増悪，髄膜刺激症状，嘔吐，羞明。発症時刻を明確にピンポイントでいえることが多い
- 内因性（脳動脈瘤破裂が約75%，AVM破裂が約10%）or 外傷性

所見
- 頭痛，悪心・嘔吐，痙攣，失神，急性の重症状態
- 急速な意識障害は大出血を示唆：緊急の治療を要することが多い

評価
- 頭部単純CT，補助的な検査（血算，Chem-7，凝固，血液型＆不規則抗体試験）
- 頭部CTの感度は95～99%（発症後6～24時間以内）。CTが陰性ならLP施行を
- 脳動脈瘤破裂が懸念されるなら，CTAも撮像する
- 髄液内のRBC増多はSAHを強く示唆する
- 髄液中でRBCは溶血するので，SAHの12時間後には髄液中RBCは減少している可能性あり。SAHの2週間後には完全に消失している可能性あり
- キサントクロミーは出血後12時間～2週間であることを強く示唆（破壊されたRBCにより髄液が黄色に変色）
- 簡易血糖測定：意識障害の原因として低血糖を除外

治療
- 気道管理（昏睡や舌根沈下があれば）。脳外科コンサルト
- 出血量が多ければICPと血圧をモニタリング：動脈ライン，頭部挙上30°
- SBP 90～140 mmHg. HR 50～90 bpmに。ニカルジピンorラベタロール（訳注：日本に静注製剤はない）

を使用
- 出血量が多ければマンニトール使用
- 血管攣縮を減らす目的で nimodipine 60 mg PO 4時間ごと×21日
- 痙攣予防（フェニトイン，イーケプラ）

方針
- 神経ICU入院

パール
- 予後は頭蓋内出血量と直接関連する
- 30〜50%に「警告頭痛」が発症の数日〜数週間前に起こる（訳注：内因性SAHの場合）

SAHの臨床所見	
所見	頻度
頭痛	95〜100%
髄膜刺激症状	頻繁
一過性意識消失/失神	50%
網膜・硝子体下出血	6〜30%

SAHのHunt-Hess分類	
グレード	生存率
Ⅰ．無症状or軽度の頭痛	70%
Ⅱ．中等度〜強度の頭痛，項部硬直を認めるが，神経局所所見や脳神経麻痺を認めない	60%
Ⅲ．錯乱，傾眠，軽度の神経局所所見	50%
Ⅳ．昏迷or片麻痺	40%
Ⅴ．深昏睡，瀕死の様相，異常肢位	10%

■ 硬膜下血腫（SDH）

病歴
- 加速/減速により架橋静脈が裂けることで起こることが多い
- 急性（＜48時間），亜急性（2日〜3週間），慢性（＞3週間）いずれも起こりうる

所見
- 様々：悪心を伴う頭痛から昏睡で弛緩している状態まで

評価
- 頭部単純CTで三日月型の血腫．血算，Chem-7，凝固，血液型＆交差試験

治療
- 気道管理．緊急脳外科コンサルト
- ICP亢進所見や正中偏位を認める場合：マンニトール＆抗痙攣薬
- 緊急の凝固障害補正：ビタミンK 5〜10 mg IV 1回±FFP &/or 凝固因子濃縮製剤

方針
- 経過をフォロー

パール
- EDHよりも頻度が高い
- SDHによって昏睡で弛緩している患者はきわめて予後不良．家族と話し合うべき

■ 硬膜外血腫（EDH）

病歴
- ごく短い意識消失の後，「意識清明期（lucid interval）」を経て急激に意識が悪化する
- 側頭骨領域の頭部外傷のことが多い➡中硬膜動脈の損傷をきたす

所見
- 患側への共同偏視，ときに対側の片麻痺，悪心・嘔吐，痙攣，腱反射亢進，Babinski反射（＋）

評価
- 頭部単純CTで両凸レンズ型の血腫．側頭骨骨折を認めることも
- 血算，Chem-7，凝固，血液型＆交差試験

治療
- 気道管理．緊急脳外科コンサルト
- マンニトール＆抗痙攣薬
- 緊急の凝固障害補正：ビタミンK 5〜10 mg IV 1回±FFP &/or 凝固因子濃縮製剤

方針
- 経過をフォロー

パール
- EDHは，頭蓋骨と硬膜の間の出血である

痙攣予防の適応
頭蓋骨陥没骨折
鎮静・挿管管理, 重症頭部外傷
受傷時や救急外来受診時の痙攣
穿通性頭部外傷
GCS ≤ 8
急性SDH, 急性EDH, ICH
今回の外傷以前から, 痙攣の既往あり

■びまん性軸索損傷（DAI）
病歴
- 高スピードでの交通事故などにより, 強力な剪断力を受けたことで起こる

所見
- 昏睡状態で搬送されることが多い。そのときのいちばん良好な神経学的反応を記録しておくこと。予後の評価に役立つかもしれない

評価
- 頭部単純CT：正常のことが多いが, ICHは必ず除外する必要あり
- 血算, Chem-7, 凝固, 血液型＆交差試験, 薬物中毒スクリーニング：昏睡の他の原因を除外する
- MRI（緊急での撮影は必要ない）では異常所見を認める。予後予測の助けになる

治療
- 気道管理
- 緊急脳外科コンサルト：脳浮腫による二次的な脳損傷の回避のため, ICPモニターの必要性を相談
- マンニトール＆フェニトイン

方針
- 経過をフォロー

パール
- 予後は, 臨床経過次第であり, 予測困難

顎顔面外傷

■定義
- 顔面部の軟部組織や骨の外傷（50%が交通外傷）

■アプローチ
視診
- 変形, 眼球陥凹（眼窩吹き抜け骨折）, 咬合異常, 歯列異常, 鼻中隔／耳介血腫, 鼻漏（髄液漏）, 三叉神経／顔面神経障害, 外眼筋運動（EOM）異常, 複視, 視力障害

触診
- 顔面の圧痛, 骨欠損, 握雪感（皮下気腫）／軋音, 異常な動き, 異物がないか

放射線学的検査
- 下顎骨骨折や歯破折の評価のためパノラマX線撮影。ほとんどは顎顔面CTでカバーされる。血管損傷の高リスクな外傷にはCTA

■軟部組織損傷
定義
- 顔面部の軟部組織損傷

病歴
- 交通事故, 咬傷, 暴行

評価
- 骨傷や異物迷入を疑う外傷にのみCT

治療
- 洗浄, 異物評価, 24時間以内なら一次閉鎖。咬傷などの汚染創には抗菌薬（セファゾリン, アンピシリン-スルバクタム, アモキシシリン-クラブラン酸）。神経損傷や広範囲形成が必要なら形成外科コンサルト

方針
- 帰宅

■鼻中隔／耳介血腫
定義
- 鼻中隔や耳介の血腫

病歴
- 鼻部（鼻骨骨折を伴うことも）や耳介部（古典的にはレスリング競技者にみられる）への直達外傷

身体所見
- 腫脹, 紫に変色

治療
- 鼻中隔：局所麻酔を使用，楕円状に切開し血腫除去。両側鼻腔にパッキング。抗菌薬（アモキシシリン-クラブラン酸）。ドレナージ不良 ➔ 軟骨壊死 ➔ 鞍鼻
- 耳介：局所麻酔（1%リドカイン）or 耳介ブロック。（慢性血腫なら）針吸引。（急性血腫なら）皮膚の皺に沿って切開，血腫除去，圧迫して創傷被覆。ドレナージ不良 / 圧迫不良 ➔ カリフラワー耳 / 感染

方針
- 帰宅。24時間後にフォロー

■鼻骨骨折
定義
- 鼻骨の骨折

病歴
- 鼻部への直達外傷

身体所見
- 腫脹，変形。鼻腔の開存や鼻中隔の状態を診察

評価
- 著しい変形 or 鼻出が止血まらない or 鼻漏がある場合のみCT

方針
- 鼻骨単独骨折 ➔ たいていは帰宅可，5-7日以内に形成外科 or 耳鼻咽喉科フォロー，整復。偏位が強い場合は救急外来での整復を考慮。小児患者なら3日以内にフォローを：骨発育異常のリスク

パール
- 鼻中隔血腫は，壊死を避けるため迅速な切開・血腫除去が必要

■頬骨骨折
定義
- 頬骨弓骨折 or 側頭頬骨縫合 / 前頭頬骨縫合 / 眼窩下孔の骨折（トライポッド骨折）

病歴
- 顔面への直達外傷

身体所見
- 側頭部の浅い陥没，開口障害，浮腫，複視 / 垂直性の眼位異常 / 眼窩下神経麻痺（トライポッド骨折）

評価
- 顎顔面CT

治療
- 耳鼻咽喉科，口腔顎顔面外科 &/or 形成外科コンサルト

方針
- 帰宅。耳鼻咽喉科，口腔顎顔面外科 &/or 形成外科にて待機的観血的整復・内固定。副鼻腔損傷時の注意事項を説明（訳注：下記「眼窩骨折」の項参照）

■下顎骨骨折
定義
- 下顎骨の骨折（>50%が複数箇所の骨折）

病歴
- 下顎骨への直達外傷（暴行によるもの＝下顎体部 / 下顎角の骨折が多い，交通外傷＝オトガイ結合部 / 下顎骨関節突起部の骨折が多い）

身体所見
- 咬合異常，開口障害，歯や舌の外傷

評価
- パノラマX線撮影（下顎骨単独骨折の場合）。ただしパノラマでは下顎骨関節突起部の骨折が見逃されやすく顎顔面CTのほうが望ましい。下顎骨関節突起部骨折や他の顔面外傷の合併がないかも念頭に

治療
- 口腔顎顔面外科 or 形成外科コンサルト：一時固定（顎のワイヤー固定）or 待機的に観血的整復・内固定。歯肉からの出血があれば抗菌薬（ペニシリン，クリンダマイシン）

方針
- 帰宅

パール
- 一時固定（顎のワイヤー固定）をして帰宅させる場合はワイヤーカッターをもたせること
- 舌圧子検査は下顎骨骨折に対して感度が高い

■上顎骨骨折
定義
- 上顎骨の骨折。単独骨折は稀で，高エネルギー外傷に合併。気道障害の最も大きなリスク。Le Fort分類が古くから使われている

病歴
- 顔面部に対する高エネルギーの受傷（高スピードでの交通事故など）

身体所見
- 顔面部中央の腫脹・動揺，咬合異常，髄液鼻漏

評価
- 顎顔面CT
- Le Fort Ⅱ型とⅢ型ではCTAが強く勧められる

治療
- 気道管理（挿管困難の評価、Le Fort Ⅱ型とⅢ型は最もリスク高い）、止血処置（鼻部パッキング、鼻用バルーンカテーテルでの圧迫、頭部挙上）、髄液漏出があれば抗菌薬（セフトリアキソン）、耳鼻咽喉科/口腔顎顔面外科コンサルト

方針
- 入院

Le Fort 分類	
Le Fort Ⅰ型	鼻窩レベルの上顎骨のみの骨折。顎の浮動性
Le Fort Ⅱ型	上顎骨と鼻骨と眼窩内側面を含む骨折。「ピラミッド型骨折」といわれる
Le Fort Ⅲ型	上顎骨、頬骨、鼻骨と篩骨を含む骨折。上顎洞と眼窩下縁を通り鼻骨を横断する。「頭蓋顔面分離骨折」といわれる

眼外傷

■定義
- 外傷による眼損傷

■アプローチ
- 視力（必要なら開瞼器を使用）。外眼筋運動（EOM）の評価。コンタクトレンズははずす

■眼窩骨折
定義
- 眼窩壁の骨折（下壁/内側壁に最も多い）

病歴
- 眼窩縁より大きい物体による眼への鈍的外傷

身体所見
- 眼窩周囲の腫脹、握雪感（皮下気腫）/軋音、眼窩骨の圧痛/凹凸。垂直方向での複視：上方注視時の眼球運動制限（下直筋や下斜筋の捕捉entrapmentによる）、側方注視時の複視/眼球運動制限（内直筋の捕捉による）、下眼瞼や頬部の知覚鈍麻（眼窩下神経の捕捉による）、眼球陥凹、眼瞼下垂

評価
- 眼窩部CT（上顎洞の液体貯留＝眼窩底骨折）

治療
- 抗菌薬（副鼻腔の細菌叢をカバー）。外眼筋捕捉所見や視力障害あれば眼科コンサルト（複視/捕捉を認めなければ手術が必要となることは稀）。「副鼻腔損傷時の注意事項」＝鼻かみ・くしゃみ・ストローで吸う・タバコは禁止

方針
- 帰宅

パール
- 眼窩底骨折自体は稀。ただしCNS損傷/感染を伴うことあり
- 眼窩骨折症例は、頬骨のトライポッド骨折やLe Fort Ⅱ/Ⅲ型骨折も合併しているリスク↑

■眼球破裂
定義
- 角膜/強膜の全層性損傷

病歴
- 鈍的外傷（外眼筋付着部位/強角膜接合部に最も多い）or 穿通性外傷（より多い）。視力低下、疼痛

身体所見
- 視力低下、涙のしずく型の瞳孔、前房出血。角膜穿孔ではSeidel試験（房水によりフルオレセインが眼表面から輝きながら流れる）。眼球内容物の脱出、前眼房の平坦化。眼球心臓反射により徐脈になることも

評価
- 眼部/頭部CT（異物/頭蓋内損傷）。エコー検査：ただし圧迫しないように注意が必要

治療
- 眼科コンサルト（手術による修復）、破傷風予防、抗菌薬（フルオロキノロン、バンコマイシン＋ゲンタマイシン）。眼球圧迫/外用薬/Valsalvaを避ける（∴制吐薬考慮）。眼球を覆う

方針
- 入院

■化学熱傷
定義
- 強膜/角膜/結膜/眼瞼の熱傷。アルカリ性物質（オーブン洗浄液、食器洗い洗剤、洗濯洗剤、床クリーナー、漂白剤）or 酸性物質（アルカリに比べると組織障害性は低い）による

病歴
- 化学物質への曝露、激痛、異物感、羞明

身体所見
- 視力低下, 結膜充血, 角膜浮腫, 水晶体混濁, 角膜輪部の変色

評価
- 結膜円蓋の流出液のpH検査

治療
- 局所麻酔
- 洗浄(>2Lの生理食塩液):開眼を保つためMorganレンズの使用や用手的開眼を行う。pH 7.3~7.7になるまで30分ごとにチェックして, その10分後にも再チェック
- 眼圧上昇は緑内障と同様に治療。毛様体が痙攣している場合は毛様体筋麻痺薬(シクロペントラート, トロピカミド)。抗菌薬含有軟膏。角膜混濁や穿孔, 結膜変色に対しては眼科コンサルト

方針
- 眼球内圧上昇 / 難治性疼痛では入院。軽度の熱傷では24時間後フォロー

パール
- フッ化水素酸曝露:洗浄中に1%グルコン酸カルシウムを点眼する
- pH試験紙がなければ, 尿試験紙で代用可:正常pHのコントロールとして健側と比較する

■ 球後出血
定義
- 眼球周囲の間隙への出血

病歴
- 鈍的外傷, 直近の眼科手術, 疼痛, 嘔吐, 視力低下

身体所見
- 求心性瞳孔反応欠損, 外眼筋運動(EOM)制限, 眼圧上昇, 眼球突出, 眼窩周囲の斑状皮下出血, 結膜下出血

評価
- 眼窩CT

治療
- 直ちに眼科コンサルト, 眼圧亢進に対する治療(チモロール, アセタゾラミド), 外眼角切開による減圧

方針
- 入院

■ 網膜剥離
定義
- 網膜の剥離

病歴
- 飛蚊症 / 閃光, 大きい単独の浮遊物が見える, 眼圧上昇, (黄斑を巻き込むと)視力消失

身体所見
- 視野欠損(幕が下りてきたみたい), 散瞳して網膜検査, 網膜裂孔 / 網膜剥離

評価
- Bモードエコー

治療
- NPO, ベッド上安静, 外眼筋の運動制限, 外科的修復のため直ちに眼科コンサルト

方針
- 入院

■ 前房出血
定義
- 前房に血液が溜まる:虹彩基部の血管損傷(外傷)or 鎌状赤血球症 /DM/ 抗凝固療法などによる

病歴
- 眼球への鈍的外傷 or 穿通性外傷, 眼球の鈍痛, 羞明

身体所見
- 顕微鏡的前房出血:細隙灯にて認める。肉眼的前房出血:ペンライトを接線方向からあてることで認める。全前房出血(眼球破裂と強く関連):眼圧上昇

評価
- ワルファリン使用中であればINR確認
- 異常ヘモグロビン症の家族歴があればスクリーニングする

治療
- 直ちに眼科コンサルト:>10%の症例では眼圧上昇しているため
- 眼圧上昇の治療(チモロール, アセタゾラミド), 金属性の眼帯, 毛様体が痙攣している場合は毛様体筋麻痺薬(シクロペントラート, トロピカミド)
- 頭部挙上>45°(起座位を保つことで血液を前眼房に貯めておける・網膜が着色するのを回避する)
- 眼球破裂を起こしていなければ, 点眼麻酔, 鎮痛薬(IV/PO)
- ステロイド点眼は再出血や癒着の予防に有用かもしれない
- 再出血のリスクが高い症例ではトラネキサム酸を考慮

方針
- 眼圧上昇している症例が多いので, 入院
- 準緊急で眼科フォロー

パール
- 鎌状赤血球症：アセタゾラミド/ピロカルピン/高浸透圧製剤を避ける。急速な眼圧上昇のリスク➡視神経障害
- アスピリン・NSAIDは避ける：再出血のリスク↑
- 2〜5日後に10%が再出血する：より重症になることが多い

■ **硝子体出血**
定義
- 硝子体液の中の出血

病歴
- 鈍的外傷，飛蚊症，霧視，視力障害・消失，鎌状赤血球症/DM

身体所見
- 対光反射消失。眼底観察ができない（見えない）

評価
- Bモードエコー：網膜剥離合併の可能性あるため

治療
- 直ちに眼科コンサルト，頭部挙上＞45°，ベッド上安静

方針
- 網膜裂孔合併や原因不明の場合は入院

パール
- アスピリン・NSAIDは避ける：再出血のリスク↑

■ **結膜下出血**
定義
- 結膜と強膜の間に生じた出血：外傷，Valsalva（咳きこみ・いきみ・嘔吐），高血圧，凝固障害などが原因

病歴
- 疼痛がなく，眼が赤い

身体所見
- 結膜と強膜の間の出血

治療
- 血圧コントロール，Valsalvaを避ける，アスピリン・NSAIDを避ける，支持療法として人工涙液

方針
- 帰宅。1週間以内に眼科フォロー

パール
- 2週間で治る
- 血性結膜浮腫：角膜周囲・全周性に大量の血性浮腫➡眼球破裂の所見である可能性大

頸部外傷

■ **定義**
- 頸部の軟部組織や骨格の損傷

■ **アプローチ**
- 3つのカテゴリーを評価する：血管，咽頭・食道，喉頭・気管
- 食道や喉頭の損傷を疑う場合はNGTを挿入してはならない

視診
- 広頸筋の損傷の有無：その深部にある構造も損傷されている可能性↑。創を外科的に奥まで探索・評価（exploration）する必要があることも（Trauma 1979;19:391）
- 拍動性or増大してくる血腫

穿通性頸部外傷の解剖学的区分
- 前頸三角：胸鎖乳突筋前縁，正中，下顎軸の下縁で構成される。後頸三角：僧帽筋前縁，胸鎖乳突筋後縁，鎖骨上縁で構成される。最重要構造は前頸三角に位置する
- ゾーンⅠ：輪状軟骨より下（最も死亡率が高い），ゾーンⅡ：輪状軟骨から下顎角まで，ゾーンⅢ：下顎角より上

穿通性頸部外傷の推奨画像検査	
損傷部位	画像検査
血管	不安定➡手術室で外科的探索/血管造影 ゾーンⅠ，Ⅲ➡CTA/血管造影（血管損傷の可能性が高い） ゾーンⅡ➡CTA or 手術室で外科的探索
咽頭・食道	CTA，ガストログラフイン®/バリウム嚥下試験，内視鏡検査
喉頭・気管	不安定➡手術室で気管支鏡検査 安定➡CT（声門・気管軟骨の損傷評価の感度が高い）

■ 穿通性頸部外傷
定義
- 銃創，刺創，爆発物（爆弾・ガラス片）などによる頸部損傷

身体所見
- 喉頭・気管損傷：stridor，呼吸困難，血痰，皮下気腫，発声困難など
- 食道損傷：嚥下障害，吐血，皮下気腫など
- 血管損傷：神経学的異常所見，増大する/拍動性の血腫/出血，血管雑音/thrill，血圧↓

評価
- 外傷処置ブースでCXR（気胸/血胸），頸部側面X線．CT，CTA
- 外傷時の採血項目：血算，Chem-7，血液型＆不規則抗体試験&/or交差試験，凝固，ABG

治療
- 気道管理（挿管困難な可能性あり），広頸筋への損傷があれば外科コンサルト，抗菌薬（気道・消化管穿孔からの汚染リスク↑なら）
- 外傷蘇生に準じて治療（ABC評価，輸血など）

方針
- 外科的介入/経過観察が必要な場合は入院

パール
- 穿通性頸部外傷による心肺停止症例は，救急外来での緊急開胸の適応

■ 縊頸・絞頸・扼頸
定義
- 絞扼による頸部損傷（年間3,500人死亡）
- 〔訳注：縊頸（首吊り），絞頸（索状物による首締め），扼頸（手による首締め）〕

病歴
- 絞扼，声の変化，救急隊から首吊りの高さ（落下高度）の情報を聴取

身体所見
- 発声困難/呼吸困難（重症である指標），点状出血（Tardieu斑），紐/指の圧痕，神経学的異常所見/昏睡

治療
- 気道管理（挿管困難な可能性あり），外科コンサルト（必要があれば），抗菌薬（気道・消化管穿孔からの汚染リスク↑なら）

方針
- 必要なら入院

パール
- ARDSのリスク大．遷延する神経精神科的な後遺症のリスク大（低酸素によって海馬が選択的に障害されやすい）
- 自らった縊頸では頸椎損傷は稀（訳注：「不完全縊頸で頸椎損傷は稀」の意であろう）．本章の「第2頸椎椎間関節突起間骨折（Hangman骨折）」の項参照

頸椎外傷

■ 定義
- 頸椎の椎体/靭帯の損傷（C2が24%，C6が20%，C7が19%）

■ アプローチ
- 頸椎固定：(1) 臨床所見（下表）から，画像なしで頸椎クリアランスされるまでor (2) 放射線学的検査で頸椎クリアランスされるまで

触診
- 後頸部正中の圧痛，頸椎棘突起の段差，神経局所症状

放射線学的検査 (J Trauma 58(5):902) (J Trauma 53(3):426)
- 頸椎単純X線：感度52%（撮影意義は少ない）
- 頸椎CT：感度98%
- MRI：靭帯損傷に対する感度98%
- 頸椎正中の痛み/鈍痛が継続→屈曲位/伸展位X線撮影：十分な関節可動域（30°屈曲/伸展）があれば靭帯損傷に対する感度94%（訳注：屈曲位/伸展位X線撮影は行われなくなりつつある）

頸椎クリアランス	
NEXUS Low-Risk Criteria	Canadian Cervical Spine Rule
後頸部正中の頸椎棘突起の圧痛がない 神経局所症状がない 意識清明 （薬物・アルコールなどの）中毒がない 痛みを伴う，患者の注意を乱すような他の部位の損傷がない（長管骨骨折，内臓損傷，大きい裂傷，デグロービング損傷，熱傷，機能障害の原因となる外傷）	≧16歳 GCS 15 バイタルサイン正常（RR 10～14，SBP＞90 mmHg） 受傷から48時間以内 鈍的外傷 麻痺／感覚異常がない 脊椎疾患の既往がない 同じ外傷で診察後の再受診ではない 妊婦でない 高リスク（＞65歳，危険な受傷機転：自動車事故で横転／投げだし／＞100 km/hr/＞1 mの高さからの転落／自転車事故など）でない 低リスク因子が≧1つ（単純な追突事故，救急室で座位可能，事故後歩行可能，頸部痛は遅れて出現，後頸部正中の頸椎棘突起の圧痛がない） 左右45°回旋可能である
重症頸椎損傷に対する感度99.6%，特異度12.9%	重症頸椎損傷に対する感度99.4%，特異度45.1%

(*NEJM* 2000;342:94; *NEJM* 2003;349:2510)

■第1頸椎破裂骨折（Jefferson骨折）
定義
- 環椎（第1頸椎）の不安定な破裂骨折。環椎の外側塊が横方向に広がることで起こる（33%で第2頸椎骨折も伴う）

病歴
- 軸方向の外力

身体所見
- 第1頸椎に圧痛。神経局所症状は稀（第1頸椎では脊柱管が広いため）

評価
- CT/CTA。靱帯損傷評価のためMRI

治療
- 頸椎固定。手術適応について脊椎外科コンサルト

方針
- 入院

■第2頸椎関節突起間骨折（Hangman骨折）
定義
- 第2頸椎（軸椎）の左右両側の椎弓根の不安定骨折。第2頸椎の前方亜脱臼のリスク↑。第2～3頸椎間板脱出→高い死亡率

病歴
- 過伸展
- 絞首刑（紐の結び目が前方にあり，身長以上の高さから落とされる）から名づけられた

身体所見
- 第2頸椎の圧痛，強い衝撃による外傷，神経局所症状

評価
- CT/CTA。靱帯損傷評価のためMRI

治療
- 頸椎固定。手術適応について脊椎外科コンサルト

方針
- 入院

■第2頸椎歯突起骨折
定義
- 歯突起を横切る骨折。不安定性は様々（下表参照）

病歴
- 屈曲外傷

身体所見
- 第2頸椎の圧痛

評価
- CT。靱帯損傷評価のためMRI

治療
- 頸椎固定，脊椎外科コンサルト

方針
- おそらく入院

第2頸椎歯突起骨折の分類	
分類	所見
Ⅰ型	歯突起先端部を横切る剥離骨折 安定しており，手術の必要はない
Ⅱ型	椎体と歯突起の接合部での骨折 不安定骨折の可能性あり 転位がない場合：ハローベスト固定になることが多い 転位or角状変形：手術になることが多い
Ⅲ型	歯突起の基部から第2頸椎椎体部へ広がる骨折 ハローベスト固定する。手術が必要なことは少ない

■ 涙滴骨折（tear drop骨折）
定義
- 頸椎椎体部の不安定な剥離骨折。伸展外傷で前靭帯付着部に損傷（C2に多い）or 屈曲外傷で後靭帯付着部に損傷（C5〜C6）

病歴
- 屈曲（交通事故，プールへの飛びこみ）or 伸展（高齢者転倒時の顎打撲）

身体所見
- 頸椎の圧痛。前方脊髄損傷（anterior cord syndrome，屈曲時），中心性脊髄損傷（central cord syndrome，伸展時）

評価
- CT/CTA。靭帯損傷評価のためMRI

治療
- 頸椎固定，脊椎外科コンサルト

方針
- 入院

■ シャベル作業者骨折（clay shoveler's fracture）
定義
- 棘突起の安定型剥離骨折（下位頸椎に多い，C7以上）

病歴
- 強い屈曲力（粘土層をシャベルで掘り起こして投げようとするときのような感じ）

身体所見
- 頸椎の圧痛。神経学的異常所見なし

評価
- CT

治療
- 頸椎固定，脊椎外科コンサルト

方針
- 帰宅

■ 亜脱臼/靭帯損傷
定義
- 骨損傷を伴わない不安定な靭帯断裂。椎体の前方すべり

病歴
- 屈曲

身体所見
- 頸椎の圧痛。神経学的異常所見なし

評価
- CT/CTA，MRI

治療
- 頸椎固定，脊椎外科コンサルト

方針
- 入院が必要なことも

胸椎・腰椎・仙椎の外傷

■ 定義
- 胸椎・腰椎・仙椎の骨/靭帯の損傷

■ アプローチ
- ログロールを維持する
- 触診：脊椎の圧痛，棘突起の段差，神経学的異常所見

■圧迫骨折（前方楔状圧迫骨折）
定義
- 椎体の安定性圧迫骨折〔楔状：椎体の前方成分（anterior column）のみが圧潰された骨折〕

病歴
- 屈曲

身体所見
- 局所の圧痛。神経障害はない

評価
- CT

治療
- 脊椎外科コンサルト

方針
- 痛みのコントロールがつけば帰宅

■破裂骨折
定義
- 脊椎椎体の前方・後方成分両方の圧迫骨折（後方へ押し出された骨片による合併症➡脊髄損傷を起こしうる）

病歴
- 軸方向荷重 / 垂直圧迫

身体所見
- 局所の圧痛，±神経学的異常所見

評価
- CT

治療
- 脊椎外科コンサルト，装具固定

方針
- 入院になる可能性が高い

■Chance骨折
定義
- 椎体の横断骨折。安定型であることが多い。椎体 / 椎弓根 / 椎弓板のいずれも含みうる

病歴
- 腰部分のみのシートベルト装着時の交通外傷・正面衝突➡事故後に背部痛。屈曲外傷

身体所見
- 局所の疼痛。神経学的異常所見は稀

評価
- CT

治療
- 脊椎外科コンサルト。装具固定

方針
- 入院

■仙骨骨折
定義
- 仙骨の骨折〔S4より中枢（＝頭側）の骨折では，骨盤骨折を合併している可能性も〕

病歴
- 仙骨部への直接的な外傷後に臀部 / 肛門周囲 / 大腿後面の疼痛。受傷機転：転落 or 後方からの強い外力

身体所見
- 局所の圧痛，神経学的異常所見（S4より中枢の場合），馬尾症状を慎重に評価

評価
- CT

治療
- 脊椎外科コンサルト

方針
- それ以外に外傷なし＆安定していれば帰宅

■前脊髄症候群（anterior cord syndrome）
定義
- 鈍的外傷 or 虚血性障害による脊髄前部の損傷

病歴
- 屈曲 / 軸方向の強い外力（高エネルギー外傷）。軽度の外傷（関節炎 / 脊柱管狭窄症 / OA / 脊髄病変がある場合）

身体所見
- 両側の運動神経障害 / 温痛覚消失。脊髄後索の症状はない（＝固有覚 / 振動覚は保たれている）。（下表参照）

評価
- MRI

治療
- 脊椎外科コンサルト

方針
- 入院

■ 中心性脊髄損傷（中心性脊髄症候群 central cord syndrome）
定義
- 脊髄中心部の外傷 ➡ 上肢の皮質脊髄路損傷 ＞ 下肢の皮質脊髄路損傷。黄色靱帯の彎曲

病歴
- 頸部の過伸展。高齢者，関節炎，OA，脊柱管狭窄症の既往

身体所見
- 運動機能障害（下肢よりも上肢に障害が強い），様々な程度の感覚障害（下表参照），非外傷性では温痛覚障害もきたしうる

評価
- MRI

治療
- 脊椎外科コンサルト

方針
- 入院

■ Brown-Séquard症候群（脊髄側索症候群 lateral cord syndrome）
定義
- 穿通性外傷による脊髄半側の切断・損傷

病歴
- 穿通性外傷

身体所見
- 同側：運動・固有覚・振動覚の消失。対側：温痛覚の消失。これらの神経障害は，脊髄切断レベルの2つ下の脊髄レベルから出現

評価
- MRI

治療
- 脊椎外科コンサルト

方針
- 入院

損傷された脊椎レベルごとの神経障害			
感覚障害のランドマーク		運動障害のランドマーク	
C2	後頭部	C5	肘関節屈曲
C4	鎖骨部	C7	肘関節伸展
C6	母指	C8	手指屈曲
C8	小指	T1	手指外転
T4	乳頭部	L2	股関節屈曲
T10	臍部	L3	膝関節伸展
L1	鼠径部	L4	足背屈
L3	膝部	S1	足底屈
S1	踵部		
S5	会陰部		

■ 脊髄ショック（spinal shock）
定義
- 脊髄外傷による末梢血管拡張。24〜48時間続く。稀だが数週間継続することも

病歴
- 脊髄外傷

身体所見
- 低血圧，徐脈，弛緩麻痺，腱反射低下

治療
- 血圧保持にフェニレフリン（ネオシネジン®，末梢α受容体作動薬）

方針
- 入院

パール
- 脊髄外傷に対するステロイド投与を支持するエビデンスはない
- SCIWORA（spinal cord injury without radiologic abnormality）：小児患者に局所の圧痛や神経学的異常所見を認めた場合 ➡ 画像検査で異常なしでも脊髄損傷として対応

胸部外傷

■定義
- 穿通性 or 鈍的外傷による胸部損傷
- 外傷死亡の25%を占める（即死：心臓 / 大血管損傷，早期の死亡：気道閉塞 / タンポナーデ / 緊張性気胸，後期の死亡：肺炎 / PE）

■アプローチ
- 解剖学的区分にもとづいた評価を行う。ただし複数箇所の外傷のことが多い：心血管，肺，骨格，食道，横隔膜

視診
- 体表から視診：開放創（創部を探らない。血栓が剥がれて再出血の可能性），創部の入口部 / 出口部，フレイルチェストの有無（外固定 or 陽圧換気を要することも），シートベルト痕，刺さった物体（固定 → 手術室で抜去）

触診
- 捻髪音（皮下気腫・気胸の評価），脈の左右差（血管損傷，縦隔血腫）。乳頭線・肩甲骨下角より下の創傷では腹部外傷合併のリスク↑（25%が腹腔内外傷＋胸部外傷を併発）(J Trauma 1998;45:87)

放射線学的検査
- 表参照

緊急開胸
- 鈍的外傷による心肺停止
  - CPR開始後＞10分経過 → 開胸は実施しない
  - CPR開始後＜10分 or 難治性ショック → 開胸考慮
- 穿通性外傷による心肺停止
  - CPR開始後＞15分経過 → 開胸は実施しない
  - CPR開始後＜15分 or 難治性ショック → 開胸考慮
- 不搬送とするのは，現場で脈ふれずかつ心静止の場合のみ
- 鈍的外傷による心肺停止の生存率は1.6%。穿通性外傷の場合は，心肺停止でも何らかの生命徴候がある症例では生存率は31.1% (J Trauma Acute Care Surg 2012;73(6):1359)

胸部外傷治療ガイドライン	
胸部外傷	**一般的ガイドライン**
鈍的外傷	胸部外傷所見があれば：CXR，胸部CT
穿通性外傷：縦隔を横断する	死戦期：開胸 不安定：両側胸腔チューブ留置 安定：CXR，胸部CTA，食道鏡，気管支鏡
穿通性外傷：縦隔を横断しない	CXR &/or 胸部CT：胸腔内・胸腔外の損傷評価

■外傷性大動脈破裂
定義
- 大動脈の外傷性破裂：減速による損傷（高所からの転落，高スピードの交通外傷，側面衝突による交通外傷）。下行大動脈は胸郭に固定されているために起こる

病歴
- 胸骨後部 / 肩甲骨間の痛み（80%が即死）

身体所見
- 診察で損傷を発見するのは困難。高リスクの受傷機転から積極的に疑うことが重要
- 低血圧，脈触知 / 血圧の左右差

評価
- CXR（縦隔拡大が＞8cm，食道 / 気管偏位，大動脈弓 / 大動脈肺動脈窓の不明瞭化，左apical cap，第1・第2肋骨・胸骨の骨折，傍脊椎線の拡大），CTA，TEE

治療
- 血圧コントロール〔ラベタロール（訳注：日本に静注製剤はない）/ エスモロール / ニトロプルシド〕：低血圧を許容（SBP：70～90），心臓血管外科コンサルト

方針
- 入院

パール
- 生存患者の90%は動脈管索の近くの限局性血腫症例である
- CXR正常であっても，大動脈損傷は否定できない

■気胸
定義
- 胸腔内に空気が存在する
- 単純性気胸：縦隔偏位なし / 外気と交通なし。緊張性気胸：損傷部位が一方弁として働く → 胸腔内圧↑。開放性気胸：胸壁に欠損あり → 吸気時に陥凹 / 呼気時に膨隆 / 非効率な換気

病歴
- 鈍的外傷（→単純気胸）or 穿通性外傷（→緊張性/開放性気胸）

身体所見
- 呼吸音減弱，打診で鼓音．緊張性気胸所見：気管偏位/JVD/低血圧．開放性気胸所見："sucking"を伴う胸部の創傷（訳注：sucking chest wound＝吸気時に創から血液と空気が胸腔内に吸い込まれる）

評価
- エコー，CXR（緊張性気胸は画像所見を待たずに治療する），胸部CT

治療
- 100% O_2
- 緊張性気胸：穿刺減圧（大口径の針/静脈留置カテーテル→第2肋間，鎖骨中線）．胸腔チューブは第4～第5肋間腋窩中線/前腋窩線
- 開放性気胸：滅菌した気密性の高い被覆材（訳注：サランラップなど）で開放創を覆い，3辺をテープで固定することで，空気の流入を防ぎつつ空気を流出させられる．胸腔チューブ
- 単純性気胸：虚脱率＜10%→CXRフォロー．虚脱率が中等度/高度→胸腔チューブを前方に向けて留置，CXRフォロー
- ごく小さな気胸：O_2投与以外に特に治療なし
- 外傷では胸腔チューブ留置をする際に予防的抗菌薬投与が望ましい（*World J Surg* 2006;30:1843）

方針
- 入院

パール
- 人工呼吸管理が必要になった場合は胸腔チューブの留置が必要

■血胸
定義
- 胸腔内の血液貯留．肺裂傷からの出血が最も多い

病歴
- 鈍的外傷，穿通性外傷

身体所見
- 疼痛，呼吸音減弱，打診で濁音

評価
- CXR：肋骨横隔膜角（CP angle）の鈍化（立位），びまん性透過性低下（臥位）．エコー，胸部CT

治療
- 胸腔チューブを下方に向けて留置，呼吸器外科コンサルト→初期段階で＞1.5Lの血性排液があるか，＞200mL/hr or不安定な場合は手術室へ（肋間/内胸/肺門部動静脈の損傷の可能性大）
- 外傷では胸腔チューブ留置をする際に予防的抗菌薬投与が望ましい

パール
- 血胸をCXRで確認できるのは約300mL以上

方針
- 入院

■フレイルチェスト
定義
- （訳注：連続して）＞3本 or 2カ所以上の肋骨骨折→胸壁が連続性を失う→呼吸時に奇異性の動き（胸部外傷の5%）

病歴
- 鈍的外傷，呼吸困難感

身体所見
- 呼吸障害，圧痛，捻髪音・皮下気腫，胸壁の奇異性運動

評価
- CXR

治療
- 外固定（枕など）
- CPAP：覚醒/協調できる患者の低酸素/低換気では第1選択→挿管と比べて死亡率/肺炎率が低い（*EMJ* 22(5):325），±胸腔チューブ留置，疼痛コントロール（肋間神経ブロック/硬膜外ブロックが理想的），気管挿管は必要時のみ（意識障害，気道閉塞，呼吸不全）

方針
- 入院

パール
- 死亡率35～50%→潜在的な損傷や合併症（肺挫傷，肺炎）に関連する

■肺挫傷
定義
- 肺実質の損傷→血腫/浮腫→$\dot{V}/\dot{Q}$ミスマッチ

病歴
- 鈍的外傷，呼吸困難感

身体所見
- 呼吸困難，疼痛，頻呼吸，頻脈，血痰・喀血．低酸素は1～2日悪化し7日で軽快

評価
- CXR：初期は正常な可能性あり。両側性の肺胞陰影

治療
- 輸液を制限し正常な体液量にする。必要があれば気管挿管

方針
- 入院

■ 心タンポナーデ
定義
- 心膜血腫 ➡ 心臓圧排 ➡ 心拍出量↓。穿通性外傷によることが多い（稀に鈍的外傷）

病歴
- 穿通性外傷

身体所見
- Beckの三徴（低血圧，JVD，心音減弱），頻拍，奇脈

評価
- ベッドサイド/検査室でのエコー検査：心嚢液，右房/右室の拡張期の虚脱。心電図：低電位/電気的交互脈。CXR：所見はないことが多い

治療
- 積極的な輸液負荷（前負荷依存）
- 低血圧＋心嚢液 ➡ 手術室/心嚢穿刺（血液は凝固していることが多い。新鮮血であれば右室穿刺の可能性も）
- 心停止 ➡ 緊急開胸

方針
- 入院

パール
- 外傷患者では循環血液量減少がほとんどであり，JVDをきたす病態は稀

■ 心挫傷
定義
- 心筋，冠動脈・冠静脈洞，弁，中隔の挫傷

病歴
- 鈍的外傷

身体所見
- 頻拍，低血圧

評価
心電図：新しい脚ブロック，不整脈（最初の24時間以降はほとんど認めない），ST変化/伝導障害/右室機能不全，±心筋逸脱酵素（感度は低い，数値と予後予測は関連しない）

治療
- 輸液蘇生（右室損傷 ➡ 前負荷依存），表参照

方針
- 入院のうえ心電図モニタリング

パール
- 新しい心電図変化を認めたら，心筋イベントをきっかけに外傷に至った可能性も考慮

心挫傷	
無症状，心電図変化(−)，不整脈(−)	退院も可能
心電図変化(+) or 不整脈(+)，血行動態安定	24時間の心電図モニタリング
心電図変化(+) or 不整脈(+)，血行動態不安定	心エコー検査，±循環器科コンサルト
致死的不整脈	ACLSガイドラインにのっとって対処

■ 食道損傷
定義
- 食道の損傷：穿通性外傷による場合がほとんど。上腹部の重症鈍的外傷に伴う場合もあり

病歴
- 穿通性外傷

身体所見
- 呼吸困難，頸部/胸部の皮下気腫，吐血
- 鈍的外傷では他臓器の重篤な損傷を伴っていることも多い

評価
- CXR：縦隔/深頸部の気腫。頸部X線：食道＋喉頭損傷 ➡ 食道内に線状・柱状の空気像。軟性食道鏡＋食道造影（感度90%）。CT

治療
- 手術に関して外科コンサルト，広域抗菌薬

方針
- 入院

■ 気管気管支裂傷
定義
- 気管 / 気管支の裂傷。穿通性外傷によることが最も多い

病歴
- 穿通性外傷や重症減速外傷，多くは現場死亡

身体所見
- 握雪感（皮下気腫）。胸腔チューブ留置後も大量エアリーク持続 &/or 繰り返す気胸（頸部気管の損傷であれば，エアリークはないことも）

評価
- CXR：気胸 / 縦隔気腫，"fallen lung sign"（訳注：fallen lung signとは，通常の気胸は肺門に向かって肺が虚脱するが，気管気管支損傷では，肺が肺門から遠ざかるように，後側方に虚脱する所見）。胸部CT。気管支鏡：ゴールドスタンダードだが，気管分岐部より＞ 2 cmの近位部損傷は見逃す可能性あり

治療
- ファイバー挿管（大きな気管支損傷 → ダブルルーメンのETTも考慮）。胸腔チューブ留置（2本以上のドレーンが必要なことも）

方針
- 入院

パール
- ETTの挿入困難や，ETT留置後の換気困難で気づくこともある

腹部外傷

■ 定義
- 腹部とその構成成分の外傷

■ アプローチ
4つの主要区域の評価
- 前腹部：乳頭を結んだ線，鼠径靭帯 / 恥骨結合，前腋窩線で囲まれた部分
- 側腹部：第6肋骨以下の前腋窩線と後腋窩線の間，腸骨稜で囲まれた部分
- 背部：肩甲骨下角の下から腸骨稜まで
- 臀部：腸骨稜から臀溝（臀部下限の溝）まで

視診
- 射入口・射出口（銃創の場合）を探す（臀部 / 大腿 / 腋窩 / 頸部なども広げて確認）。シートベルト痕（腸間膜損傷 / 裂傷，腸穿孔，大動脈 / 腸骨動脈の血栓症，L1/L2レベルのChance骨折のリスク↑）。異物（刺さっているもの）は除去しない。臓器脱出があれば生理食塩液で湿らせたガーゼで覆う

触診
- 腹膜刺激症状（手術適応），直腸診（前立腺高位浮動 / 出血 / 肛門括約筋の緊張）

検査
- 血算（出血初期はHct正常なことも），ABG，乳酸値，肝機能，リパーゼ，尿検査

放射線学的検査
- FAST（腹腔内出血に対する感度は90～100%，特異度は低い），CXR（腹腔内フリーエア，骨盤X線写真（腸腰筋陰影の消失 → 後腹膜損傷。銃弾の位置確認），CT（最も確実な検査。早期の膵臓 / 横隔膜 / 腸管損傷に対する感度は低い）

診断的腹腔洗浄（DPL）
- FAST/CTがあればほとんど行われない。陽性所見：肉眼的出血，鈍的外傷 / 刺創ではRBC ＞10万 /μL，銃創ではRBC ＞ 5,000/μL

■ 肝裂傷（肝損傷）
定義
- 肝臓の裂傷（最も損傷されやすい臓器）

病歴
- 鈍的外傷，穿通性外傷

身体所見
- ±右上腹部圧痛

評価
- 肝機能，Hct，FAST，CT：肝損傷の程度を評価〔米国外傷外科学会（AAST）グレード Ⅰ～Ⅵ〕

治療
- 手術か保存的治療かを外科コンサルト：血行動態が安定していれば腹部所見・Hctを継時的にフォロー

方針
- 入院：ICU or 一般病棟

腹部外傷へのアプローチ			
腹部外傷	例	最も多い損傷部位	一般的なガイドライン
鈍的損傷	交通事故,転落,暴行	脾臓,肝臓,小腸,腎臓	血行動態不安定+腹部膨満→手術室 不安定→FAST 安定→CT（造影CTのみ），FAST，腹部検査の継続
穿通性外傷 （前腹部）	銃創,刺創	肝臓,小腸,大腸,血管,横隔膜	前腹部の銃創→手術室 銃創ではないが血行動態不安定→手術室 銃創ではなく血行動態安定→創を外科的に奥まで探索・評価する，CT
穿通性外傷 （側腹部と背部）	銃創,刺創		血行動態不安定→手術室 銃創で血行動態不安定→3重造影（点滴造影剤+経口・注腸ガストログラフィン®） 銃創ではなく血行動態安定→創を外科的に奥まで探索・評価する，CT，継時的に身体所見フォロー

注記：
(1) 創を外科的に奥まで探索・評価（"surgical exploration"）する必要があるかを判断することが第1目標
(2) 腹膜刺激症状は管腔臓器の損傷で認めることが多いが，腹腔内出血では認めないことも
(3) 創が筋膜を貫通していることがわかれば or 創処置後に退院が可能な状態でなければ，DPL or CT or 試験開腹を行う
(4) 銃創でない側腹部損傷の20%，銃創でない背部損傷の5〜10%に，腹腔内臓器損傷を認める

■ 脾裂傷（脾損傷）
定義
- 脾臓の裂傷（鈍的損傷で最も損傷されやすい臓器）

病歴
- 鈍的損傷や穿通性外傷。左肩痛（Kehr徴候と呼ばれる）/ 胸部 / 側腹部 / 上腹部の疼痛

身体所見
- 左上腹部痛

評価
- FAST，CT：脾損傷の程度を評価〔米国外傷外科学会（AAST）グレード Ⅰ〜Ⅴ〕

治療
- 手術か保存的治療かを外科コンサルト。保存的治療：血行動態安定化，継時的に腹部所見・Hctフォロー。塞栓術を放射線科（IVR）にコンサルト

方針
- 入院：ICU or 一般病棟

脾損傷のグレード分類〔米国外傷外科学会（AAST）〕	
グレード	
グレード Ⅰ	表面積＜10%の被膜下血腫，深さ＜1cmの被膜損傷
グレード Ⅱ	10〜50%の被膜下血腫，直径＜5cmの実質内血腫，血管を巻き込まない1〜3cmの実質裂傷
グレード Ⅲ	＞50%の被膜下血腫 or 増大傾向，被膜下血腫 / 実質内血腫の破裂，＞5cmの実質内血腫，＞3cmの脾裂傷で脾柱血管の損傷
グレード Ⅳ	区域血管 or 脾門部血管の裂創→＞25%の血流障害
グレード Ⅴ	粉々になった脾臓，完全な血流障害

■ 小腸損傷
定義
- 小腸の損傷（銃創＞刺創＞鈍的外傷）

病歴
- 鈍的外傷，穿通性外傷。バイクのハンドル損傷（handlebar injury）が古典的

身体所見
- シートベルト痕（交通事故），腹膜刺激症状（遅発性のこともある）

評価
- 血行動態不安定→FAST/DPL。血行動態安定→CT（感度は低い。液体貯留 / 腸管壁肥厚 / 腸間膜の脂肪織濃度 / 腹腔内フリーエア），CXR（腹腔内フリーエアを認めることは稀），腰椎X線（Chance骨折）

治療
- 手術適応を外科コンサルト（腸管穿孔や腸管虚血）。抗菌薬（アンピシリン / シプロフロキサシン / メトロニダゾール）

方針
- 入院

■ 結腸直腸損傷
定義
- 結腸や直腸の損傷（横行結腸が最多）

病歴
- 穿通性外傷（銃創）

身体所見
- 腸管蠕動音低下，腹膜刺激症状，直腸からの肉眼的出血

評価
- 3重造影CT（訳注：点滴造影剤＋経口・注腸ガストログラフイン®の3種類の造影剤で評価するCT撮影方法。腹部や背部の穿通性外傷時に用いられる）（バリウムは刺激が強い）。腹部X線（腸腰筋縁に空気が線をつくる＝後腹膜気腫所見），S状結腸鏡

治療
- 手術適応を外科コンサルト（腸管穿孔や腸管虚血）。抗菌薬（アンピシリン/シプロフロキサシン/メトロニダゾール）

方針
- 入院

■ 十二指腸損傷

定義
- 十二指腸の損傷（80%は他の外傷を合併）

病歴
- 穿通性外傷，悪心・嘔吐（血腫に伴う閉塞）

身体所見
- 上腹部の圧痛，便潜血陽性，NGTからの血性排液

評価
- 立位CXR（腹腔内フリーエア），CT（十二指腸壁内血腫），上部消化管透視〔"coiled spring sign"（訳注：≒カニ爪様所見，内腔がなだらかに狭小化している所見）〕

治療
- 手術適応を外科コンサルト（腸管穿孔や腸管虚血）。抗菌薬（アンピシリン/シプロフロキサシン/メトロニダゾール）。NGT留置

方針
- 入院

パール
- 十二指腸下行脚が最も損傷を受けやすい（胆管や膵管の開口部を含む）
- 診断が24時間遅れると死亡率は40%

■ 胃損傷

定義
- 胃の損傷。稀

病歴
- 穿通性外傷

身体所見
- 上腹部圧痛，便潜血陽性，NGTからの血性排液

評価
- 立位CXR（腹腔内フリーエア）

治療
- 手術適応を外科コンサルト（腸管穿孔や腸管虚血）。抗菌薬（アンピシリン/シプロフロキサシン/メトロニダゾール）

方針
- 入院

■ 膵損傷

定義
- 膵臓の損傷（75%は穿通性外傷）

病歴
- 穿通性外傷，上腹部への直達外傷（自動車や自転車のハンドル）

身体所見
- 心窩部の圧痛はほとんどない（後腹膜臓器であるから）

評価
- CT（早期には感度は低い），リパーゼ（正常範囲のこともある），ERCP（膵管損傷の評価目的）

治療
- 外科コンサルト

方針
- 入院

パール
- 90%の症例は他部位の損傷を伴う

■ 血管損傷

定義
- 腹部血管の損傷（刺創の10%，銃創の25%）

病歴
- 穿通性外傷

身体所見
- 腹部膨満,血腫の増大。Grey-Turner 徴候(側腹部の斑状皮下出血)/Cullen 徴候(臍周囲の斑状皮下出血)
  ➡後腹膜出血を示唆

評価
- FAST,(血行動態が安定していれば)CT,創を外科的に奥まで探索・評価する

治療
- 外科コンサルト。血行動態不安定➡手術室

方針
- 入院

パール
- 下肢の静脈路確保は避ける

■横隔膜損傷(裂傷)

定義
- 鈍的外傷による場合:側方からの強い衝撃(大きな裂傷をきたす。右横隔膜に比べて左横隔膜は2〜3倍損傷を受けやすい。左横隔膜の中でも後側方が特に損傷されやすい)
- 穿通性外傷による場合:小さい裂傷をきたす。時間とともに裂傷が拡大することも

病歴
- 穿通性外傷/鈍的外傷。遅発性に発現することも。疼痛,±閉塞

身体所見
- 腸管蠕動音を胸部で聴取

評価
- CXR(感度50%):血胸/気胸(穿通性外傷),異常な横隔膜陰影(鈍的外傷),エコー,CT,注意深くNGTを留置(NGTを片側胸郭に認めることも)

治療
- 呼吸困難➡NGTを留置して減圧。手術での修復を外科コンサルト

方針
- 入院

パール
- 心膜内への横隔膜の破裂/腸管ヘルニア➡心タンポナーデ

腎尿路生殖器の外傷

■定義
- 腎尿路生殖器の構成成分への外傷。腎臓/血管の重大な損傷でなければ,致命的になることは稀

■アプローチ

視診
- 尿道開口部の出血(尿道損傷),膣の血液,会陰裂傷(探らない。出血する),陰嚢の斑状皮下出血/裂傷,側腹部の皮下出血

触診
- 直腸診:前立腺高位浮動/前立腺がboggy(訳注:軟らかく腫れてぶわぶわしている)➡尿道膜性部損傷,血液付着→直腸裂傷。精巣断裂

検査
- 尿検査:顕微鏡的血尿のみ➡精査不要,肉眼的血尿➡重症な腎尿路生殖器外傷

放射線学的検査
- 逆行性尿路造影:男性で尿道口からの出血を認める場合には,尿道カテーテル留置前に行う(尿道の完全断裂や尿道カテーテルの迷入を防ぐため)。50 mLの造影剤を尿道に注入➡骨盤X線写真で漏出像を確認
- 膀胱造影:造影剤400〜500 mLを尿道カテーテルから膀胱内に注入➡APのX線撮影かCT撮影➡造影剤を排出後にも再度画像評価(膀胱の後方裂傷も評価するため)
- 静脈性腎盂造影:適応は稀
- 造影CT:腎臓の詳細な評価

■腎挫傷(腎損傷)

定義
- 腎臓の裂傷(重症:髄質/集合管まで損傷が及ぶ。軽症:髄質/集合管まで損傷が及んでない,尿の外部への漏出がない)

病歴
- 穿通性外傷

身体所見
- 側腹部の外傷で,肉眼的血尿,±低血圧

評価
- 血算,尿検査,必要に応じて他の外傷評価の採血検査,CT:損傷の程度を評価

治療
- 外科コンサルト,軽度の損傷なら保存的治療となることも

方針
- 入院

■腎挫傷
定義
- 腎臓の挫傷

病歴
- 鈍的外傷

身体所見
- 側腹部の斑状皮下出血

評価
- 尿検査（陰性ならそれ以上の検査は不要），CT

治療
- 外科コンサルト，被膜下血腫➡24時間の経過観察/Hctフォロー/尿検査フォロー/ベッド上安静
- 顕微鏡的血尿➡激しい運動を避ける，2日後に尿検査フォロー，尿検査が正常化するまでフォロー

方針
- 入院：重症な損傷/被膜下血腫
- 帰宅：顕微鏡的血尿のみ

■腎茎/腎血管損傷
定義
- 腎茎や腎血管系の損傷

病歴
- 急速な減速外傷，穿通性外傷

身体所見
- 側腹部の斑状皮下出血，低血圧

評価
- 尿検査，血算，凝固，Chem-7。CT：腎の造影効果不良，±腎周囲の血腫

治療
- 手術適応を泌尿器科コンサルト➡修復（腎茎裂傷の腎温存率は20%）or 腎臓摘出

方針
- 入院

■腎盂破裂
定義
- 腎盂の破裂

病歴
- 急速な減速外傷，穿通性外傷

身体所見
- 側腹部の斑状皮下出血，低血圧

評価
- 尿検査，血算，凝固，Chem-7，CT：腎周囲への尿の漏出

治療
- 手術での修復を泌尿器科コンサルト

方針
- 入院

パール
- 修復が遅れると感染のリスク↑

■尿管損傷
定義
- 尿管の損傷（非常に稀），婦人科/泌尿器科手技による医原性が大部分

病歴
- 過伸展外傷・穿通性外傷・腰椎の強制屈曲➡腎盂尿管移行部より遠位部の破裂。銃創後の微小血管障害によって生じる遅延性壊死（稀）

評価
- 尿検査，Hct，CT：尿の漏出，静脈性腎盂造影（感度は限られている）

治療
- 尿管尿管吻合術の適応に関して泌尿器科コンサルト

方針
- 入院

■腹腔内膀胱破裂
定義
- 腹腔内への尿の漏出を伴った膀胱破裂

病歴
- 交通事故，鈍的外傷（膀胱破裂）

身体所見
- 下腹部圧痛，尿量↓，血尿

評価
- 尿検査，Hct，CTでの膀胱造影/膀胱X線造影：尿の漏出

治療
- 準緊急手術での修復を泌尿器科コンサルト

方針
- 入院

■腹腔外膀胱破裂
定義
- 腹腔外への尿の漏出を伴った膀胱破裂

病歴
- 交通事故，鈍的外傷

身体所見
- 下腹部の圧痛，尿量↓，血尿

評価
- 尿検査，Hct，CTでの膀胱造影/膀胱X線造影と造影剤排泄後に再度画像評価：尿の漏出

治療
- 泌尿器科コンサルト（膀胱頸部まで損傷が及んでいなければ，通常は手術は行わない），尿道カテーテルを10〜14日間留置

方針
- 入院

■男性の尿道損傷
定義
- 後部尿道の損傷（前立腺部尿道＋尿道膜部）：骨盤骨折に合併することが多い。特に両側恥骨枝骨折時や，片側だが恥骨枝と骨盤後方成分が同じ側で骨折している場合
- 前部尿道の損傷（尿道球部＋尿道振子部）：陰茎への直達外傷，陰茎折症，サドル損傷，転落，銃創など

病歴
- 鈍的外傷，穿通性外傷

身体所見
- 尿道口からの出血，肉眼的血尿，排尿できない

評価
- 尿検査，Hct，逆行性尿路造影（尿道カテーテル留置前に）

治療
- 必要なら恥骨上部で膀胱を穿刺・減圧する。損傷の一次修復/透視下尿道カテーテルの留置/恥骨上膀胱切開術の適応に関して泌尿器科コンサルト

方針
- 入院

■女性の尿道損傷
定義
- 女性の尿道損傷の多くは骨盤骨折に合併（稀にサドル損傷，転落，銃創，医療処置時）

病歴
- 鈍的外傷，穿通性外傷。男性よりはかなり少ない

身体所見
- 膣からの出血，尿道カテーテルを留置できない，陰唇部の浮腫

評価
- 逆行性尿路造影は有用でない。尿道カテーテルが留置できれば，完全断裂は否定的

治療
- 必要なら恥骨上部で膀胱を穿刺・減圧する。手術的修復に関して泌尿器科コンサルト

方針
- 入院

■精巣挫傷/精巣破裂
定義
- 精巣に対する鈍的外傷で挫傷や破裂（白膜の断裂）を起こすこと

病歴
- 鈍的外傷，疼痛，腫脹

身体所見
- 斑状皮下出血，浮腫，圧痛。位置の偏位のために精巣が触れない

評価
- 精巣エコー（精巣破裂に対する感度/特異度は中等度）

治療
- 手術的修復/血腫除去に関して泌尿器科コンサルト（早期介入➡合併症・後遺症↓）

方針
- 入院

■陰茎折症
定義
- 勃起した陰茎の鈍的外傷：強制的に曲げられることで，陰茎白膜の破裂や海綿体の破裂が生じる

病歴
- 性交中に「割れる音」→強い痛み

身体所見
- 腫脹，変色（血管のうっ血），斑状皮下出血，尿道からの出血（10〜20％は尿道損傷を合併）

評価
- 逆行性尿路造影（15〜20％は尿道損傷も合併）

治療
- 外科的尿道修復と血腫除去に関して泌尿器科コンサルト

方針
- 入院

■陰茎切断 / 陰茎裂傷
定義
- 完全or部分的な陰茎の切断 / 裂傷

病歴
- 穿通性外傷，ズボンのジッパーでの損傷

評価
- 尿道損傷の合併を疑えば逆行性尿路造影，精巣損傷の合併を疑えば精巣エコー

治療
- 切断：泌尿器科コンサルト（18時間以内につなぐことができれば最もよい）
- 単純な裂傷：吸収糸を使用して縫合
- ズボンのジッパーでの損傷：鉱油・ペンチを使ってジッパー除去。ジッパーのスライダー（引き手のついた可動部）を真ん中で切るとジッパーが開く

方針
- 陰茎をつなぐ必要がなければ帰宅

■女性の性器損傷
定義
- 卵巣，子宮，卵管，膣の損傷：診断は難しく，他の損傷を評価しているときにみつかることが多い。骨盤骨折に合併

病歴
- 鈍的外傷，穿通性外傷，膣からの出血

身体所見
- 膣円蓋の出血，下腹部圧痛

評価
- CT，骨盤部のエコー（妊娠中の患者ではリスク↑）

治療
- 開放性の膣裂傷→抗菌薬（アンピシリン，ゲンタマイシン，メトロニダゾール），産婦人科コンサルト
- 単純な膣裂傷：吸収糸で縫合

方針
- 必要があれば入院

股関節・骨盤の外傷

■定義
- 股関節や骨盤部の外傷

■アプローチ
骨盤の解剖
- 仙骨，尾骨，左右の寛骨（腸骨，坐骨，恥骨）は臼蓋窩（＝寛骨臼，acetabulum）で融合する

視診
- 会陰部の浮腫 / 裂傷 / 斑状皮下出血，変形（下肢の脚長差，内旋位 / 外旋位）

触診
- 直腸診（出血，前立腺高位浮動，肛門括約筋の緊張），脈触知，骨盤の動揺性（不安定であれば触診は制限。血栓が剥がれて再出血の可能性），神経学的所見（筋力，感覚，腱反射），女性では内診

放射線学的検査
- APの骨盤X線〔仙骨骨折 / 仙腸関節の離開を見逃すことがある→inlet view（インレット）・outlet view（アウトレット）も撮影考慮〕。CT（寛骨臼骨折とそれに関連した損傷の評価に優れる）。股関節X線

■骨盤骨折
定義
- 骨盤の骨折：重篤な受傷機転で生じることが多く，他の損傷の合併率が高い

病歴
- 鈍的外傷，側方 / 前後方向からの圧迫，垂直方向の剪断力（転落）

身体所見
- 体表の挫創 / 擦過傷 / 斑状皮下出血。骨盤の用手的な圧迫 / 動揺に注意（血栓が剥がれて再出血の可能性）。開放型骨盤骨折（死亡率は40〜50％）の有無評価，低血圧（死亡率は42〜50％），尿道からの出血，会

陰部の外傷,神経学的異常所見(馬尾症候群,神経叢障害,神経根障害)

評価
- FAST,APの骨盤X線,CT。腹腔内損傷も注意深く評価:骨盤骨折の>15%は腹腔内損傷を合併するため

治療
- 血行動態不安定:一時的な手段〔シーツラッピング/ペルビックバインダー/外固定(骨盤創外固定)〕。直ちに整形外科・外傷外科コンサルト(整復/外固定/骨盤パッキング)。止血コントロール目的にIVR
- 血行動態安定:整形外科コンサルト

方針
- 入院

パール
- タイプA(恥骨下枝の骨折/剝離)とタイプB(バケツ柄状骨折)➡最も多い
- タイプB3(open book型骨折)とタイプC(70%は他部位の重篤な外傷を伴う)➡最も生命の危険高い

骨盤骨折の分類(Tile分類)	
タイプ	タイプ:骨折部位:代表的な受傷機転・外力
タイプA:安定型骨盤輪骨折	A1:寛骨の剝離骨折:突然の筋肉収縮 A2:腸骨翼の骨折(Duverney骨折):側方から正中方向への直接的外力,骨盤輪骨の1カ所の骨折(恥骨枝・坐骨):高齢者の転倒転落 A3:仙骨・尾骨の横方向の骨折:座位での転落
タイプB:部分不安定型骨盤骨折(回旋方向には不安定/垂直方向には安定)	B1:片側のopen book型骨折(恥骨結合離開,仙腸関節で蝶番状に回旋):前後方向に圧力を受けた B2:バケツ柄状骨折(恥骨枝2本)骨折:側方からの圧力を受けた B3:両側のopen book型骨折:前後方向に強力な圧力を受けた
タイプC:完全不安定型骨盤輪骨折	偏位を伴う仙腸剪断性骨折orその他骨盤骨の垂直方向剪断骨折:剪断性外力(shear)を垂直方向に受けた

■骨盤内の血管損傷

定義
- 骨盤の血管構造の損傷:骨盤骨折に伴って起こる(前後方向の外傷と垂直方向の剪断損傷に伴うことが最も多い)

病歴
- 鈍的外傷,側方/前後方向からの圧迫,垂直方向の剪断力(転落)

身体所見
- 不安定型の骨盤骨折,輸液蘇生に反応しない低血圧

評価
- FAST,APの骨盤X線,(血行動態安定であれば)CT,骨盤の血管造影,FAST陰性だが血行動態不安定なら診断的腹腔穿刺(DPA)も考慮

治療
- 骨盤の固定,整形外科と外傷外科にコンサルト(出血コントロールするために外固定と骨盤パッキング),低血圧遷延には放射線科(IVR)による塞栓術(ただし静脈性出血には効果は低い。側副血行が豊富なため)

方針
- 入院

■寛骨臼骨折

定義
- 寛骨臼の骨折(交通事故:膝をダッシュボードに打ちつける,側方からの追突,高齢者の転落)

病歴
- 鈍的外傷,股関節動作時の疼痛

身体所見
- 股関節動作時or足底や大転子の圧迫で疼痛

評価
- APの骨盤X線,側面の股関節X線(±Judet view=骨盤斜位像),CT(単純写真で骨折が明らかでない場合)
- 3亜型に分類される(2亜型にまたがる症例もあるが)
- 壁骨折:前壁骨折,後壁骨折,後壁骨折+横骨折,横骨折+後壁骨折
- 柱骨折:前柱骨折,後柱骨折,両柱骨折,後柱骨折+横骨折,横骨折+前柱骨折
- 横骨折:横骨折,T字状骨折,横骨折+後壁骨折,横骨折+前柱骨折

治療
- 手術に関して整形外科コンサルト

方針
- 入院

■股関節骨折

定義
- 股関節の骨折(大腿骨頭,大腿骨頸部,転子部)

病歴
- 高齢者➡立位からの転倒,若年者➡重篤な受傷機転(交通事故)

身体所見
- 外旋位,下肢長の短縮

評価
- APの骨盤X線,側面の股関節X線,CT(単純写真で骨折を認めないにもかかわらず,荷重がかけられない場合)

治療
- 手術に関して整形外科コンサルト(大腿骨頸部骨折→大腿骨頭の虚血壊死のリスク↑,＜6時間に手術)

方針
- 入院

パール
- 高齢者の股関節骨折→1年以内の死亡率は25%

股関節骨折	
タイプ	
関節内骨折	大腿骨頭:単独損傷は稀,後方脱臼に伴うことが多い 大腿骨頸部:大腿骨頭の虚血壊死のリスク↑,高齢女性に最も多い
関節外骨折	転子間:著明な外旋位/下肢長の短縮,高齢者の転倒 転子下:大腿への出血リスク↑,高齢者の転倒/交通事故

■ 股関節脱臼
定義
- 寛骨臼からの大腿骨頭の脱臼(90%は後方脱臼)

病歴
- 人工股関節置換術の既往のある高齢者の転倒。交通事故(ダッシュボードに膝を打ちつけた。他の外傷を伴うことも)。アスリートが走っていて股関節を屈曲/内旋/内転した状態で着地

身体所見
- 股関節は,屈曲/内旋/内転位(後方脱臼)

評価
- APの骨盤X線,側面の股関節X線

治療
- 脱臼骨折や人工股関節の脱臼は整形外科コンサルト。意識下鎮静のもと整復(＜6時間に施行。大腿骨頭の虚血壊死のリスク↑のため)

方針
- 必要があれば入院

四肢の外傷

■ 定義
- 四肢の損傷(血管/骨/軟部組織/神経)

■ アプローチ
病歴
- 直近の破傷風の予防接種歴(＞5年なら追加接種),利き手,受傷時間,受傷機転(押しつぶされた/刺された),神経局所症状(感覚障害/運動障害),環境曝露(熱傷/凍傷),受傷前の運動機能

視診
- 色(変色/斑状皮下出血/血流),軟部組織欠損(プライマリー・サーベイ中も出血コントロールを),変形(四肢のアライメント/短縮),腫脹

触診
- 脈拍,すべての関節/骨(圧痛)を触診,異物,骨の軋音(crepitance),筋力,感覚,腱反射,すべての関節の可動域,関節液貯留所見

放射線学的検査
- 身体所見にもとづいて単純X線を撮像

コンサルト
- 開放骨折/切断/血管損傷/コンパートメント症候群に関しては整形外科&/or血管外科コンサルト。手の重症外傷は手外科コンサルト

■ 四肢の血管損傷
定義
- 四肢の血管構造の損傷

病歴
- 鈍的外傷(骨折/脱臼→血管が裂ける)or 穿通性外傷

身体所見
- 血管損傷・血流障害を示唆する所見:脈拍微弱/消失/疼痛/感覚障害/冷感・皮膚蒼白・網状皮斑/腫脹/CRT遅延

評価
- 単純X線(鈍的外傷),CTA,血管造影(血行動態が安定している場合)。足関節上腕血圧比(ABI)or 足関節足関節血圧比:<0.9であれば異常

治療
- 緊急の手術的修復のため血管外科コンサルト(>6時間になると損傷肢温存率↓)

方針
- 必要があれば入院

■四肢の整形外科的な損傷

定義
- 四肢の骨折や脱臼

病歴
- 鈍的外傷,穿通性外傷

身体所見
- 変形,疼痛,腫脹,骨の軋音(crepitance),神経局所症状,脈拍微弱

評価
- 単純X線,損傷部位の近位・遠位の関節も画像撮影(骨折評価)。適応ある外傷はCT施行〔例:脛骨高原骨折(別名:脛骨プラトー骨折)〕

治療
- 開放骨折:緊急整形外科コンサルト➡観血的な洗浄・固定(<6時間)。抗菌薬(セファゾリン1〜2g)
- 非開放性上肢骨折+神経学的所見正常:副子固定,外来フォロー(表参照)
- 非開放性下肢骨折+神経学的所見正常:副子固定,松葉杖歩行が可能であれば外来フォロー(表参照)
- 脱臼:救急外来で整復,リハビリでフォロー

方針
- 必要があれば入院

固定と患者紹介の原則		
骨折部位	副子固定/固定技術	患者紹介のガイドライン
大腿骨骨折	応急処置として牽引し副子固定	救急外来で直ちに整形外科コンサルト
膝の骨折(脱臼なし、神経血管損傷なし)	膝を固定。膝を10°屈曲位で長下肢ギプス包帯	1週間以内に整形外科フォロー
脛骨骨折(脛骨高原骨折を除く)	下腿の後方に副子固定	1〜2日以内に整形外科フォロー
足関節骨折	下腿の後方にU字副子固定	骨片の転位が少なければ、1週間以内に整形外科フォロー。骨片の転位や関節面の離開がある場合には翌日整形外科フォロー
手の骨折	母指・示指は橈側を副子固定中指、薬指、小指は尺側を副子固定	骨片の転位が少なく非開放性骨折であれば、1週間以内に手外科フォロー
手関節の骨折	舟状骨骨折がなければ手関節の副子固定。舟状骨骨折があれば母指スパイカ副子(訳注:母指MP関節まで固定)	舟状骨の転位がなければ7〜10日以内に整形外科フォロー。舟状骨の転位があれば1〜2日以内に整形外科フォロー
遠位橈骨/尺骨骨折	短い前腕のギプス包帯	非観血的整復でアライメント良好➡7〜10日以内に整形外科フォロー。良好なアライメントが得られなければ1〜2日以内に整形外科フォロー
上腕骨骨折	スリング固定する。接合副子はほとんど使用しない(訳注:日本でならDesault固定=三角巾とバストバンドで上腕全体を固定する)	7〜10日以内に整形外科フォロー。関節面や結節に骨折が達していればより早期に整形外科フォロー
肩関節脱臼	スリング固定する。凍結肩(五十肩)にならないように早めに肩関節リハビリ(訳注:日本では整復後3週間はDesault固定が一般的)	7〜10日以内に整形外科フォロー

訳注:整形外科・手外科でのフォローのタイミングは日本とかなり異なることに留意

パール
- 第5中手骨手折りいわゆる「ボクサー骨折」は,相手の歯で皮膚も損傷していること多く,感染合併率が高い。単純X線写真で異物を必ず除外し,1〜2日以内に救急外来か手外科外来でフォローする
- 舟状骨の圧痛があれば,放射線学的検査で骨折所見がなくても副子固定が必要&7日以内の整形外科フォローとX線再検も必要

■四肢の軟部組織損傷

定義
- 四肢の軟部組織の損傷

病歴
- 鈍的外傷,穿通性外傷(多発外傷,労働災害)

身体所見
- 軟部組織の欠損，異物（複数の可能性も）

評価
- 異物 / 骨折評価の単純X線，エコー，（広範囲損傷であれば）CPK

治療
- 洗浄，異物を探す（異物があると創感染のリスク↑➡美容的な予後不良）。形成外科コンサルト（広範囲損傷の場合）。手掌側の損傷は手外科コンサルト（異物を外科的に創の奥まで探索・評価する際に，医原性損傷をきたす可能性があるため）。抗菌薬（汚染がひどい創の場合）

方針
- 損傷が広範囲 &/or 横紋筋融解 / コンパートメント症候群 ➡ 入院

■ 四肢の神経損傷
定義
- 四肢の神経の損傷（骨折 / 脱臼 / 裂傷 / 虚血 / コンパートメント症候群に合併）

病歴
- 鈍的外傷，穿通性外傷

身体所見
- 下表参照

評価
- 骨折 / 脱臼評価のために単純X線

治療
- 骨折 / 脱臼の整復（神経に対する圧迫↓），筋膜切開（コンパートメント症候群），整形外科 / 形成外科コンサルト

方針
- 必要があれば入院

四肢の神経損傷			
神経	運動	感覚	損傷
尺骨神経	示指の外転	小指の先端（訳注：環指の尺側と小指）	肘の損傷
正中神経（遠位側）	母指の対立	示指の先端（訳注：環指の橈側と母指，示指，中指）	手関節の脱臼
正中神経（前骨間神経）	示指の屈曲		小児の上腕骨顆上骨折
筋皮神経	肘の屈曲	前腕の外側	肩関節前方脱臼
橈骨神経	母指＆ほかの指のMCP関節伸展	手の背側の母指・示指間	上腕骨骨幹部遠位部骨折，肩関節前方脱臼
腋窩神経	三角筋	肩の外側	上腕骨近位部骨折，肩関節前方脱臼
大腿神経	膝の伸展	膝の前方	恥骨枝骨折
閉鎖神経	股関節の内転	大腿内側	閉鎖孔骨折
後脛骨神経	足趾の底屈	足底	膝関節脱臼
浅腓骨神経	足関節の外反	外側足背	腓骨頸部骨折，膝関節脱臼
深腓骨神経	足関節 / 足趾の背屈	足の背側の第1趾，第2趾間（訳注：足背全体も）	腓骨頸部骨折，コンパートメント症候群
坐骨神経	底屈，背屈	足	股関節後方脱臼
上臀神経	股関節の外転		寛骨臼骨折
下臀神経	大殿筋の伸展		寛骨臼骨折

■ コンパートメント症候群
定義
- 閉鎖された空間（筋膜で包まれた区域＝コンパートメント）で灌流圧＜組織圧となる状態➡循環 / 組織機能↓
- 高リスク損傷：脛骨骨折・前腕骨骨折，圧挫損傷，熱傷，きつい包帯やギプス包帯で不動化された損傷

病歴
- 鈍的外傷，穿通性外傷。損傷程度の割には疼痛の訴えが強い。受動的な筋伸展（ストレッチ）で疼痛が増悪

身体所見
- 圧痛，緊満した腫脹。古典的所見：疼痛，蒼白，感覚障害，運動障害，脈拍触知せず（進行した所見）。受動的な筋伸展での疼痛増悪は初期症状として有用だが，常に出現するわけではない

評価
- コンパートメント圧測定：Stryker社のコンパートメント圧測定キット（訳注：日本にはない）or 18 G静脈留置針＋動脈圧トランスデューサで測定
- コンパートメント内圧＞30 mmHg or 拡張期血圧とコンパートメント圧の差が＜20〜30 mmHg（低血圧の場合，コンパートメント内圧が低くても組織壊死が生じうる）

- CPK

治療
- きつい包帯やギプス包帯をはずす,四肢挙上,血圧を補正,筋膜切開を外科にコンサルト(外科医がいないという理由で筋膜切開が遅れることのないように)

方針
- 入院

■ 圧挫症候群(クラッシュ症候群)/横紋筋融解
定義
- 圧挫症候群 ➡ 筋肉細胞内の成分が放出 ➡ CPK > 5,000 U/L

病歴
- 圧挫損傷

身体所見
- 体表面の損傷は軽微な場合もあり。暗褐色/オレンジ色の尿

評価
- CPK > 5,000 U/L,Cr↑(15〜47%はAKI合併),K↑,尿検査(ミオグロビン尿)。再灌流症候群の徴候を慎重に観察(特に現場で救出時)

治療
- 輸液(尿量 > 1 mL/kg/hrを保つ)。伝統的には尿アルカリ化(NaHCO$_3$ + 生理食塩液 1 L ➡ 尿 pH > 7 ➡ ミオグロビンが尿細管に蓄積するのを防ぐ) ➡ ただし腎不全予防効果は生理食塩液と有意差を認めなかった(J Trauma 2004;56:1191)。高K血症の治療

方針
- 入院

■ 部分的/完全な四肢切断
定義
- 四肢の切断

病歴
- 鈍的外傷,穿通性外傷(多発外傷,労働災害)

身体所見
- 残存する四肢の運動/神経学的/血管機能を記録する

評価
- 切断端(体側に残った四肢断端)と切断肢(切り離された部分)の単純X線,±血管造影(手術室に直行かない場合)

治療
- なるべく動かさない。直接圧迫による止血,再接着のために緊急外科コンサルト,抗菌薬(セファゾリン 1〜2 g IV。切断端を滅菌生理食塩液で浸したガーゼで包む,切断肢は冷生理食塩液で浸したガーゼで包んで氷の上におく(氷で直接冷やしたり,生理食塩液に直接浸したりしてはならない)

方針
- 入院

パール
- 再接着できるかは,年齢,手術技術,損傷の重症度による

創傷処置

■ アプローチ
病歴
- 受傷時間(> 12時間経過 ➡ 洗浄/二次閉鎖 or 遷延一次閉鎖。顔面/重度な軟部組織欠損 ➡ < 24時間に一次閉鎖)。部位(縫合方法の選択/抜糸までの時間)。受傷機転(異物/汚染のリスク)。破傷風の予防接種歴(> 5年なら追加接種)

視診
- 異物,創の外観をよく観察

触診
- 脈拍,筋力,損傷部より遠位の感覚

■ 裂傷
定義
- 皮膚・軟部組織の切創や裂傷

病歴
- 穿通性外傷,鈍的外傷

身体所見
- 皮膚欠損,脈拍/感覚/運動(神経血管損傷)低下の有無

評価
- 異物/骨折が疑われる場合のみ単純X線

治療
- 止血:直接圧迫,必要に応じてアドレナリン添加リドカイン(手指,鼻,耳,陰茎には使用しない),止

血薬（例えば，トロンビン，Surgicel®），近位側に止血帯
- 鎮痛：可能なら局所ブロックを使用（創の変形↓，麻酔薬必要量↓）

よく使用される局所麻酔薬

薬物（商品名）	アドレナリン添加	分類	濃度（%）	最大安全量	作用発現	作用持続時間
リドカイン（キシロカイン®）	なし	アミド	0.5〜2	4.5 mg/kg	約5分	1〜2時間
	あり			7 mg/kg		2〜4時間
ブピバカイン（マーカイン®）	なし	アミド	0.125〜0.25	2 mg/kg	約5分	4〜8時間
	あり			3 mg/kg		8〜16時間
プロカイン（Novocaine®）	なし	エステル	0.5〜1	7 mg/kg	約5分	15〜45分
	あり			9 mg/kg		30〜90分

- 創洗浄：>500 mLの生理食塩液（水道水を超える有益性はない）(Ann Emerg Med 1999;34:356)，8psiの圧力〔30〜60 mLのシリンジに18 Gの静脈留置針かZerowet Splashield®（訳注：キャップつき洗浄瓶）で洗浄〕，傷みやすい組織（眼瞼）は注意
- 創を外科的に奥まで探索・評価する（すべての可動域も動かして）：異物，腱（損傷したときの肢位も含めて評価する），筋膜面
- 修復

縫合の選択

部位	縫合糸のサイズ	抜糸時期（単位：日後）
頭皮	ステープラー or 4-0	7
顔面	5-0, 6-0	4〜5
胸部	3-0, 4-0	7〜10
背部	3-0, 4-0	10〜14
前腕	4-0, 5-0	10〜14
指/手	5-0	7〜10
下肢	4-0, 5-0	10〜12

- 抗菌薬：ルーチンには必要ない（咬傷の一部には必要）

方針
- 帰宅

パール
- 瘢痕・ケロイド：1年以内は増大しうる。曇りの日も日焼け止め使用して日光を避ける。ビタミンE軟膏
- 手の屈筋腱の裂傷：手の外科による緊急の一次修復が必要。副子固定（手首30°屈曲，MP関節70°屈曲，DIP/PIP 10°屈曲）
- 手の伸筋腱の裂傷：ゾーン ⅣとⅥ（訳注：米国手外科学会の用語）は救急外来で一次修復を行い，副子固定。手の外科でフォロー

■異物

定義
- 創内の異物残存（手/足に最多）→以下のリスク↑：遅発性感染/肉芽腫形成/組織を局所圧迫/塞栓/アレルギー反応（反応しやすい異物：木材，有機物，衣服，皮膚の断片）

病歴
- 異物の種類を知る。危険度の高い創：ガラスを踏んづけた/窓ガラスを殴った/ガラス片を浴びるような交通事故/砂利のうえに転落/違法薬物静注部位の疼痛/持続的な創感染/治癒しない傷（傷の41%はガラスが原因）

身体所見
- 見えたり触れたりする異物

評価
- 創を観察（十分に麻酔/止血/器具を使用して創を外科的に奥まで探索・評価する）。単純X線：X線不透過性の異物（ガラス，金属，骨，歯，黒鉛，砂利）。エコー：浅い場所の異物を探すには生理食塩液の100 mLバッグやエコーが通過する物質を皮膚にあてて，その上からエコーを施行する

治療
- すべての異物の除去が必要なわけではない（深い，小さい，刺激性がない，無症状，重要な構造物から離れている）。除去すべきもの（疼痛が強い，機能障害あり，刺激性あり，汚染している，重要な構造物に近い，美容的な問題）：創部の拡大，洗浄，先端の細い鉗子が必要なことも

方針
- 帰宅

■指先の外傷

定義
- 指先〔皮膚・指腹（指先の掌側にある肉塊）・末節骨・爪・爪床〕の切断/裂傷/挫滅

病歴
- 切り傷，挫滅損傷

身体所見
- 切断，爪床の裂傷，爪下血腫

評価
- 指の単純X線（異物，骨折）

治療
- 切断：DIP関節より遠位 ➡ 創処置 / 二次閉鎖（骨を削る必要がある場合も．必ず軟部組織で覆う必要あり）/ 抗菌薬．骨 / 軟部組織のかなりの喪失 ➡ 緊急で手外科にコンサルト
- 爪下血腫：大きい血腫 ➡ 爪を穿孔して血腫除去．小さい血腫 ➡ 何もしない
- 爪床の裂傷：一次修復 ➡ 爪を除去，6-0吸収糸で裂傷を縫合，爪郭に爪を戻す（縫合かテープで固定）＝戻した爪が，爪床の副子・爪郭の保持の役目をする（70～160日で爪が生えてくる）

方針
- 帰宅

虐待

■アプローチ
病歴
- 受診の遅れ，つじつまの合わない外傷の病歴，過去にも複数回の外傷歴，治癒段階の異なる傷

チームによるアプローチ
- ソーシャルワーカー，Child Protective Services（訳注：日本なら児童相談所or福祉事務所），性的虐待について訓練を受けた看護師，患者支援団体

医療記録として記載しておくべき事柄
- 客観的な事実関係・受傷機転・損傷を記録する．解釈は避ける．捜査のための検体採取 / 医療情報提供の同意の取得．児童虐待 / 高齢者虐待の報告義務の記録

■児童虐待
病歴
- 受傷機転やその子の発達段階とはつじつまの合わない外傷．複数の養育者の話の間に矛盾がある

身体所見
- 育児放棄（ネグレクト）：後頭部の平坦化 / 脱毛（長時間の臥位），皮下組織の減少 / 突出した肋骨 / 臀部の弛緩性皮膚（発育不全）
- 児童虐待：新旧混在したあざ / 骨折，外傷が起きにくい部分のあざ（腰背部，臀部，大腿部，ほほ，耳介），幾何学的形状のあざ（ベルト，コード），飛び散ったあとのないor「熱湯に浸けられた」形状の熱湯熱傷，多数の深い接触熱傷，説明のつかない四肢の腫脹（長管骨のらせん状骨折，骨幹端の骨片骨折，＜3歳の大腿骨骨折），背部の肋骨骨折，意識レベル低下（揺さぶられっ子症候群），虐待が疑われる口腔内や顔面の外傷（舌小帯の裂傷，歯の外傷は虐待の50%に存在）
- 小児の性的虐待：陰茎 / 膣からの分泌物（STD），UTI，外傷 / 直腸の外傷（大腿内側のあざ，直腸の裂傷，直腸の筋緊張低下），受診が遅れた場合には身体所見陰性のことも多い

評価
- 全身骨X線スクリーニング（＜5歳），頭部CT（頭蓋内損傷が疑わしいとき），散瞳して眼底検査（網膜剥離 / 出血 ➡ 揺さぶられっ子症候群），血算，凝固，肝機能，薬物中毒スクリーニング，成長の評価，膣 / 直腸 / 口腔ぬぐい検体

治療
- ソーシャルワーカー /Child Protective Services，個々の外傷の治療

方針
- 帰宅方針なら，Child Protective Servicesの指示に従う

パール
- 子どもの2～3%に発生（身体的虐待は低い社会経済状況に関連）
- 精神的障害 / 身体的障害 / 慢性疾患がある小児はリスク↑
- 以前に徹底的に精査されても診断がつかなかった病気には，代理Munchausen症候群も考慮
- 虐待を疑うことが最も重要．虐待の有無の判断は熟練した専門家にゆだねる

■性的暴行
病歴
- 時刻，日付，襲撃者の数 / 風貌，脅迫方法，使用した凶器，暴行の方法，使用薬物，意識消失，暴行後の行動（衣服の着替え，排尿，シャワー，タンポンの使用），直近の自発的な性交渉の時期

身体所見
- 記載しておくべき事項：服装の見た目，ひっかき傷，あざ，裂傷（トルイジン染色で膣の裂創を確認することが可能），分泌物

評価
- 必要があれば画像検査，患者の弁護人を同席，妊娠検査，±STD検査，＜72時間であればレイプキット一式（適宜取捨選択して），膣 / 直腸の分泌物を酸性ホスファターゼ / グリコプロテインp30検査，薬物中毒スクリーニング

- 米国ではSANE（Sexual Assault Nurse Examiner）サービスを使える地域が増えつつあり，SANE検査のために患者移送が必要なことも。まずは患者が医学的に帰宅して問題ないか判断が必要

治療
- 避妊（レボノルゲストレル0.75 mg 12時間ごと×2回），STD予防（淋菌：セフトリアキソン125 mg IM 1回，クラミジア：アジスロマイシン1 g PO 1回，B型肝炎：2回のワクチンの1回目，HIV），制吐薬

方針
- カウンセリングのフォローを設定したうえで帰宅

パール
- 1/5の女性が生涯で性的暴行を受けるが，その7%しか報告されない

■ 親しいパートナーからの暴力（＝DV，ドメスティック・バイオレンス）

病歴
- つじつまの合わない外傷，頻回の救急外来受診，曖昧な医学的主訴，慢性疼痛（腹痛が多い），横柄で支配的なパートナー，妊娠中の受傷

身体所見
- 顔面/頭部/頸部/服で隠されている部分（最も多い）の外傷

評価
- 必要があれば画像検査

治療
- 必要に応じて写真記録。安全に帰宅できるか/差し迫ったリスクがあるか（エスカレートする暴力，褒美，拳銃）を判断。安全策を考える（アルコールなど鎮静作用のあるもの/小さい部屋での口論/拳銃に手が届く状況は避ける。子どもに119番通報できるように教える），ソーシャルワーカーにコンサルト

方針
- 自宅に帰るのが安全でなければシェルターへ

パール
- 妊娠中orパートナーから逃げだそうとするときにリスク↑
- 救急外来ではすべての患者にDVのスクリーニングするべき

■ 高齢者虐待

病歴
- 受診が遅れる，医学的コンプライアンスが不良/予約どおりに受診しない，虐待者と同居のことが多い，認知症，ADLを虐待者に依存している。虐待する介護者の危険因子：精神疾患，薬物乱用，家庭内暴力の既往，金銭的困窮，介護者であることのストレス

身体所見
- 不衛生，栄養不良，褥瘡，「オムツかぶれ」
- 説明のつかない外傷：顔面/頭部/胴体/背部/臀部/拘縮した四肢（拘束）/両上肢の損傷（腕をつかまれた）

評価
- 必要があれば画像診断，血算，Chem-7，CPK（横紋筋融解）

治療
- 必要に応じて写真記録，介護者のストレスを緩和するために支援サービス（訪問看護サービス，宅配給食サービス）を調整，自宅の安全が評価されるように調整

方針
- 自宅に帰るのが安全でなければ入院

パール
- 高齢者の5～10%にも達している可能性あり
- 高齢者自身が施設収容を恐れて報告しないことも。報告は虐待の実数よりも少ない

小児二次救命処置(PALS)

PALSでの薬物使用量

薬物	投与ルート	通常用量	追加用量	最大用量
アデノシン	急速IV+後押し	0.1mg/kg(6mgまで)	0.2mg/kg	(1回あたり)12mgまで
アミオダロン	急速IV/IO	5mg/kg		15mg/kg/日
アトロピン	IV/IO/ET	0.02mg/kg	0.04mg/kg	(1回あたり)0.5mgまで
塩化カルシウム	IV/IO	20mg/kg		
ドブタミン		2~20μg/kg/min		有効用量まで調整
アドレナリン(PEA、徐脈)	IV/IO:0.01mg/kg(1万倍希釈液) ET:0.1mg/kg(1,000倍希釈液)		心肺蘇生の間、3~5分ごとに投与	(1回あたり)0.1mL/kgまで
ブドウ糖	IV/IO	0.5~1g/kg		(25%ブドウ糖液ならば)2~4mL/kg
リドカイン	IV/IO/ET	1mg/kg		
硫酸マグネシウム	IV/IO	25~50μg/kg		(最大用量)2gまで
ナロキソン		<5歳or<20kg:0.1mg/kg >5歳or>20kg:2mg		有効用量まで調整

IV:静注、IO:経骨髄投与、ET:気管内投与

PALSでの除細動

原因	通常エネルギー量	2回目以降のエネルギー量
頻脈	0.5~1J/kg	無効なら2J/kg
心室細動/無脈性心室頻拍	2~4J/kg	無効なら4J/kg(薬物投与後30~60秒以内に)

人工呼吸器

(*NEJM* 2001;344:1986)

■アプローチ
- 侵襲的換気 vs.非侵襲的換気(NPPV)を選択➡侵襲的換気 or NPPVのモードの種類を選択➡設定を調節
- 救急外来では、特にCOPDの急性増悪やCHF/肺水腫で気管挿管を避けるためにNPPVが用いられる

人工呼吸器の適応

人工呼吸器の種類		適応
非侵襲的(NPPV)	CPAP	低酸素血症(CHFの増悪など)
	BiPAP	低換気(COPDなど)
侵襲的		無呼吸、切迫する呼吸不全、気道保護、NPPVの失敗

非侵襲的換気(NPPV)

CPAP	BiPAP
無気肺領域の肺胞を開き、呼吸力学&血行動態を改善	CPAP+圧補助➡直接的に呼吸仕事量を減らす
急性心原性肺水腫➡気管挿管率と死亡率を低下させる	COPD・肺炎➡気管挿管率と死亡率を低下させる
相対的禁忌:誤嚥のリスク、嘔吐、UGIB/鼻出血、興奮・傾眠が原因でNPPVに協調できない状態、血行動態不安定	

侵襲的換気

侵襲的換気のモード	解説	コメント
補助調節換気(assist control:AC)	すべての呼吸は人工呼吸器に補助される	無呼吸の患者(筋弛緩による麻痺など)に最適
同期式間欠的強制換気(SIMV)	補助するRRを設定し、患者の呼吸努力と同期させる。設定回数以上に患者の吸気努力がある場合、すべての呼吸は患者トリガーで始まる	人工呼吸器からの離脱に有用
従量式換気(volume targeted)	強制換気における1回換気量(TV)を設定	標準的な呼吸器設定
従圧式換気(pressure targeted)	強制換気における吸気圧を設定	圧損傷(barotrauma)のリスクがある患者で有用

その他の人工呼吸器設定	
通常の初期設定	補助調節換気 (AC), 1回換気量 (TV) 4〜8mL/kg, RR 12〜14, 吸入酸素濃度 (FiO_2) 100%, 呼気終末陽圧 (PEEP) 5cmH$_2$O. FiO_2を最小必要量まで速やかに減量
他のモード	上記参照
PEEP	呼気中に陽圧を維持→肺胞を開存させた状態を維持→シャント↓&酸素化↑(心臓に対する作用:心拍出量&酸素化に影響). 5cmH$_2$O=「生理的」PEEP 前負荷:低下する(胸腔内圧↑により静脈還流↓となるため) 後負荷:低下する(心臓の経壁圧↓のため)
auto-PEEP	呼気が終わっていないのに次の強制換気が始まる(呼気終末における呼気流量の残存)→呼気時間↓→不完全な呼気→肺が空気を「トラップ」→呼吸力学&血行動態(前負荷↓)が破綻する可能性
吸気流速	吸気の流速↑→吸気時間↓→呼気時間↑(I:E比↓など)→閉塞性肺疾患(気管支喘息, COPD)での換気を改善&auto-PEEPを最小化
吸気プラトー圧 (Pplat)	吸気終末でのプラトー圧. 呼吸系のコンプライアンスを反映 肥満, 肺水腫, ARDSではPplat↑→auto-PEEP, 非同期呼吸
最高気道内圧 (PIP)	PIPは吸気中に測定され, 気道抵抗+肺/胸郭のコンプライアンスに影響される PIP↑&Pplat正常→原因=気道抵抗(気管支攣縮, 分泌物など)

人工呼吸器の設定変更	
酸素化の改善	PEEP↑, FiO_2↑
換気の改善	1回換気量 (TV)↑, RR↑
auto-PEEPを減少	RR↓, 呼気時間↑, 吸気流速↑
高二酸化炭素許容 (permissive hypercapnia)	低いTV (4〜6mL/kg) がALI/ARDSでの圧損傷 (barotrauma) /容量損傷 (volutrauma) を減らす

鎮痛と意識下鎮静

オピオイド				
薬物	通常用量	追加用量	作用発現	作用持続
モルヒネ	0.1mg/kg	通常用量の1/2	5〜10分	3〜4時間
ヒドロモルホン	1〜2mg	通常用量の1/2	3〜5分	2〜4時間
フェンタニル	0.5〜1μg/kg (25〜75μg)	25μg	1〜2分	30分〜1時間

ベンゾジアゼピン				
薬物	通常用量	追加用量	作用発現	作用持続
ジアゼパム	1〜5mg	2.5mg	1〜2分	30分〜2時間
ミダゾラム	0.5〜2mg (1〜5mg)	0.5〜1mg	3〜5分	30〜60分

意識下鎮静の薬物				
薬物	通常用量	追加用量	作用発現	作用持続
ケタミン[*1]	1〜4mg/kg IV or 2〜4mg/kg IM	1mg/kg	速やか	10〜20分
抱水クロラール[*2]	必要に応じて50〜75mg/kg	25〜75mg/kg	20〜30分	2〜6時間
プロポフォール	1〜3mg/kg	0.5〜5mg/kg	<1分	8〜10分
etomidate	0.2〜0.5mg/kg	0.05mg/kg	<1分	5〜8分
亜酸化窒素 (笑気, N_2O)	30〜50%	持続投与	1〜2分	5分

[*1]:唾液分泌↑の作用があるため, glycopyrrolate (0.01mg/kg) or アトロピン (0.01mg/kg) を併用する
[*2]:小児科使用のみ

拮抗薬				
薬物	通常用量	追加用量	作用発現	作用持続
ナロキソン (オピオイドの拮抗)	0.4〜2mg	0.04mg	1〜2分	30分〜1時間
フルマゼニル (ベンゾジアゼピンの拮抗)	1mg	0.2mg	1〜2分	30分〜1.5時間

ICUで使用する薬物

ICUで使用する薬物

薬物	分類	用量
昇圧薬, 強心薬		
フェニレフリン	α_1	10~300μg/min
ノルアドレナリン	$\alpha_1 > \beta_1$	1~40μg/min
バソプレシン	V_1	0.01~0.1 U/min
ドパミン	D β, D α, β, D	0.5~2μg/kg/min (50~200μg/min) 2~10μg/kg/min (200~500μg/min) >10μg/kg/min (500~1,000μg/min)
ドブタミン	$\beta_1 > \beta_2$	2~20μg/kg/min (50~1,000μg/min)
アドレナリン	α_1, α_2, β_1, β_2	2~20μg/min
血管拡張薬		
ニトログリセリン	一酸化窒素	10~1,000μg/min
ニトロプルシド	一酸化窒素	0.1~10μg/kg/min (5~800μg/min)
エナラプリル	ACE阻害薬	5分かけて0.625~2.5mgを投与, その後0.625~5mgを6時間ごとに投与
ヒドララジン	血管拡張薬	5~20mgを20~30分ごとに投与
ラベタロール（訳注：日本に静注製剤はない）	α_1, β_1, β_2遮断薬	2分かけて20mgを投与, その後20~80mgを10分ごとに投与 or 10~120mg/hr
ニカルジピン	Ca拮抗薬	5~15mg/hr
抗不整脈薬		
アミオダロン	Class Ⅲ	10分かけて150mgを投与, その後1mg/minで6時間投与し, その後0.5mg/minで18時間投与する
リドカイン	Class ⅠB (Naチャネル)	1~1.5mg/kg (100mg) を投与, その後1~4mg/minで投与
プロカインアミド	Class ⅠA (Naチャネル)	60分かけて17mg/kg (1g) を投与, その後1~4mg/minで投与
ibutilide	Class Ⅲ (Kチャネル)	10分かけて1mgを投与, その後再度同量を投与してもよい
プロプラノロール	β遮断薬	0.5~1mgを5分ごとに投与, その後1~10mg/hrで持続投与
エスモロール	β_1遮断薬 > β_2遮断薬	1分かけて500μg/kg (20~40mg) を投与, その後25~300μg/kg/min (2~20mg/min) で投与
ベラパミル	Ca拮抗薬	1~2分かけて2.5~5mgを投与, 15~30分以内に必要に応じて5~10mgを追加投与, その後5~20mg/hrで持続投与
ジルチアゼム	Ca拮抗薬	2分かけて0.25mg/kg (20mg) を投与, 必要に応じて0.35mg/kg (25mg) を追加ローディングとして1回投与, その後5~15mg/hrで持続投与
アデノシン	プリン作動性	6mgを急速静注し, 反応がなければ12mgを急速静注して, 必要に応じてもう1回再投与
鎮静薬		
モルヒネ	オピオイド	1mg/hrで持続投与, 上限なし
etomidate	麻酔薬	0.2~0.5mg (100~300mg)
プロポフォール	麻酔薬	1~3mg/kg (50~200mg) を投与, その後0.3~5mg/kg/hr (20~400mg/hr) で持続投与
ジアゼパム	ベンゾジアゼピン	1~5mgを1~2時間ごとに投与, その後必要に応じて6時間ごとに投与
ミダゾラム	ベンゾジアゼピン	必要に応じて0.5~2mgを5分ごとに投与 or 0.5~4mgを投与, その後1~10mg/hrで持続投与
ケタミン	麻酔薬	1~2mg/kg (60~150mg)
ハロペリドール	抗精神病薬	2~5mgを20~30分ごとに投与
筋弛緩薬		
スキサメトニウム	脱分極性	0.6~1.1mg/kg (70~100mg)
pancuronium	ニコチン性ACh受容体に作用	0.08mg/kg (2~4mg) を30~90分ごとに投与
ロクロニウム	ニコチン性ACh受容体に作用	0.6mg/kg (60~100mg)

ベクロニウム	ニコチン性ACh受容体に作用	1〜3分かけて0.08mg/kg（5〜10mg）を投与，その後0.05〜0.1mg/kg/hr（2〜8mg/hr）で持続投与
cisatracurium	ニコチン性ACh受容体に作用	5〜10μg/kg/min
その他		
インスリン		0.1U/kg/hr
グルカゴン		5〜10mgを投与，その後1〜5mg/hrで持続投与
オクトレオチド	ソマトスタチンアナログ	50μgを投与，その後50μg/hrで持続投与
フェニトイン	抗痙攣薬	20〜30分かけて20mg/kg（1〜1.5g）を投与
ホスフェニトイン	抗痙攣薬	10分かけて20mg/kg（1〜1.5g）を投与
フェノバルビタール	バルビツレート	20分かけて20mg/kg（1〜1.5g）を投与
チオペンタール	バルビツレート	2分かけて3〜5mg/kg（200〜400mg）を投与
マンニトール	浸透圧性	30〜60分かけて1.5〜2g/kgを投与，浸透圧が310〜320mOsm/Lを維持するように6〜12時間ごとに追加投与
ナロキソン	オピオイド拮抗薬	0.4〜2mgを2〜3分ごとに投与，計10mgまで
フルマゼニル	ベンゾジアゼピン拮抗薬	30秒かけて0.2mg投与，その後30秒かけて0.3mgを投与し，その後は30秒かけて0.5mgを繰り返し投与してもよい（最大総投与量3mgまで）
フェンタニル	オピオイド	50〜100μgを投与，その後50μg/hr〜で持続投与，上限なし

計算式

■代謝

- **アニオンギャップ**（AG）：$Na^+ - (Cl^- + HCO_3^-)$
- **デルタ比**（Δ/Δ）＝（実測AG−AG正常値）/（HCO_3^-正常値−実測HCO_3^-）
- **体内総水分量**（TBW）＝体重（kg）×0.6（女性or高齢者は0.5，乳児は0.6）
- **補正Na**＝実測Na濃度＋[2.4×（血清Glu値−100）]
- **予測浸透圧**＝（2×Na濃度）＋（血清Glu値/18）＋（BUN/2.8）＋（血中EtOH濃度/4.6）
- **浸透圧ギャップ**＝実測浸透圧−予測浸透圧
- **予測CrCl**＝$\frac{[140-年齢（歳）]×体重（kg）}{[血清Cr（mg/dL）×72]}$ ×（女性の場合0.85）
- 小児に対する維持輸液量（4-2-1ルール）：
  [4mL/kg（はじめの10kg）]＋[2mL/kg（次の10kg）]＋[1mL/kg（残りの体重）]
- 低Na血症：
  初期輸液1LあたりΔ血清Na濃度＝$\frac{(輸液Na濃度-血清Na濃度)}{(TBW+1)}$
- **輸液速度**（mL/hr）＝$\frac{1,000×[TBW×(目標Na濃度-血清Na濃度)]}{[輸液Na濃度（mEq/L）×時間（hr）]}$
- 高Na血症：
  自由水欠乏量＝TBW×[（血清Na濃度/140）−1]
  初期輸液1LあたりΔ血清Na濃度＝$\frac{[(輸液Na濃度+輸液K濃度)-血清Na濃度]}{(TBW+1)}$
  総輸液量（L）＝$\frac{[目標Na濃度（mEq/L）-血清Na濃度（mEq/L）]}{初期輸液1LあたりΔ血清Na濃度（前の式から）}$
- **輸液速度**（mL/hr）＝総輸液量（mL）/24hr

循環系

- **A-aDO$_2$**（肺胞気動脈血酸素分圧較差）＝$P_{AO_2} - P_{aO_2}$ 〔正常値＝4＋（年齢/4）〕
- **1回拍出量**＝心拍出量（CO）/HR
- **平均動脈圧**（MAP）＝$\frac{[SBP+(DBP×2)]}{3}$ （正常値70〜100mmHg）

手技

救急外来での一般的な手技		
(太字の手技は下記に詳述)		
種類	手技	
呼吸	気道管理（17章），人工呼吸器（上述），**胸腔穿刺**，**胸腔チューブ挿入**	
心臓	心臓ペーシング，**心嚢穿刺**，救急外来での開胸術	
血管	**動脈穿刺・動脈カテーテル挿入**，末梢静脈路，**中心静脈カテーテル挿入** & CVPモニター，静脈切開術，骨髄針留置	
麻酔	意識下鎮静，神経ブロック	
皮膚＆軟部組織	創部閉鎖，異物除去，**切開排膿（I&D）**	
消化管	**経鼻胃管（NGT）挿入**，食道静脈瘤に対するバルーンタンポナーデ法，**腹腔穿刺**，直腸肛門に対する手技	
整形外科	骨折／脱臼整復，シーネ固定，関節穿刺，筋コンパートメント圧の測定	
腎尿路生殖器	膀胱カテーテル挿入（経尿道，恥骨上）	
産婦人科	緊急分娩	
神経	**腰椎穿刺（LP）**，Dix-Hallpike法／Epley法	
眼科	眼球洗浄，異物除去，外眼角切開術	
耳鼻咽喉科	扁桃周囲膿瘍ドレナージ，外耳道＆鼻腔異物除去，耳介血腫ドレナージ法	
歯科	歯科麻酔，膿瘍ドレナージ法，顎関節脱臼の整復	

動脈穿刺・動脈カテーテル挿入

■目的
- ABGを得るための穿刺．持続的かつリアルタイムでの血圧モニタリングor動脈血採血を繰り返す必要性がある場合のカテーテル挿入

■必要物品
- 動脈穿刺：局所麻酔薬，3 mLのシリンジ，22G針
- 動脈カテーテル挿入：手台，テープ，動脈留置針（サイズは留置する動脈による），ガイドワイヤー，耐圧チューブ，圧トランスデューサ，縫合糸，持針器，滅菌被覆材

■体位
- 橈骨，大腿，足背動脈のいずれかに留置するのが理想的．上腕＆腋窩動脈も使用可能だが終末動脈（側副血行がない）であり，血栓形成した場合の予後が悪い．橈骨動脈へのカテーテル挿入に先立ってAllenテストを実施して記録しておくこと

■手技
- 穿刺領域を消毒し，滅菌手袋を使用するが，通常はドレープやガウンは必要ない
- 動脈穿刺：術者の利き手でない側の手で，動脈拍動を触知する．触知している動脈の遠位から，皮膚に対して30°の角度で穿刺針を刺入，シリンジや動脈留置針に逆血を認めるまで進める．1〜2 mLの動脈血を採取し，気泡を除去して氷冷のうえ速やかに検査室へ検体を提出する
- 動脈カテーテル挿入：テープ／手台を使用し，わずかに手関節を背屈させた状態で手首を固定する．逆血を認めるまで上述のように針を進め，それからさらに2〜3 mm進める．内筒を抜去＆カテーテル（外筒）を残し，拍動性の出血が確認されるまでゆっくりとカテーテルを引き抜く．カテーテル内（＝動脈内）にガイドワイヤーを挿入し，ガイドワイヤーに沿ってカテーテルを根元まで進める．ガイドワイヤーを抜去し，逆血を確認する．耐圧チューブ・圧トランスデューサに接続し，カテーテルを縫合糸で固定し，滅菌被覆材で覆う

■合併症
- 血腫，動静脈瘻，仮性動脈瘤，出血．稀に，カテーテル感染症，動脈血栓症or狭窄，手／四肢の虚血

中心静脈カテーテル挿入

■目的
- 急速輸液による蘇生，緊急の静脈路確保，特定の薬物の投与（例：昇圧薬，高濃度の電解質輸液），CVPモニター
- 末梢静脈路が確保できない場合にときどき使用されるが，まずは外頸静脈・尺側皮静脈・橈側皮静脈へのカテーテル挿入or骨髄針留置を考慮する

■部位の選択
- それぞれの部位には長所＆短所がある．全体として，どこか特定の部位がどの面（感染リスク・穿刺の合併症など）でも優位というエビデンスはない．CDCは患者ごとに危険性・有効性の評価を行い，可能であれば大腿静脈は避けることを推奨している（"Guidelines for the Prevention of Intravascular Catheter-related Infections", 2011, CDC: www.cdc.gov）

中心静脈カテーテルの種類の選択			
部位	手技	欠点	コメント
内頸静脈	出血は容易にコントロール可 エコー使用で低い合併症発症率	エコーに時間がかかることあり 感染リスクは中等度	エコーガイド下が現在のスタンダード
鎖骨下静脈に対する鎖骨下アプローチ	迅速，感染症発症率を下げたいときに考慮	気胸のリスク↑ 出血のコントロールはしにくい	±エコーガイド
鎖骨下静脈に対する鎖骨上アプローチ	心停止時に有用	気胸のリスク↑ 出血のコントロールはしにくい	±エコーガイド
大腿静脈	迅速，心停止時に有用	感染リスク↑と考えられる	±エコーガイド

■必要物品
- クロルヘキシジン，帽子，マスク，滅菌ドレープ/手袋/ガウン，カテーテルキット（1%リドカイン＋10 ml シリンジ＋25 G 針，カテーテル穿刺針/シリンジ，ガイドワイヤー，外科用メス，ダイレーター，カテーテル，持針器，剪刀，縫合糸，滅菌被覆材）

■体位
- 内頸静脈に対しては仰臥位，Trendelenburg 体位。鎖骨下静脈に対しては座位も可能（CHFなど）
- 内頸静脈：可能ならベッドサイド簡易エコーガイド下が推奨
  - 内頸静脈（圧迫で虚脱）＆頸動脈（拍動があり，圧迫で虚脱しない）の部位を同定。鎖骨＆胸鎖乳突筋の胸骨頭＆胸鎖乳突筋の鎖骨頭で形成される三角形の内部を，滅菌カバー付きエコープローベで検索する
  - 内頸静脈に向かって穿刺針を進める＆頸動脈に向かわない角度で。皮膚に対して穿刺針の角度は30°とし，エコーで穿刺針による静脈壁貫通を観察
  - ガイドワイヤー挿入後，すぐに静脈内にガイドワイヤーが挿入されていることをエコーで確認
- 鎖骨下アプローチ：鎖骨の中点に位置する鎖骨の彎曲部から2 cm 尾側＆2 cm 外側から穿刺し，胸骨上切痕の斜め上方向に向ける＆鎖骨の後面に穿刺針を進める
- 鎖骨上アプローチ：鎖骨を3等分した胸骨寄りの1/3の点から鎖骨の後面を目指して穿刺を行い，対側の乳頭に向かって穿刺針を進める
- 大腿静脈：大腿動脈を触知し，そのちょうど正中側から頭側に向かって皮膚に対して45°の角度で針を進める

■手技
- 観察者＆チェックリストを用いることで，中心静脈路に関連する感染症発症率は低下する（NEJM 2006; 355:2725）
- 滅菌操作。カテーテル穿刺針にシリンジを取り付け，吸引圧をかけながら進める
- いったん静脈内に穿刺針が入ったらシリンジ（＋内筒）を抜去＆非拍動性の逆血を確認
- 穿刺針（or外筒）にガイドワイヤーの先端が曲がっているほうの端を通す＆抵抗なく挿入できることを確認しながら進める＆目安として上大静脈の部位まで進める
- ガイドワイヤーの位置を固定したまま穿刺針（or外筒）を抜去する
- ガイドワイヤーが通過している皮膚に真皮まで1 cm の皮膚切開をおく
- ガイドワイヤーに沿ってダイレーターを数センチメートル進め，それからダイレーターを抜去
- ガイドワイヤーに沿ってカテーテルを進め，目安として上大静脈の部位まで進め，ガイドワイヤーを抜去
- その部位でカテーテルを固定し，滅菌被覆材で覆う。CXRで気胸を除外（大腿静脈以外すべて）

■合併症
- 動脈穿刺：穿刺針/ガイドワイヤーによる穿刺の場合＆圧迫可能部位であれば，圧迫時間を延長。重要な動脈に対してダイレーターを挿入した場合は抜去せず，放射線科（IVR）＆血管外科にコンサルト
- 気胸：気胸をCXRで常に除外。カテーテル挿入中の呼吸困難があれば必ず速やかにCXR撮影
- 血流感染症，空気塞栓，神経損傷（横隔神経，腕神経叢，大腿神経）

切開排膿（I&D）

■目的
- 軟部組織の膿瘍に対する最も確実な治療

■必要物品
- 液体貯留を確認するために手技前のベッドサイド簡易エコーを考慮する。止血鉗子，剪刀，鉗子，外科用メス，パッキング用ガーゼ，1～2%リドカイン（10 mLシリンジ＋25 G 針）

■手技
- 最も波動を触れる部位の皮膚に麻酔を行う。外科用メスで膿瘍腔の全長にわたる1本線の切開をおく
- 止血鉗子を用いて切開創を開く＆膿瘍腔を隅々まで観察し被包化された部位を解放する＆異物の有無を確認し，創部の洗浄を行う
- 創部が閉鎖しないよう十分な量のガーゼを創部に詰める。ただしきつく詰めすぎない

骨髄針留置

■目的
- 一時的な静脈路の早急な確保。成人＆非緊急症例への使用も増えている

■必要物品
- スタイレット付きの骨髄針＆シリンジ，あれば電動骨髄ニードルシステム（EZ-IO®），ガーゼ

■部位
- 脛骨近位の前内側，脛骨粗面から1～3cm遠位
- 第2選択として大腿骨遠位 or 上腕骨近位がある

■手技
- 滅菌操作。骨髄針を，（1）骨に垂直に当て，（2）力を加えつつ回転させて，（3）骨皮質を貫通させる。その後，スタイレットを抜去し，シリンジを装着＆吸引して骨髄針が骨髄内に留置されていることを確認する。ガーゼを当て穿刺部を保護

■合併症
- 感染症，出血，骨折

腰椎穿刺（LP）

■目的
- 以下の診断：髄膜炎（ICP上昇がない場合），SAH，特発性ICP亢進症，他の感染症，炎症性疾患，悪性腫瘍

■必要物品
- 事前に十分な神経学的診察を行う（神経局所所見のある患者では避ける），滅菌操作，20～22Gの腰椎穿刺針 or Whitacre針，腰椎穿刺トレイ〔検体採取スピッツ，1%リドカイン，圧棒（マノメータ）/三方活栓，25G針，10mLシリンジ，滅菌ドレープ〕
- 肥満でランドマーク部位の触知が困難な場合は，エコーを考慮

■体位
- 側臥位でベッドに対して肩/臀部が垂直になるように体位をとる（この体位のほうが望ましく，初圧を測定するうえで必要）or ベッドに端座位
- 患者の頸部，股関節，膝を最大限屈曲させ，胎児のように背中を丸める
- 両側の腸骨稜を結ぶ直線と脊柱が交わる部位にL4棘突起がある。このL4棘突起の上or下の椎間を穿刺点とする

■手技
- 局所麻酔（25G針，1%リドカイン）：間欠的に吸引圧をかけながら局所麻酔の注射針を進め，棘間靭帯もリドカインで局所麻酔
- 患者の臍に向かう方向に穿刺針を刺入。ベベルは患者の左右どちらかに向けておく。「プツッ」という感覚 or 突然抵抗が減少する感覚があるまで穿刺針を進める➡スタイレットを抜去
- 透明な髄液流出を認めたら，圧棒を取り付け＆初圧を測定
- 髄液流出が得られなければ，再度スタイレットを挿入し，穿刺針を皮下組織まで引き抜き，正中線上にあることを確認＆穿刺針の角度をわずかに変化させて再穿刺する
- それぞれの検体採取スピッツに少なくとも1mLの髄液を採取する（詳細な検査が必要な場合はより多く）
- スタイレットを再挿入し，穿刺針を抜去する。滅菌被覆材で穿刺部を覆う
- 検査：細胞数（1本目と4本目のスピッツ），蛋白/Glu（2本目 or 3本目のスピッツ），グラム染色＆培養（2本目 or 3本目のスピッツ）

■合併症
- 頭痛（5～40%），局所の感染症，EDH（稀），脳ヘルニア（ICP亢進がある場合）

経鼻胃管（NGT）挿入

■目的
- 繰り返し嘔吐するリスクがある患者（腸閉塞など）での胃内容物の吸引。外傷や気管挿管後の胃内の減圧

■必要物品
- 16 or 18Gの胃管，潤滑ゼリー，60mLのシリンジ，コップ＋水＋ストロー，タオル，固定テープ，聴診器，局所麻酔ゼリー，鼻粘膜血管収縮薬

■体位
- 座位。顎を引いた体勢

■手技
- 胸部にタオルを置く。胃までの距離を見積もる（耳垂～剣状突起～胃部の長さ）
- チューブに潤滑剤を塗る。外鼻孔に鼻粘膜血管収縮薬をスプレーし，局所麻酔ゼリーを塗布して数分待つ
- 鼻腔底に沿って後方へチューブを進め，中咽頭に到達する。それからチューブが食道に入るまで患者にストローで水を持続的に少しずつ飲んでもらう。食道内に入ったら，速やかにすでに見積もった長さ分だけチューブを進める
- 位置確認：60mLシリンジで空気をNGTに注入＆心窩部で聴診（空気が入る音を確認）＆胃内容物の吸引。懸念があれば立位のCXR

- チューブの固定：テープを鼻に貼り＆チューブにそのテープを巻いて固定（左右両側から行う）。もう1カ所，患者の病衣にもNGTをテープで固定する

■合併症
- 挿入中の嘔吐，気管への挿入。可能性は低いが頭蓋底貫通リスク（顔面骨骨折症例では禁忌。訳注：頭蓋底骨折症例も禁忌），出血，食道穿孔（食道狭窄／アルカリ損傷の既往）

腹腔穿刺

■目的
- 診断的：(1) 新規に出現した腹水の原因診断，(2) 特発性細菌性腹膜炎の診断のために，腹水がある患者の腹水を採取する
- 治療的：緊満した腹水がある患者の症状（mass effectによる低酸素など）を緩和

■必要物品
- ベッドサイド簡易エコー：腹水穿刺に先立って，腹水の存在を確認＆大量に貯留している部位を同定
- 滅菌操作
- 25G針，1%リドカイン。診断的穿刺では20～22G穿刺針＆液体を吸引する大きめのシリンジのみ。治療的穿刺では，腹水穿刺キット（18G穿刺針，カテーテルシース，陰圧の採取ボトルなど）を使用

■体位
- 仰臥位。穿刺部位を同定。通常の穿刺点：上前腸骨棘より4～5cm頭側かつ内側（訳注：McBurney点，逆McBurney点を目安に），腹直筋鞘の外側。可視的な静脈はすべて避けるよう注意

■手技
- 重篤な凝固障害の有無を手技に先立ってチェック
- リアルタイムでのベッドサイド簡易エコーを可能であれば実施
- 1%リドカインによる局所麻酔，25G針を使用
- Z-tract法：大口径の穿刺針を用いる場合，皮膚を2cm尾側に引き，それから皮膚に対して垂直に穿刺針を刺入し，間欠的に吸引しながらゆっくりと穿刺針を進める。腹水が吸引されたら皮膚を離す
- 穿刺針／カテーテルを進めるために0.5cmの小切開が必要なことも
- 腹水が吸引できる部位まで穿刺針を進めたら，カテーテル（外筒）を1～2cm進め＆穿刺針（内筒）を抜去→カテーテルに三方活栓を接続＆滅菌容器に腹水を採取
- 腹水検査：細胞数，アルブミン，培養を提出。総蛋白，Glu，LDH，アミラーゼ，グラム染色も考慮

■合併症
- 低血圧（大量の腹水除去時に高度の体液シフトが起こりうる），腹水漏出，腹壁血腫，局所感染症，腹腔内出血，腸管穿孔

心嚢穿刺

■目的
- 心停止症例（PEAが多い）or ショック症例の心嚢液貯留／心タンポナーデに対する緊急治療。出血性心タンポナーデは開胸術が最適な治療

■必要物品
- 30～60mLシリンジを取り付けた16 or 18G腰椎穿刺針

■体位
- 仰臥位。皮膚に対して30～45°の角度で，剣状突起と左肋骨縁の間を穿刺し，左肩の方向に穿刺針を進める

■手技
- 滅菌操作。利用可能であればベッドサイド簡易エコーガイド下が推奨。心嚢液が得られる部位まで，吸引圧をかけながらゆっくりと穿刺針を進める（血性排液は心室穿刺を示唆）

■合併症
- 「吸引不能」，気胸，心筋損傷，冠血管損傷，心膜内血腫，心室穿孔

胸腔穿刺

■目的
- 診断的穿刺（新規胸水／原因の特定されていない胸水）or 胸水貯留に対する治療的穿刺

■必要物品
- カテーテル付きの20～22G穿刺針or胸腔穿刺キット

■体位
- 座位。皮膚に対して90°の角度で，肩甲骨中線上の肋骨上縁から肋間をねらい穿刺（第8肋間より下には穿刺しない）

■手技
- 滅菌操作。ベッドサイド簡易エコーガイド下が推奨：胸水貯留の高さ＆壁側胸膜から肺までの距離の評価
- 1%リドカイン（25G針）で局所麻酔，吸引圧をかけながら注射針を進め，局所麻酔していく→胸水が吸引される部位まで吸引圧をかけながらさらに進める
- 局所麻酔の針を抜去し，穿刺部位に0.5cmの小切開をおき，カテーテル付きの20～22G穿刺針を刺入→吸入圧をかけながら進める

- 胸水が吸引されたら，カテーテル（外筒）を進め穿刺針（内筒）を抜去
- カテーテルを三方活栓に接続＆滅菌容器に胸水を採取
- 胸水採取目標：診断的（50～100mL），治療的（呼吸困難感の改善目的，1,000 mLまで）
- 胸水検体：LDH，蛋白，Glu，細胞数，アミラーゼ，細胞診，グラム染色，培養を提出
- 手技終了後にCXR

■合併症
- 気胸，出血（Plt＜5万 or PT/aPTTが正常値の＞1.5倍の場合は注意），咳嗽，感染症，血胸，横隔膜穿孔

胸腔チューブ（胸腔ドレーン）挿入

■目的
- 心肺機能を脅かすような胸腔内の空気（気胸），血液（血胸），液体（胸水，膿胸）のドレナージ

■必要物品
- 10番の外科用メス，Kelly鉗子，0号 or 1号の縫合糸，胸腔チューブ（最小28Fで，血胸に対してはより太いものを）

■体位
- 仰臥位．肩を外転（上肢を頭部上方へ上げる），大胸筋の外側，中腋窩線上の第4～5肋間（乳頭のレベル）から挿入

■手技
- 滅菌操作
- 25 or 27G 注射針を用いて，10万倍希釈アドレナリン入りの1％リドカインによる小さな膨隆部をつくる。吸引圧をかけながら局所麻酔の針を進める。筋，骨膜，壁側胸膜に広く局所麻酔薬を浸潤させる。肋骨上縁に針を進める。±肋間神経ブロック
- 肋骨に平行に＆肋骨を覆う皮膚や脂肪組織に対して3～4cmの切開をおく
- 肋骨直上に至るまでKelly鉗子を用いて鈍的剥離を進める（±1つ上の肋間までの剥離をしてもよい）
- 先を閉じたKelly鉗子を強く押し込み，壁側胸膜を突き破る
- 液体or空気の流出を見る/聴く。Kelly鉗子を胸膜に穴を開けた部位に保ち，Kelly鉗子を開いて胸腔をさらに広げる
- 胸壁に指を入れ（Kelly鉗子は残したまま），胸腔に達していることを確認（肺を触って確認し，腹腔内臓器がないことを確かめる）
- 指をそこに残したまま，Kelly鉗子を抜去して，胸腔チューブを優しく捻りながら指に沿って挿入する
- 典型的には頭側＆背側にチューブを進める（気胸のみであることが確かな場合は，腹側に胸腔チューブを進めても可）
- 胸腔チューブの折れ曲がりがあれば，解除するためにチューブを360°回転させる＆チューブのすべての側孔が胸腔内に入っていることを確認
- 水封or吸引に接続する。胸腔チューブを絶対にクランプしない
- 位置を確認：呼吸によるチューブの曇り，咳嗽による水封部の気泡，CXR
- 縫合固定し，ワセリンガーゼを刺入部に載せ，乾いたガーゼで覆い＆テープで固定

■合併症
- 感染症，肋間動静脈/神経損傷，肺損傷，腹腔内への迷入，実質臓器へのチューブ挿入，皮下への迷入，空気漏れ

略語一覧

- △ : 変化 / 変動
- ↑ : 上昇 / 増加
- ↓ : 低下 / 減少
- ∴ : ゆえに / したがって

AAA	腹部大動脈瘤
A-aDO₂	肺胞気動脈血酸素分圧較差
ABC	気道，呼吸 / 換気，循環
ABG	動脈血ガス
ABI	足関節上腕血圧比
AC	補助調節（換気）
ACE	アンジオテンシン変換酵素
ACS	急性冠症候群
ACTH	副腎皮質刺激ホルモン
ADH	抗利尿ホルモン
ADHD	注意欠陥多動性障害
ADHF	急性非代償性心不全
AF	心房細動
AFL	心房粗動
AG	アニオンギャップ
AI	大動脈弁閉鎖不全
AICD	植込み型除細動器
AIDS	後天性免疫不全症候群
AIVR	促進心室固有調律
AKA	アルコール性ケトアシドーシス
AKD	急性腎疾患
AKI	急性腎障害
ALI	急性肺障害
ALS	筋萎縮性側索硬化症
ALT	アラニンアミノトランスフェラーゼ
ALTE	乳幼児突発性危急事態
AMI	急性心筋梗塞
AMS	急性高山病
ANC	好中球絶対数
APAP	アセトアミノフェン
aPTT	活性化部分トロンボプラスチン時間
ARB	アンジオテンシンⅡ受容体拮抗薬
ARDS	急性呼吸促迫症候群
ARF	急性腎不全
ARR	絶対リスク減少率
ARVD	不整脈原性右室異形成
AS	大動脈弁狭窄
ASA	サリチル酸
ASD	心房中隔欠損
AST	アスパラギン酸アミノトランスフェラーゼ
AT	心房頻拍
ATLS	Advanced Trauma Life Support
ATN	急性尿細管壊死
AVA	大動脈弁口面積
AVM	動静脈奇形
AVNRT	房室結節リエントリー性頻拍
AVR	大動脈弁置換術
AVRT	房室回帰性頻拍
BBB	脚ブロック
BiPAP	二相性気道陽圧換気
BNP	脳ナトリウム利尿ペプチド
BPD	気管支肺異形成症
BPH	（良性）前立腺肥大症
BPPV	良性発作性頭位変換性めまい
BSA	体表面積
BUN	血液尿素窒素
BVM	バッグバルブマスク
CA-ASB	カテーテル関連無症候性細菌尿
CABG	冠動脈バイパス術
CAD	冠動脈疾患
CA-UTI	カテーテル関連尿路感染症
CCU	冠疾患集中治療室
CD	Crohn病 接触皮膚炎
Chem-7	BUN，Cr，Na，K，Cl，HCO₃⁻ or PvCO₂，Glu
CHF	うっ血性心不全
CI	信頼区間
CKD	慢性腎疾患
CMV	サイトメガロウイルス
CNS	中枢神経系
CO	一酸化炭素 心拍出量
CO₂	二酸化炭素
COHb	一酸化炭素ヘモグロビン
COPD	慢性閉塞性肺疾患
CPAP	持続気道陽圧
CPK	クレアチンホスホキナーゼ
CPP	脳灌流圧
Cr	クレアチニン
CrCl	クレアチニン・クリアランス
CRP	C反応性タンパク
CRT	毛細血管再充満速度
CSF	脳脊髄液
CSH	頸動脈洞過敏
CT	コンピュータ断層撮影
CTA	コンピュータ断層アンギオ
CTPA	肺動脈造影CT
CVA	脳血管障害 肋骨脊柱角
CVP	中心静脈圧
CXR	胸部X線写真
D&C	子宮内容除去術
DAI	びまん性軸索損傷
DBP	拡張期血圧
DCCV	電気的除細動
DIC	播種性血管内凝固
DIP	遠位指節間
DKA	糖尿病性ケトアシドーシス
DM	糖尿病
DPL	診断的腹膜洗浄
DTaP	ジフテリア，破傷風，百日咳
DTR	深部腱反射
DV	ドメスティック・バイオレンス
DVT	深部静脈血栓症
EBV	Epstein-Barrウイルス
EDH	硬膜外血腫
EGD	声門上デバイス
EIA	酵素免疫測定
EM	多形紅斑
EOM	外眼筋運動
ERCP	内視鏡的逆行性胆道膵管造影
ESR	赤血球沈降速度
ETEC	腸管毒素原性大腸菌
ETCO₂	呼気終末二酸化炭素濃度
EtOH	エタノール
ETT	気管チューブ
FAST	外傷初期診療で行う迅速簡易エコー検査
FE_Na	ナトリウム排泄分画
FEV₁	1秒量
FFP	新鮮凍結血漿
FHH	家族性低カルシウム尿性高カルシウム血症

F$_{IO2}$	吸入酸素濃度	LVAD	左心補助装置
FN	発熱性好中球減少症	LVH	左室肥大
G6PD	グルコース-6-リン酸デヒドロゲナーゼ	MAHA	微小血管性溶血性貧血
		MAP	平均動脈圧
GABA	γ-アミノ酪酸	MAT	多源性心房頻拍
GBS	Guillain-Barré 症候群	MCP	中手指節 (関節)
GCS	Glasgow Coma Scale	MCV	平均赤血球容積
GERD	胃食道逆流症	MDI	定量噴霧式吸入器
GHB	γ-ヒドロキシ酪酸	MDMA	メチレンジオキシメタンフェタミン
GIB	消化管出血	MEN	多発性内分泌腫瘍
Glu	グルコース	MF	菌状息肉症
GVHD	移植片対宿主病	MG	重症筋無力症
		MH	悪性高熱症
HACE	高地脳浮腫	MI	心筋梗塞
HAPE	高地肺水腫	min	分
HAV	A 型肝炎ウイルス	MR	僧帽弁逆流
Hb	ヘモグロビン	MRA	磁気共鳴血管撮影
HBV	B 型肝炎ウイルス	MRI	磁気共鳴画像
HCAP	医療関連肺炎	MRSA	メチシリン耐性黄色ブドウ球菌
hCG	ヒト絨毛性ゴナドトロピン (妊娠反応)	MRV	磁気共鳴静脈造影
		MS	僧帽弁狭窄
HCO$_3^-$	重炭酸 (炭酸水素) イオン		多発性硬化症
Hct	ヘマトクリット	msec	ミリ秒
HDCV	抗狂犬病ワクチン	MVP	僧帽弁逸脱
HHS	高浸透圧性高血糖状態		
HHV	ヒトヘルペスウイルス	NaHCO$_3$	重炭酸 (炭酸水素) ナトリウム
HIB	B 型インフルエンザ菌	NEC	壊死性腸炎
HIDA	ヒドロキシ (ヒドロキシエチル) イミノ二酢酸	NGT	経鼻胃管
		NIF	陰性吸気流速
HIT	ハパリン起因性血小板減少症	NMS	神経遮断薬による悪性症候群
HIV	ヒト免疫不全ウイルス	NPJT	非発作性接合部頻拍
HOCM	閉塞性肥大型心筋症	NPO	絶飲食
hr	時間	NPPV	非侵襲的陽圧換気
HR	心拍数	NPV	陰性的中率
HRIG	抗狂犬病免疫グロブリン	NSAID	非ステロイド性抗炎症薬
HSV	単純ヘルペスウイルス	NSTEMI	非 ST 上昇型心筋梗塞
HUS	溶血性尿毒症症候群	NSVT	非持続性心室頻拍
I&D	切開排膿	O$_2$	酸素
IABP	大動脈内バルーン・パンピング	OA	変形性関節症
IBD	炎症性腸疾患	OCP	経口避妊薬
IBS	過敏性腸症候群		
ICH	頭蓋内出血	Paco$_2$	動脈血二酸化炭素分圧
ICP	頭蓋内圧	PALS	小児二次救命処置
ICU	集中治療室	Pao$_2$	肺胞酸素分圧
IFA	免疫蛍光抗体法	Pao$_2$	動脈酸素分圧
IHSS	特発性肥大型大動脈弁下狭窄症	PCI	経皮的冠動脈インターベンション
ILD	間質性肺疾患	Pco$_2$	二酸化炭素分圧
IM	筋注	PCP	ニューモシスチス肺炎
INR	PT の国際標準化比	PCR	ポリメラーゼ連鎖反応
IO	経骨髄 (投与)	PDA	動脈管開存
ITP	免疫性血小板減少性紫斑病 (特発性血小板減少性紫斑病)	PDE	ホスホジエステラーゼ
		PE	肺塞栓症
IUD	子宮内避妊器具	PEA	無脈性電気活動
IV	静脈内 (投与)	PEEP	呼気終末陽圧
IVC	下大静脈	PEFR	最大呼気速度
IVDU	静注薬物使用/乱用	PGE$_1$	プロスタグランジン E$_1$
IVIG	免疫グロブリン静注	PID	骨盤内炎症性疾患
IVR	インターベンショナルラジオロジー	PIP	近位指節間
			最高気道内圧
JVD	頸静脈怒張	PKD	多発性嚢胞腎
JVP	頸静脈圧	Plt	血小板
		PM	ペースメーカ
LAFB	左脚前枝ブロック	PO	経口 (投与)
LBBB	左脚ブロック	PPD	ツベルクリン反応
LDH	乳酸デヒドロゲナーゼ	Pplat	吸気プラトー圧
LGIB	下部消化管出血	PPV	陽圧換気
LLQ	左下腹部		陽性的中率
LP	腰椎穿刺	PQRST	痛みの PQRST (軽減要因, 性状, 放散, 強さ, タイミング)
LPFB	左脚後枝ブロック		
LR	尤度比	PRBC	赤血球濃厚液
LSD	リセルグ酸ジエチルアミド	PSC	原発性硬化性胆管炎
LUQ	左上腹部	PT	プロトロンビン時間

PTH	副甲状腺ホルモン	STD	性感染症
PTLD	移植後リンパ増殖性疾患	STEMI	ST上昇型心筋梗塞
PUD	消化性潰瘍	SU	スルホニルウレア
Pv_{CO_2}	静脈血二酸化炭素分圧	$S\bar{v}O_2$	混合静脈血酸素飽和度
PVD	末梢血管疾患	SVT	上室性頻拍
RBC	赤血球	T_3	トリヨードチロニン
RBBB	右脚ブロック	T_4	チロキシン
RLQ	右下腹部	TAA	胸部大動脈瘤
ROS	システムレビュー	TBSA	全体表面積（BSAに同じ）
RR	呼吸数	TCA	三環系抗うつ薬
RSI	迅速導入気管挿管	TEE	経食道心エコー
RSV	RSウイルス	TEN	中毒性表皮壊死剥離症
RTA	尿細管性アシドーシス	TIA	一過性脳虚血発作
RUQ	右上腹部	TOA	卵管卵巣膿瘍
RVH	右室肥大	TRALI	輸血関連急性肺障害
		TSH	甲状腺刺激ホルモン
SAH	くも膜下出血	TSS	トキシックショック症候群
SaO_2	動脈血酸素飽和度	TTE	経胸壁心エコー
SBP	収縮期血圧	TTP	血栓性血小板減少性紫斑病
	特発性細菌性腹膜炎	TWI	T波陰転
SC	皮下注射		
SCID	重症複合型免疫不全	U	単位
Scv_{O_2}	中心静脈血酸素飽和度	UA	不安定狭心症
SDH	硬膜下血腫	UAG	尿アニオンギャップ
sec	秒	UFH	未分画ヘパリン
SIADH	抗利尿ホルモン不適切分泌症候群	UGIB	上部消化管出血
SIDS	乳児突然死症候群	UTI	尿路感染症
SIMV	同期式間欠的強制換気		
SIRS	全身性炎症反応症候群	VBG	静脈血ガス
SJS	Stevens-Johnson症候群	VCUG	排尿時膀胱尿道造影
SL	舌下投与	VF	心室細動
SLE	全身性エリテマトーデス	$\dot{V}/\dot{Q}$	換気血流（比）
SLR	下肢伸展挙上試験	VSD	心室中隔欠損
SMA	上腸間膜動脈	VT	心室頻拍
SpO_2	経皮的動脈血酸素飽和度/パルスオキシメータ	vWD	von Willebrand病
		vWF	von Willebrand因子
SS	セロトニン症候群	VZV	水痘帯状疱疹ウイルス
SSRI	選択的セロトニン再取り込み阻害薬		
SSSS	ブドウ球菌性熱傷様皮膚症候群	WBC	白血球
SRI	セロトニン再取り込み阻害薬	WCT	QRS幅の広い頻脈
ST	洞性頻脈	WPW	Wolff-Parkinson-White症候群

索引

数詞・ギリシア語

1回拍出量　A-4
1度房室ブロック　1-40
2枝ブロック　1-3
2度房室ブロック　1-40
3枝ブロック　1-3
3度房室ブロック　1-40
4-2-1ルール　A-4
12誘導心電図　1-6

β遮断薬中毒　16-12
γ-ヒドロキシ酪酸（GHB），薬物乱用　16-8

英文

A型肝炎　3-14
A群溶血性レンサ球菌性咽頭炎　13-3
ABCD^{2}スコア　5-12
ABO型 & Rh型不適合，新生児黄疸　14-7
acidemia　9-1
Addison病　9-14
Aedes aegypti　4-17, 4-18
AEIOU（緊急透析と腎代替療法の適応）　6-11
AIDS　4-10
　合併症　4-11
alkalemia　9-1
Amblyomma americanum　4-16
Anopheles　4-17
anterior cord syndrome　18-13
arc injury　10-11
auto-PEEP　A-2
AVシャント閉塞・血栓症　6-14

B型肝炎　3-14
Babesia　4-16
Bacillus anthracis　4-19
Battle徴候　18-2
Beckの三徴　1-28
Bell麻痺　5-3
Bernheim効果　1-27
BiPAP　A-1
blue bloater　2-5
Boerhaave症候群　3-9
Borrelia burgdorferi　4-15
Boston失神基準　1-30
box jellyfish　10-5
break-bone fever　4-18
breast milk jaundice　14-7
breast-feeding jaundice　14-6
Broselowテープ　14-1
brown recluse spider　10-4
Brown-Séquard症候群　18-14
Brudzinski徴候　5-6
Brugada基準，QRS幅の広い頻脈　1-47
Brugada症候群　1-48
　心電図所見　1-29
Budd-Chiari症候群　3-15
bulla　8-1

C型肝炎　3-14
Canadian Cervical Spine Rule　18-11
Canadian Head CT Imaging Rule　18-3

Candida albicans　8-9
central cord syndrome　18-14
Centruroides exilicauda　10-3
CHADS$_2$スコア，心房細動　1-46
Chance骨折　18-13
clay shoveler's fracture　18-12
Clostridium botulinum　10-18
Clostridium tetani　4-13
COオキシメータ　10-8
coiled spring sign　18-20
copperhead　10-3
Cornellの電位基準　1-3
CPAP　A-1
Crohn　3-7
crust　8-1
CT/MRI冠動脈造影　1-14
Cullen徴候　3-5
CURB-65 Score　2-2
Cushing反射　5-7, 5-13
cyst　8-1

D型肝炎　3-14
Dダイマー
　深部静脈血栓症　1-18
　肺塞栓症　1-17
de Quervain腱鞘炎　12-6
DeBakey分類，大動脈解離　1-23
DIMPLES，発疹の病歴　8-1
diving reflex　10-17
Dressler症候群，心筋梗塞　1-16
drowning　10-17
dry drowning　10-17
dry socket　13-9
Duke診断基準，修正　4-1
Dukeトレッドミルスコア　1-14

E型肝炎　3-14
erosion　8-1
erythema　8-1
erythroderma　8-1
eschar　8-1

facial droop　5-3
facilitated PCI　1-10
fallen lung sign　18-18
Fallot四徴症　14-18
Fitz-Hugh-Curtis症候群　3-4
Fournier壊疽　4-8

Genovaスコア，肺塞栓症　1-16
Glasgow Coma Scale（GCS）　18-1
Glasgow-Blatchfordスコア　3-8
Grey-Turner徴候　18-21
Guillain-Barré症候群（GBS）　5-15

handlebar injury　18-19
Hangman骨折　18-11
HAS-BLEDスコア，心房細動　1-46
heat cramp　10-14
heat edema　10-14
heat exhaustion　10-15
heat rash　10-14

heat stroke 10-15
heat syncope 10-14
Henoch-Schönlein紫斑病 14-26
HHV（ヒトヘルペスウイルス） 8-4
Hirschsprung病 14-3
HIV（ヒト免疫不全ウイルス） 4-10
　合併症 4-11
　職業曝露 10-5
hot potato voice 13-4
HR (rate)の決め方，心電図 1-1
HSV（単純ヘルペスウイルス） 8-4
Hunt-Hess分類，くも膜下出血 18-4

ICUで使用する薬物 A-3
IgA血管炎→Henoch-Schönlein紫斑病
irregularly irregular pulse 1-42
Ixodes scapularis 4-15

Janeway病変 4-1
Jefferson骨折 18-11

Kanavel徴候 12-6
Kaposi肉腫 8-13
keraunoparalysis 10-17
Kernig徴候 5-6
Koplik斑 8-2

Lambert-Eaton筋無力症候群 5-15
late PCI 1-10
lateral cord syndrome 18-14
Le Fort分類 18-7
Legg-Calvé-Perthes病 14-9
Lemierre症候群 13-4
Lhermitte徴候 5-16
lichenification 8-1
lightning injury 10-17
LMNOP療法，うっ血性心不全 1-22
Lou Gehrig病 5-16
Loxosceles reclusa 10-4
LRINECスコア 4-7
Ludwigアンギーナ 4-9

macule 8-1
Mallory-Weiss裂傷 3-9
massasauga 10-3
McBurney点 3-3
MD, CHEcK R-S-T-U-V, 手掌や足底の発疹の原因 8-2
Meares and Stamey法 5-6
Meckel憩室 14-3
Ménière病，めまい 5-3
Micrurus fulvius 10-3
Mobitz I 型，房室ブロック 1-40
Mobitz II 型，房室ブロック 1-40
MONAB療法
　STEMI 1-8
　UA/NSTEMI 1-10

NEXUS Low-Risk Criteria 18-11
NIH Stroke Scale（NIHSS） 5-11
nodule 8-1

obturator（閉鎖孔）徴候 3-3
OESILスコア，失神 1-30
Osgood-Schlatter病 14-10

Osler結節 4-1

P波 1-1
papule 8-1
patch 8-1
PCI後合併症 1-14
PEEP A-2
PERC基準，肺塞栓症 1-16
permissive hypercapnia A-2
Perthes病 14-9
petechia 8-1
pink puffer 2-5
plaque 8-1
Plasmodium 4-17
Pneumonia Severity Index（PSI） 2-2
PORT Score 2-2
primary PCI 1-8
Prinzmetal型狭心症 1-12
PR間隔 1-1, 1-2
purpura 8-1
pustule 8-1

Q波 1-2
QRS群 1-2
QRS幅 1-2
QRS幅の広い頻脈（WCT） 1-41
QT延長症候群，心電図所見 1-29
QT間隔 1-2
QTc間隔 1-2

R波 1-2
raccoon eyes 18-2
Ramsay Hunt症候群 8-5
Ranson基準 3-2
rattlesnake 10-3
rescue PCI 1-10
Rickettsia rickettsii 4-15
RIFLE基準，急性腎不全 6-9
Roth斑 4-1
Rovsing徴候 3-3
RUSHプロトコル，ショックのエコー所見 1-35

San Francisco失神ルール 1-30
Sarcoptes scabiei 4-14
scale 8-1
scarlatina 8-7
sclerosis 8-1
Sézary症候群 8-13
sniffing position 14-21
Sokolow-Lyonの基準 1-3
spinal shock 18-14
Stanford分類，大動脈解離 1-23
Stephens-Johnson症候群（SJS） 8-15
strep throat 13-3
struvite結石 6-7
ST上昇型心筋梗塞（STEMI） 1-7
ST上昇の原因 1-4
ST部分 1-2
sucking chest wound 18-16
swimmer's ear 13-1

T波 1-2
tear drop骨折 18-12
telangiectasia 8-1
Tile分類，骨盤骨折 18-25

TIMIリスクスコア 1-10
toxidrome 16-1
Toxoplasma gondii 4-14
tripod position 14-21

U波 1-2
Uhthoff現象 5-16
ulcer 8-1

variola 4-20
vertigo 5-2
vesicle 8-1
von Willebrand病（vWD） 11-6
VZV（水痘帯状疱疹ウイルス） 8-5

water moccasin 10-3
Wells基準
　深部静脈血栓症 1-18
　肺塞栓症 1-16
Wenckeback型，房室ブロック 1-40
Westleyスコア，クループ 13-3
wet drowning 10-17
wheal 8-1
whooping cough 13-4
WPW症候群，心電図所見 1-29

Yersinia pestis 4-19

和文
あ
アキレス腱炎 12-5
悪性（壊死性）外耳炎 13-1
悪性高熱症（MH） 10-15
悪性症候群，神経遮断薬による—— 10-16
アシドーシス 9-1
アスピリン中毒 16-10
アセトアミノフェン（APAP）中毒 16-10
あせも 10-14
圧挫症候群 18-29
アトピー性皮膚炎 8-10
アナフィラキシー 11-1
アナフィラキシー様反応 11-1
アニオンギャップ（AG） 9-1, A-4
　——開大性アシドーシス 9-1
アメリカマムシ 10-3
アリ刺傷 10-4
アルカリ血症 9-1
アルカリ性物質の摂取 16-14
アルカローシス 9-2
アルコール中毒 16-5
アルコール離脱 16-7
アルボウイルス 4-18
アレルギー性発疹 8-9
アレルギー反応 11-1

い
胃炎，出血 3-8
異汗性湿疹 8-12
息切れ 2-3
息止め発作，小児 14-4
育児放棄 18-31
縊頸 18-10
異型狭心症 1-12
意識下鎮静 A-2

意識障害 5-1
　器質的原因 5-1
異常出血 3-8
移植患者へのアプローチ 11-9
移植後リンパ増殖性疾患（PTLD） 11-9
胃食道逆流症（GERD），小児 14-13
移植片対宿主病（GVHD） 11-9
　皮膚 8-14
イソプロピルアルコール 16-7
胃損傷 18-20
胃腸炎 3-8
　小児 14-14
一過性股関節滑膜炎 14-9
一過性脳虚血発作（TIA） 5-12
一酸化炭素（CO）中毒 10-8, 16-15
イヌ咬傷 10-2
異物
　上気道閉塞 2-5
　創傷処置 18-30
医療従事者の職業曝露 10-5
いんきん 8-8
陰茎神経ブロック 6-13
陰茎折症 18-23
陰茎切断/陰茎裂傷 18-24
咽頭痛 13-2
陰部白癬 8-8
陰部ヘルペス→性器ヘルペス

う
ウイルス感染 4-9
　HIV/AIDS 4-10
　伝染性単核球症 4-10
ウイルス性肝炎 3-14
ウイルス性発疹 8-2
　小児 14-25
植込み型除細動器（AICD），機能不全 1-48
ウエストナイル熱→西ナイル熱
右脚ブロック（RBBB） 1-3
齲歯 13-9
右室肥大 1-3
うっ血性心不全（CHF） 1-21
右房拡大 1-3
運動負荷試験，冠動脈疾患 1-13

え
壊死性筋膜炎 4-7
エタノール（EtOH），中毒 16-6
エチレングリコール，中毒 16-6
エールリキア症 4-16
嚥下困難 3-10
炎症性腸疾患（IBD） 3-7
炎症性発疹 8-9

お
横隔膜損傷 18-21
黄疸 3-14
　小児 14-6
横断性脊髄炎 5-16
嘔吐 3-7
　鑑別 3-7
　小児 14-13
黄熱病 4-17
横紋筋融解 18-29
大きな斑 8-1
悪心・嘔吐 3-7

鑑別 3-7
小児 14-13
オピオイド
　鎮痛 A-2
　　薬物乱用 16-8
オンコロジック・エマージェンシー 11-2

か

外耳炎 13-1
外痔核 3-10
外傷性大動脈破裂 18-15
疥癬 4-14
回旋筋腱板損傷 12-5
咳嗽 2-1
外側上顆炎 12-5
回転性めまい 5-2
　中枢性―― 5-2
　末梢性―― 5-3
潰瘍 8-1
外用ステロイド製剤，効力分類 8-12
潰瘍性大腸炎 3-7
下顎骨骨折 18-6
化学熱傷，眼外傷 18-7
顎顔面外傷 18-5
学生肘 12-7
拡張型心筋症 1-22
角膜炎 13-6
角膜潰瘍 13-6
角膜上皮欠損 13-7
角膜腐食 13-6
下肢コンパートメント 12-2
下肢痛 12-1
下肢浮腫 12-1
滑液包炎 12-7
喀血 2-6
カテーテル関連尿路感染症（CA-UTI）6-4
カテーテル関連無症候性細菌尿（CA-ASB）6-4
化膿性股関節炎，小児 14-8
化膿性指屈筋腱鞘炎 12-6
蚊媒介感染 4-16
痂皮 8-1
過敏性腸症候群（IBS）3-13
下腹部痛 3-3
下部消化管出血（LGIB）3-10
貨幣状湿疹 8-11
下壁心筋梗塞 1-15
カーペット敷き職人の膝 12-7
鎌状赤血球症 11-3
ガラガラヘビ 10-3
カルシウム（Ca）拮抗薬中毒 16-12
川崎病 14-25
肝炎，ウイルス性―― 3-14
眼外傷 18-7
眼窩隔膜前蜂窩織炎 4-8
眼窩骨折 18-7
眼窩周囲蜂窩織炎 4-8
眼窩蜂窩織炎 4-9, 13-6
眼球破裂 13-6, 18-7
眼瞼炎 13-7
肝硬変 3-14
寛骨臼骨折 18-25
間擦疹 8-9
カンジダ症，皮膚 8-9
眼充血 13-5
汗疹 10-14

乾性溺水 10-17
関節痛 12-5
乾癬 8-9
感染性関節炎 12-7
　淋菌性―― 12-8
感染性下痢症 3-12
乾癬性紅皮症 8-9
眼痛 13-5
嵌頓ヘルニア 3-3, 14-2
嵌頓包茎 6-12
還納性ヘルニア 3-3
眼部帯状疱疹 8-5
汗疱 8-12
顔面外傷 18-5
顔面下垂 5-3
肝裂傷 18-18

き

気管気管支裂傷 18-18
気管支炎，急性―― 2-2
気管支喘息 2-4
　小児 14-19
　治療アルゴリズム 2-4
気管支肺異形成症（BPD）14-20
気胸 18-15
希死念慮 15-1
寄生虫感染 4-14
　疥癬 4-14
　トキソプラズマ症 4-14
偽性脳腫瘍 5-7
偽痛風 12-6
ぎっくり腰 12-3
拮抗薬，オピオイド・ベンゾジアゼピン A-2
気道管理 17-1
奇脈試験 1-27
虐待 18-31
　高齢者―― 18-32
　児童―― 18-31
吸気プラトー圧（Pplat）A-2
吸気流速 A-2
球後出血（眼球後方の出血）13-6, 18-8
丘疹 8-1
急性壊死性潰瘍性歯肉炎 13-9
急性冠症候群（ACS）1-4
急性肝不全 3-15
急性気管支炎 2-2
急性喉頭蓋炎 13-4
急性呼吸促迫症候群（ARDS）2-5
急性細菌性前立腺炎 6-5
急性四肢動脈閉塞症 12-1
急性心筋梗塞（AHI）1-6
急性腎障害 6-10
急性心不全，原因 1-21
急性腎不全（ARF）6-9
急性単純性腎盂腎炎 6-1, 6-2
急性単純性尿路感染症 6-1, 6-2
急性肺水腫 1-21
急性発熱性溶血反応 11-9
急性非代償性心不全（ADHF）1-21
急性副鼻腔炎 5-8, 13-4
急性閉塞隅角緑内障 13-5
急性膀胱炎 6-2
急性腰仙部捻挫 12-3
急性緑内障発作 13-5
胸腔穿刺，手技 A-8

胸腔チューブ（胸腔ドレーン）挿入，手技　A-9
狂犬病　4-11
　──脳炎　4-12
　　曝露後予防　4-12
狂犬病ワクチン　4-12
凝固障害　11-4
　鑑別　11-6
頰骨骨折　18-6
狭窄性指屈筋腱鞘炎　12-6
狭心症
　Prinzmetal型──　1-12
　異型──　1-12
　グレード分類　1-5
　コカイン誘発──　1-12
　不安定──　1-10
強心薬　A-3
強直-間代発作，痙攣　5-9
胸椎外傷　18-12
胸痛　2-6
　鑑別　1-4
胸部外傷　18-15
胸部大動脈瘤（TAA）　1-25
局所麻酔薬　18-30
局面　8-1
巨細胞動脈炎　5-8, 13-8
拒絶反応　11-9
起立性低血圧　1-32
　薬物性　1-32
筋萎縮性側索硬化症（ALS）　5-16
緊急開胸，心肺停止　18-15
緊急甲状腺疾患　9-11
緊急分娩　7-3
筋区画症候群→コンパートメント症候群
筋弛緩薬　A-3
菌状息肉症（MF）　8-13
緊張性頭痛　5-4
筋膜炎，壊死性──　4-7

く

クモ咬傷　10-4
くも膜下出血（SAH）　5-5, 18-3
クラゲ刺傷　10-5
クラッシュ症候群　18-29
クリオプレシピテート輸血　11-8
クループ　13-3
群発性頭痛　5-4

け

脛骨骨折　18-27
計算式　A-4
憩室炎　3-4
憩室出血　3-10
経腟分娩　7-4
頸椎亜脱臼/靱帯損傷　18-12
頸椎外傷　18-10
頸椎クリアランス　18-11
頸椎損傷，神経原性ショック　1-38
頸動脈洞過敏（CSH）　1-32
経鼻胃管（NGT）挿入，手技　A-7
経皮的冠動脈インターベンション（PCI）　1-8
　合併症　1-14
頸部外傷　18-9
痙攣　5-9
　原発性──　5-9
　小児　14-10

血管拡張薬　A-3
血管作動薬　1-35
血管性浮腫　11-1
血管損傷　18-20
血管迷走神経性失神　1-32
血胸　18-16
血小板機能異常　11-4
血小板減少症　11-4
血小板輸血　11-8
欠神発作，痙攣　5-9
血清病　14-26
結節　8-1
結節性紅斑　8-9
血栓性血小板減少性紫斑病（TTP）　11-5
血栓溶解療法
　禁忌　1-9
　心筋梗塞　1-8
　脳梗塞　5-13
血痰　2-6
結腸血管異形成　3-10
結腸直腸癌　3-10
結腸直腸損傷　18-19
血糖降下薬，過量摂取　16-16
血尿　6-8
結膜炎　13-7
結膜下出血　18-9
血友病　11-7
下痢　3-11
　鑑別　3-11
　病原菌の特徴　3-12
減圧症　10-8
肩関節脱臼　18-27
肩鎖関節症候群　12-5
腱鞘炎　12-6
腱鞘滑膜炎　12-6
原発性痙攣　5-9
　小児　14-11
原発性頭痛症候群　5-4

こ

誤飲，中毒性物質　16-16
抗HIV薬，副作用　15-5
高圧酸素療法，一酸化炭素中毒　10-8
降圧治療，疾患別　1-33
硬化　8-1
高カリウム血症　9-6
高カルシウム血症　9-7
抗狂犬病免疫グロブリン（HRIG）　4-12, 10-2
口腔底蜂窩織炎→口底蜂窩織炎
抗凝固薬，拮抗　11-8
抗凝固療法
　UA/NSTEMI　1-11
　心房細動/心房粗動　1-45
絞頸　18-10
抗痙攣薬，小児の痙攣治療　14-11
高血圧　1-33
高血圧緊急症　1-34
高血圧性偽痛　1-34
抗血小板薬，拮抗　11-8
抗血小板療法，UA/NSTEMI　1-11
抗血栓療法
　primary PCI後　1-9
　血栓溶解療法後　1-9
高血糖性緊急症　9-10
抗コリン薬中毒　16-2

虹彩炎 13-7
高山病 10-11
咬傷 10-2
甲状腺機能亢進症 9-12
甲状腺機能低下症 9-11
甲状腺クリーゼ 9-12
甲状腺中毒症 9-12
高浸透圧性高血糖状態（HHS）9-10
口唇ヘルペス 8-4
抗精神病薬，中毒 16-4
向精神薬，中毒 16-3
拘束性心筋症 1-22
高体温 10-13
高地脳浮腫（HACE）10-11
高地肺水腫（HAPE）10-11
好中球減少症，発熱性── 11-2
口底蜂窩織炎 4-9
抗てんかん薬 5-10
喉頭蓋炎
　　急性── 13-4
　　小児 14-21
喉頭気管気管支炎 13-3
口内ヘルペス 8-4
高ナトリウム血症 9-4
　　IV 輸液管理 9-5
高二酸化炭素許容 A-2
紅斑 8-1
紅皮症 8-1
抗不整脈薬 A-3
鉤ヘルニア 5-7
硬膜外血腫（EDH）18-4
硬膜下血腫（SDH）18-4
高マグネシウム血症 9-8
絞扼性ヘルニア 3-3, 14-2
抗利尿ホルモン不適切分泌症候群（SIADH）9-3
高齢者虐待 18-32
誤嚥 2-5
コカイン，薬物乱用 16-9
コカイン誘発狭心症 1-12
股関節炎
　　化膿性── 14-8
　　単純性── 14-9
股関節骨折 18-25
股関節脱臼 18-26
股関節の外傷 18-24
呼吸困難 2-3
呼吸性アシドーシス 9-2
呼吸性アルカローシス 9-2
五十肩 12-5
骨髄針留置，手技 A-7
骨転移，腰背部痛 12-4
骨盤痛 3-3
　　女性 7-4
骨盤内炎症性疾患（PID）3-4, 7-5
骨盤内血管損傷 18-25
骨盤の外傷 18-24
鼓膜穿孔 13-2
コリック 14-16
ゴルフ肘 12-5
昏睡 5-1
根尖周囲膿瘍 13-9
コンパートメント症候群 12-2, 18-28
昏迷状態 5-1

さ

細気管支炎，小児 14-19
細菌性気管炎，小児 14-22
細菌性心内膜炎，抗菌薬治療 4-2
細菌性髄膜炎，原因微生物と経験的抗菌薬 5-6
細菌性発疹 8-7
細菌尿
　　カテーテル関連無症候群── 6-4
　　無症候性── 6-1
最高気道内圧（PIP）A-2
再発性尿路感染症 6-1, 6-4
細胞呼吸阻害 16-14
左脚後枝ブロック（LPFB）1-3
左脚前枝ブロック（LAFB）1-3
左脚ブロック（LBBB）1-3
鎖骨下動脈盗血症候群，心原性失神 1-31
坐骨神経痛 12-4
左室肥大 1-3
サソリ刺傷 10-3
左房拡大 1-3
サリチル酸（ASA）中毒 16-10
酸塩基平衡の異常 9-1
三環系抗うつ薬（TCA），中毒 16-5
酸血症 9-1
塹壕口内炎 13-9
サンゴヘビ 10-3
三叉神経痛 5-8
酸性物質の摂取 16-14
霰粒腫 13-7

し

耳介血腫 18-5
痔核 3-10
シカダニ 4-15
子癇 7-3
色素尿症 6-8
子宮外妊娠 7-1
子宮内容遺残 7-2
止血，創傷処置 18-29
耳垢塞栓／異物 13-2
ジゴキシン中毒 16-13
四肢切断 18-29
四肢動脈閉塞症，急性── 12-1
四肢の外傷 18-26
刺傷 10-2
視神経炎 13-8
シスチン結石 6-7
死戦期帝王切開 7-4
歯槽骨炎 13-9
持続勃起症 6-12
耳帯状疱疹 8-5
歯痛 13-9
耳痛 13-1
膝蓋腱炎 12-5
膝蓋前滑液包炎 12-7
失神 1-28
　　血管迷走神経性── 1-32
　　神経調整性── 1-32
　　心原性── 1-31
湿疹 8-10
湿性溺死 10-17
失明 13-7
児童虐待 18-31
紫斑 8-1
尺骨骨折 18-27

シャベル作業者骨折 18-12
シャント出血, 透析患者 6-14
ジャンパー膝 12-5
従圧式換気 A-1
シュウ酸カルシウム結石 6-7
収縮性心膜炎 1-22
重症筋無力症(MG) 5-15
十二指腸損傷 18-20
自由壁破裂, 心筋梗塞 1-15
従量式換気 A-1
手関節の骨折 18-27
手技 A-5
宿便 3-13
出血性憩室症 3-10
手白癬 8-8
腫瘍, 皮膚 8-13
腫瘍崩壊症候群 11-2
循環血液量減少症, 起立性低血圧 1-32
循環血液量減少性ショック 1-36
循環作動薬過量内服 16-12
昇圧薬 A-3
常位胎盤早期剥離 7-2
焼痂 8-1
消化管出血(GIB) 3-8
　下部―― 3-10
　上部―― 3-8
消化管除染, 中毒 16-1
消化管穿孔 3-5
上顎骨折 18-6
消化性潰瘍(PUD), 出血 3-8
上気道緊急, 小児 14-20
上気道閉塞/異物 2-5
　小児 14-21
猩紅熱 8-7
硝子体出血 18-9
上室性頻拍(SVT) 1-41
小水疱 8-1
小腸損傷 18-19
小腸閉塞 3-5
小痘瘡 4-20
小児
　痙攣 14-10
　呼吸系の主訴 14-18
　髄膜炎 14-15
　先天性心疾患 14-17
　チアノーゼ 14-4
　跛行 14-8
　発熱 14-4
　腹痛 14-1
　発疹 14-25
小児二次救命処置(PALS) A-1
小児バラ疹 8-3
上腹部痛 3-2
上部消化管出血(UGIB) 3-8
静脈洞血栓症 5-5
静脈瘤出血 3-9
上腕骨折 18-27
職業曝露, 医療従事者 10-5
食道異物 3-11
食道食物嵌頓 3-11
食道損傷 18-17
除細動
　電気的―― 1-45
　薬物的―― 1-45
除染, 中毒 16-1

ショック 1-34
　循環血液量減少―― 1-36
　小児 14-1
　神経原性―― 1-38
　心原性―― 1-36
　敗血症性―― 1-37
徐脈 1-39
徐脈頻脈症候群 1-39
しらくも 8-8
自律神経不安定, 起立性低血圧 1-32
視力低下 13-7
脂漏性皮膚炎 8-11
腎盂腎炎, 急性単純性―― 6-1, 6-2
腎盂破裂 18-22
心筋炎 1-28
心筋虚血, 鑑別 1-4
心筋梗塞(MI)
　ST上昇型―― 1-7
　解剖学的位置 1-5
　定義と分類 1-5
　非ST上昇型―― 1-10
心筋梗塞後合併症 1-15
真菌性発疹 8-7
心筋トロポニン 1-5
心筋バイアビリティ 1-14
心筋バイオマーカー(心筋逸脱酵素) 1-6
神経原性ショック 1-38
神経遮断薬による悪性症候群(NMS) 10-16, 16-4
神経障害, 脊椎の損傷レベル 18-14
腎茎/腎血管損傷 18-22
神経損傷, 四肢―― 18-28
神経調整性失神 1-32
腎結石 6-7
心原性失神 1-31
心原性ショック 1-36
人工呼吸器 A-1
心挫傷 18-17
腎挫傷 18-22
心室内伝導障害 1-3
心室肥大 1-3
心室頻拍(VT) 1-47
侵襲的換気 A-1
尋常性乾癬 8-9
新生児, 主訴 14-15
新鮮凍結血漿(FFP) 輸血 11-8
心臓カテーテル検査・治療 1-14
迅速導入気管挿管(RSI) 17-1
　小児 14-1
身体抑制 15-1
診断的腹腔洗浄(DPL) 18-18
心タンポナーデ 1-28, 18-17
　心嚢液貯留 1-27
心電図 1-1
　各波と各部分 1-1
　校正と標準化 1-1
心内膜炎 4-1
　細菌性心内膜炎 4-2
腎尿路生殖器感染症, 男性 6-5
腎尿路生殖器の外傷 18-21
心嚢液貯留 1-26
　心タンポナーデ 1-27
心嚢穿刺, 手技 A-8
心肺停止, 緊急開胸 18-15
深部静脈血栓症(DVT) 1-16

診断アルゴリズム 1-18
心不全
 うっ血性── 1-21
 急性── 1-21
 急性非代償性── 1-21
 構造的原因 1-22
腎不全, 急性── 6-9
心房細動 (AF) 1-42
心房粗動 (AFL) 1-42
心房の異常 1-3
心膜炎 1-26
心膜摩擦音 1-26
蕁麻疹 8-10
腎挫傷 18-21

す

膵炎 3-2
膵損傷 18-20
水痘 8-5
水痘帯状疱疹ウイルス (VZV) 8-5
水疱 8-1
髄膜炎 5-6
 小児 14-15
頭痛 5-4
 鑑別 5-4
 血管性 5-5
 原発性頭痛症候群 5-4
 中枢神経系感染症 5-6
 頭蓋外病変 5-8
 脳腫瘍 5-7
 脳脊髄液異常 5-7
ステロイド製剤, 外用薬の効力分類 8-12
ステント血栓症 1-15
ステント内再狭窄 1-15

せ

性器出血, 不正── 7-1
性器損傷, 女性 18-24
性器ヘルペス 8-4
性交後出血 7-2
精神疾患 15-1
精巣 5-6
精巣挫傷/精巣破裂 18-23
精巣上体炎 5-6
精巣垂捻転 6-11
精巣捻転 6-11
臍帯脱出 7-4
性的虐待, 小児 18-31
性的暴行 18-31
生物媒介感染 4-14
 蚊 4-16
 ダニ 4-15
生物兵器 4-19
生理的黄疸 14-6
咳 2-1
脊髄炎, 横断性── 5-16
脊髄硬膜外膿瘍 12-4
脊髄ショック 18-14
脊髄側索症候群 18-14
脊柱管狭窄症, 腰椎── 12-3
脊椎圧迫骨折 (前方楔状圧迫骨折) 18-13
脊椎破裂骨折 18-13
脊椎レベル, 神経障害 18-14
切開排膿 (I&D), 手技 A-6
赤血球濃厚液 (PRBC) 輸血 11-8

接触皮膚炎 (CD) 8-11
絶対的不整脈 1-42
セロトニン症候群 (SS) 10-16, 16-3
仙骨骨折 18-13
前失神 1-28
潜水反射 10-17
潜水病 10-8
前脊髄症候群 18-13
喘息→気管支喘息
選択的セロトニン再取り込み阻害薬 (SSRI), 中毒 16-3
先端チアノーゼ, 小児 14-4
前置胎盤 7-2
仙椎外傷 18-12
穿通性頸部外傷 18-10
前庭神経炎, めまい 5-3
先天性心疾患 14-17
全般発作, 痙攣 5-9
前部ぶどう膜炎 13-7
腺ペスト 4-19
前房出血 13-6, 18-8
譫妄 5-1
前立腺炎, 急性細菌性── 6-5
前立腺症候群 6-5
前立腺マッサージ前後試験 (PPMT) 5-6

そ

爪下血腫 18-31
挿管器具 17-1
早期興奮 1-47
早期興奮症候群, 心電図所見 1-29
爪周囲炎 4-3
創傷処置 18-29
爪床の裂傷 18-31
創洗浄 18-30
総胆管結石症 3-1
爪白癬 8-8
僧帽弁逆流 (MR) 1-23
僧帽弁狭窄 (MS) 1-23
足関節骨折 18-27
足関節上腕血圧比 (ABI) 12-2
側頭動脈炎 5-8, 13-8
足白癬 8-8
側腹部痛 6-7
蘇生, 小児 14-1

た

第1頸椎破裂骨折 18-11
第2頸椎関節突起間骨折 18-11
第2頸椎歯突起骨折 18-11
体液・電解質異常, 小児 14-23
体幹白癬 8-8
帯下 (性感染症) 7-5
代謝性アシドーシス 9-1
代謝性アルカローシス 9-2
帯状疱疹 8-5
苔癬化 8-1
大腿骨骨折 18-27
大腿骨頭すべり症 14-9
大腸閉塞 3-5
大転子滑液包炎 12-5
大水疱 4-20
大動脈解離 1-23
 危険因子 1-24
 身体所見 1-24

予後 1-25
大動脈腸管瘻 3-9
大動脈破裂,外傷性―― 18-15
大動脈弁狭窄(AS) 1-23
大動脈弁閉鎖不全(AI) 1-23
大量喀血 2-6
多形紅斑(EM) 8-15
他殺念慮 15-1
脱水 10-1
脱力 5-14
ダニ媒介感染 4-15
多発性硬化症(MS) 5-16
胆管炎 3-2
単純性股関節炎 14-9
単純性便秘 3-13
単純ヘルペスウイルス(HSV) 8-4
単純発作,痙攣 5-9
男性腎尿路生殖器感染症 6-5
胆石症(胆石疝痛) 3-1
炭疽菌 4-19
丹毒 4-6
　小児 14-25
胆嚢炎 3-1

チアノーゼ,小児 14-4
遅発性溶血反応 11-9
中耳炎 13-1
中心静脈カテーテル挿入,手技 A-5
中心性脊髄症候群 18-14
中心性ヘルニア 5-7
虫垂炎 3-3
　小児 14-1
中枢性回転性めまい 5-2
中絶後敗血症 7-2
中腸軸捻転を伴う腸回転異常症 14-2
肘頭部滑液包炎 12-7
中毒,治療 16-1
中毒症候群 16-1
中毒性表皮壊死剝離症(中毒性表皮壊死融解症,TEN) 8-16
腸回転異常症,中腸軸捻転を伴う―― 14-2
腸間膜虚血 3-6
腸軸捻 3-5
腸重積,小児 14-2
聴神経腫瘍,めまい 5-3
腸炎症 4-19
腸腰筋徴候 3-3
調律(rhythm)の決め方,心電図 1-1
直腸異物 3-13
直腸周囲膿瘍 4-4
直腸痛 3-1
鎮静薬 A-3
鎮痛 A-2
　創傷処置 18-30
鎮痛薬過量内服 16-10

椎間板ヘルニア 12-4
椎骨脳底動脈循環不全(VBI),心原性失神 1-31
椎体圧迫骨折 12-3
痛風 12-6
つわり 3-8, 7-3

手足口病 14-25
帝王切開,死戦期―― 7-4
低カリウム血症 9-5
低カルシウム血症 9-7
啼泣 14-16
低血圧 1-36
　鑑別 1-34
低血糖 9-9
　小児 14-23
低髄液圧,腰椎穿刺後 5-7
低体温 10-12
低ナトリウム血症 9-2
　IV輸液管理 9-3
低マグネシウム血症 9-8
滴状乾癬 8-9
溺水 10-17
テニス肘 12-5
手の骨折 18-27
電解質異常 9-2
電解質補正,小児 14-24
てんかん 5-9
　小児 14-11
てんかん重積状態 5-10
電気軸の決め方,心電図 1-1
電気的除細動 1-45
デングウイルス 4-18
デング熱 4-17
電撃損傷 10-10
電弧損傷 10-11
点状出血 8-1
伝染性紅斑 8-3
伝染性単核球症 4-10
伝染性軟属腫 8-6
伝染性膿痂疹 14-25
伝導障害 1-3
天然痘 4-20
癜風 8-8

ドイツはしか 8-3
頭蓋骨骨折 18-2
頭蓋内圧亢進症,特発性 5-7
頭蓋内膿瘍 4-5
動悸 1-41
同期式間欠的強制換気(SIMV) A-1
洞機能不全症候群 1-39
凍結肩 12-5
橈骨骨折 18-27
凍傷 10-13
透析患者,救急疾患 6-13
透析用カテーテル内血栓症 6-14
糖尿病性ケトアシドーシス(DKA) 9-10
　小児 14-22
頭皮裂創 18-2
東部ウマ脳炎 4-18
頭部外傷 18-1
洞不全症候群(SSS) 1-39
動物咬傷 10-2
頭部白癬 8-8
洞房ブロック 1-39
動脈穿刺・動脈カテーテル挿入,手技 A-5
トキシックショック症候群(TSS) 4-7
トキソプラズマ症 4-14
ドクイトグモ 10-4

特発性血小板減少性紫斑病（ITP） 11-4
特発性細菌性腹膜炎（SBP） 3-6
特発性肥大型大動脈弁下狭窄症（IHSS），心原性失神 1-31
突発性発疹 8-3
とびひ 14-25
ドメスティック・バイオレンス 18-32
トレッドミル運動負荷試験 1-13

な

内耳炎，めまい 5-3
内痔核 3-10
内側上顆炎 12-5
難聴 13-2
軟部組織感染症
 眼科領域 4-8
 耳鼻咽喉科領域 4-9
 腎尿路生殖器系 4-8
 皮膚科領域 4-5
軟部組織損傷
 顎顔面外傷 18-5
 四肢—— 18-27
軟部組織膿瘍 4-2

に

二次救命処置，小児—— A-1
西ナイル熱 4-18
乳児突然死症候群（SIDS） 14-17
乳頭筋断裂，心筋梗塞 1-15
乳突洞炎（乳突蜂巣炎） 13-2
乳幼児突発性急性事態（ALTE） 14-17
尿管結石 6-7
尿管損傷 18-22
尿酸結石 6-7
尿道炎 6-5
尿道損傷 18-23
尿路感染症（UTI） 6-1
 小児 14-26
尿路結石 6-7
妊娠悪阻 3-8, 7-3
妊娠高血圧腎症 7-3
認知症，鑑別 5-1

ぬ

ヌママムシ 10-3

ね

ネグレクト 18-31
ネコ咬傷 10-2
熱痙攣 10-14
熱失神 10-14
熱射病 10-15
熱傷 10-6
 深達度 10-7
熱センター，搬送基準 10-7
熱性痙攣，小児 14-12
ネッタイシマカ 4-17, 4-18
熱苔癬 10-14
熱帯熱マラリア 4-17
熱皮疹 10-14
熱疲労 10-15
熱浮腫 10-14
粘液水腫性昏睡 9-11

の

脳炎 5-7
膿痂疹 3-10
濃厚赤血球→赤血球濃厚液
脳梗塞 5-12
 心房細動/心房粗動 1-45
脳出血 5-10
脳腫瘍 5-7
脳振盪後症候群 18-3
脳性麻痺 14-12
脳脊髄液（CSF）異常 5-7
脳卒中 5-10
脳内出血 18-3
囊胞 8-1
膿疱 8-1
膿疱性乾癬 8-9
膿瘍 4-2
 中枢神経系感染症 5-7
 直腸周囲 4-4
 頭蓋内 4-5
 軟部組織—— 4-2

は

肺炎 2-1
 小児 14-18
肺気腫 2-4
敗血症性ショック 1-37
 診断基準 1-37
肺高血圧症，心原性失神 1-31
肺挫傷 18-16
肺水腫，急性—— 1-21
肺塞栓症（PE） 1-16
肺炎疽 4-19
排尿困難 6-1
肺ペスト 4-19
肺胞気動脈血酸素分圧較差（A-aDo$_2$） A-4
白癬 8-8
麦粒腫 13-7
跛行
 血管性—— 12-1
 小児 14-8
ハコクラゲ 10-5
はしか 8-2
播種性血管内凝固（DIC） 11-6
破傷風 4-13
 曝露後予防 4-13
ハチ刺傷 10-4
パッチテスト 8-11
発熱 4-1
 鑑別 4-1
 小児 14-4
発熱性好中球減少症（FN） 11-2
ばね指 12-6
歯の亜脱臼・脱落 13-9
歯の破折 13-9
歯の表記法 13-9
馬尾症候群 12-3
バベシア症 4-16
ハマダラカ 4-17
バラ色粃糠疹 8-6
バルトリン腺囊胞 4-3
斑 8-1

ひ

非ST上昇型心筋梗塞（NSTEMI） 1-10

皮下膿瘍　4-2
皮下蜂窩織炎　4-5
粘膜疹　8-8
肥厚性幽門狭窄症　14-13
鼻骨骨折　18-6
膝の骨折　18-27
鼻出血　3-3
微小血管性溶血性貧血（MAHA）　11-5
皮疹　8-1
非侵襲的陽圧換気（NPPV）　A-1
ヒゼンダニ　4-14
肥大型心筋症　1-22
鼻中隔血腫　18-5
ヒト咬傷　10-2
ヒトヘルペスウイルス（HHV）　8-4
皮膚移植片対宿主病　8-14
皮膚科救急　8-15
皮膚カンジダ症　8-9
皮膚糸状菌症　8-7
皮膚炎症　4-19
皮膚蜂窩織炎　4-5
非抱合型ビリルビン血症，小児　14-6
びまん性軸索損傷（DAI）　18-5
びまん性腹痛　3-4
百日咳　13-4
日和見感染予防，HIV/AIDS　4-10
糜爛　8-1
ビリルビン血症　3-14
　　小児　14-6
脾裂傷　18-19
疲労　5-14
頻脈　1-41

ふ
不安定狭心症（UA）　1-10
風疹　8-3
負荷試験，冠動脈疾患　1-13
不均衡症候群，透析患者　6-14
復温，低体温・凍傷　10-13
腹腔外膀胱破裂　18-23
腹腔穿刺，手技　A-8
腹腔内膀胱破裂　18-22
複雑性尿路感染症　6-1，6-3
複雑発作，痙攣　5-9
複視　13-7
副腎不全　9-14
腹痛　3-1
　　下腹部痛　3-3
　　骨盤痛　3-3
　　小児　14-1
　　上腹部痛　3-2
　　側腹部痛　6-7
　　びまん性——　3-4
　　右上腹部痛　3-1
副鼻腔炎　13-4
　　急性　5-8
腹部外傷　18-18
腹部大動脈瘤（AAA）　3-4
腹膜炎
　　透析患者　6-14
　　特発性細菌性——　3-6
腐食性物質の摂取　16-14
不正性器出血　7-1
不整脈　1-39
　　鑑別　1-39

心筋梗塞　1-15
不整脈原性右室異形成（ARVD），心電図所見　1-29
ブドウ球菌性熱傷様皮膚症候群（SSSS）　4-6
部分作，痙攣　5-9
プライマリー・サーベイ　18-1
フラビウイルス　4-18
フレイルチェスト　18-16
憤怒痙攣，小児　14-4

へ
平均動脈圧（MAP）　A-4
閉塞隅角緑内障，急性　13-5
閉塞性肥大型心筋症（HOCM）
　　心原性失神　1-31
　　心電図所見　1-29
ベスト　4-19
ペースメーカ（PM），機能不全　1-48
ヘパリン起因性血小板減少症（HIT）　11-5
ヘビ咬傷　10-3
ヘルニア　3-3
ヘルペス性歯肉口内炎　8-4
片頭痛　5-4
片頭痛カクテル　5-4
ベンゾジアゼピン
　　鎮静　A-2
　　薬物乱用　16-7
扁桃ヘルニア　5-7
便秘　3-13
　　新生児　14-16
弁膜症　1-23

ほ
蜂窩織炎
　　眼窩隔膜前——　4-8
　　眼窩周囲——　4-8
　　眼窩——　4-9
　　口底——　4-9
　　皮膚——　4-5
包茎　6-12
縫合，創傷処置　18-30
膀胱炎，急性　6-2
抱合型ビリルビン血症，小児　14-7
膀胱破裂　18-22
房室ブロック　1-40
　　鑑別　1-40
膨疹　8-1
蜂巣炎→蜂窩織炎
ボクサー骨折　18-27
補充調律　1-39
補助調節換気（AC）　A-1
ポックスウイルス　8-6
発作後昏迷状態，小児てんかん　14-11
発疹　8-1
　　アレルギー性——　8-9
　　ウイルス性——　8-2
　　炎症性——　8-9
　　鑑別　8-2
　　細菌性——　8-7
　　小児　14-25
　　真菌性——　8-7
ボツリヌス中毒　10-18
母乳栄養性黄疸　14-6
母乳黄疸　14-7
哺乳不良　14-15

ま

麻疹 8-2
末梢血管疾患(PVD) 12-1
末梢性回転性めまい 5-3
マムシ咬傷 10-3
マラリア 4-16
慢性腎臓病,病期分類 6-10
慢性閉塞性肺疾患(COPD) 2-4

み

右上腹部痛 3-1
水いぼ 8-6
水ぼうそう 8-5
みずむし 8-8
三日熱マラリア 4-17
三日はしか 8-3

む

無血管性大腿骨頭壊死 14-9
無症候性細菌尿 6-1

め

メタノール,中毒 16-6
メタンフェタミン,薬物乱用 16-9
メチレンジオキシメタンフェタミン(MDMA),薬物乱用 16-9
メトヘモグロビン血症 16-15
めまい
　回転性── 5-2
　良性発作性頭位変換性── 5-3
免疫性血小板減少性紫斑病(ITP) 11-4

も

毛細血管拡張 8-1
毛巣嚢胞 4-3
網膜中心静脈閉塞 13-8
網膜中心動脈閉塞 13-8
網膜剝離 13-8, 18-8
ものもらい 13-7

や

扼頸 18-10
薬物,ICUで使用する── A-3
薬物的除細動 1-45
薬物負荷試験,冠動脈疾患 1-13
薬物乱用 16-7

ゆ

輸液,組成 10-1
輸血 11-7
　合併症 11-8
輸血関連急性肺障害(TRALI) 11-9
輸血関連循環過負荷(TACO) 11-9
癒着性肩関節包炎 12-5
指先の外傷 18-30

よ

溶血性尿毒症症候群(HUS) 11-5
溶血反応,輸血 11-9
腰椎外傷 18-12
腰椎脊柱管狭窄症 12-3
腰椎穿刺(LP)
　手技 A-7
　髄膜炎 5-6
腰椎椎間板ヘルニア 12-4
腰背部痛 12-2

ら

雷撃傷 10-17
雷撃麻痺 10-17
ライム病 4-15
卵管卵巣膿瘍(TOA) 3-4, 7-5
卵形マラリア 4-17
卵巣捻転 7-4
卵巣嚢腫 7-4

り

リズムコントロール薬 1-45
リセルグ酸ジエチルアミド(LSD),薬物乱用 16-9
リチウム中毒 16-4
リバース,抗凝固薬・抗血小板薬 11-8
流産 7-1
流産後敗血症 7-2
良性発作性頭位変換性めまい(BPPV) 5-3
淋菌性感染性関節炎 12-8
リン酸マグネシウムアンモニウム結石 6-7
輪状甲状間膜切開 17-2
鱗屑 8-1

る

涙滴骨折 18-12
涙嚢炎 13-7

れ

裂傷,処置 18-29
レートコントロール薬 1-45

ろ

ロッキー山紅斑熱 4-15

救急ポケットレファランス	定価：本体 4,200 円＋税

2016 年 8 月 25 日発行　第 1 版第 1 刷 ©

編　者　リチャード D. ゼーン
　　　　ジョシュア M. コソウスキー

監訳者　北野 夕佳(きたの ゆか)

発行者　株式会社 メディカル・サイエンス・インターナショナル
　　　　代表取締役　金子 浩平
　　　　東京都文京区本郷 1-28-36
　　　　郵便番号 113-0033　　電話(03)5804-6050

印刷：横山印刷／ブックデザイン：GRID CO., LTD.

ISBN 978-4-89592-863-2　C3047

本書の複製権・翻訳権・上映権・譲渡権・公衆送信権(送信可能化権を含む)は，㈱メディカル・サイエンス・インターナショナルが保有します。
本書を無断で複製する行為(複写，スキャン，デジタルデータ化など)は，「私的使用のための複製」など著作権法上の限られた例外を除き禁じられています。大学，病院，診療所，企業などにおいて，業務上使用する目的(診療，研究活動を含む)で上記の行為を行うことは，その使用範囲が内部的であっても，私的使用には該当せず，違法です。また私的使用に該当する場合であっても，代行業者等の第三者に依頼して上記の行為を行うことは違法となります。

JCOPY〈(社)出版者著作権管理機構　委託出版物〉
本書の無断複写は著作権法上での例外を除き禁じられています。
複写される場合は，そのつど事前に，(社)出版者著作権管理機構
(電話 03-3513-6969, FAX 03-3513-6979, info@jcopy.or.jp)
の許諾を得てください。

1	循環器
2	呼吸器
3	消化器
4	感染症
5	神経
6	腎尿路生殖器
7	産婦人科
8	皮膚科
9	内分泌・代謝
10	環境に起因するもの
11	血液・腫瘍
12	筋骨格系・リウマチ
13	耳鼻咽喉科・歯科・眼科
14	小児
15	精神疾患
16	中毒
17	気道管理
18	外傷
A	付録・略語一覧
I	索引